国家卫生和计划生育委员会"十三五"规划教材

全 国 高 等 学 校 教 材

→ 供 医 学 影 像 技 术 专 业 用

# 医学影像检查技术学

## Medical Imaging Examination Technology

主　编　余建明

副主编　李文美　罗来树　刘广月　李鸿鹏

编　委（以姓氏笔画为序）

于　群（华中科技大学同济医学院附属协和医院）　　宋登浩（河北医科大学第二医院）

王世威（浙江中医药大学附属第一医院）　　　　　张国明（遵义医学院附属医院）

朱　凯（宁夏医科大学总医院）　　　　　　　　林建华（广州医科大学附属第二医院）

刘广月（南京大学医学院附属鼓楼医院）　　　　罗来树（南昌大学第二附属医院）

刘义军（大连医科大学附属第一医院）　　　　　周高峰（中南大学湘雅医院）

孙家瑜（四川大学华西医院）　　　　　　　　　郝　崴（辽宁何氏医学院）

李文荣（西安交通大学第一附属医院）　　　　　钟镜联（中山大学孙逸仙纪念医院）

李文美（广西医科大学第一附属医院）　　　　　夏　军（哈尔滨医科大学）

李峰坦（天津医科大学总医院）　　　　　　　　徐　惠（泰山医学院）

李鸿鹏（吉林大学第二医院）　　　　　　　　　徐光明（安徽医科大学第二附属医院）

余建明（华中科技大学同济医学院附属协和医院）　黄小华（川北医学院）

汪启东（浙江大学附属第一医院）　　　　　　　綦维维（北京大学人民医院）

汪春红（贵州医科大学附属医院）

编写秘书　于　群（兼）

U0208060

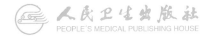

人民卫生出版社

PEOPLE'S MEDICAL PUBLISHING HOUSE

## 图书在版编目（CIP）数据

　　医学影像检查技术学 / 余建明，曾勇明主编. —北京：人民卫生
出版社，2016

　　全国高等学校医学影像技术专业第一轮规划教材

　　ISBN 978-7-117-22940-1

　　Ⅰ. ①医…　Ⅱ. ①余…　②曾…　Ⅲ. ①影象诊断－高等学
校－教材　Ⅳ. ①R445

　　中国版本图书馆 CIP 数据核字（2016）第 164160 号

人卫智网　**www.ipmph.com**　医学教育、学术、考试、健康，购书智慧智能综合服务平台
人卫官网　**www.pmph.com**　人卫官方资讯发布平台

## 医学影像检查技术学

主　　编：余建明
出版发行：人民卫生出版社（中继线 010-59780011）
地　　址：北京市朝阳区潘家园南里 19 号
邮　　编：100021
E - mail：pmph @ pmph.com
购书热线：010-59787592　010-59787584　010-65264830
印　　刷：中农印务有限公司
经　　销：新华书店
开　　本：850×1168　1/16　印张：28　插页：4
字　　数：790 千字
版　　次：2016 年 8 月第 1 版　2023 年 5 月第 1 版第 12 次印刷
标准书号：ISBN 978-7-117-22940-1/R·22941
定　　价：72.00 元

**打击盗版举报电话：010-59787491　E-mail：WQ @ pmph.com**
（凡属印装质量问题请与本社销售中心联系退换）

# 全国高等学校医学影像技术专业第一轮规划教材编写说明

为了推动我国医学影像技术专业的发展和学科建设，规范医学影像技术专业的教学模式，适应新时期医学影像技术专业人才的培养和医学影像技术专业高等教育的需要，根据2012年教育部最新专业目录设置，中华医学会影像技术分会、中国高等教育学会医学教育专业委员会医学影像学教育学组、人民卫生出版社共同研究决定，组织编写全国高等学校医学影像技术专业第一轮规划教材，并作为国家卫生和计划生育委员会"十三五"规划教材的重要组成部分。2015年年初，人民卫生出版社对全国80多所开设了四年制本科医学影像技术专业的高等医学院校进行了充分的调研工作，在广泛听取本专业课程设置和教材编写意见的基础上，成立了全国高等学校医学影像技术专业第一届教材评审委员会，确定了医学影像技术专业第一轮规划教材品种。在本次教材的编写过程中，涌现出一大批优秀的中青年专家、学者、教授，他们以严谨治学的科学态度和无私奉献的敬业精神，积极参与本套教材的编写工作，并紧密结合专业培养目标、高等医学教育教学改革的需要，借鉴国内外医学教育的经验和成果，努力实现将每一部教材打造成精品的追求，以达到为专业人才的培养贡献力量的目的。

本轮教材的编写特点如下：

**1. 明确培养目标，实现整体优化**　以本专业的培养目标为基础，实现本套教材的顶层设计，科学整合课程，实现整体优化。

**2. 坚持编写原则，确保教材质量**　坚持教材编写三基（基本理论，基本知识，基本技能）、五性（思想性，科学性，先进性，启发性，适用性）、三特定（特定对象，特定目标，特定限制）的原则。

**3. 精练教材文字，减轻学生负担**　内容的深度和广度严格控制在教学大纲要求的范畴，精练文字，压缩字数，力求更适合广大学校的教学要求，减轻学生的负担。

**4. 完善配套教材，实现纸数互动**　为了适应数字化和立体化教学的实际需求，本套规划教材除全部配有网络增值服务外，还同步启动编写了具有大量多媒体素材的规划数字教材，以及与理论教材配套的《学习指导与习题集》《实验教程》，形成共8部27种教材及配套教材的完整体系，以更多样化的表现形式，帮助教师和学生更好地学习医学影像技术学专业知识。

本套规划教材将于2016年7月陆续出版发行，规划数字教材将于2016年11月陆续出版发行。希望全国广大院校在使用过程中，能够多提宝贵意见，反馈使用信息，为下一轮教材的修订工作建言献策。

# 全国高等学校医学影像技术专业规划数字教材出版说明

为适应高等医学教育事业信息化、数字化步伐,进一步满足院校教育改革需求和新时期医学影像技术专业人才的培养以及医学影像技术专业高等教育的需要,全国高等学校医学影像技术专业第一届教材评审委员会和人民卫生出版社在充分调研论证的基础上,在全国高等学校医学影像技术专业第一轮规划教材建设同时启动首套医学影像技术专业规划数字教材建设。全套教材共 8 种,以第一轮规划教材为蓝本,借助互联网技术,依托人卫数字平台,整合富媒体资源和教学应用,打造医学影像技术专业数字教材,构建我国医学影像技术专业立体化教材体系。

本套数字教材于 2015 年 9 月 8 日召开了主编人会,会议确定在充分发挥纸质教材的优势基础上,利用新媒体手段高质量打造首套医学影像技术专业数字教材。本套数字教材秉承严谨、创新的精神,全部纸质教材编写专家均参与数字教材编写,并适当补充懂技术、热衷富媒体资源建设的专家,组成数字教材编写团队。2015 年年底,全套教材均召开了编写会,确定了数字教材的编写重点与方向,各教材主编认真把握教材规划,全体编委高度重视数字教材建设,确保数字教材编写的质量。

本套数字教材具有以下特点:

**1. 坚持"三基、五性、三特定"** 在坚持本科教材编写原则的基础上,发挥数字教材优势,服务于教育部培养目标和国家卫生计生委用人需求,并紧密结合医学影像技术专业教学需要与特点,借鉴国内外医学教育的经验特点,创新编写思路及表达形式,力求为学生掌握基础知识与培养临床操作能力创造条件。

**2. 创新教材媒体形式** 以纸质教材为基础,采用创新媒体形式,融合图片、视频、动画、音频等多种富媒体形式,使教材完成从纸质向全媒体转变。全新的数字教材支持个人电脑、平板电脑、手机等多种终端,在满足一般的阅读学习需求外,还可实现检索、测评、云笔记、班级管理等功能。

**3. 内容不断优化更新** 数字教材具有数字产品的优势,支持内容的更新发布和平台功能的优化升级。我们期望紧跟时代的发展,为广大读者提供更加优质的服务及用户体验。

全国高等学校医学影像技术专业规划数字教材在编写出版的过程中得到了广大医学院校专家及教师的鼎力支持,在此表示由衷的感谢!希望全国广大院校和读者在使用过程中及时反馈宝贵的使用体验及建议,并分享教学或学习中的应用情况,以便我们进一步更新完善教材内容和服务模式。

**国家级医学数字教材**
**国家卫生和计划生育委员会"十三五"规划数字教材**
**全国高等学校医学影像技术专业规划数字教材**

# 医学影像检查技术学

## Medical Imaging Examination Technology

主　编　余建明　李文美

副 主 编　罗来树　刘广月　胡鹏志　黄小华

编　　委（以姓氏笔画为序）

于　群（华中科技大学同济医学院附属协和医院）　　张志伟（重庆医科大学附属第一医院）

王世威（浙江中医药大学附属第一医院）　　　　　　张国明（遵义医学院附属医院）

朱　凯（宁夏医科大学总医院）　　　　　　　　　　林建华（广州医科大学附属第二医院）

刘广月（南京大学医学院附属鼓楼医院）　　　　　　罗来树（南昌大学第二附属医院）

刘义军（大连医科大学附属第一医院）　　　　　　　周高峰（中南大学湘雅医院）

孙家瑜（四川大学华西医院）　　　　　　　　　　　郝　崴（辽宁何氏医学院）

阳　琴（四川大学华西医院）　　　　　　　　　　　胡鹏志（中南大学湘雅三医院）

李文荣（西安交通大学第一附属医院）　　　　　　　钟镜联（中山大学孙逸仙纪念医院）

李文美（广西医科大学第一附属医院）　　　　　　　夏　军（哈尔滨医科大学）

李峰坦（天津医科大学总医院）　　　　　　　　　　徐　惠（泰山医学院）

李鸿鹏（吉林大学第二医院）　　　　　　　　　　　徐光明（安徽医科大学第二附属医院）

杨　明（华中科技大学同济医学院附属协和医院）　　黄小华（川北医学院）

余建明（华中科技大学同济医学院附属协和医院）　　眭　贺（贵州医科大学附属医院）

汪启东（浙江大学附属第一医院）　　　　　　　　　綦维维（北京大学人民医院）

汪春红（贵州医科大学附属医院）

宋登浩（河北医科大学第二医院）

编写秘书　张志伟（重庆医科大学附属第一医院）

# 全国高等学校医学影像技术专业第一轮规划教材目录

## 规划教材目录

| 序号 | 书名 | 主编 | | 副主编 | | | |
|---|---|---|---|---|---|---|---|
| 1 | 人体影像解剖学 | 徐海波 | 张雪君 | 任伯绪 | 纪长伟 | | |
| 2 | 放射物理与辐射防护 | 王鹏程 | | 牛延涛 | 刘东华 | 黄浩 | 何培忠 |
| 3 | 医学影像设备学 | 石明国 | 韩丰谈 | 赵雁鸣 | 朱险峰 | 王红光 | |
| 4 | 医学影像信息学 | 付海鸿 | 胡军武 | 康晓东 | 杨晓鹏 | | |
| 5 | 医学影像诊断学 | 高剑波 | 王滨 | 余永强 | 张雪宁 | 王绍武 | 丁莹莹 |
| 6 | 医学影像成像理论 | 李真林 | 雷子乔 | 仇惠 | 邱建峰 | 汪红志 | |
| 7 | 医学影像检查技术学 | 余建明 | | 李文美 | 罗来树 | 刘广月 | 李鸿鹏 |
| 8 | 放射治疗技术学 | 林承光 | 翟福山 | 张涛 | 孙丽 | 郭跃信 | |

## 规划数字教材目录

| 序号 | 书名 | 主编 | | | 副主编 | | | |
|---|---|---|---|---|---|---|---|---|
| 1 | 人体影像解剖学 | 张雪君 | 徐海波 | | 任伯绪 | 纪长伟 | | |
| 2 | 放射物理与辐射防护 | 王鹏程 | | | 牛延涛 | 刘东华 | 黄浩 | 何培忠 |
| 3 | 医学影像设备学 | 石明国 | 韩丰谈 | | 赵雁鸣 | 朱险峰 | 王红光 | 国志义 |
| 4 | 医学影像信息学 | 付海鸿 | 胡军武 | | 康晓东 | 杨晓鹏 | 周学军 | 侯庆锋 |
| 5 | 医学影像诊断学 | 王滨 | 高剑波 | 余永强 | 张雪宁 | 王绍武 | 丁莹莹 | |
| 6 | 医学影像成像理论 | 李真林 | 雷子乔 | | 孙文阁 | 高云飞 | 彭友霖 | |
| 7 | 医学影像检查技术学 | 余建明 | 李文美 | | 罗来树 | 刘广月 | 胡鹏志 | 黄小华 |
| 8 | 放射治疗技术学 | 林承光 | 翟福山 | | 张涛 | 孙丽 | 郭跃信 | 钟仁明 |

## 学习指导与习题集目录

| 序号 | 书名 | 主编 | | 副主编 | | | |
|---|---|---|---|---|---|---|---|
| 1 | 人体影像解剖学学习指导与习题集 | 任伯绪 | 徐海波 | 张雪君 | 纪长伟 | | |
| 2 | 放射物理与辐射防护学习指导与习题集 | 王鹏程 | | 牛延涛 | 刘东华 | 黄浩 | 何培忠 |
| 3 | 医学影像设备学学习指导与习题集 | 韩丰谈 | 石明国 | 赵雁鸣 | 朱险峰 | 王红光 | |
| 4 | 医学影像信息学学习指导与习题集 | 付海鸿 | 胡军武 | 康晓东 | 杨晓鹏 | 周学军 | 侯庆锋 |
| 5 | 医学影像诊断学学习指导与习题集 | 高剑波 | 王滨 | 余永强 | 张雪宁 | 王绍武 | 丁莹莹 |
| 6 | 医学影像成像理论学习指导与习题集 | 李真林 | 雷子乔 | 仇惠 | 邱建峰 | 汪红志 | |
| 7 | 医学影像检查技术学学习指导与习题集 | 余建明 | | 李文美 | 罗来树 | 黄小华 | 于群 |
| 8 | 放射治疗技术学学习指导与习题集 | 林承光 | 翟福山 | 张涛 | 孙丽 | 郭跃信 | |

## 实验教程

| 序号 | 书名 | 主编 | | 副主编 | | | |
|---|---|---|---|---|---|---|---|
| 1 | 医学影像设备学实验教程 | 石明国 | 韩丰谈 | 赵雁鸣 | 朱险峰 | 王红光 | 赵海涛 |
| 2 | 医学影像成像理论实验教程 | 李真林 | 彭友霖 | 汪红志 | 仇惠 | 邱建峰 | |
| 3 | 医学影像检查技术学实验教程 | 余建明 | 黄小华 | 徐惠 | 郝崴 | 周高峰 | |

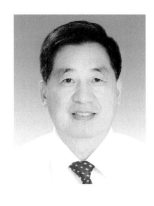

### 余建明

男,1957年11月出生于湖北孝感。主任技师,三级教授,硕士生导师。中华医学会影像技术分会主任委员,伦琴学者,全国医学影像技术学科建设终身成就奖,全国医学影像技术临床实践技能培训基地主任。全国卫生专业技术资格考试专家委员会委员,卫生部人才评价、培训、研究和管理专家,全国高职高专医学影像技术专业教育教材建设评审委员会副主任委员,全国行业教育教学指导委员会,全国高等学校医学影像技术专业教材评审委员会主任委员。湖北省医学会放射技术学会主任委员,湖北省和武汉市政府招投标委员会评审专家。湖北省放射医学质控中心副主任兼办公室主任,湖北省职业卫生技术评审专家。中华放射学杂志编委,中华放射医学与防护杂志编委,临床放射学杂志常务编委,放射学实践杂志常务编委。

从事教学工作至今37年。主编教材3本,主编参考书7本。承担省部级课题5项,《DSA成像技术参数与疾病显示的相关性临床应用研究》获湖北省科学进步二等奖。为华中科技大学精品课程《医学影像技术学》负责人。以第一作者或通讯作者在权威和核心期刊发表论文60余篇。

　　《医学影像检查技术学》是国家卫生和计划生育委员会的全国高等学校"十三五"规划教材。本教材以《中国教育改革和发展纲要》和《中共中央国务院关于卫生改革与发展的决定》为指导，遵循专业的培养目标，适合特定的学生对象，适应特定的学制和学时要求，强调教材的基本理论知识、基本思维方法和基本实践技能，体现教材的思想性、科学性、先进性、启发性和适应性的"五性"原则。其中以临床实用性和可操作性为其重点。本教材是培养具有基本的基础医学、临床医学和医学影像学技术的基本理论知识及实践技能的专业人才，能在医疗卫生机构从事医学影像的检查和图像处理工作，放射治疗和核医学的技术工作。同时，也培养影像设备的管理和维护、技术支持、医疗设备生产企业、市场营销和放射防护领域等方面工作的高素质知识复合型应用人才。

　　本教材按照上述的原则和指导思想，教材分为六章，即绪论、普通X线检查技术、CT检查技术、DSA检查技术、磁共振检查技术和核医学影像检查技术。授课学时初定120学时，各校可以根据不同的专业特点作相应的内容调整。

　　绪论简要地介绍了各种影像检查技术的发展和应用评价，以及对比剂的临床应用和图像质量控制；普通X线检查技术叙述了X线摄影的基础知识、影像检查原则、人体各个部位的X线摄影、乳腺和口腔X线摄影技术，以及常用的造影技术和普通X线的图像质量控制；CT检查技术叙述了CT检查前的准备、CT扫描技术和人体各个部位的CT检查技术，以及CT图像质量控制；DSA检查技术叙述了检查前准备、DSA检查方式、特殊DSA检查技术、人体各个部位的DSA检查技术和DSA图像质量控制；磁共振检查技术叙述了检查前准备、特殊MR成像技术、人体各个部位的MR检查技术和MR的图像质量控制；核医学影像检查技术叙述了核医学显像方法、特殊检查技术和图像质量控制。

　　本教材内容紧跟医学影像技术日新月异的发展的步伐，适应影像技术周期不断变短的特点，追踪各影像技术新理论和新方法的趋势，添加了影像学许多新技术和新方法。本教材的编写以临床实用为目的，倡导医学影像技术理论化和理论知识实用化，力戒纯理论，强调实用性，避免与临床脱节。为此广泛地吸收全国不同地区医学院有教学经验和临床应用体会的专家参加本教材的编写，他们具有丰富的教学经验和临床工作经验，并根据他们特长进行分工写作。

　　由于本教材编写的时间紧和编者水平所限，书中难免不足之处，恳请广大师生不吝赐教，提出宝贵的改进意见。

余建明

2016 年 7 月

# 目　录

全国高等学校医学影像技术专业

第一轮规划教材

# 第一章

## 绪　论

医学影像技术的应用与发展，印证了 100 多年来医学、生物、物理、电子工程、计算机和网络通信技术的诞生与沿革。随着科学技术的进步，从最初的唯一的普通 X 线检查发展到目前多种数字化的检查方式并存，互相补充，医学影像技术取得长足的发展，而且给医学诊断和治疗带来许多根本的改变。本章主要介绍各种影像技术的发展史，并简述其临床应用评价。

## 第一节　普通 X 线检查技术的发展及应用评价

### 一、传统 X 线检查技术的发展史

1895 年，德国物理学家威廉·康拉德·伦琴（Withelm Conrad Roentgen，1845—1923 年）发现了 X 线，并因此于 1901 年获得首次颁发的诺贝尔物理学奖。1896 年，美国物理教授 Edwin B·Frost 制造出了第一台 X 线设备。其后，由于 X 线管、变压器和相关的仪器、设备以及对比剂的不断开发利用，尤其是热阴极 X 线管（1913 年）、滤线器（1921 年）、旋转阳极 X 射线管（1929 年）、增感屏（1930 年）、X 线体层摄影装置（1930 年）、光电限时器（1942 年）、X 线影像增强器（1948 年）、自动洗片机（1956 年）、六脉冲高压发生器（1963 年）、X 线造影（硝酸铋，1898 年）等技术的应用，到 20 世纪 60 年代中末期，传统 X 线检查技术发展到了鼎盛时期，在医学检查中发挥着重要的作用。传统 X 线检查采用模拟 X 线检查技术。

传统 X 线检查技术在医学上第一次能使医生无创地观察到人体内部结构，为医生进行疾病诊断提供了重要的信息，在医学诊疗中曾经起到了重要的作用。

1972 年计算机 X 线断层扫描（x-ray computed tomography，CT）机的问世，医学影像开始了数字化进程，许多全新的数字化成像设备迅猛崛起。同时，使用增感屏 - 胶片系统的传统 X 线检查技术因其量子检测效率（detective quantum equivalence，DQE）低、组织器官重叠、密度分辨力低、照片宽容度小、不能进行图像后处理、照片冲洗耗时耗力等不足越发凸显，目前已退出了历史舞台。

### 二、CR 与 DR 检查技术的发展史

#### （一）CR 的发展史

1981 年富士胶片公司（Fuji）成像板（imaging plate，IP）研制成功，1982 年计算机 X 线摄影（computed radiography，CR）正式发布。

CR 是计算机和 X 线摄影的结合产物，是常规 X 线摄影的一次革命，它利用成像板取代传统的屏 - 胶系统，利用荧光体的光激励发光（photostimulable luminescence，PSL）特性，通过激光扫描，读取信息后，再经模 / 数转换器转换成数字信号，在显示器上显示图像。

随着技术进步，CR 的激光源螺旋前进页面扫描、成像板双面阅读、光激励发光晶体的针状矩阵排列、相位衬度成像、频率依赖性与曝光依赖性的双重联合图像处理法、行扫描技术、快速

线阵列扫描等技术都得到了进一步发展。

与使用屏 - 胶系统的传统 X 线摄影技术相比,CR 具备可重复使用的 IP 成像;可与原有的 X 线摄影设备匹配使用,设备成本较低;数字化成像曝光宽容度大;可进行图像后处理等优点,发挥了巨大的作用。然而,CR 属于过渡性的数字化技术,与之后迅速发展起来的数字 X 线摄影(digital radiography,DR)技术相比,存在 IP 为消耗性器材、成像操作繁杂、工作效率低、DQE 低等不足,逐步被 DR 所取代。

### (二)DR 的发展史

1980 年 DR 研制成功,医学影像技术步入了数字化的新纪元。

DR 主要由 X 线摄影系统、X 线探测器、图像信息处理器、存储器、图像显示器和系统控制器等组成。X 线照射人体后被平板探测器接收并转换为数字化信号,获得 X 线衰减后的不同组织密度信息的数字矩阵,经计算机处理,重建输出到监视器形成图像。DR 摄影成功地实现了 X 线影像的数字化采集、处理、传输、显示和存储的一体化。

在经过电荷耦合器(charge-coupled device,CCD)、CMOS 器件、线扫描和多丝正比室等技术之后,90 年代后期,薄膜晶体管(thin-film transistor,TFT)阵列等新技术应用,使数字 X 线摄影的探测器研制取得突破性进展,多种类型的固态一体化平板探测器(flat panel detector,FPD)投入临床应用,目前临床应用的 FPD 主要有以非晶硒(a-Se)平板探测器为代表的直接转换型和以非晶硅(a-Si)为代表的间接转换型两种类型。

数字化成像模式改变了图像信息形成的基础,X 线信号的载体不再是屏 - 胶系统,而是由 X 线探测器取代,X 线探测器通过不同的信号采集原理,把反映人体信息的 X 线强度分布,采用数字化模式进行采集、转换、储存、处理和显示。数字 X 线摄影系统具有较大的动态范围,较宽广的曝光条件选择,较先进的传输影像的性能,灵活的数字化后处理的潜力等优点。

与 CR 相比,DR 能将 X 线光子直接转换为数字化信息,简化了工作流程,并且具有更高的 DQE、动态范围、空间分辨力和更快的时间响应,降低了曝光剂量,显示组织的层次结构和微小病灶的能力更强。

近年来,可插拔移动式平板、自动曝光、全脊柱拼接摄影、组织均衡技术、多频滤过技术、同步辐射相位对比成像(phase contrast imaging,PCI)技术、体层成像、双能量成像陆续应用于临床,DR 的功能得到进一步扩展。

## 三、普通 X 线检查技术的临床应用评价

普通 X 线检查技术已广泛应用于人体系统各个部位的 X 线摄影和造影检查。X 线摄影对于骨骼系统、呼吸系统疾病、泌尿系结石、肠梗阻等疾病有良好的诊断和鉴别诊断价值(图 1-1)。静脉肾盂造影、子宫输卵管造影、尿道造影等造影技术得到广泛应用。硫酸钡胃肠道造影仍是胃肠道疾病的首选诊断方法之一。

### (一)普通 X 线检查技术的优点

**1. X 线曝光剂量小,有利于 X 线防护** 普通胸片 X 线摄影曝光剂量通常仅为胸部 CT 的数十分之一。

**2. 量子检测效率高** DR 的 DQE 可达 60%~ 75%,检查敏感性高。

**3. 空间分辨力高** 目前,DR 平板的矩阵通常大于 2200×2600,像素尺寸≤140μm,空间分辨力 ≥3.5LP/mm。

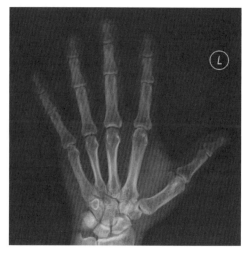

图 1-1 DR 手正位片

**（二）普通 X 线检查技术的不足**

**1. 有 X 线辐射** 与超声、MR 相比，普通 X 线检查技术仍为有辐射损伤的检查技术，在检查时应注意在保证图像质量的前提下，尽量减少曝光剂量和检查次数。

**2. 二维成像** 普通 X 线摄影为二维成像，组织结构前后重叠。

**3. 静态成像** 普通 X 线摄影为静态影像，不能满足动态器官的影像显示。动态 DR 成像可以弥补这种不足。

**4.** 密度分辨力相对较低。

**（三）CR、DR 与传统 X 线检查相比的优越性**

**1. 图像质量提高** DR 的 DQE 可达 60%～75% 以上，显著高于传统屏 - 胶系统。

**2. 曝光剂量降低** DR 辐射剂量远低于传统屏 - 胶系统。

**3. 成像速度快，工作流程短** 尤其是 DR，从 X 线曝光到图像的显示一般仅需要 1～3s 时间，按下曝光按钮即可以显示图像。大大地提高了工作效率。

**4. 图像动态范围大** 探测器信号采集的动态范围和图像显示的动态范围大。曝光条件宽容度大，线性响应能力强。

**5. 具有多种图像处理技术** 谐调处理、空间频率处理、体层伪影抑制、动态范围控制、图像组织均衡、测量、局部放大、影像边缘增强、窗宽窗位调节等。

**6. 具备一些高级功能** 例如，能量减影、时间减影、骨密度测量、融合体层、计算机辅助诊断、图像拼接等，进一步拓展了数字 X 线检查的应用范围。

**7. 图像进行数字化存储和传输** 数字化信息可以进行图像压缩，图像格式变换，各种网络通信方式传输，多种存储介质存储等。还可以通过图像存档和传输系统（picture archiving and communication systems，PACS）实现信息共享。

# 第二节 CT 检查技术的发展及应用评价

## 一、CT 检查技术的发展史

计算机 X 线断层扫描摄影术（x-ray computed tomography，CT）。1963 年美国物理学家 Allan Macleod Cormack 研究了用 X 线投影数据重建图像的数学方法。60 年代末，英国工程师 Godfrey Newbold Hounsfield 做了大量的研究工作，1971 年 9 月第一个原型 CT 设备（仅能做头部检查）安装在 Atkinson Morley 医院，1972 年 11 月芝加哥北美放射学会（RSNA）年会上向全世界宣布 CT 设备研制成功。CT 技术开创了医学诊断的新纪元，在临床上得到了迅速的普及和推广。1974 年，美国工程师 Ledley 设计了全身 CT 扫描机。此时期的 CT 处于非螺旋的逐层步进扫描阶段。Cormack 和 Hounsfield 获得 1979 年诺贝尔生理学或医学奖。

在 CT 发展的 40 余年间，CT 的硬件和软件技术经历了几次的革命性进步，第一次是在 1989 年，CT 采用滑环技术，实现了螺旋扫描；第二次是在 1998 年，多层螺旋 CT（multislice CT，MSCT）问世，使机架球管围绕人体旋转一周能同时获得多帧断面图像，大大提高了扫描速度；第三次是 2004 年推出的 64 层螺旋 CT（helical or spiral CT），开创了容积数据成像的新时代；2005 年推出了双源螺旋 CT，通过两套 X 线球管和探测器系统来采集图像，极大地提高了时间分辨力。这两种技术的发展，逐渐使心脑血管 CT 检查成为常规，是 CT 发展史上的第三次飞跃。第四次飞跃是 2009 年能量成像技术的成熟使 CT 设备从解剖成像发展为功能成像及对物质定性、定量检查的阶段。

近年来，CT 技术不断推陈出新，更新换代。从 64 层发展到 128 层、320 层、384 层、640 层，CT 进入了动态容积扫描时代。探测器从 1987 年发现的稀土陶瓷探测器发展到宝石探测器、光子探测器，探测器单元宽度减小到 0.5mm，Z 轴增宽至 480mm，甚至可以覆盖整个器官，使得球管旋转一圈即可成像。Z 轴空间分辨力达到了 0.23mm，X、Y、Z 轴三轴空间分辨力各向同性。密度分辨力 0.3%。机架转速达到 0.27s/r，时间分辨力可达 44～75 毫秒，使得 CT 具备了 4D 扫描能力，4D 扫描实现了在不降低图像质量的前提下的大范围（超过 300mm）、全器官、低剂量动态 4D 成像，使 CT 从静态的二维、三维成像进入到了动态功能成像领域。可以应用于动态 4D 血管成像、组织器官成像、肿瘤灌注血供功能评估、栓塞血流动力学动态评估。能量成像技术的成熟使 CT 从宏观形态学领域进入了微观物质成分识别及浓度测量领域。锥形束 CT（cone beam CT，CBCT）影像导航技术应用于外科手术。

多平面重组、容积重组等后处理技术、集成化探测器技术、飞焦点技术、共轭采集技术、立体散射线滤线器、3D 锥形束反投影重建技术、数字精控摇篮床技术、低剂量技术、黄金能谱球管、能谱成像、智能 CT 等技术的采用不断提高了 CT 技术的临床应用价值。

目前，CT 的技术正向着更快的扫描速度、更高的分辨力、更好的重建算法、更大的扫描孔径、更低的剂量、功能 CT、定量 CT 的方向不断进步。

## 二、CT 的临床应用评价

自 20 世纪 80 年代初期全身 CT 投入临床应用以来，CT 已成为多种临床疾病的重要检查手段，检查范围几乎包括人体的每一个器官和部位。

### （一）CT 的优势

**1. CT 图像的密度分辨力高** CT 图像的密度分辨力显著高于常规 X 线影像，并且可以通过调节窗宽和窗位满足各种观察的需要。

**2. 横断面图像对病灶的定位准确** 和常规 X 线检查技术相比，CT 检查可获得无组织结构重叠的横断面图像，病灶定位清晰。如图 1-2 胸部 CT 横断面。

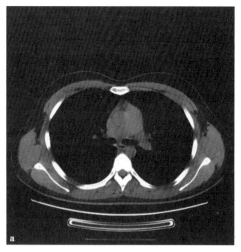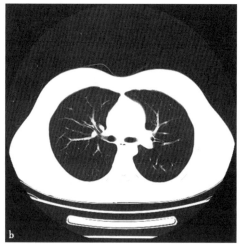

图 1-2 胸部 CT 横断面

**3. 增强扫描提供了更多的诊断依据** CT 增强扫描（含动态增强扫描）反映了组织器官血供的特点，已经得到广泛应用，成为临床不可或缺的检查技术。

**4. 后处理功能强大** CT 有多种后处理功能，如多平面重组（MPR）、曲面重组（CRP）、容积重组（VR）、仿真内镜，还有专用的冠脉成像、灌注成像软件等，获得多种二维或三维图像，大大提高了 CT 检查结果的直观性。

**5. 具备一定的定量分析功能** 除了病变大小形态的分析，可以通过 CT 值的测量，借以进行疾病的定性诊断。骨矿含量和冠状动脉钙化积分（coronary artery calcification score，CACS）

的定量测定，有助于临床对骨质疏松和冠心病的诊断。血流灌注成像可以进行血流性能的测定等。

### （二）CT 的进展

**1. CT 血管成像**（CT angiography，CTA） 64 层以上 MSCT 的发展使得 CTA 取代数字减影血管造影（digital subtraction angiography，DSA）成为心脑血管检查的首选检查方法。心脏成像是 CT 临床应用划时代的突破，为影像学开拓了全新的领域。如图 1-3（文末彩图 1-3），冠状动脉、肺动脉、胸主动脉 CTA 成像。尤其是双源 CT 和 320 层动态容积 CT 的使用，对心率过快和心率不齐患者的成像开辟新途径，为冠心病的准确诊断提供了强大的依据。近年来推出的能谱成像技术可以有效去除冠脉支架和钙化斑块硬化伪影，更拓宽了 CTA 的适用范围。冠状动脉、颈动脉及脑血管一站式扫描，全方位评价心脑血管病，为临床早期干预提供更多信息。

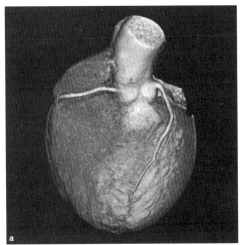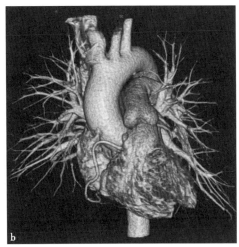

图 1-3　冠状动脉、肺动脉、胸主动脉 CTA 成像

**2. CT 灌注技术** 传统的 CT 影像学只是对形态学进行诊断，CT 灌注技术可以对组织的血液动力学进行诊断分析。CT 灌注技术最主要用于急性脑梗死、肿瘤的诊断、治疗和预后评价。CT 心肌灌注成像、血流储备分数 CT（FFR-CT）也开始走向临床，可以对冠状动脉狭窄、心肌梗死及其活性检测和左心功能进行全面、准确的一站式评估。

**3. 低剂量扫描技术** 多层螺旋 CT 的大剂量扫描，特别是灌注成像多次扫描的辐射危害，CT 所引起的电离辐射风险已成为严重的医疗问题和社会问题。国际放射防护委员会经研究认为 CT 扫描增加了癌症发病率，并提出了辐射防护最优化（as low as reasonably as achievable，ALARA）原则，要求在图像质量和辐射剂量方面取得平衡。Naidich 等人于 1990 年提出了低剂量肺部 CT 扫描的概念。

目前采取了多种低剂量优化技术。在图像扫描环节，主要包括 ECG 自动毫安调节技术、3D 自动毫安技术、智能最佳管电压扫描技术，心脏滤线器、控制螺距、前瞻性心电门控代替回顾性心电门控、根据患者的体重指数（BMI）确定个体化扫描参数等。在图像重建环节，使用基于硬件水平提升的迭代算法 IMR 技术（又称 ASiR、iDose4、SAFIRE 和 AIDR）。在图像处理环节，推出了 2D 或 3D 降噪技术等。通过各种低剂量优化技术，配合个性化扫描方案，冠状动脉 CTA 的有效辐射剂量从以往的 13～15mSv，甚至可以控制在 1mSv 以下。

**4. 能量成像** 能量成像又称双能 CT（dual-energy CT，DECT），是指在同一次扫描中，CT 机产生两种不同能量的射线（80kVp、140kVp）进行数据采样，探测器接收后进行单能量重建，除了产生传统混合能量图像外，还能产生单能量图像、基物质（水、碘、钙等）图像、能谱曲线以及有效原子序数等，并能进行物质分解和组织定性。能量成像可以提高小病灶的检出率，利于对肿瘤、斑块成分的鉴别,消除金属、钙化等的硬化伪影,观察支架管腔、优化图像质量和对比噪声比等。

能量成像技术主要分为双源双能量成像和单源能谱成像两大类。双源双能量成像依赖双源CT,单源能谱成像使用单球管CT。单源能谱成像技术主要有快速管电压切换技术;"三明治"探测器技术;变换X线管电压,实现两种高低管电压能量的DNA能谱成像三种。

能量成像技术使CT从单参数(CT值)、单图像(混合能量图像)时代进入了多参数(CT值、能谱曲线、基物质图、有效原子序数)和多图像(单能量图像和混合能量图像、虚拟平扫图)时代,使CT从宏观形态学领域进入了微观物质成分识别及浓度测量领域。

**5. CT 导航** CT 导航(CT-based navigation)是影像医学、空间定位和计算机技术相结合而形成的医疗技术,它的临床应用使微创介入手术操作可视化、精确化。CT 导航系统主要包括空间定位系统、计算机以及相应的数据处理和图像处理软件,还可以有机器人辅助。空间定位方式有机械定位、光学定位和电磁定位。目前 CT 导航系统在外科的应用较多,如 CT 导航下椎弓根螺钉植入;机器人辅助脑立体定位活检;CT 导航下的肿瘤穿刺活检与消融治疗等。

# 第三节　DSA 检查技术的发展及应用评价

## 一、DSA 检查技术的发展史

DSA 即数字减影血管造影。1896 年瑞士的 Haschek 和 Lindenthal 在截肢的手上进行了动脉血管造影的实验研究;1923 年 Berberich 和 Hirsh 首次在人体上作了血管造影检查;1931 年 Forsmann 从自己的上臂静脉将导尿管插入右心房,首创了心导管造影术,并因此获得诺贝尔奖。20 世纪 50 年代的 Sones 和 60 年代 Judkins 开展了选择性冠状动脉造影。1953 年 Seldinger 经皮股动脉穿刺术,使血管造影的风险性、创伤性大为减少,至今仍在使用。1962 年 Ziedes des Plantes 发明了 X 线照片减影术,获得了无骨骼重叠的脑血管减影图像。1978 年,德国的 Heintzen Brenndeke 教授领导的研究小组,研制成了第一台可实时减影的设备,对狗的心脏进行了实时减影,1979 年 Wisconsin 大学 Kruger 领导的一个研究小组最先设计出数字视频影像处理器。DSA 由美国的威斯康星大学的 Mistretta 小组和亚利桑纳大学的 Nadelman 小组首先研制成功,于 1980 年 11 月在芝加哥召开的北美放射学会上进行展示,并在布鲁塞尔召开的国际放射学会上受到推荐。

经过 30 多年的发展,DSA 设备的性能不断改进,功能不断增加,DSA 设备已逐步实现了数字化、系统化、自动化和网络化。目前数字化平板 DSA 已经取代影像增强器 DSA 成为该设备发展的主流,旋转 DSA、3D-DSA、步进 DSA、虚拟支架功能、图像融合技术等功能应用于临床。3D-DSA 原理类似于螺旋 CT,得到组织结构的容积数据,可进行多种 2D、3D 后处理技术,可清晰地显示血管及病变的位置、形态和毗邻关系。步进 DSA 即下肢血管造影的跟踪摄影,通过控制床面移动速度,分段采集血管造影图像,计算机减影后拼接连成整体图像。图像融合技术可以实现血管造影图像与 CT、MR、PET 图像的融合。

目前,DSA 技术已经成为集诊断与治疗一体化的影像技术,在临床中发挥着重要的作用。

## 二、DSA 的临床应用评价

### (一)DSA 的应用

DSA 是介入放射学的主要手段。介入放射学是在影像设备的引导下,利用经皮穿刺和导管技术等,对疾病进行诊断和治疗的一种微创医学分支。

DSA 较传统的心血管造影具有较大的优势:①图像的密度分辨力高,可使密度差值为 1%

的影像显示出来;②能消除造影血管以外的结构,仅留下造影的血管影像,图像清晰且分辨力高;③图像系列的摄制、储存、处理和传递都是以数字形式进行,便于图像的各种处理和储存,图像远程传输与会诊;④能作动态性能研究如确定心脏功能参数(射血分数、体积变化等);⑤具有多种后处理功能。⑥对微量碘敏感性高,对比剂用量少、所需浓度低;⑦成像速度快、时间分辨力高,充分满足心脏、冠状动脉等活动组织器官的检查。

DSA 具有微创、实时成像、密度及空间分辨力高、安全、简便等特点,对多种疾病的确诊和介入性治疗起着无法替代的作用,被广泛应用于心脑血管等全身血管的检查,可以清楚地显示病变的部位、性质、范围及严重程度。经皮腔内血管成形术(percutaneous transluminal angioplasty,PTA)、经皮腔内支架植入术(percutaneous transluminal stenting,PTS)及经皮斑块旋切术是治疗动脉狭窄、闭塞性病变的常规方法。经导管栓塞、溶栓等技术是消化道出血、急性心、脑梗死的有效治疗手段。脑血管瘤通过 DSA 动脉瘤栓塞术进行治疗。经导管动脉化疗栓塞术(transcatheter arterial chemoembolization,TACE)是不能手术切除的中晚期恶性肿瘤的重要治疗方法。

#### (二) DSA 的应用限度

**1. 有创诊疗手段**　DSA 检查虽然创伤小,仍然属于有创检查,且有多种并发症的可能,不能像 CTA、MRA 一样可作为常规的检查。

**2. DSA 对运动部位效果不佳**　DSA 是采用造影图像与蒙片进行减影获得的无重叠的影像,在减影中必须使被检查的部位保持不动,才能获得高质量的图像。心脏等运动的器官 DSA 显示效果不良,通常仍然使用不减影的血管造影技术,如图 1-4 冠状动脉血管造影。

**3. DSA 缺乏对脏器整体形态和病变毗邻关系的全面显示**　DSA 主要针对血管减影显示,对病变所在心、脑、肝脏等器官不能全面显示。近年来发展起来的 3D-DSA 技术弥补了该项不足。

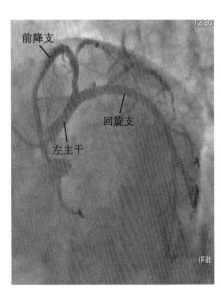

图 1-4　冠状动脉血管造影

## 第四节　MR 检查技术的发展及应用评价

### 一、MR 检查技术的发展史

磁共振现象于 1946 年第一次由布洛克(Block)领导的美国斯坦福研究小组和普塞尔(Puroell)领导的麻省理工学院研究小组分别独立发现,因此布洛克和普塞尔共同获得了 1952 年的诺贝尔物理学奖。1970 年,美国纽约州立大学的物理学家及内科医生达马迪安(Raymond Damadian)发现了小鼠正常组织和病变组织的 MR 信号明显不同,奠定了磁共振成像(magnetic resonance imaging,MRI)在医学领域应用的基础。1977 年达马迪安与其同事建成了人类历史上第一台全身磁共振成像装置,并获得了第一幅全身轴位质子密度加权像。1980 年,诺丁汉大学的摩尔等人获得了第一幅具有诊断价值的人体头部磁共振图像,世界上第一台 0.04T 的商用 MR 机问世,拉开了 MRI 进入临床应用的序幕。1984 年,美国 FDA 正式批准 MR 应用于临床。1985 年,超导 MR 面世。1993 年功能 MRI(fMRI)得到发展,将人脑各部位的功能信息图像化显示。

MRI 进入临床 30 余年以来,硬件和软件技术的发展非常迅猛,从永磁型 MR 发展到超导型 MR,从低场 MR 发展到高场 MR。1998 年前后,3T MR 走向市场,1.5T~3T MR 成为 MR 的主流设备。目前,在美国,4T 系统已得到 FDA 无明显危险的许可。7T、9.4T、11.7T 的超高场强磁共振成像设备有利于显示细小解剖结构,在科研及临床应用中取得了可喜的成果。2004 年,加州大学圣弗兰西斯科分校(UCSF)安装了一台 7T 磁共振进行患者图像采集。

目前 1.5T 的磁共振系统最短磁体长度仅为 1.2m,超导开放式磁体的场强已达到 1.0T。用于关节、心脏、乳腺、血管等部位的专用 MR 设备陆续上市。显微线圈(microscopy coil)可以获得小 FOV、高空间分辨力、高信噪比的图像,应用于小器官的 MR 成像。在 2010 年北美放射学会上,可进行全身显像的 PET/MRI 面世。

梯度系统、射频系统、信号采集技术、重建系统技术不断提升,各种新的扫描序列的开发、多通道多采集单元的相控阵线圈、全景化一体线圈(total imaging matrix,Tim)、并行采集技术(parallel acquisition techniques,PAT)的应用、高分辨力扫描、螺旋桨技术、三段移床步进式扫描的实现不断提高成像速度,改善了图像质量,扩宽了 MR 的临床应用。磁共振波谱(magnetic resonance spectrum,MRS)进行化合物定量分析;灌注加权、扩散加权、扩散张量成像、动脉血质子标记技术、脑功能成像、分子影像学技术的发展,使得组织器官功能和代谢的分析成为可能,而且可以从细胞学、分子水平,乃至基因水平反映靶器官的功能和代谢。随着磁共振成像系统硬件的发展,各种新的临床应用软件层出不穷。另外,MRI 设备向多元化发展,如多模式一体化 PET/MRI、SPECT/MRI、超声聚焦治疗和靶向治疗与 MRI 结合等设备的出现,静音 MRI 也是各厂家追求的目标。

## 二、MR 的临床应用评价

MRI 技术的不断进步,使 MRI 的应用范围不断扩大,MRI 在医学诊断中所起的作用也愈加重要。

### (一)磁共振成像特点

**1. 多参数成像** MRI 的信号强度与组织的弛豫时间($T_1$、$T_2$)、氢质子的密度、血液(或脑脊液)流动、化学位移及磁化率有关,MRI 的信号是多种组织特征参数的可变函数,其多参数成像为临床提供更多的诊断信息。

**2. 多方位成像** 基于 Gx,Gy 和 Gz 三个方向的梯度场的应用,磁共振系统能进行任意层面的选择性激励,可获得任意方向断面的图像。

**3. 软组织分辨力高** MRI 对软组织的分辨力远高于 CT,能非常清楚地显示脑灰质与白质(图 1-5)。

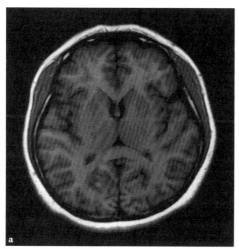
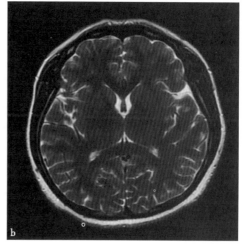

图 1-5 颅脑轴位 MR 图像

**4. 无电离辐射**　MRI 系统的激励源为短波或超短波段的电磁波，波长在 1m 以上（小于 300MHz），无电离辐射损伤。成像所用的频率远低于推荐的非电离辐射的安全标准，是一种安全的检查方法。

**5. 多种成像技术**　除了早期的 MR 水成像、3D TOF（图 1-6）、2D PC、MRA、脂肪抑制、流动抑制等技术外，近年来，MRI 发展了多种成像技术。

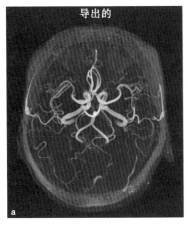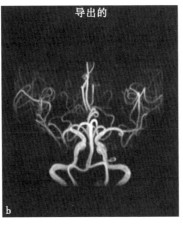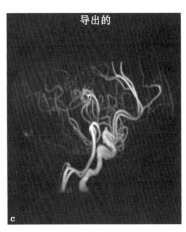

图 1-6　MR 脑血管 3D TOF MRA

a. 横轴面 MIP 图；b. 冠状面 MIP 图；c. 矢状面 MIP 图

MR 波谱（MR spectroscopy，MRS）可以进行化合物的定量和半定量分析，主要有 $^1$H MRS 和 $^{31}$P MRS。脑扩散加权成像（diffusion weighted imaging，DWI）通过观察组织中水分子各向异性的变化，对于脑血管性疾病、脑肿瘤和部分脑神经元退行性疾病具有重要的价值。扩散张量成像（diffusion tensor imaging，DTI）和扩散纤维束成像（diffusion tensor tracking，DTT）技术可提供活体神经纤维的病理状态，并能提供直观的纤维束示踪图像。高清脑扩散加权成像、磁共振扩散峰度成像（diffusion kurtosis imaging，DKI）功能有了新的扩展。背景抑制扩散加权全身成像技术（diffusion weighted whole body imaging with background body signal suppression，DWIBS）可用于全身检查，可显示肿瘤的远处转移，其成像效果与 PET 类似，故又称为"类 PET"。磁敏感加权成像（susceptibility weighted imaging，SWI）对低流量血管畸形及血管瘤、脑内微出血、脑梗死并发出血等具有常规 MRI 及 MRA 无可比拟的优越性。

动脉自旋标记（arterial spin labeling，ASL）技术、流动敏感交互反转恢复（flow-sensitive alternating inversion recovery，FAIR）、三维动脉自旋标记技术（three dimensional artery spin labeling，3D ASL）等灌注成像技术不需对比剂，可敏感地反映脑血流灌注的变化。磁共振冠状动脉成像（coronary magnetic resonance angiography，CMRA）、三维对比增强磁共振血管成像（three-dimensional contrast enhanced MRA，3D CE-MRA）、MR 灌注成像（perfusion weighted imaging，PWI）、MRI 电影（cine MR imaging）等通过注射顺磁性对比剂、快速扫描，可以清楚地观察心脑血管的形态、走行和功能。动态对比增强 MRI（dynamic contrast enhanced MRI，DCE-MRI）的普及大大提高了肝脏等实质性脏器小病灶的检出能力和鉴别诊断能力。

全景成像矩阵（total imaging matrix，TIM）、磁共振温度成像技术、磁共振弹性成像（MR elastography，MRE）、定量磁敏感图（quantitative susceptibility mapping，QSM）、基于体素的形态测量学分析（voxel-based morphometry，VBM）、体素内不相干运动（intravoxel incoherent motion，IVIM）、不对称回波最小二乘迭代估算法水脂分离技术（iterative decomposition of water and fat with echo asymmetry and least-squares estimation，IDEAL）、MR $T_1$ mapping、MR $T_2$ mapping 等新

技术层出不穷。

血氧水平依赖功能 MRI（blood oxygenation level-dependent functional MRI，BOLD fMRI）是基于血红蛋白氧饱和水平改变的成像技术，对脑组织功能研究、术前功能区定位以制定个体化手术方案有重要指导意义。除了经典的任务态 fMRI 研究，静息态功能磁共振成像（resting state fMRI，rs-fMRI）还可以对神经网络功能连接进行分析。

**6. 可进行功能性成像**　许多 MR 技术已远远超出了解剖结构成像的范围，MRS 可以进行化合物定量分析；DWI 相关技术可以反映组织的水分子弥散功能；ASL、PWI 等各种灌注成像显示了组织灌注功能情况；心脏 MR 成像可以测量相关血流参数；BOLD 可以揭示功能活动相关脑区和功能连接。

**7. MR 介入**　开放式 MR 设备在 MR 介入穿刺活检和治疗方面具有巨大优势。各种磁兼容性介入设备和介入专用的快速成像序列相继出现，使得 MR 引导下的介入操作得到发展。

**8. 分子影像学**　分子影像学是 1999 年由美国哈佛大学 Weissleder 提出的，是指运用影像技术来显示组织水平、细胞和亚细胞水平的特定分子，反映活体状态下分子水平变化，通过影像学对其生物学行为进行定性和定量研究的科学。

MR 分子成像（molecular MRI，mMRI）的出现为基础研究、疾病的诊断及治疗提供了一种全新的研究和检查方法，代表着未来 MRI 的发展方向。分子成像是借助于引入体内的分子探针（molecular probe）来实现的，分子探针是一种能与活体细胞内某一靶目标特异性结合，可以检测其结构、性质并能产生信号，在原位及体内实时被特定的设备监测的一种分子结构。分子探针的 MR 成像组件主要是以钆为代表的顺磁性物质和以氧化铁为基础的超顺磁性物质，如超顺磁性氧化铁（superparamagnetic iron oxide，SPIO）纳米颗粒、单晶氧化铁（monocrystalline iron oxide nanoeompound，MION）纳米颗粒等。目前常用于干细胞成像、基因成像、血管生成成像、受体 - 配体成像、巨噬细胞成像、凋亡成像等。

**（二）磁共振成像的局限性**

**1. 成像速度慢**　MRI 系统成像速度慢是相对于 CT 的成像速度而言的，它对运动性器官、危重患者、噪动、无自制能力等患者的检查有一定的影响。

**2. 对钙化灶和骨皮质病灶不够敏感**　钙化灶在发现病变和定性诊断方面均有一定作用，但 MR 图像上钙化通常却表现为低信号。另外，骨质中氢质子（或水）的含量较低，骨的信号弱，骨皮质病变不能充分显示。

**3. 图像易受多种伪影影响**　MRI 的伪影主要来自设备、运动和金属异物三个方面。常见的有化学位移伪影、卷褶伪影、截断伪影、运动伪影、流动伪影、干扰伪影、金属伪影等。

**4. 有禁忌证**　装有心脏起搏器和动脉夹是严禁进行磁共振检查的。高热的患者，散热功能障碍的患者作 MR 检查时也要谨慎。肾功能不全者注入含钆对比剂可能引起肾源性系统纤维化（NSF），应谨慎进行增强扫描。

# 第五节　乳腺 X 线检查技术与口腔 X 线摄影技术

## 一、乳腺 X 线检查技术的发展与临床应用及评价

### （一）乳腺 X 线检查技术的发展

1913 年德国医生 Saloman 开始研究乳腺 X 线摄影（mammography，MG）；1930—1960 年采用工业用直接 X 线胶片（无增感屏）摄取乳腺影像；直到 60 年代末，乳腺摄影的实施都是使用普通钨靶 X 线管，大大限制了乳腺组织结构的分辨力；1967 年乳腺摄影专用钼靶 X 线管和圆锥形压迫器的开发实现了乳腺摄影的重大突破；1972 年乳腺摄影专用增感屏 - 胶片系

统诞生；1973 年法国人 Gros 将旋转阳极钼靶 X 线管应用到乳腺 X 线机；1976 年乳腺摄影专用稀土增感屏 - 胶片系统及暗盒诞生；1978 年乳腺摄影系统首次采用滤线栅；1981 年 0.1mm 焦点 X 线管启用；1994 年美国正式颁布了乳腺摄影质量标准法案（mammography quality standards act，MQSA），是国际公认的最严格的乳腺摄影质量控制标准；1996 年 CCD 应用于乳腺摄影机；1998 年计算机辅助诊断（computer-aided detection，CAD）用于乳腺影像；2000 年全数字化乳腺摄影系统（full field digital mammography，FFDM）投入使用；2001 年 FFDM 三维定位穿刺装置被开发；2002 年数字合成体层成像技术用于乳腺 X 线检查；2003 年数字乳腺时间减影血管造影技术和能量减影技术诞生；2006 年，CR 乳腺摄影和双面读取 CR 乳腺摄影得到应用。同年，第 92 届北美放射学年会正式展出相位对比乳腺摄影（phase contrast mammography，PCM）系统。

**（二）乳腺 X 线检查技术的临床应用与评价**

据统计，乳腺癌在我国的发病率占女性恶性肿瘤的第二位，有年轻化发病趋向，早发现对及时治疗至关重要。钙化是乳腺癌的常见征象，表现为乳腺内细微团簇状、沙砾样、小杆状钙化。乳腺 X 线摄影使用专用设备，操作简单、易于显示微小钙化、辐射剂量小、结果可靠，成为乳腺疾病检查和健康查体的首选方法。

钼靶 X 线检查可以发现几个毫米的乳腺病灶，敏感度和特异度都很高。早期应用于乳腺检查的红外线照相已被淘汰。超声检查方便快捷，无辐射，对囊性与实性肿物的鉴别准确率较高，但对微小钙化检出率低，只能作为检查的补充手段。CT 检查对肿块的位置、大小、形态、边缘毛刺、钙化、病灶强化特点均能有效地显示，但对癌肿内微小钙化灶的显示不如钼靶，且空间分辨力较低、辐射剂量大。MRI 具有良好的软组织分辨力，对乳腺癌具有较高的敏感性，但其特异度较低，不能显示癌肿内微小钙化灶，价格昂贵。核医学乳腺检查费用高，辐射剂量大，不能广泛应用于临床。

随着影像数字化的进程，钼靶 X 线机已经取代了 CR 摄影和屏 - 胶系统成像。双面阅读 CR 乳腺摄影系统的 IP 使用了透明基板，提高了图像的信噪比。2000 年 FFDM 技术的出现，使钼靶 X 线摄影进入普及化阶段。FFDM 具备数字图像便于后处理、即时成像工作效率高、图像对比度高、影像结构、层次清晰、摄片条件宽容度大、辐射量低等优点，尤其是在致密型乳腺和显示微小钙化方面具有明显优势，提高了乳腺癌诊断的正确率。如图 1-7 乳腺钼靶 X 线成像。

FFDM 拓展了乳腺检查和治疗的新领域。数字乳腺断层融合 X 线成像（digital breast tomosynthesis，DBT）是通过摄取乳腺多个角度的多幅影像，重建出多个断层影像的新技术。全数字化乳腺 X 线立体定位导丝导向切除活检（stereotactic needle localized biopsy，SNLB），是通过计算机立体定位仪的引导，将乳腺定位针刺入可疑病变区，

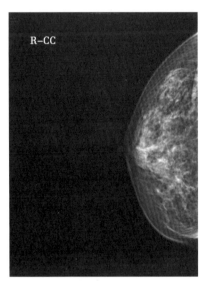

图 1-7　乳腺钼靶 X 线成像

引导外科医师切除和活检的方法。SNLB 对临床触诊阴性而影像学表现异常的乳腺微小病变进行术前准确定位及病理诊断有重要价值。乳腺导管造影，对诊断伴有溢液的导管癌，尤其对导管内癌或癌前病变具有定位、定性的诊断价值，并对外科医师确定手术切除范围有指导意义。

乳腺 CAD 系统的应用提高了乳腺 X 线诊断医师对乳腺肿块及钙化的检出率。对比增强能谱乳腺摄影（contrast enhanced spectral mammography，CESM）是在数字化乳腺 X 线摄影的基础

上，通过摄取低能、高能两幅图像进行能谱分析的一种新成像技术。相位对比乳腺摄影通过 X 线折射时的相位改变原理进行乳腺成像。FFDM 的空间分辨力高，像素尺寸通常≤25μm，像素矩阵可达 7000 万以上。

乳腺 X 线检查也有其不足。密度分辨力较低，组织结构前后重叠，成像质量要受乳腺的组织结构、发育情况、被检者的年龄、生理期、发病情况等诸多因素的影响。对疑诊的患者需要进行 MR 成像的进一步检查。

## 二、口腔 X 线检查技术的发展与临床应用及评价

使用胶片的 X 线普通根尖片检查在 20 世纪对于牙周和颌骨疾病的诊治发挥了较大的作用，但是图像密度分辨力低，曝光宽容度小，操作复杂，患者不宜配合，冲洗照片质量不易控制。随着数字化的发展，现已淘汰。

曲面断层摄影（orthopantomography）是芬兰人 Pe 根据口腔颌面部解剖的特点，利用体层摄影和狭缝摄影原理而设计的固定三轴连续转换的体层摄影技术。曲面断层片可在一张胶片上显示全部牙齿，是口腔成像的重大进步，但其仍为屏 - 胶系统的二维影像。随着数字化成像时代的到来，口腔成像也进入了数字化时代。1989 年法国人 Dr Francis Monyen 发明了以 CCD 为探测器的口腔内直接数字化 X 线摄影系统 RVG（radiovisiography），数字化根尖片开始应用。1994 年 CR 应用于口腔摄影。

1990 年代，数字化全景口腔曲面断层（digital dental panoramic radiography）应用临床，它采用三轴连续方式原理，被检者不动，X 线管及成像探测器旋转，旋转的轴心是以三轴连续变化，使体层域的圆弧曲度与抛物线状牙弓不同段的曲度近似。数字化全景口腔曲面断层摄影具有曝光宽容度大，图像清晰，定位准确，成像速度快。可拍摄口腔全景 X 线片，颞下颌关节全景 X 线片，头颅定位正位和侧位 X 线片，仅一次曝光，旋转十几秒，即可以在一张 X 线片上显示全部牙齿和颌骨的曲面展开图，清晰显示全口牙列和上下颌骨的形态，为牙齿疾病和颌骨骨折及肿瘤等的诊断及治疗提出影像学依据，是牙颌面畸形矫正治疗必须检查的方法，对种植牙技术测量具有一定的价值。所摄影的图像可多种后处理、影像资料储存方便、工作效率高。如图 1-8 口腔全景 X 线片。

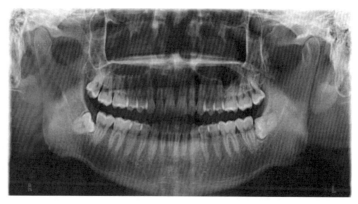

图 1-8 口腔全景 X 线片

同为 1990 年代，日本学者 Arai 和意大利学者 Mozzo 将锥形束 CT（cone beam computer tomography，CBCT）技术引入到口腔医学中。CBCT 的原理和普通 CT 相近，不同之处是 CBCT 的 X 线束为锥形，探测器为 FPD。可以获取具有三维信息的口腔断层图像，为牙齿畸形、骨折、肿瘤、囊肿等病变的显示提供了有利的依据。

# 第六节 核医学影像检查技术的发展及应用评价

## 一、核医学影像检查技术的发展史

1951 年美国加州大学的 Cassen 研制第一台同位素扫描仪，通过逐点打印获得器官的放射性分布图像。1952 年美国宾夕法尼亚大学的一年级医学生 David Kuhl 设计了扫描机光点打印法，1957 年 Anger 研制出第一台 γ 照相机，1959 年 David Kuhl 又研制了双探头的扫描机进行断层扫描，并首先提出了发射式重建断层的技术，为日后发射型计算机断层仪（emission computed tomography，ECT）的研制奠定了基础。1972 年 Kuhl 作为主要成员应用 $^{18}$F- 脱氧葡萄糖（$^{18}$F-FDG）测定了脑局部葡萄糖的利用率，打开了 $^{18}$F-FDG 检查的大门。1978 年小型回旋加速器诞生，1970 年代出现了 ECT、单光子发射型计算机断层仪（single-photon emission computed tomography，SPECT）和正电子发射断层显像（positron-emission tomography，PET）。SPECT 已成为核医学科最常用的显像仪器，实现了全身显像和断层显像。1991 年，旧金山大学的 Hasegawa 和 Lang 研制了 SPECT/CT。PET/MRI 融合机型问世于 1990 年代末，至今仍在不断完善中。

目前广泛使用的 SPECT，仪器的功能和成像的质量较过去都发生了根本改变，单探头发展成为双探头和三探头 SPECT，直至现在发展为带衰减校正的能进行符合线路成像的 SPECT/CT。PET 在临床的应用也在迅速增加，PET/CT 的出现使医学影像技术进入了一个新的阶段，是医学影像技术新的里程碑。

## 二、核医学影像检查技术的临床应用评价

核医学影像技术的特点：

**1. 功能、代谢成像** 核医学显像不仅可以显示脏器或病变的位置、形态、大小等解剖学结构，更重要的是提供脏器和病变的血流、功能、代谢甚至是分子水平的化学信息，还可以对影像进行定量分析。如放射性核素心肌灌注、恶性肿瘤远处转移、甲状腺显像、肺 V/Q 显像等。

**2. 灵敏度、特异性高** 当疾病早期处于分子水平变化阶段，核医学显像即可以发现显像异常，达到早期诊断、早期治疗的目的，这是目前其他影像检查所无法比拟的。特异性高，易于鉴别病变的良、恶性。

**3. 全身显像** PET 可以一次性获得全身各个区域的图像。

**4. 无创性检查** 所用的放射性核素物理半衰期短，剂量极微，发生毒副作用的几率极低。

**5. 需要使用放射性示踪剂** 常用的显像剂有脑代谢显像 $^{18}$F-FDG、$^{15}$O_2、脑血流灌注显像 $^{99}$Tc$^m$-ECD、$^{99}$Tc$^m$-HMPAO、心肌灌注显像 $^{201}$TlCl、$^{99}$Tc$^m$-MIBI、肺灌注显像 $^{99}$Tc$^m$-MAA、肿瘤非特异显像 $^{67}$Ga- 枸橼酸镓、$^{201}$TlCl、甲亢与甲状腺癌治疗 $^{131}$I-NaI、肿瘤动脉栓塞治疗 $^{32}$P 或 $^{90}$Y- 微球、$^{188}$Re- 碘油等。

**6. 影像解剖结构清晰度较差** 核医学受引入放射性活度及仪器分辨力的限制，影像清晰度远低于 CT、MR。近年来图像融合技术可将 CT、MR 解剖结构影像与核医学 SPECT 或 PET 获得的功能代谢影像相叠加，更有利于病变精确定位和准确定性诊断。

**7. 双模态设备的推出** PET/CT、SPECT/CT 集功能和解剖信息于一身，诊断的敏感性、特异性和准确性均大幅提高。PET/MRI 正在不断的完善中。如图 1-9 肝癌并转移 PET/CT 图像。

**8. 分子核医学** 近几年来，随着分子生物学技术的迅速发展以及与核医学技术的相互融合，形成了核医学又一新的分支学科—分子核医学（molecular nuclear medicine），分子核医学是应用核医学示踪技术，在活体内以分子或生物大分子作为靶目标，从分子水平揭示人体的生理、

生化及代谢变化,富有广阔的应用前景。目前主要应用于受体成像、基因成像、肝细胞成像等。分子核医学的关键是研制相应的分子探针,主要应用于PET。

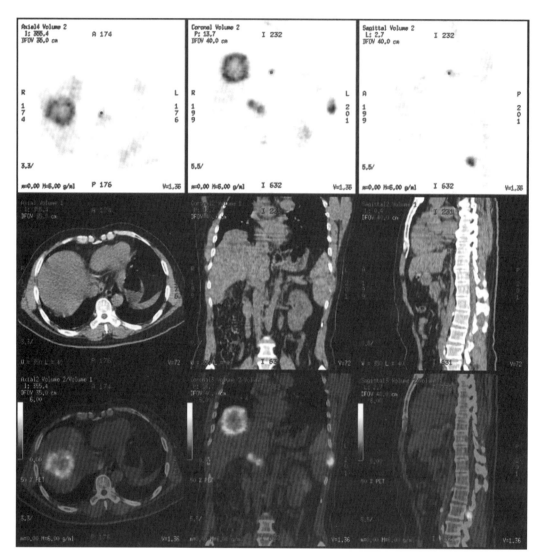

图 1-9　肝癌并转移 PET/CT 图像

# 第七节　对比剂的临床应用评价

## 一、X 线对比剂的临床应用

X 线对比剂(contrast media)可分为高密度对比剂和低密度对比剂两大类。常用的高密度对比剂有硫酸钡和碘制剂。硫酸钡一般用于胃肠道造影检查。碘制剂主要有水溶性有机碘化物、碘化油或脂肪酸碘化物。低密度对比剂主要是气体,如$CO_2$、空气。

对比剂的研发与应用不断扩大着 X 线的检查范围。硝酸铋在 1898 年就被用来观察胃肠,后来又发现可用硫酸钡做食管、胃和肠道检查,沿用至今。1912 年外科医师丹第通过腰穿注入空气进行气脑造影,1921 年碘化油对比剂被发现应用。20 世纪 50 年代,三碘苯,即曾被广泛使用的泛影酸(amidotrezoic acid)被发现,这是现代对比剂史上的第一个飞跃。20 世纪 60 年代末,瑞典放射学家 Almen 提出了非离子型对比剂概念,并于 1971 年报道了第一个非离子型单体对比剂—甲泛葡胺（metrizamide,amipaque），非离子型单体对比剂的出现是现代对比剂史上的第二个飞跃。离子型对比剂很快被非离子型单体对比剂所取代，从1974年到1982年，有多种对比剂出现，碘帕醇、碘海醇、碘普胺、碘佛醇等，这类对比剂渗透压低，耐受性好，性能稳定，可高温消毒，得到广泛应用。

20世纪70年代末，非离子型二聚体对比剂出现成为第三个飞跃，渗透压进一步降低。有碘曲仑、碘克沙醇等。其缺点是相对分子质量大，黏稠度较高。

碘类对比剂的发展为推动医学影像诊断学的进步有举足轻重的作用。目前碘对比剂广泛地应用在X线造影、DSA检查、CTA、CT增强扫描中，已成为必不可少的影像科专用药剂。

随着对比剂技术的进步，对比剂过敏反应显著减少。有高危因素的患者应禁止使用碘对比剂。对比剂用量是引起对比剂肾病的独立危险因素。

硫酸钡对消化道造影起着重要的作用。由纯净的医用硫酸钡粉末加水调制成不同浓度的硫酸钡混悬液，辅以适当的产气剂产生足量的$CO_2$，可以进行气钡双重对比造影。

## 二、MR 对比剂的临床应用

MRI对比剂按体内分布分为细胞外和细胞内对比剂，按组织特异性分为肝细胞特异性对比剂和非特异性细胞外对比剂（血池对比剂），按磁化强度分为顺磁性、超顺磁性及铁磁性对比剂。

**1. 非特异性细胞外对比剂**　主要为含顺磁性物质钆的对比剂。1988年美国FDA批准的第一种离子型MR对比剂，钆喷酸葡胺（马根维显，Gd-DTPA）正式应用于临床。其主要在细胞外液分布，适用于全身所有器官和组织的检查。之后出现了非离子型对比剂钆双胺（欧乃影，Gd-DTPA-BMA）、钆布醇（加乐显）。非离子型对比剂渗透压低，安全性得以进一步提高，更适用于肾功能不全的患者。

**2. 肝细胞特异性对比剂**　肝细胞特异性对比剂缩短组织的$T_1WI$时间，由肝细胞摄取，主要包括含锰对比剂锰福地匹三钠（Mn-DPDP），和含钆的对比剂钆贝葡胺（Gd-BOPTA）和钆塞酸二钠（Gd-EOB-DTPA），能提高肝脏病灶的检出率。

**3. 超顺磁性对比剂**　以超顺磁性氧化铁（superparamagnetic iron oxide，SPIO）为代表的磁性纳米颗粒（magnetic nanoparticles，MNs），直径为10nm～5000nm，在血液中主要由肝、脾的单核-巨噬细胞系统清除，可以提高肝癌特别是小肝癌的检出率。近年来SPIO主要用作MR分子成像分子探针的信号组件。

MR分子探针是指与靶组织具有较强亲和力，能与体内细胞和组织特异性结合，并产生MR信号的对比剂或标志物的分子联合体。结构上一般由靶向组件与信号组件组成，靶向组件是分子探针的核心组成部分，信号组件由转运体和（或）磁性材料组成。SPIO由氧化铁晶体$Fe_2O_3$、$Fe_3O_4$及亲水性表面被覆物组成，缩短组织$T_2$时间。根据粒径的大小可分为标准超顺磁性氧化铁、较小的超顺磁性氧化铁、超小顺磁性氧化铁、单结晶氧化铁纳米粒子（MION）。目前纳米级氧化铁颗粒在肿瘤、炎症、免疫反应、退行性病变、干细胞治疗、细胞凋亡的分子成像研究方面得到了广泛应用。

含钆或含锰的对比剂在MR分子成像中也有使用。但是，含钆对比剂相对敏感性低，含锰对比剂具有较强的生物毒性。

## 第八节　医学影像图像质量控制

影像质量是成像链的各个质量环节的综合体现，其中任何一个环节出问题都会影响最终的图像质量。

# 一、质量控制的内涵

普通 X 线图像影像质量是密度、对比度、模糊度、噪声、伪影等多种因素的综合体现,它取决于设备性能、摄影参数以及被检者配合等因素。医学影像技术管理的质量应包括三个层次的内容,即影像质量、工程质量和工作质量。

## (一)影像质量

不同的设备成像方法各异,最终形成的影像要通过显示器或图像反映出来。对此,评价的内容和标准也不尽相同。如 CR、DR 影像的分辨力、线性度、灵敏度、动态范围等;CT 影像的密度分辨力、空间分辨力、噪声与伪影、容积效应与周围间隙现象等;MR 影像的信噪比、空间分辨力、均匀度及畸变率、对比度与对比噪声比等。总之,影像质量的确定和评价是建立在信息理论及多种学科基础上的复杂的系统工程。

## (二)工程质量

"工程"是指为保证获得高质量影像而必须具备的全部条件和手段,工程质量则是指它们实际达到的水平,影响因素包括影像技术人素质、影像设备性能、材料的选择、评价方法、检测手段和环境等,其中人的因素最重要。

## (三)工作质量

工作质量就是指影像技术人员的技术工作、组织管理工作和思想工作对获得高质量影像的保证程度。围绕影像质量这个中心,全面推进质量管理工作。

# 二、质量控制的方法

质量保证(quality assurance,QA)和质量控制(quality control,QC)是医学影像质量管理(quality management,QM)的两个重要组成部分。QA 是一个整体性概念,包含制定的所有管理实践,力求在尽可能减少 X 线辐射剂量和医疗费用的同时,不断改进医学影像技术,以获得最佳影像质量来满足临床诊断的需要。QC 是一系列独立的技术步骤,以确保影像质量的满意。即通过特定的方法和手段,对影像诊断设备及其附属设备的各项性能指标进行检测和维修,以及对影像制作过程进行监测和加以校正,从而保证获得高质量的影像。

## (一)建立质量保证体系

**1. 成立组织机构**　质量管理组织人员应包括:科室行政管理者、影像诊断医师、主管质量工作的技术人员、工程师和医学影像物理师等。QA 程序的首要部门是质量保证委员会(QAC),负责 QA 程序的整体规划和评估等。

**2. 建立质量信息系统**　质量信息是质量保证体系的基础,通过多方面的信息反馈,作出决策、组织实施,并通过质量控制,达到提高影像质量的目的。

**3. 制定质量保证计划**　为执行 QA 所制定的一个详细计划,称 QA 计划(quality assurance plan,QAP),主要包括质量目标、功效研究、继续教育、质量控制、预防性维护、设备校准和改进措施等。

通过制定质量保证计划并组织实施,达到提高诊断质量,确保患者和工作人员的辐射剂量达到规定的最低水平,有效地利用资源,节约医疗费用,并确保有关影像技术质量管理及放射防护的各项法令、法规严格执行。

**4. 实行管理工作的标准化、程序化**　包括:①科室全体人员参与,实行岗位责任制;②对各类诊断设备及其附件必须实行质量控制;③购买新设备的程序及验收要求;④对设备使用期间的检测和维修计划;⑤技术资料档案的保存和各种数据的收集与汇总分析;⑥规定各类专业人员的培训与考核;⑦对检测结果的评价及采取的行动;⑧制定相关影像质量标准与被检者的辐射剂量限值;⑨对质量保证计划实施情况的检查和效果的最终评价。

## （二）实施质量控制技术

质量控制的主要内容包括：设备的检测、影像质量标准的监测、质量控制效果的评价几部分。

**1. 设备检测的内容**　主要包括以下三种检测。

（1）验收检测（acceptance test）：设备安装调试或大修后，应根据要求对设备的各项性能指标按设备的验收规范进行检测验收。

（2）状态检测（status test）：设备在使用过程中应对其基本性能进行确定，同时要进行状态检测，即对其现状定期进行各种性能指标的检测。

（3）稳定性检测（constancy test）：设备在影响放射诊断以前性能改变的判断，即在使用期对其稳定性进行检测（一致性检测）。

每一种检测都有一定的具体要求和适用范围及所需的测试工具。检测后，必须对设备性能的劣化原因进行分析并加以校正。

**2. 影像质量标准的监测**　制定医学影像质量标准，以最优的成像技术条件为保证，达到合理的最低辐射剂量水平，为临床提供满足诊断要求的高质量影像。

X线影像质量标准包括两部分内容：人体各部位影像质量标准和标准图像必须遵循的一般准则。

（1）人体各部位影像质量标准：包括影像显示标准、体位显示标准、患者剂量标准、图像影像特定点的密度值、成像技术标准等。

（2）标准图像必须遵循的一般准则：①影像显示必须能够满足临床的诊断学要求；②图像影像中的注释完整、齐全、无误。包括检查日期、影像序号、定位标志及单位名称等；③无任何技术操作缺陷，包括无划伤、污染、粘片、脱膜、指痕、漏光、静电及伪影等；④用片尺寸合理，分格规范，照射野大小控制适当；⑤影像整体布局美观，无失真变形；⑥对检查部位之外的辐射敏感组织和器官应尽可能加以屏蔽；⑦图像影像的诊断密度值范围应控制在 0.25～2.0 之间。

**3. 质量控制效果的评价**　通过检测发现设备性能超过了所规定的误差限，必须及时维修，重新检测，并对检测结果加以评价，使设备保持良好的稳定状态。

通过对人体各摄影部位影像质量标准的检验并加以评价，进行分析和总结，找出工作中的失误并加以改进，不断提高影像质量。

## （三）运用PDCA循环方法，实施全面质量管理

全面质量管理方法是由密切相关的四个阶段组成的，即计划（plan）、实施（do）、检查（check）、总结（action），简称PDCA循环方法，并把它应用于影像质量管理活动中，效果显著。

**1. 计划（plan）阶段**　包括工作目标、人员组织分工、设备材料购置方案、技术路线与方法、质量控制标准和目标管理项目等。计划的制定要保证可行性、科学性、稳定性、可定量性和严肃性。

**2. 实施（do）阶段**　按计划内容进行具体工作，形成惯性运行。必须做到：各级各类人员在整个计划中的任务、职责要明确具体，规章制度合理可行，人员任务配置合理，良好的工作作风。

**3. 检查（check）阶段**　利用客观的物理评价和统计学手段，将实施结果与计划相比较，了解进展情况，及时发现问题。

**4. 总结（action）阶段**　根据上一阶段提供的数据、图表及反映出的问题进行分析，找出问题的主次并加以纠正。

（余建明　徐　惠）

# 第二章

## 普通X线检查技术

# 第一节　X线摄影基础知识

## 一、X线摄影条件及其影响因素

X线摄影条件是指在X线成像过程中的相关成像因素,广义的X线摄影条件包括影像设备、受检者、探测器、摄影距离等。狭义的X线摄影条件是指管电压、管电流、曝光时间、摄影距离。受检者受检部位组织密度和厚度、成像探测器的性能、X线管靶物质的原子序数是相对固定的摄影条件,这些可以通过X线的感光效应理论来体现。感光效应是指有效照射距离内成像探测器对透过人体组织的X线照射的感光效率。X线摄影所得的影像质量除了操作技术外,还由探测器的感光效应所决定。与感光效应相关的因素都不同程度影响摄影条件,包含管电压、管电流、摄影曝光时间、探测器感光效率、靶物质原子序数、摄影距离、被检体密度、厚度等。X线摄影时,X线束经不同密度和不同厚度的人体组织吸收衰减,透过不同强度的X线使成像探测器感光,其感光量用E表示,可用如下感光效应公式计算:

$$E=K\frac{V^{n} \cdot i \cdot t \cdot s \cdot z}{d \cdot Z \cdot \rho \cdot r^{2}} \tag{2-1}$$

其中$V$代表管电压,i代表管电流,t代表摄影时间,s代表探测器的感光效率,Z代表靶物质的原子序数,ρ代表被检体的密度,r代表摄影距离,d代表被检部位的厚度,n代表管电压的指数,k为常数。

从以上公式不难看出,影响感光效应的因素众多。根据是否具有可变性,可大致分为相对固定的因素与经常变动的因素。探测器的感光效率、靶物质的原子序数、被检体的密度与厚度是相对固定的因素。管电压、管电流、曝光时间及摄影距离则需要根据检查部位、受检者的生理和病理情况等灵活调节,属于经常变动的因素。将相对固定的因素包含在感光效应公式的K内,感光效应公式可简化为:

$$E=K\frac{V^{n} \cdot i \cdot t}{r^{2}} \tag{2-2}$$

将相对固定的因素包含在感光效应公式的K内后,因K对感光效应的影响相对不变,故影响感光效应的主要因素就只有管电压、管电流、曝光时间和摄影距离,这就是狭义的X线摄影条件。在这四个感光因素中,如果某一因素改变,要使成像探测器达到与原来相同的感光效应,就必须对其他因素作相应的调整,才能确保所需的感光效应基本不变,这就是摄影条件的选择。

**1. 管电压**　管电压(tube voltage)是指加在X线管两极间的电压。X线摄影中管电压用kV表示,kV决定X线波长的长短,也代表X的穿透能力。kV越高,产生的X线波长越短,穿透能力越强。kV是影响图像对比度、图像层次、图像信息量多少的主要因素,也是影响图像密度值的因素。感光效应与kV的n次方成正比,这一指数函数关系反映了kV在X线摄影中的重要作用。kV越高,成像探测器的感光量增加,产生影像的层次越丰富,影像上组织结构信息量越多;

kV 越高，所需要的管电流（tube ampere）和曝光时间（exposure time）相应减小和缩短，可减少肢体抖动导致的图像运动性模糊（movement unsharpness）。同时，kV 升高，散射线含有率升高，影像灰雾增加。X 线摄影时，应根据检查部位病理生理情况及临床需要和肢体部位厚度等来选择 kV 值。

**2. 管电流量**　在 X 线摄影中管电流量是指管电流与摄影曝光时间的乘积，用 mAs 表示。管电流量代表单位面积内 X 线量的多少，管电流量与感光量成正比。管电流量是决定 X 线图像密度的主要参数，管电流量的大小直接影响成像探测器接受的 X 线光量子数的多少。管电流量增加成像探测器检测到的光量子数增多，影像的密度增大，噪声减少；管电流量减少则成像探测器检测到的光量子数减少，影像的密度降低，噪声增加。

**3. 摄影距离**　摄影距离是指 X 线管焦点至成像探测器之间的距离，也叫源像距（source to image-receptor distance，SID）。在有效的摄影距离内，探测器上得到的 X 线量与 SID 的平方成反比。当其他条件不变时，摄影距离 r 和管电流量 Q 之间的关系，可用下式来表示：

$$r_2^2 = Q_2 \cdot r_1^2 / Q_1 \tag{2-3}$$

式中的 $r_2$ 代表新 SID，$r_1$ 代表原来的 SID，$Q_2$ 代表新管电流量（mAs），$Q_1$ 代表原管电流量。从式（2-3）可以看出：当新摄影距离 SID 增加一倍时，要得到原摄影距离 SID 同样的感光效果，则新管电流量需增加 4 倍。

**4. 摄影时间**　摄影时间（time）是指获得一幅 X 线图像需要影像设备产生 X 线的时间，也称曝光时间。摄影时间长短的选择，一般由被检部位的情况决定，固定不动部位的检查可选择长的摄影曝光时间，容易运动部位的检查选择短的摄影时间，以减少检查部位图像的运动性模糊。

**5. X 线成像探测器**　X 线成像探测器是指透过人体组织后的 X 线接收装置。X 线照射被照体后，被照体组织密度和厚度不同对原发射线的衰减形成差异，透过人体组织的 X 线携带有被照体组织密度和厚度信息，即产生信息 X 线。成像探测器可分为模拟成像探测器和数字成像探测器。模拟成像探测器主要指由增感屏与胶片组成的屏 - 片系统，现在少用；数字成像探测器有 CR 的成像板（imaging plate，IP）和 DR 成像平板探测器（flat panel detector，FPD）。数字 X 线成像探测器的功能是将摄影的信息接受并转换数字信号，经过计算机进行图像后处理而获得可见影像。

**6. 滤线器**　滤线器是为了消除散射线的影响，减轻 X 线图像的灰雾度，提高影像质量而设计的一种摄影辅助装置。滤线栅是滤线器的主要组件，也称为滤线板，有平行式、聚焦式和交叉式三种。目前 X 线设备所用滤线栅多为聚焦式。

（1）滤线栅的结构：聚焦式滤线栅的结构是由许多薄铅条和纸条交替排列而成的平板。聚焦式铅条排列成聚焦状，即中心两侧的铅条向中心倾斜一定的角度，将这些铅条延长后会聚成一条直线，该线与滤线栅中点垂直线的交点叫做聚焦式滤线栅的焦点。滤线栅的两面用薄铝板封闭固定。

（2）滤线栅的技术参数：滤线栅的技术参数主要有：焦距、栅比和栅密度。

1）焦距：是指聚焦式滤线栅的焦点与滤线栅中心的垂直距离。X 线摄影时，焦点至探测器距离与滤线栅的焦距应相等或接近，X 线则可顺利通过滤线栅，否则将被吸收。常用滤线栅的焦距有 80cm、90cm、100cm 和 120cm 几种。

2）栅比：是滤线栅铅条高度和铅条间距离之比。栅比越大，吸收散射线的效果越好。目前常用的滤线栅栅比有 10∶1，12∶1，14∶1 等。

3）栅密度：是指每 1cm 中所含铅条数目。常用滤线栅的栅密度为 40～80 条 /cm。

（3）滤线器的种类：滤线器可分为固定滤线器和活动滤线器两大类。

1）固定滤线器：固定滤线器是指在摄影时固定不动的滤线器。固定滤线器的使用比较方便，但栅密度较小时，图像上会留有铅条阴影。

2）活动滤线器：活动滤线器是指滤线栅在摄影前瞬间开始运动，直至摄影结束为止。运动方向与铅条方向垂直，这样既能吸收散射线，探测器上又不会留下铅条阴影。活动滤线栅一般都安装在摄影床的床面下方或立于胸片架上。基本组件有滤线栅、驱动装置、探测器托盘和控制电器等。活动滤线器有电动和弹簧振动两种。

（4）使用滤线器的注意事项。

1）使用滤线栅的基本原则是：当被照体厚度超过 10cm、组织密度主要为骨密度、管电压高于 60kV 时就有必要使用滤线栅。

2）使用聚焦式滤线栅时，要避免滤线栅反置。

3）X 线中心线应该对准滤线栅中线，左右偏移不超过 3cm。

4）需要倾斜 X 线球管摄影时，倾斜方向应该与铅条排列方向一致。

5）使用聚焦式滤线栅时，焦点至滤线栅的距离应在允许的范围内。

6）使用调速活动滤线器时，预调运动速度一般比曝光时间长 1/5。

7）根据所用管电压的高低来选择合适的滤线栅，常规 kV 摄影选用栅比在 1:5～1:8 之间，高 kV 摄影多选用栅比在 1:10～1:12 之间的滤线栅。

## 二、高千伏摄影与 X 线自动曝光技术

### （一）高千伏摄影

**1. 成像原理** 当选择 90kV 以下管电压（常规摄影）进行 X 线摄影时人体对 X 线的吸收以光电效应为主，各组织影像密度的高低受原子序数和身体厚度的影响较大，骨骼、软组织、脂肪和气体有明显的影像密度差异，图像的对比度好。但各种组织结构重叠在一个平面时，影像密度低的组织将会被影像密度高的组织所掩盖。当选择 120kV 及以上管电压（高千伏摄影）进行 X 线摄影时，人体组织对 X 线的吸收以康普顿散射为主，各部分结构影像密度的高低受原子序数和身体厚度的影响减少。骨骼、软组织、脂肪和气体的密度差异相应减小，各种组织间相互重叠的影像就能显示，高密度组织内的低密度组织也可在影像上表现出来，产生层次丰富和细节清晰的图像。胸部高千伏摄影可以显示被心脏、肋骨和膈肌遮盖的肺组织、肺纹理及病变等影像。

**2. 应用评价** 高千伏摄影要求是中、高频大容量的 X 线机，管电压必须在 120kV 及以上，X 线球管窗口附加滤过 3mm～5mm 铝板；使用栅比在 12:1 以上高栅比滤线栅。高千伏摄影的优点：①可获得层次丰富的影像，提供更多的诊断信息；②降低毫安秒，减少受检者接受的 X 线辐射剂量；③缩短曝光时间，减轻因受检者运动造成的影像模糊；④减轻 X 线管的负荷，延长 X 线机的使用寿命；⑤曝光宽容度提高，有利于管电流和曝光时间等摄影条件的选择。

高千伏摄影的缺点：主要是散射线增多，影像的灰雾度增加，影像的对比度下降。所以，实施高千伏摄影必须在 X 线球管窗口使用厚滤过板和使用高比值滤线栅。选择厚滤过板是为了吸收低能射线，入射人体的射线都具有一定的穿透力，减少光电效应；使用高比值滤线栅是为了吸收人体产生的散射线，降低影像产生的灰雾，从而获得高质量的 X 线影像。

### （二）X 线自动曝光技术

自动曝光控制（automatic exposure control，AEC）这个概念始于 20 世纪的 20 年代，至 40 年代随着自动负载设备的产生逐步应用于胸部 X 线摄影，到 50 年代通用型 X 线摄影自动控制装置的出现而运用于全身各部位。自动曝光控制是指在 X 线摄影时，将传感器置于被检部位与探测器之间，实时监测 X 线通过被检部位到达探测器的 X 线，当 X 线量满足传感器的设置值时，启动控制台电路切断高压，实现自动控制摄影时间。

自动曝光系统分为荧光效应控制的光电管 AEC 和以 X 线对空气的电离效应为基础的电离室 AEC 系统。其机制是采用对 X 线敏感的探测器，把 X 线剂量转换成电流或电压并正比与 X 线剂量率，在时间积分后的电压也就正比于所接受的 X 线剂量。将积分电压与一个正比于图像密度的设定电压进行比较，由一个门限探测器给出剂量到达设定值的曝光终止信号，即切断高压，形成了 AEC 系统。

**1. 光电管自动曝光系统** 是利用光电倍增管构成的自动剂量控制系统。由影像增强器输

出屏发出的可见光经分光采样送至光电倍增管,它的输出信号经放大后变为控制信号。这种控制信号正比于光电倍增管所接受的光强度,因而信号也正比于影像增强器所接收的 X 线剂量率。控制信号经过一个积分器按曝光时间积分后的电压,正比于剂量率对曝光时间的积分 -X 线剂量。当它达到某一定值时,便由门限探测器给出曝光结束信号,切断高压,实现了自动剂量控制。

**2. 电离室自动曝光系统**　该系统利用的是电离室内气体电离的物理效应。电离室的结构包括两个金属平行极,中间为气体。在两极间加上直流高压,空气作为绝缘介质不导电。当 X 线照射时,气体被 X 线电离成正负离子,在强电场作用下,形成电离电流。利用这一物理特性,将电离室置于人体与探测器之间,在 X 线照射时,透过人体的 X 线使电离室产生电离电流,此电流作为信号输入到控制系统。电离室输出的电流正比于所接受的 X 线剂量率,经过多级放大后,在积分器内进行时间积分。这种积分后的电压就正比于电离室接受的 X 线剂量率与时间的乘积,积分电压经放大后送到门限探测器。当积分电压达到预设的门限时,X 线剂量达到预设值,输出信号触动触发器,发出曝光结束信号,立即切断高压结束曝光。

## 三、X 线摄影解剖学基础

### (一)人体标准姿势与方位

**1. 人体标准姿势**　人体直立,两眼向正前方平视,两上肢下垂置于躯干两侧,两下肢并拢,足尖及掌心向前。在 X 线摄影和阅片时,无论受检者处于何种体位,都以标准姿势作为定位的依据(图 2-1)。

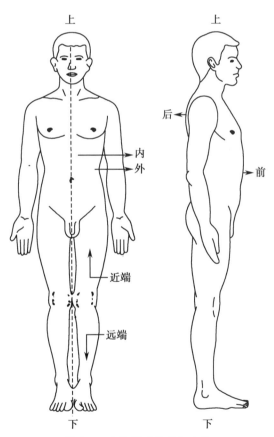

图 2-1　人体标准姿势与方位

**2. 解剖学方位**　近头侧为上,近足侧为下;近正中矢状面者为内侧,远正中矢状面者为外侧;近心脏的为近端,远心脏的为远端;近身体腹面为腹侧(前面),近身体背面为背侧(后面);距体表近者为浅,远离体表者为深;以骨为定位依据的,上肢有尺侧(近尺骨)和桡侧(近桡骨),

下肢有胫侧（近胫骨）和腓侧（近腓骨）。趾骨上部为足背侧，下部为足底侧等（图2-1）。

### （二）人体体轴与基准面线

**1. 人体体轴** 垂直轴从头顶至足底的连线，亦称长轴；冠状轴是人体左右两侧同高点的连线，与矢状轴垂直交叉；矢状轴是自腹前至背后同高点的连线，与上述垂直轴和冠状轴呈直角交叉，亦称短轴（图2-2）。

**2. 基准面线** 矢状面是将人体纵断为左右两部分的面；正中矢状面是将人体左右等分的面；水平面是与地平面平行且将人体横断为上下两部分的断面；冠状面是将人体纵断为前后两部分的断面，冠状面与矢状面垂直；水平线是人体直立时，与地面平行的线；正中线是将人体左右等分的线；矢状线是与水平线相交，正中线平行的线；冠状线是与矢状面垂直相交，将人体前后分开的线；垂直线是与人体水平线垂直的线（图2-2）。

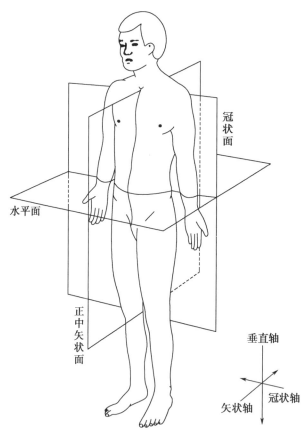

图2-2 人体体轴与基准面线

### （三）解剖学关节运动

**1. 屈伸运动** 关节沿矢状面方向运动，组成关节的上下骨骼相互靠近或远离，靠近为"屈"，远离为"伸"。

**2. 内收、外展运动** 关节沿冠状面方向运动，向正中矢状面靠近为"内收"，远离正中矢状面为"外展"。

**3. 旋转运动** 关节环绕矢状轴或冠状轴做回旋运动时称旋转运动。

**4. 旋内** 肢体的前面向内旋转时为旋内。

**5. 旋外** 肢体的前面向外旋转时为旋外。

### （四）头颅体表定位线

**1. 听眶线（ABL）** 即人类学的基准线（ABL），外耳孔上缘与眼眶下缘的连线。

**2. 听眦线**（OMBL）  外耳孔中点与眼外眦的连线,听眦线与听眶线约呈 12°～15° 角。

**3. 听鼻线**  外耳孔中点与鼻前棘的连线,听鼻线与听眦线约呈 25° 角。

**4. 瞳间线**  两侧瞳孔间的连线,与水平面平行。

**5. 听眉线**（SML）  外耳孔中点与眶上缘的连线,听眉线与听眦线约呈 10° 角。

**6. 眶下线**（IOL）  两眼眶下缘的连线(图 2-3)。

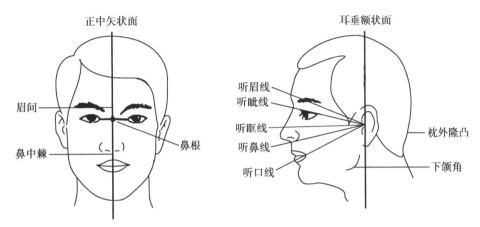

图 2-3  头颅摄影基准点、线、面

**(五) 摄影术语**

**1. 中心线**  在 X 线束中,居中心部分的那一条线称"中心线"。

**2. 斜射线**  在 X 线束中,中心线以外的线称"斜射线"。

**3. 源 - 像距**  即焦 - 像距,是指 X 线管焦点到探测器的距离。

**4. 源 - 物距**  即焦 - 物距,是指 X 线管焦点到被照体的距离。

**5. 物 - 像距**  是指被照体到探测器的距离。

**(六) X 线摄影命名原则**

**1. 根据中心线入射被照体时的方向命名**  如中心线经胸部后方第 6 胸椎水平垂直射入探测器的体位称为胸部后前正位。

**2. 根据被照体与探测器的位置关系命名**  如左前胸部紧贴探测器的体位称左前斜位。

**3. 根据被照体与摄影床的位置关系命名**  如人体的左侧紧贴摄影床称为左侧卧位。

**4. 根据被照体与摄影床的位置关系及中心线入射被检体时与探测器的关系命名**  如人体仰卧于摄影床,中心线经人体一侧水平射入探测器的体位称为仰卧水平侧位。

**5. 根据被照体姿势命名**  如胸部前弓位,小儿双髋的蛙式位。

**6. 根据某部位的功能命名**  如颈椎的过伸、过屈位,颞颌关节的张口位与闭口位。

**7. 根据摄影体位创始人的名字命名**  如乳突劳氏位、髋关节谢氏位。

**(七) X 线摄影体位**

**1. 正位**  被照体矢状面与探测器的长轴平行,中心线经被照体的前方或后方入射,同时从后方或前方射出的体位,如头颅的前后或后前位、脊柱各椎体段的前后或后前位、胸部的前后或后前位,腹部和盆腔的前后位、四肢的前后位等。

**2. 侧位**  被照体冠状面与探测器长轴平行,中心线经被照体的一侧入射,从另一侧射出的体位,如头颅的左右侧位、脊柱各椎体段的左右侧位、胸部的左右侧位、四肢的侧位等。

**3. 斜位**  被照体与探测器呈一定的摄影角度,中心线经被照体的左、右后方或左、右前方入射,从左、右前方或左、右后方射出的体位。如:胸部左前斜位、胸部右前斜位、腰椎右前斜位、胸骨斜位、颈椎右后斜位等。

**4. 轴位** 中心线与被照体长轴平行的摄影体位，如髌骨轴位、跟骨轴位等。

**5. 特殊位** 枕顶位、鼻颏位、额鼻位、前弓位、切线位等。

（1）一般体位

1）仰卧位（supine）：摄影台水平，被检者平卧台上，背侧在下，腹侧在上。

2）俯卧位（prone）：与仰卧位相反，腹侧在下，背侧向上，头部可偏向一侧。

3）立位（erect）：身体直立，分站立位和坐立位两种。

4）卧位（recumbent）：摄影台水平，被检者以任何姿势卧于台面上，包括仰卧、俯卧和侧卧。

5）头低足高位（trendelenburg）：被检者仰卧于台面上，台面倾斜使头侧比足侧低。

（2）专用体位

1）侧位（lateral position）：身体左侧或右侧靠近探测器，矢状面与探测器平行。

2）斜位（oblique position）：身体前部或后部贴近探测器，冠状面或矢状面不与探测器平行或垂直而呈一定角度。

3）右前斜位（又称第一斜位）（right anterior oblique position）：身体右前部贴近探测器。

4）左前斜位（又称第二斜位）（left anterior oblique position）：身体左前部贴近探测器。

5）右后斜位（right posterior oblique position）：身体右后部贴近探测器。

6）左后斜位（left posterior oblique position）：身体左后部贴近探测器。

7）水平位（decubitus，decub）：被检者仰卧、俯卧或侧卧于台面上，X 线水平摄影。

8）左侧卧水平正位（left lateral decubitus position）：被检者左侧卧于台面上，X 线水平摄影。

9）右侧卧水平正位（right lateral decubitus position）：被检者右侧卧于台面上，X 线水平摄影。

10）仰卧水平侧位（dorsal decubitus position）：被检者仰卧于台面上，X 线水平摄影。

11）俯卧水平侧位（ventral decubitus position）：被检者俯卧于台面上，X 线水平摄影。

**（八）X 线摄影方向**

中心线入射被照体时的方向称为摄影方向。

**1. 矢状方向** 为中心线与身体矢状面平行的入射方向，如：前后方向为中心线经被照体的前方射入，从后方射出；腹背方向为中心线经被照体的腹侧射向背侧。

**2. 冠状方向** 为中心线与身体冠状面平行的入射方向，如：左右方向是中心线经被照体的左侧射向右侧的方向；右左方向是中心线经被照体的右侧射向左侧的方向。

**3. 斜射方向** 为中心线从被检体的矢状面与冠状面之间入射，从另一斜方向射出的方向。如：左前斜方向是中心线经被照体的右后方射向左前方的方向；右后斜方向是中心线经被照体的左前方射向右后方的方向。

**4. 上下方向**（轴） 为中心线经被照体的头侧射向尾侧的方向。

**5. 切线方向** 为中心线入射被照部位时与病灶边缘相切的方向。

**6. 内外方向** 为中心线经被照体的内侧射向外侧的方向。

**7. 外内方向** 为中心线经被照体的外侧射向内侧的方向。

**8. 背底方向** 为中心线经被照体的足背射向足底的方向。

**9. 掌背方向** 为中心线经被照体的手掌射手背的方向。

**10. 前后方向** 为中心线经被照体的前方射向被照体的后方的方向。

**11. 后前方向** 为中心线经被照体的后方射向被照体的前方的方向。

# 四、体表解剖标志

体表解剖标志是指在人体的表面上看到或扪到的固定标志点，这些标志点与体内的某一解剖部位或脏器有对应的关系。摄影时根据人体体表的固定标志点，可以确定肉眼不可见的人体内部的解剖部位。

（一）颈部

**1. 颈部的边界**　颈部上方以下颌下缘、乳突至枕外粗隆连线与头面部分界。下方自胸骨上窝、锁骨、肩峰向后到第 7 颈椎棘突为界。以上与胸部、上肢、背部分界。

**2. 颈部体表标志**　颈部体表标志因年龄、性别和个体而异。儿童和妇女呈圆形，成人男性骨性标志突出。

**3. 舌骨**　位于颈中线最上方，相当第 4 颈椎水平。

**4. 甲状软骨**　成人男性在上缘处构成高突的喉结，其后方正对第 5 颈椎。

**5. 环状软骨**　位于甲状软骨下方。临床上常在此处作急救气管切开或用粗针头穿入，以解救窒息。它的后方对第 6 颈椎，它是喉与气管、咽与食管的分界点。

**6. 胸骨颈静脉切迹**　相当于第 2、3 胸椎水平；锁骨上窝位于锁骨中 1/3 分界处上方。

（二）胸部

**1. 边界**　胸部的上界是由胸骨颈静脉切迹，沿锁骨到肩锁关节，以此连线往后到第 7 颈椎棘突。胸部下界相当胸廓的下口，胸部和上肢的界限是三角肌的前缘。

**2. 形状**　胸部外形与骨骼、肌肉和内脏发育状况有关。一般可分为两种类型，宽短型和狭长型。宽短型胸部特点是胸骨下角较大（最大到 120°），肋骨近于水平，胸骨较宽，胸骨上凹不明显，胸围较大。狭长型胸部特点是胸骨角较小（90°～100°），肋骨倾斜角较大，胸骨狭长，胸骨上凹明显，胸围较小。

**3. 体表标志**　胸骨柄与胸骨体处形成向前突的胸骨角，两侧连接着第二肋骨，可作为计数肋骨的标志。胸骨角相当于第 4、5 胸椎水平，后方对着气管分叉处。

胸骨柄中分处相当于主动脉弓的最高点。剑胸关节相当于第 9 胸椎水平，剑胸关节可表示胸膜正中线的分界，也可作为心下缘膈肌和肝上面的前分界线。

锁骨外 1/3 处下方为锁骨上窝，窝内可触及喙尖。肩关节做屈伸运动时，可感到喙突在移动。锁骨下方自第二肋骨开始可摸到各肋。由胸锁关节到第 10 肋软骨角稍后划一线，即可标出肋骨与肋软骨的交点。

第 2、3 肋骨呈水平，往下各肋骨逐渐斜行，第 2 前肋间最宽，第 5、6 肋骨最狭。肋骨的最低点相当于第 3 腰椎水平。

男性乳头对第 4 肋骨，相当第 7、8 胸椎水平。女性乳头位置低，个体差异较大，不宜做体表定位点。

在左侧第 5 肋骨间锁骨中线内侧约 2cm 处，可见心尖搏动点。当左侧卧位时，心尖位置移往左侧，仰卧位心尖搏动点可升高一肋。肩胛骨根部对第 3 胸椎棘突，下角对第 7 胸椎。

**4. 有关胸部的径线。**

（1）前正中线：通过胸骨两外侧缘中点的垂线。

（2）肋骨线：通过胸骨两侧最宽处的两条垂线。

（3）锁骨中线：通过锁骨中点的垂线。

（4）腋前线：通过腋窝前缘的垂线。

（5）腋中线：通过腋窝中点的垂线。

（6）腋后线：通过腋窝后缘的垂线。

（7）肩胛线：当两臂下垂，通过肩胛下角的垂线。

（8）脊柱旁线：相当于各椎体横突尖端的连线。

（9）后正中线：相当于各棘突的连线。

（三）腹部

**1. 边界**　腹部包括腹壁、腹腔及其内脏器官。上界从前向后为胸骨剑突、肋弓、第 11 肋前端与第 12 胸椎。下界从前向后为耻骨联合下缘、耻骨结节、腹股沟韧带、髂嵴与第 5 腰椎下缘。

腹壁在后方为脊柱的腰部,前外侧壁均为扁平肌构成。

**2. 个体差异** 腹部外形与腹腔器官的位置,随年龄、体型、性别以及肌肉、脂肪发育程度而异。矮胖型的人,腹部上宽下狭,膈、肝、盲肠与阑尾等位置较高,胃趋于横位;瘦长型的人则与此相反。小儿因各系统发育不平衡,膈位置较高,肝比成人比例大,骨盆在比例上小于成人,因此腹部外形比例较成人大。老年人因肌肉乏力,韧带松弛,故内脏下垂,位置低下,下腹部呈明显隆凸状。体位改变对腹腔器官位置的影响也很明显,卧位器官上移、膈上升。直立时,则相反。

**3. 体表标志** 骨性标志有,剑突、肋弓、第 11 肋前端。在下方有耻骨联合、坐骨结节、髂前上棘、髂嵴。脐的位置不恒定,约相当第 3、4 腰椎之间。

## 五、X 线摄影的原则和步骤

### (一)摄影原则

**1. 焦点的选择** 摄影时,在不影响 X 线球管负荷的原则下,尽量采用小焦点,以提高 X 线图像的清晰度。小焦点一般用于四肢、鼻骨、头颅的局部摄影。大焦点一般用于胸部、腹部、脊椎等较厚部位的摄影。

**2. 焦 - 片距及肢 - 片距的选择** 焦点至探测器的距离称为焦 - 片距,肢体至探测器的距离称为肢 - 片距。摄影时应尽量使肢体贴近探测器,并且与探测器平行。肢体与探测器不能靠近时,应根据 X 线机负荷相应增加焦 - 片距,同样可收到放大率小、清晰度高的效果。不能平行时,可运用几何学投影原理尽量避免影像变形。

**3. 中心线及斜射线的应用** 中心线是 X 线束的中心部分,它代表 X 线摄影的方向。斜射线是中心线以外的部分。一般地,中心线应垂直于探测器摄影,并对准摄影部位的中心。当摄影部位不与探测器平行而成角时,中心线应垂直肢体和探测器夹角的分角面,利用斜射线进行摄影。

**4. 滤线设备的应用** 按照摄片部位的大小和焦 - 片距离,选用合适的遮线器。体厚超过 15cm 或应用 60kV 以上管电压时,需加用滤线器,并按滤线器使用的注意事项操作。

**5. X 线球管、肢体、探测器的固定** X 线球管对准摄影部位后,固定各个旋钮,防止 X 线球管移动。为避免肢体移动,在使肢体处于较舒适的姿势后给予固定。同时向受检者解释,取得密切配合,保持肢体不动。探测器应放置稳妥,位置摆好后迅速曝光。

**6. 千伏与毫安秒的选择** 摄影前,必须了解受检者的病史及临床诊断,根据摄影部位的密度和厚度等具体情况,选择较合适的曝光条件。婴幼儿及不合作受检者应尽可能缩短曝光时间。

**7. 呼气与吸气的应用** 受检者的呼吸动作对摄片质量有一定影响。一般不受呼吸运动影响的部位,如,四肢骨,不需屏气曝光;受呼吸运动影响的部位,如,胸腹部,需要屏气曝光。摄影前应训练受检者。

(1)平静呼吸下屏气:摄影心脏、上臂、肩、颈部及头颅等部位,呼吸动作会使胸廓肌肉牵拉以上部位发生颤动,故摄影时可平静呼吸下屏气。

(2)深吸气后屏气:用于肺部及膈上肋骨的摄影,这样可使肺内含气量加大,对比更鲜明,同时膈肌下降,肺野及肋骨暴露于膈上较广泛。

(3)深呼气后屏气:深吸气后再呼出屏气,这样可以增加血液内的氧气含量,延长屏气时间,达到完全不动的目的。此法常用于腹部或膈下肋骨位置的摄影,呼气后膈肌上升,腹部体厚减薄,影像较为清晰。

(4)缓慢连续呼吸:在曝光时,嘱受检者做慢而浅的呼吸动作,目的是使某些重叠的组织因呼吸运动而模糊,而需要摄影部位可较清楚的显示。例如胸骨斜位摄影。

（5）平静呼吸不屏气：用于下肢、手及前臂躯干等部位。

**8. 照射野的校准**　摄影时，尽量缩小照射野，照射面积不应超过探测器面积，在不影响获得诊断信息前提下，一般采用高电压、低电流、厚过滤，可减少 X 线辐射量。

**（二）摄影步骤**

**1. 阅读会诊单**　认真核对受检者姓名、年龄、性别，了解病史，明确摄影部位和检查目的。

**2. 摄影位置的确定**　一般部位用常规位置进行摄影，如遇特殊病例可根据受检者的具体情况加照其他位置。如切线位，轴位等。

**3. 摄影前的准备**　摄影腹部、下部脊柱、骨盆和尿路等部位平片时，必须清除肠道内容物，否则影响诊断。常用的方法有口服泻药法，如口服番泻叶或 25% 甘露醇；或清洁灌肠。

**4. 衣着的处理**　摄影前除去衣物或身体部位上可能影响图像质量的任何异物，如发卡、纽扣、胸罩、饰物、膏药等。

**5. 肢体厚度的测量**　胸部摄片的千伏值是依据人体厚度决定的，根据体厚选择摄影条件。

**6. 训练呼吸动作**　摄胸部、头部、腹部等易受呼吸运动影响的部位，在摆位置前，做好呼气、吸气和屏气动作的训练，要求受检者合作。

**7. 摆位置、对中心线**　依摄片部位和检查目的摆好相应的体位，尽量减少受检者的痛苦。中心线对准摄影部位的中心。

**8. 辐射防护**　作好受检者局部 X 线的防护，特别是性腺的辐射防护。

**9. 选择焦 - 像距离**　按部位要求选好 X 线球管与探测器的距离。如胸部为 180cm，心脏为 200cm，其他部位为 90～100cm。

**10. 选定曝光条件**　根据摄片部位的位置、体厚、生理、病理情况和机器条件，选择大小焦点、千伏、毫安、时间（秒）、距离等，或者使用自动曝光程序。

**11. 曝光**　以上步骤完成后，再确认控制台各曝光条件无误，然后曝光。

**12. 数字图像处理与传输**　曝光完成后及时查看图像质量及图像相关信息，确认无误后，调节窗宽窗位，使图像的密度和清晰对比度符合临床要求，必要时对图像进行裁剪，以适合打印的要求。图像处理满意后，将图像传到 PACS 供医生判读。

**13.** 告知受检者领取检查结果。

# 第二节　普通 X 线检查技术

## 一、CR 检查技术

CR 的检查流程与传统屏 - 片系统几乎一致，只是用成像板（imaging plate, IP）代替了胶片、IP 扫描环节代替了胶片冲洗。相比屏 - 片系统，CR 检查的工作效率并没有显著的提高，但实现了 X 线摄影的数字化。

**（一）CR 的工作流程**

**1. 信息采集**　穿过人体后的信息 X 线投射到 CR 的 IP 上，形成含有诊断信息的潜影。这是 IP 在 X 线照射下（第一次激发）存储模拟信息的过程。

**2. 信息转换**　是指存储在 IP 的 X 线模拟信息转化为数字化信息的过程。IP 在 CR 的激光阅读器中进行扫描（第二次激发）产生荧光，该荧光经光导器采集和导向，进入光电倍增管光转换为相应强弱的电信号，最后经数模转换成为数字信号。

**3. 信息处理**　指采用不同的相关技术进行图像处理，从而优化图像质量，达到诊断的需要。CR 常用图像处理技术包括协调处理、空间频率处理和减影处理等。

**4. 信息存储与输出**　CR 图像具有数字图像的属性，既可打印硬拷贝图像，也可通过 PACS

存储与传输,实现软拷贝阅读。

### (二) CR 检查技术

**1. 使用前的准备**

(1) 保证 CR 扫描主机房的温度和湿度在允许范围内(温度 10～30℃;湿度 30%～75%)。

(2) 检查电源、电缆是否完好。

(3) 进行 CR 检查前,首先运行激光扫描仪自检程序,检查激光扫描仪运行状态是否正常。

(4) 检查影像工作站有无足够运行及存储的空间。

**2. 操作流程**

(1) 开机顺序:先打开显示器,再打开 CR 激光扫描仪,所有程序通过自检后方可使用。

(2) 录入受检者基本信息:单机版 CR 系统需手工输入,网络版 CR 系统可通过 PACS/RIS 自动输入。

(3) 选择检查部位:进入部位选择界面,选择拟检查的部位。

(4) 用条形码扫描器对有受检者基本信息的 IP 条形码进行扫描。

(5) 体位设计后,选择合适的参数对 IP 进行曝光。

(6) 将已曝光的 IP 插入扫描主机,经扫描后读取影像信息。

(7) 在工作站进行图像处理,以优化图像并进行有关标注。

(8) 根据需要排版打印胶片,如网络版 CR 系统需推送图像至 PACS。

**3. 注意事项**

(1) 避免 IP 受到 X 线照射和天然辐射。IP 须放置于检查室外(或铅箱内),已照与未照的 IP 有明显区别标记或放置在不同区域,避免在摄影过程中混淆。

(2) 使用闲置超过 8 小时的 IP,需先清除 IP 上的残存影像或者环境辐射造成的本底灰度。

(3) X 线摄影时,应严格规范 IP 的放置方向,确保原始 CR 图像与实际受检者被检部位左右相一致。

(4) 为了保证 X 线摄影的图像质量,应一张 IP 采集一幅图像。

(5) 不同于屏 - 片系统 X 线摄影,CR 选择 IP 的尺寸对成像特性有明显的影响。与较大 IP 相比,较小 IP 具有较小的像素尺寸和较高的空间分辨力。因此,应根据不同检查部位对解剖结构细节的显示要求,选择相应尺寸的 IP。

(6) 在对带有血迹及其他污染的受检者进行摄影时,需将装有 IP 放入一次性塑料袋内,再放置在受检者检查部位进行检查。

(7) 每周用柔软的清洁纱布蘸取专用清洁剂清洁 IP,清理 IP 上的灰尘和污点,降低图像噪声和伪影。

(8) 及时淘汰有损伤和超过使用期限的 IP,避免造成伪影和严重噪声干扰诊断,同时可有效控制 X 线照射剂量。

### (三) CR 检查的临床应用

**1.** 人体全身各部位数字 X 线摄影。

**2.** 床旁数字 X 线摄影。

**3.** X 线造影检查(如静脉肾盂造影、子宫输卵管造影、T 形管造影等)。

**4.** 乳腺 X 线摄影,需配置特殊的 IP。

## 二、DR 检查技术

由于 DR 较 CR 具有更高的空间分辨力,更大的动态范围,更高的 DQE,使得 DR 可获得更为清晰、层次更丰富的 X 线摄影图像,同时其辐射剂量降低,工作效率提高。DR 的 X 线摄影过程较传统屏 - 片系统和 CR 系统更为简便。

（一）DR 设备准备流程

**1.** 了解 DR 设备的性能、规格、特点和各部件的使用注意事项。

**2.** DR 机房应清洁防尘，湿度 40%～60%、温度保持在 18～24℃之间。

**3.** 根据设备生产商要求的流程开关设备。使用前先预热 15 分钟～30 分钟。然后做校准，使设备参数达到规定的指示范围。

**4.** 严格遵守操作规则，正确熟练地操作，以保证人机安全。

**5.** 在使用过程中，注意控制台各仪表指示数值，注意倾听电器部件工作时的声音，若有异常及时正确处理。

**6.** 机房内保持清洁，物品摆放整齐，非操作人员不得擅自操控设备。

**7.** 需定期对设备进行维护、保养和性能检测。

（二）DR 检查操作流程

**1. 检查前应仔细阅读申请单，明确检查目的**　手工录入或通过 HIS/RIS 系统调取并核对受检者的基本信息（如姓名、性别、年龄、检查号等）和检查信息（如摄影解剖部位、摄影方法等），昏迷受检者须核对受检者识别信息（如医用腕带等）。

**2. DR 操作步骤依次为**　摄影体位设计，放置左右标记，调整探测器位置，调整源 - 像距（source to image receptor distance，SID）、X 线管的中心线、照射野等，对受检者敏感部位屏蔽防护。检查中，密切关注受检者状态，保证检查安全进行。

**3.** 曝光结束后，须预览影像，以确保所摄影的影像符合诊断要求。

**4.** 利用图像处理软件对影像进行必要处理，确认影像达到诊断要求后，将其发送至诊断工作站或 PACS 及打印设备上。

（三）DR 摄影参数与图像处理

**1. DR 摄影参数**　DR 摄影参数选项一般有：摄影部位及摄影体位、X 线管焦点、管电压选择、曝光指数选择、自动曝光模式或手动曝光模式选择等。目前，DR 设备在控制界面上趋于标准化、程序化，在选定摄影部位和相应摄影体位后，即可自动选择曝光条件的参数组合。特殊情况下（如摄影部位有金属植入物）自动曝光条件组合不理想，需要手动模式重新调整或修改 kV、mAs。采用手动设置曝光条件需要操作者具有一定的摄影经验，掌握不同摄影体位曝光条件的变化规律。

**2. DR 图像处理**　DR 图像处理包括内置选项和外置选项两个部分。内置图像处理选项一般有：组织均衡处理、动态范围处理、边缘增强、滤过系数调节以及一些专用特性曲线。曝光后的图像根据所选摄影部位和摄影体位自动调用内置的相应图像处理参数组合进行图像处理。如预先设定的内置参数与临床要求有差距，可根据具体要求进行调整和修改。

外置图像处理选项主要运用窗技术调节图像，通过调节图像的层次、对比度和亮度，进一步优化所摄部位的影像，使其满足对基本诊断的需要。此外，图像的测量、缩放、移动、反像、旋转、伪彩、长度、角度、面积测量以及标注、注释功能等均属于此类，可为临床提供更多有诊断价值的信息。

（四）DR 检查的临床应用

**1.** 人体全身各部位数字 X 线摄影。

**2.** 床旁数字 X 线摄影。

**3.** X 线造影检查（如胃肠道造影、静脉肾盂造影、子宫输卵管造影、T 形管造影等）。

**4.** 乳腺 X 线摄影。

## 三、急诊 X 线摄影检查技术

普通 X 线摄影是急诊医学最基本的影像学检查手段，随着数字化影像设备的逐步普及，X

线摄影图像质量明显提高,实时影像显示使得X线检查一次性成功率明显提高,从而在更大程度上满足急诊医学的需求。

### (一)急诊DR检查技术特点

与常规DR检查相比,急诊DR检查技术具有以下特点:①时间性强,急诊医学在实施急救前需要及时了解疾病状态,快速获得影像诊断信息;②疾病的多样化和复杂性,特别是急诊外伤常常是复合性的,受检者主诉不清,影像学检查时定位困难;③受检者往往处于昏迷、机体功能受损等状态,在检查过程中难以配合;④检查条件特殊,有时需要在简易床或担架上进行检查。

### (二)急诊DR检查的基本要求

急诊DR检查基本要求基于上述检查技术的特点,在实施急诊DR检查时,需注意遵循以下基本要求。

**1. 检查及时快速** 急诊受检者诊治的第一理念是急救速度,急诊影像学检查应建立绿色通道。X线摄影过程中必须要科学、规范地操作,争取用最短的时间获取符合诊断要求的优质影像。

**2. 技术适当** 急诊摄影检查要选择适合的检查方法,包括适当的体位设计和摄影方法学的正确运用。在急诊摄影过程中,成像范围应结合疾病表现给予适当增大。例如,可按照肢体局部肿胀、压痛、畸形、功能障碍等体征来确定照射野。

**3. 受检者安全** 急诊的X线摄影体位涉及受检者的安全性。由于急诊受检者的身体状态和危险程度在X线检查前往往不能明确,因而X线检查需采取安全措施:①在摄影前,了解急诊病史和观察受检者状态是非常必要的,在设计摄影体位时必须考虑摄影的安全性。例如,脑外伤受检者已经有耳道出血,颅底颌顶位将严格禁止使用。②在检查过程中,搬动、体位设计时要小心谨慎,防止意外伤害或院内二次受伤。例如,疑有颈椎骨折的受检者,在移动时必须非常小心,必要时需要临床专科医师现场协助和指导;对外伤受检者在检查时,应尽量减少对受伤肢体的移动。适用的方法是采用"就势摄影"体位,即利用X线设备和X线探测器的移动来适应受检者的体位。③急诊X线检查中,必须保持头脑冷静,杜绝忙中出错,保证一次检查成功。④适当控制检查次数,当摄影体位已足够解决问题,就没有必要进行其他体位的摄影,既减轻受检者检查痛苦又避免过量辐射。

**4. 做好解释工作** 检查前需对受检者做好解释工作,说明检查目的及注意事项,消除受检者的紧张情绪,配合检查。在摄影中实施检查相关措施时,应与受检者或陪伴人员沟通。

**5. 与临床紧密配合** 对极度衰竭或休克的受检者,应在临床处理后或在临床医师陪同下进行检查,以免在检查过程中发生危险。检查中若发现受检者生命体征危险征象,必须中断检查,以获取宝贵的时间对受检者进行救治。

**6. 快速的影像存储与传输** DR检查的特点之一是在曝光后很快可以预览影像。一旦确认影像达到诊断要求应立即发送,为影像诊断报告的完成和打印照片等下一步影像学流程,争取宝贵时间。

**7. 辐射防护** 急诊DR检查,由于病情的需要,常常需要医务人员或陪伴人员留在X线机房内。此时,应采取必要的屏蔽或个人防护;同时遵照照射正当化和防护最优化的原则,优化摄影条件,控制照射剂量。

## 四、床旁X线摄影检查技术

床旁X线摄影是一种针对不能移动受检者进行的X线检查。适用于搬动不便如骨折牵引、年老体弱、病情突变或手术中需要及时了解手术效果等临床情况。

CR系统的IP在操作上的灵活性以及较强的图像后处理功能,提高了床旁摄影的成功率和图像质量,可满足床旁 X 线摄影检查的要求。随着移动 DR 设备越来越多的在临床使用,DR 技术以快速、实时的模式,显著地提高了床旁 X 线摄影的成功率和图像质量。

### (一)床旁 X 摄影的特点

床旁 X 线摄影具有以下特点:

**1.** 受检者不能配合,床旁摄影受检者绝大多数病情危重,都是在不能配合检查的情况下进行 X 线摄影检查。

**2.** 检查环境受限,病房通道狭窄,重症监护室及手术室常有心电监护、呼吸机等装置,或有牵引架,设备难以到位,床旁 X 线摄影是一项非常困难的检查技术。

**3.** X 线设备能力有限,移动 X 线机的输出容量不大,一般不使用滤线栅,图像质量及诊断效果有限,床旁 X 线摄影不是常规性检查,只能是一种应急的补充检查手段。

**4.** 实施有效的辐射防护困难,因此床旁 X 线摄影中放射实践的正当化很有必要。床旁 X 线摄影是针对特殊受检者的一种检查,不能把床旁 X 线摄影视为优质特殊服务之一,而忽略辐射的危害。

### (二)床旁 X 线摄影的原则

**1. 摄影体位**　摄影体位是影响床旁 X 线摄影影像质量的重要因素之一。床旁摄影的对象主要是危重受检者、术后受检者及新生儿等,不能和普通人一样严格按照规范的体位进行摆放,需灵活采用一些措施如:倾斜中心线、水平摄影等,以使摄影体位摆放尽量达到规范。

**2. 摄影条件**　数字 X 线摄影系统有很好的动态范围,能够检出极强与极弱的信号,给摄影条件选择提供了更大的空间。为了保证床旁 X 线摄影图像质量,根据所用 X 线机,制定规范的曝光条件表是必要的。

**3. 图像处理**　应根据不同的摄影部位和诊断要求进行窗宽窗位的调整,以优化图像质量,并按需要进行各种测量与标记。

**4. 图像传输和照片打印**　与急诊 X 线摄影一样,床旁 X 线摄影检查影像也需及时的图像传输和照片打印,尽快完成影像学检查流程。如果是术中床旁摄影应将照片立即送到手术室,以便外科医师根据照片显示情况决定手术方案。

### (三)床旁 X 线摄影的流程

可分为 CR 床旁 X 线摄影检查流程和移动 DR 床旁 X 线摄影检查流程。

**1. CR 床旁 X 线摄影流程**　①收取床旁 X 线摄影申请单或接收临床科室电话申请;②选择尺寸适合的 IP 及检查设备状况;③前往申请病房并核对姓名、年龄、性别、X 线摄影部位,然后进行床旁 X 线摄影;④床旁 X 线摄影前,撤离病房中无关人员,对病房内的其他人员采取屏蔽防护或体位防护等;⑤X 线摄影完毕后,将 IP 上的条形码号码填写在被摄影受检者申请单上;⑥返回放射科后,立即进行 IP 扫描,并将图像传送至存储服务器和打印工作站;⑦IP 扫描期间,进行登记受检者信息资料;⑧登记完毕后,在图像打印工作站做图像处理和打印激光照片。⑨核对受检者信息、归档照片,床旁摄影工作完成。

**2. 移动 DR 床旁检查流程**　①收取床旁 X 线摄影申请单或接收临床科室电话申请;②检查 X 线机充电状态,保证设备移动到病房后能正常进行工作;③检查现场核对受检者姓名、年龄、性别及摄影部位,进行受检者的个人信息登录;④床旁 X 线摄影前,要根据环境条件采取适当措施,在病房内的其他人员采取屏蔽防护或体位防护等;⑤摄影完毕后,立即通过操作界面上的预览显示器观察图像,确认摄影达到诊断要求;⑥通过 PACS 网络,对受检者检查信息进行匹配(或手工录入 RIS 系统),并将本机保存的图像传送到医院存储服务器;⑦将图像发送打印工作站,在图像打印工作站图像处理和打印激光照片;⑧有必要时,在 RIS 系统技师工作站信息提示栏,录入检查备注。

# 五、婴幼儿 X 线摄影检查技术

## （一）婴幼儿解剖及生理特征

婴儿期是指从出生后 1 个月到 1 周岁，婴儿期是人类生命生长发育的第一高峰期；幼儿期指从 1 周岁到 3 周岁。幼儿生长发育虽不及婴儿迅猛，但与成人比较亦非常旺盛。

婴幼儿发展变化的特征：①大小的变化：身高、体重、器官的增长。年龄越小，生长速度越快。②比例的变化：有其独立的特征，并不是一个缩小的成人，头部、体部和四肢比例有明显的变化。

## （二）婴幼儿 X 线摄影的特殊措施

与成人相比，婴幼儿 X 线摄影检查具有其特殊性，因而检查过程中应采取一些特殊的措施。

**1. 检查环境** 检查房间旁单独设置一间具备射线防护功能和恒温的准备室，和检查室之间使用铅防护门相通，用于婴幼儿 X 线摄影检查前的准备和检查后的护理，提高婴幼儿的检查效率，缩短待查时间。检查室和准备室应保证光线明亮，墙壁在符合环保、防护要求前提下，采用温馨彩色和动物图案，以缓解婴幼儿的紧张情绪。

**2. 常备用品** 用于 X 线摄影检查时固定婴幼儿的沙袋；用于婴幼儿及家属防护的防护用品（如铅防护衣、铅围脖、铅防护巾、多种规格的性腺防护器）；用于婴幼儿特殊体位检查的特制木质检查台；用于标记定位物品（如钢球）；用于不配合婴幼儿四肢小部位检查固定的透明塑料板和宽布带。

**3. 设备准备** 使用 DR 设备为最佳选择，利用 DR 设备的高 DQE、快速成像和图像动态范围大的优势，可降低辐射剂量，提高检查效率，有效反映婴幼儿组织结构细微的变化。定期对 X 线摄影设备进行检测和校准，避免出现因设备性能的偏差导致的重新检查。

**4. 基本的急救处理** 婴幼儿其特殊的解剖生理特性，检查过程中易发生各类危险。特别是婴幼儿呼吸道感染和分泌物较多或存在呼吸道异物时，X 线摄影检查过程中哭闹可能导致窒息，技师应掌握基本急救技能，及时地施以基本的急救处理。

## （三）婴幼儿 X 线摄影的原则

**1. 体位设计** 婴幼儿正位以前后位为主，必要时可辅以后前位。各部位的体位设计应依据病情和临床要求而定。体位设计的原则是，首先检查部位的固定是检查成功的关键，需要辅以外力（家属辅助、沙袋、布带、透明塑料板固定）；其次为位置端正，检查部位应位于探测器中央，中心线常规对准探测器中央。

**2. 摄影参数的选择** 婴幼儿个体生长发育差异大，摄影参数的变化范围大，参数选择的基本原则是高 kV、大 mA、超短曝光时间，尽量减少婴幼儿自身原因所致的运动模糊。尽量使用手动选择曝光参数，婴幼儿个体差异大，自动曝光模式时电离室的调制可因婴幼儿身体的移动造成调制不准，致使曝光不足或过度。

**3. 曝光时机** 应观察婴幼儿的身体运动情况，预见性的选择最佳曝光时机。婴幼儿的呼吸为腹式为主，胸部摄影时机为腹部饱满时，腹部摄影为非饱满时，肢体摄影为无运动时。

**4. 动作要求** 为婴幼儿 X 线摄影摆位时，动作应熟练轻柔，顺势而做，不可强行操作，以免婴幼儿出现疼痛而影响检查的开展，甚至致使婴幼儿关节的脱位或骨折。

**5. 放射防护** 应特别重视婴幼儿 X 线摄影时的防护。使用手动调节 X 线照射野到适宜大小，不宜使用设备自带的多挡照射野；适当的增加 X 线摄影专用的铜质或铝质滤过片；使用各种铅防护用品，遮盖非检查部位和射线敏感器官组织。

## （四）婴幼儿 X 线摄影的特殊体位

**1. 气道异物的检查** 常规应做胸部吸气相和呼气相正位 X 线摄影检查，以观察心影纵隔的变化和肺野透光度的变化，达到诊断气道异物的目的

**2. 前位纵隔气肿的检查** 常规正位诊断较难时,应做仰卧水平侧位的 X 线摄影影像明确诊断。

**3. 少量气胸的检查** 应做左侧或右侧卧水平正位摄影,手上举抱头,避免出现皮肤皱褶伪影,以明确诊断。

**4. 婴儿的腹部摄影** 常规应做立、卧正位摄影和侧立位摄影,易于对肠梗阻及梗阻部位的判断。

**5. 婴儿腹部倒立侧位** 常规应将婴儿采用头低足高位放置 15 分钟左右,保证气体充盈直肠盲端,在肛门处固定放置标记物(如钢珠),协助检查者一手提住两腿,一手托住婴儿肩部,呈标准倒立侧位姿势摄影。

**6. 婴幼儿髋关节蛙式位** 婴幼儿髋关节脱位或无菌坏死时,除常规正位外,还需要蛙式位协助以明确诊断。

# 第三节 人体各部位的 X 线摄影

## 一、头部 X 线摄影

### (一)头颅后前位(PA skull)

【摄影要点】

**1.** 受检者俯卧于摄影台上,两臂放于头部两旁,使头颅正中矢状面垂直台面并与台面中线重合。

**2.** 下颌内收,听眦线与台面垂直,两侧外耳孔与台面等距。

**3.** 照射野和探测器包括含下颌骨的整个头部。

**4.** 源 - 像距离(SID)为 100cm。

**5.** 中心线垂直对准枕外隆凸,经眉间垂直射入探测器中心。

【标准影像显示】

**1.** 显示头颅正位影像,图像包括全部颅骨及下颌骨升支。

**2.** 矢状缝与鼻中隔位于图像正中,眼眶、上颌窦、筛窦等左右对称显示。顶骨及两侧颞骨的影像对称。

**3.** 颞骨岩部上缘位于眼眶正中,或内听道显示眶正中。内听道显示清晰,两侧无名线距颅板等距离。

**4.** 颅骨骨板及骨质结构显示清晰(图 2-4)和(图 2-5)。

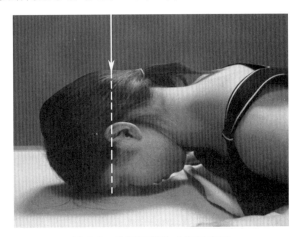

图 2-4 头颅后前位成像示意图

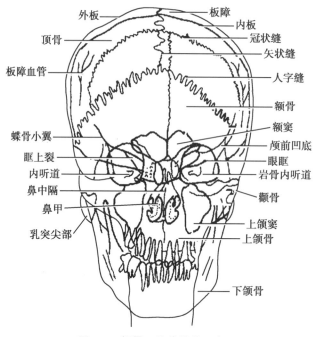

图 2-5　颅骨正位像结构示意图

（二）头颅侧位（lateral skull）

【摄影要点】

1. 受检者俯卧于摄影台上，头部侧转，被检侧贴近台面。
2. 头颅矢状面与台面平行，瞳间线与台面垂直，下颌稍内收，听眶线与台边垂直。
3. 照射野和探测器包括含下颌骨的整个头部。
4. 源 - 像距离（SID）为 100cm。
5. 对准外耳孔前、上各 2.5cm 处，垂直射入探测器中心。

【标准影像显示】

1. 显示头颅侧位整体观影像，图像包括全部颅骨及下颌骨升支。
2. 图像上缘包括顶骨，前缘包括额骨、鼻骨，后缘包括枕外隆凸。
3. 蝶鞍位于图像正中偏前，蝶鞍各缘呈单线的半月状阴影，无双边影。
4. 前颅凹底线重叠为单线，两侧乳突外耳孔、下颌骨小头基本重叠（图 2-6）和（图 2-7）。

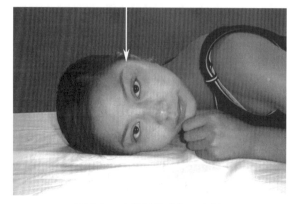

图 2-6　头颅侧位成像示意图

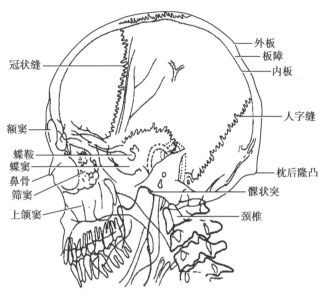

图 2-7　颅骨侧位像结构示意图

### （三）头颅前后半轴位（AP axial cranium position 或 Townes 位）

【摄影要点】

**1.** 受检者仰卧于摄影台上，头部正中矢状面垂直于台面并与台面中线重合。

**2.** 下颌内收，使听眦线垂直台面，两侧外耳孔与台面等距。

**3.** 照射野和探测器包括全部枕骨。

**4.** 源 - 像距离（SID）为 100cm。

**5.** 向足侧倾斜 30° 角，对准眉间上方约 10cm 处射入，从枕外隆凸下方射出（图 2-8）和（图 2-9）。

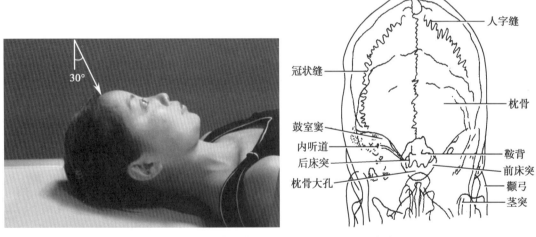

图 2-8　头颅前后半轴位（Townes 位）成像示意图　　图 2-9　颅骨前后半轴位（Townes 位）像结构示意图

### （四）鼻骨侧位（lateral nasal bones）

【摄影要点】

**1.** 受检者俯卧，头颅成标准侧位。

**2.** 鼻根部下方 2cm 处位于探测器板中心。

**3.** 照射野和探测器包括整个鼻骨。

**4.** 源 - 像距离（SID）为 100cm。

**5.** 中心线对准鼻根下方 2cm 处垂直射入探测器中心。

【标准影像显示】

**1.** 图像包括鼻骨的全部。

**2.** 鼻骨呈侧位显示。

**3.** 整个鼻骨清晰显示（图 2-10）和（图 2-11）。

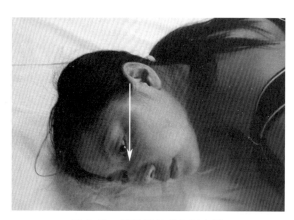

图 2-10　鼻骨侧位成像示意图

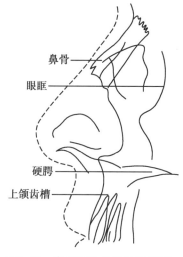

图 2-11　鼻骨侧位像结构示意图

# 二、脊柱与骨盆 X 线摄影

## （一）第 1、2 颈椎张口位（AP "open mouth"，C$_{1-2}$）

【摄影要点】

**1.** 受检者仰卧于摄影台上，双上肢放于身旁，头颅正中矢状面垂直台面并与台面中线重合。

**2.** 头后仰，使上颌门齿咬面至乳突尖的连线垂直于台面。

**3.** 照射野和探测器包括第 1、2 颈椎上下缘。

**4.** 源 - 像距离（SID）为 100cm。

**5.** 通过两嘴角连线中点，垂直射入探测器中心。

【标准影像显示】

**1.** 第 1、2 颈椎于上、下齿列之间显示，第 2 颈椎位于其正中。

**2.** 上、中切牙牙冠与枕骨底部相重，第 2 颈椎齿突不与枕骨重叠，单独清晰的显示。

**3.** 齿突与第 1 颈椎两侧块间隙对称，寰枕关节呈切线状显示（图 2-12）和（图 2-13）。

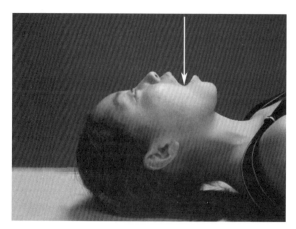

图 2-12　第 1、2 颈椎张口位成像示意图

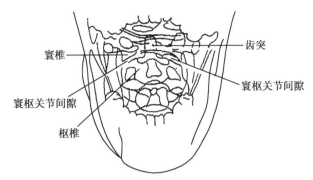

图 2-13　第 1、2 颈椎张口位像结构示意图

齿突

寰椎

寰枢关节间隙

寰枢关节间隙

枢椎

## （二）颈椎前后位（cervical spine）

【摄影要点】

**1.** 受检者站立于颈背部靠近摄影架探测器，人体正中矢状面垂直摄影架的探测器。

**2.** 头稍后仰，使上颌门齿咬合面至乳突尖的连线垂直于探测器。

**3.** 照射野和探测器包括整个颈椎的上下缘。

**4.** 源 - 像距离（SID）为 100cm。

**5.** 向头侧倾斜 10°～15° 角，对准甲状软骨下方射入探测器。

【标准影像显示】

**1.** 显示第 3～7 颈椎正位影像，第 3～7 颈椎与第 1 胸椎显示于图像正中。

**2.** 颈椎棘突位于椎体正中，横突左右对称显示，颈椎骨质、间隙与钩突关节显示清晰。

**3.** 第 1 肋骨及颈旁软组织包括在图像内，气管投影于椎体正中，其边界易于辨认。

**4.** 下颌骨显示于第 2、3 颈椎间隙高度（图 2-14）。

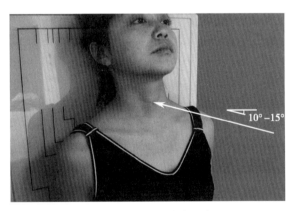

10°～15°

图 2-14　颈椎正位成像示意图

## （三）颈椎侧位（lateral cervical spine）

【摄影要点】

**1.** 受检者侧立于摄影架前，两足分开使身体站稳，外耳孔与肩峰连线位于片盒中心。

**2.** 头部后仰，下颌前伸，头颈部正中矢状面平行于摄影架面板，上颌门齿咬合面与乳突尖端连线与水平面平行。

**3.** 双肩尽量下垂，必要时辅以外力向下牵引。

**4.** 照射野和探测器上缘包括外耳孔，下缘包括肩峰。

**5.** 源 - 像距离（SID）为 100cm。

**6.** 中心线经甲状软骨平面颈部的中点，水平方向垂直射入探测器中心。

【标准影像显示】

**1.** 显示全部颈椎侧位影像，1～7颈椎显示于照片正中。

**2.** 各椎体前后缘均无双缘现象。

**3.** 椎体骨质、各椎间隙及椎间关节显示清晰。

**4.** 下颌骨不与椎体重叠。

**5.** 气管、颈部软组织层次清楚（图 2-15）和（图 2-16）。

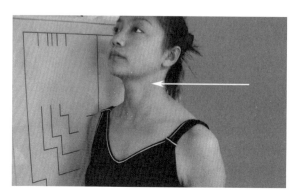

图 2-15　颈椎侧位成像示意图

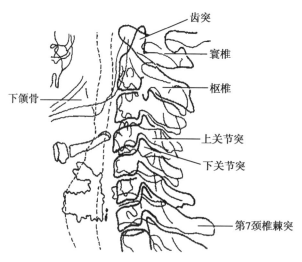

图 2-16　颈椎侧位像结构示意图

### (四) 颈椎斜位（anterior oblique cervical spine）

【摄影要点】

**1.** 受检者取站立位，身体旋转使冠状面与探测器板 45°～50° 角。下颌稍前伸，上肢尽量下垂。

**2.** 颈椎长轴置于探测器长轴中线。

**3.** 后前斜位观察同侧椎间孔，前后斜位观察对侧椎间孔，左、右标记应注明清楚。

**4.** 照射野和探测器包括整个颈椎。

**5.** 源 - 像距离（SID）为 100cm。

**6.** 中心线经甲状软骨平面颈部的中点，水平方向垂直射入探测器中心。

【标准影像显示】

**1.** 显示颈椎斜位影像，1～7颈椎显示于图像正中。

**2.** 近检测器侧椎间孔、椎弓根体显示清晰。椎间孔显示于椎体与棘突之间，椎弓根位于椎体正中。

**3.** 椎体骨质、各椎间隙及椎间关节显示清晰，下颌骨不与椎体重叠（图2-17）和（图2-18）。

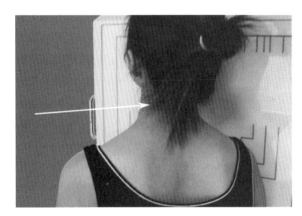

图 2-17　颈椎后前斜位成像示意图

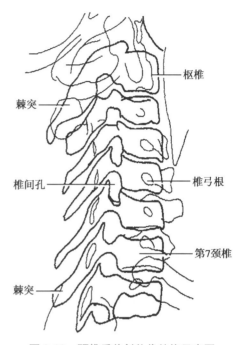

图 2-18　颈椎后前斜位像结构示意图

枢椎
棘突
椎间孔
椎弓根
第7颈椎
棘突

### （五）胸椎正位（AP thoracic spine）

【摄影要点】

**1.** 受检者仰卧于摄影床上，两臂放于身旁，头稍后仰。

**2.** 身体正中矢状面垂直于床面并与探测器中心线重合，下肢屈髋屈膝使两足平踏床面。

**3.** 照射野和探测器上缘包括第7颈椎，下缘包括第1腰椎。

**4.** 源 - 像距离（SID）为100cm。

**5. 中心线**　对准胸骨角与剑突连线中点射入。

【标准影像显示】

**1.** 上部胸椎及第7颈椎或下部胸椎及第1腰椎，在图像正中显示。

**2.** 棘突序列位于椎体正中，两侧横突、椎弓根对称显示，各椎体椎间隙和椎体骨纹理显示清晰（图2-19）和（图2-20）。

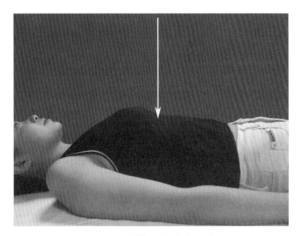

图 2-19　胸椎正位成像示意图

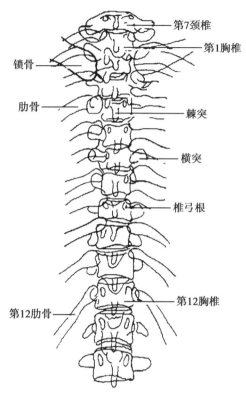

第7颈椎
第1胸椎
锁骨
肋骨
棘突
横突
椎弓根
第12胸椎
第12肋骨

图 2-20　胸椎正位像结构示意图

### （六）胸椎侧位（lateral thoracic spine）

【摄影要点】

1. 受检者侧卧于摄影床上，脊柱长轴与床面长轴平行。

2. 两臂上举屈曲，头枕于近床面侧的上臂上，双侧髋和膝屈曲以支撑身体。

3. 身体正中冠状面垂直于床面，脊柱置于探测器中心。

4. 照射野和探测器上缘包括第 7 颈椎，下缘包括第 1 腰椎。

5. 源 - 像距离（SID）为 100cm。

6. **中心线**　对准第 6 或第 7 胸椎垂直射入。

【标准影像显示】

1. 第 3～12 胸椎呈侧位显示于影像正中，略有后突弯曲，不与肱骨重叠。

2. 椎体各缘呈切线状显示，无双边现象，椎间隙清晰明确。

3. 肺野部分密度均匀与椎体对比调和，各椎体及附件结构易于分辨，骨纹理清晰显示（图 2-21）和（图 2-22）。

### （七）腰椎前后位（AP lumbar spine）

【摄影要点】

1. 受检者仰卧于摄影台上，双上肢放于身体两侧或上举抱头，人体正中矢状面垂直台面，并与台面中线重合。

2. 两侧髋部和膝部弯曲，使腰部贴近台面，以矫正腰椎生理弯曲度，减少失真。

3. 照射野和探测器上缘包括第 12 胸椎，下缘包括第 1 骶椎。

4. 源 - 像距离（SID）为 100cm。

5. 中心线对准脐上 3cm 处，垂直第 3 腰椎射入探测器。

【标准影像显示】

1. 图像包括第 11 胸椎至第 2 骶椎全部椎骨及两侧腰大肌。

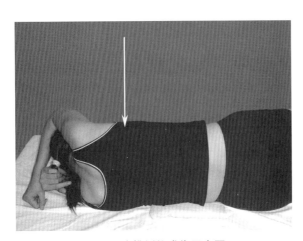

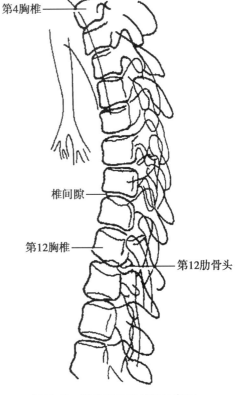

第4胸椎

椎间隙

第12胸椎

第12肋骨头

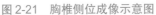

图 2-21　胸椎侧位成像示意图　　　　图 2-22　胸椎侧位像结构示意图

**2.** 椎体序列显示于图像正中，两侧横突、椎弓根对称显示。

**3.** 第 3 腰椎椎体各缘呈切线状显示，无双边现象，椎间隙清晰可见（图 2-23）和（图 2-24）

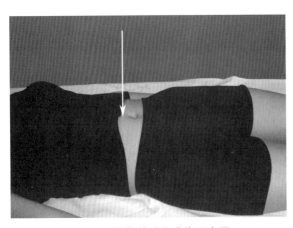

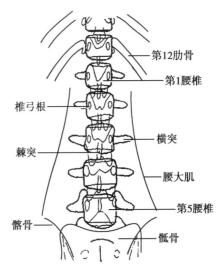

第12肋骨

第1腰椎

椎弓根

棘突

横突

腰大肌

髂骨

第5腰椎

骶骨

图 2-23　腰椎前后位成像示意图　　　　图 2-24　腰椎前后位像结构示意图

## （八）腰椎侧位（lateral lumbar spine）

【摄影要点】

**1.** 受检者侧卧于摄影台上，双上肢自然上举抱头，双下肢屈曲，膝部上移。

**2.** 腰部用棉垫垫平，使腰椎序列平行于台面，并置于台面中线。

**3.** 照射野和探测器上缘包括第 11 胸椎，下缘包括上部骶椎。

**4.** 源 - 像距离（SID）为 100cm。

**5.** 中心线对准第 3 腰椎与探测器垂直。

【标准影像显示】

**1.** 照片包括第 11 胸椎至第 2 骶椎椎骨。

**2.** 腰椎椎体各缘无双边现象，尤其是第 3 腰椎。

**3.** 椎体骨皮质和骨小梁结构清晰可见。

**4.** 椎弓根、椎间孔和邻近软组织可见。

**5.** 椎间关节、腰骶关节及棘突可见（图 2-25）和（图 2-26）。

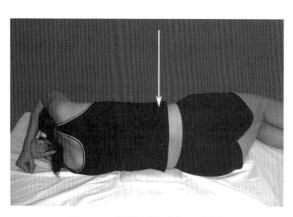

图 2-25　腰椎侧位成像示意图

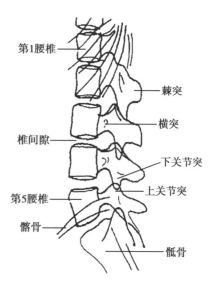

图 2-26　腰椎侧位像结构示意图

### （九）腰椎斜位（posterior oblique lumbar spine）

【摄影要点】

**1.** 受检者侧卧于摄影台上，近台面侧髋部及膝部弯曲，对侧下肢伸直。

**2.** 身体后倾，使冠状面与台面约成 45°角。腰椎长轴对准台面中线。

**3.** 照射野和探测器上缘包括第 11 胸椎，下缘包括上部骶椎。

**4.** 源 - 像距离（SID）为 100cm。

**5.** 中心线对准第 3 腰椎与探测器垂直。

（此位常规照左右两后斜位，便以两侧对比观察）

【标准影像显示】

**1.** 第 1～5 腰椎及腰骶关节呈斜位，于照片正中显示。

**2.** 各椎弓根投影于椎体正中或前 1/3 处，检测椎间关节间隙呈切线状的单边显示，投影于椎体后 1/3 处。

**3.** 椎间隙显示良好，第 3 腰椎上、下面的两侧缘应重合为一致密线状影。

**4.** 与椎体相重叠的椎弓部结构，应显示清晰分明（图 2-27）和（图 2-28）。

### （十）骶椎正位（AP sacrum）

【摄影要点】

**1.** 受检者仰卧于摄影台上，人体正中矢状面垂直台面，并与台面中线重合。

**2.** 双下肢伸直，两趾并拢。

**3.** 照射野和探测器上缘包括第 4 腰椎，下缘包括尾椎。

**4.** 源 - 像距离（SID）为 100cm。

**5.** 中心线向头侧倾斜 15°～20°角，对准耻骨联合上缘 3cm 处射入探测器。

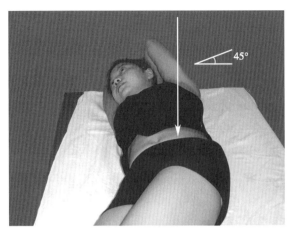
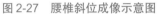

图 2-27 腰椎斜位成像示意图

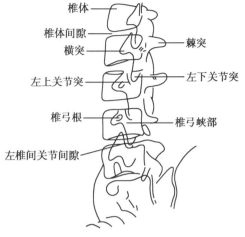

图 2-28 腰椎斜位像结构示意图

**【标准影像显示】**

**1.** 图像包括全部骶椎及腰骶关节,骶中嵴位于图像正中显示。

**2.** 骶椎孔及骶髂关节左右对称。

**3.** 耻骨联合部不与骶椎重叠。

**4.** 无肠内容物与骶椎重叠,骶椎骨纹理清晰可见(图 2-29)和(图 2-30)。

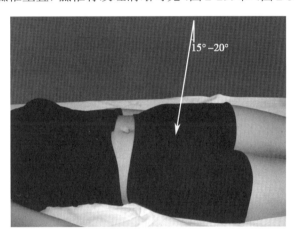

图 2-29 骶椎正位成像示意图

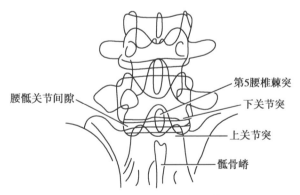

图 2-30 骶椎正位像结构示意图

## (十一) 尾椎正位(AP coccyx)

**【摄影要点】**

**1.** 受检者仰卧于摄影台上,人体正中矢状面垂直于台面,并与台面中线重合。

**2.** 双下肢伸直，两踇趾并拢。

**3.** 照射野和探测器缘包括髂骨嵴、下缘超出耻骨联合。

**4.** 源 - 像距离（SID）为 100cm。

**5.** 中心线向足侧倾斜 10° 角，对准两侧髂前上棘连线中点射入探测器。

【标准影像显示】

**1.** 图像包括全部尾椎并图像正中显示。

**2.** 耻骨联合部不与尾椎重叠。

**3.** 无肠内容物与尾椎重叠，骨纹理清晰可见（图 2-31）和（图 2-32）。

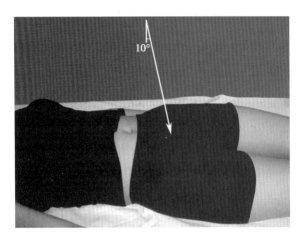

图 2-31　尾椎正位成像示意图

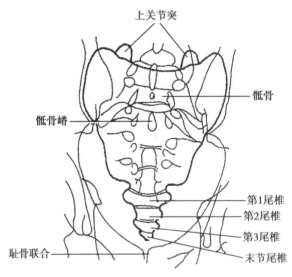

图 2-32　尾椎正位像结构示意图

### （十二）骶尾椎侧位（lateral sarum and coccyx）

【摄影要点】

**1.** 受检者侧卧与摄影台上，双下肢屈曲，膝部上移。

**2.** 骶尾部后平面垂直于台面，腰部垫以棉垫。使骶、尾骨正中矢状面与台面平行，并置于探测器范围内。

**3.** 照射野和探测器上缘包括第 5 腰椎，下缘包括全部尾椎。

**4.** 源 - 像距离（SID）为 100cm。

**5.** 中心线对准髂后下棘前方 8cm 处，垂直射入探测器中心。

【标准影像显示】

**1.** 骶尾椎及腰骶关节位于照片正中显示,边界明确,其椎体各节易于分辨。

**2.** 骶椎两侧无名线应重叠为单一致密线。

**3.** 腰骶关节及骶尾关节间隙清晰可见(图 2-33)和(图 2-34)。

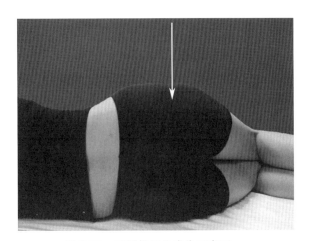

图 2-33 骶尾椎侧位成像示意图

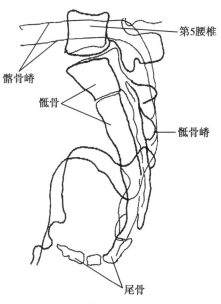

图 2-34 骶尾椎侧位像结构示意图

## (十三)骶髂关节前后位(AP aXial sacroiliac joints)

【摄影要点】

**1.** 受检者仰卧于摄影台上,人体正中矢状面垂直台面,并与台面中线重合。

**2.** 双下肢伸直,或双髋和双膝稍弯曲并用棉垫稍垫高,使腰椎摆平。

**3.** 照射野和探测器上缘超出髂骨嵴,下缘包括耻骨联合。

**4.** 源 - 像距离(SID)为 100cm。

**5.** 中心线向头侧倾斜 10°～25° 角,对准两髂前上棘连线中点,射入探测器中心。

【标准影像显示】

**1.** 两侧骶髂关节的正位影像位于图像正中显示。

**2.** 骶髂关节间隙清晰可见(图 2-35)和(图 2-36)。

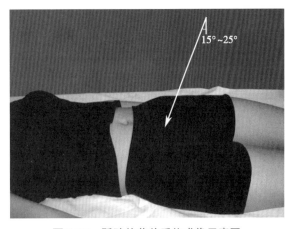

图 2-35 骶髂关节前后位成像示意图

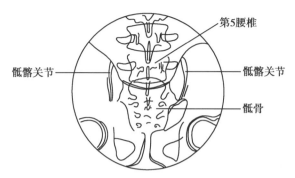

图 2-36 骶髂关节前后位结构示意图

#### （十四）骶髂关节前后斜位（posterior oblique sacroiliac joints）

【摄影要点】

**1.** 受检者仰卧于摄影台上，被检侧腰部及臀部抬高，使人体冠状面与台面成 20°～25° 角。

**2.** 将被检侧的髂前上棘内侧 2.5cm 处的纵切面对准台面中线，两髂前上棘连线平面置于探测器上下的中线。

**3.** 照射野和探测器上缘包括髂骨嵴，下缘包括耻骨。

**4.** 源 - 像距离（SID）为 100cm。

**5.** 中心线对准被检侧髂前上棘内侧 2.5cm 处，垂直射入探测器中心。

【标准影像显示】

**1.** 髋骨上缘、被检测整个骶髂关节均包括在影像内。

**2.** 被检测骶髂呈切线为显示，结构清晰，骶骨、髂骨等骨纹理可见（图 2-37）和（图 2-38）。

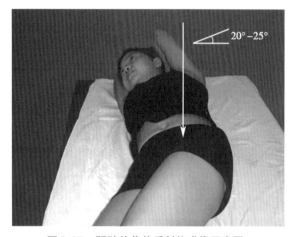

图 2-37 骶髂关节前后斜位成像示意图

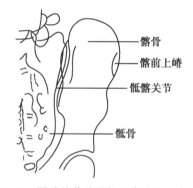

图 2-38 骶髂关节前后斜位像结构示意图

#### （十五）骨盆前后正位（AP pelvis）

【摄影要点】

**1.** 受检者仰卧于摄影台上，人体正中矢状面垂直台面，并与台面中线重合。

**2.** 两下肢伸直，双足轻度内旋（10°～15°），姆趾并拢。两侧髂前上棘至台面的距离相等。

**3.** 照射野和探测器上缘包括髂骨嵴，下缘达耻骨联合下方 3cm。

**4.** 源 - 像距离（SID）为 100cm。

**5.** 中心线对准两髂前上棘连线中点下方 3cm 处，垂直射入探测器中心。

【标准影像显示】

**1.** 照片包括全部骨盆诸骨及股骨近端 1/4，且左右对称，骨盆腔位于照片正中显示。

**2.** 耻骨不与骶椎重叠，两侧大粗隆内缘与股骨颈重叠 1/2。

**3.** 两侧髂骨翼与其他诸骨密度均匀，且骨纹理清晰可见（图 2-39）和（图 2-40）。

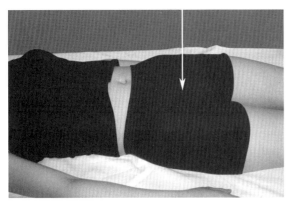

图 2-39　骨盆前后正位成像示意图

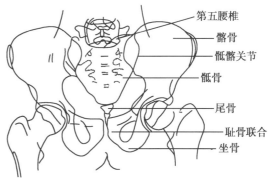

图 2-40　骨盆前后正位结构示意图

# 三、四肢 X 线摄影

## （一）手掌后前位（PA hand）

【摄影要点】

**1.** 受检者侧坐于摄影台一端，屈肘约 90° 角。

**2.** 五指自然分开，掌心向下紧贴摄影台面，第 3 掌骨头置于探测器中心。

**3.** 照射野和探测器包括整个手掌。

**4.** 源 - 像距离（SID）为 100cm。

**5.** 中心线对准第 3 掌骨头，垂直射入探测器中心。

【标准影像显示】

**1.** 全部掌指骨及腕关节包括在照片内，第三掌指关节位于照片正中。

**2.** 五个指骨以适当的间隔呈分离状显示。

**3.** 二至五掌指骨呈正位，拇指呈斜位投影。

**4.** 掌骨至指骨远端，骨纹理清晰可见，并能呈现出软组织层次（图 2-41）和（图 2-42）。

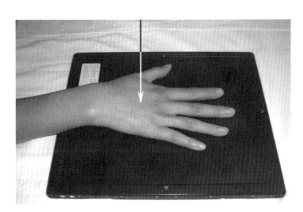

图 2-41　手掌后前位成像示意图

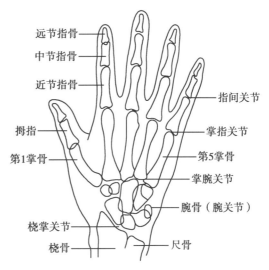

图 2-42　手掌后前位像结构示意图

### （二）手掌下斜位（oblique hand）

【摄影要点】

**1.** 受检者侧坐于摄影台一端，屈肘约 90°角。

**2.** 五指均匀 5 分开，稍弯曲，指尖触及摄影台面。手指内旋，使掌心面与暗盒约成 45°角。

**3.** 照射野和探测器包括整个手掌。

**4.** 源 - 像距离（SID）为 100cm。

**5.** 中心线对准第 3 掌骨头，垂直射入探测器中心。

【标准影像显示】

**1.** 全部掌指骨及腕关节包括在照片内，手部各骨的斜位像，第 1、2、3 掌骨分开，第 4、5 掌骨近端略微重叠，呈斜位投影，第三掌指关节位于照片正中。

**2.** 全部掌指骨骨纹理清晰可见，软组织层次显示良好。

**3.** 大多角骨与第一掌指关节间隙明确（图 2-43）和（图 2-44）。

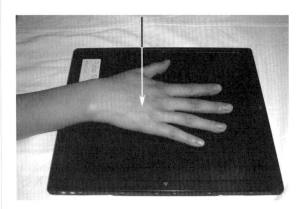

图 2-43　掌下斜位成像示意图　　　　图 2-44　掌下斜位像结构示意图

远节指骨
中节指骨
近节指骨
第5掌骨
钩骨
头状骨
豌豆骨
三角骨
月骨
尺骨
第1掌骨
小多角骨
大多角骨
舟骨
桡骨

### （三）拇指正位（AP thumb）

【摄影要点】

**1.** 受检者坐于摄影台一端，手背内旋使掌心向上，拇指背侧紧贴摄影台面。

**2.** 受检者用健侧手将其余四指抓住并背曲。

**3.** 照射野和探测器包括拇指。

**4.** 源 - 像距离（SID）为 100cm。

**5.** 中心线对准拇指的指掌关节，垂直射入探测器中心。

【标准影像显示】

**1.** 拇指呈正位显示。

**2.** 拇指骨及第一掌骨位于图像中央，显示被检侧拇指骨骨质及软组织影像。

**3.** 骨小梁清晰显示，周围软组织清楚显示（图 2-45）和（图 2-46）。

### （四）拇指侧位（lateral thumb）

【摄影要点】

**1.** 受检者侧坐于摄影台一端，肘部弯曲，约成直角，拇指外侧缘紧贴暗盒，使拇指背面与摄影台面垂直。

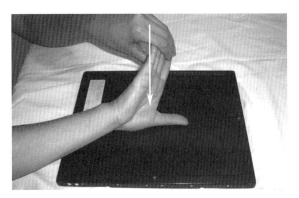

图 2-45　拇指正位成像示意图

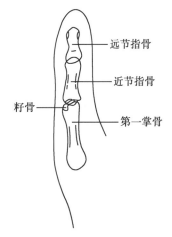

图 2-46　拇指正位像结构示意图

远节指骨

近节指骨

籽骨

第一掌骨

**2.** 其余手指握拳,用以支持手掌,防止抖动。

**3.** 照射野和探测器包括拇指。

**4.** 源 - 像距离(SID)为 100cm。

**5.** 中心线对准拇指的指掌关节,垂直射入探测器中心。

【标准影像显示】

**1.** 拇指呈侧位显示。

**2.** 拇指骨及第一掌骨位于图像中央,显示被检侧拇指骨骨质及软组织影像。

**3.** 骨小梁清晰显示,周围软组织清楚显示(图 2-47)。

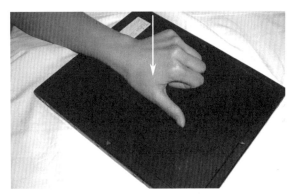

图 2-47　拇指侧位成像示意图

## (五)腕关节后前位(PA wrist)

【摄影要点】

**1.** 受检者坐位,腕关节成后前位,肘部弯曲约成 90°角。

**2.** 手半握拳,腕部掌面紧贴台面,腕关节置于探测器中心。

**3.** 照射野和探测器包括尺桡骨远端及掌骨近端。

**4.** 源 - 像距离(SID)为 100cm。

**5.** 中心线对准尺骨和桡骨茎突连线的中点,垂直射入探测器中心。

【标准影像显示】

**1.** 腕关节诸骨位于照片正中,呈正位显示,照片包括尺桡骨远端及掌骨近端。

**2.** 掌腕关节及桡腕关节间隙显示清晰。

**3.** 诸骨纹理及周围软组织清晰可见（图 2-48）和（图 2-49）。

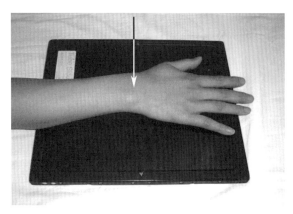

图 2-48 腕关节后前位成像示意图

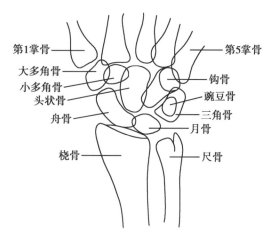

图 2-49 腕关节后前位像结构示意图

### （六）腕关节侧位（lateral wrist）

【摄影要点】

**1.** 受检者侧坐于摄影台旁，肘部弯曲，约成直角。

**2.** 手指和前臂侧放，将第五掌骨和前臂尺侧紧贴摄影台面，尺骨茎突置于探测器中心。

**3.** 照射野和探测器包括尺桡骨远端及掌骨近端。

**4.** 源 - 像距离（SID）为 100cm。

**5.** 中心线对准桡骨茎突，垂直射入探测器中心。

【标准影像显示】

**1.** 腕关节呈侧位显示，位于照片正中。

**2.** 尺桡骨远端重叠良好。

**3.** 诸骨纹理及周围软组织清晰可见（图 2-50）和（图 2-51）。

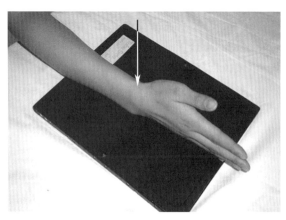

图 2-50 腕关节侧位成像示意图

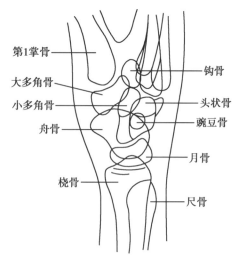

图 2-51 腕关节侧位像结构示意图

### （七）腕关节外展位（PA wrist-ulnar flexion）

【摄影要点】

**1.** 受检者面向摄影台一端就坐，自然屈肘，掌心向下。

**2.** 腕部平放于一个 20° 角度板上（或用沙袋垫高 20°），手掌尽量向尺侧偏移。

**3.** 照射野和探测器包括尺桡骨远端及掌骨近端。

**4.** 源 - 像距离（SID）为 100cm。

**5.** 中心线对尺骨和桡骨茎突连线中点，垂直射入探测器中心。

【标准影像显示】

**1.** 影像显示为舟骨长轴展开影像，与其他骨的邻接面显示清晰。

**2.** 影像包括掌骨与尺桡骨远端，舟骨标准正位显示。

**3.** 骨小梁及周围软组织清楚显示（图 2-52）和（图 2-53）。

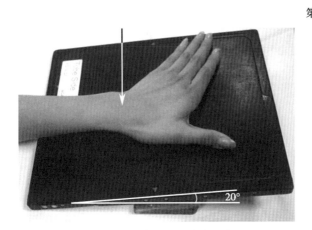 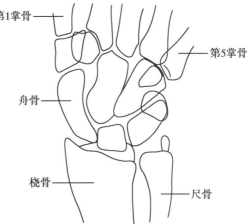

图 2-52 腕关节外展位成像示意图　　　图 2-53 腕关节外展位像结构示意图

#### （八）前臂正位（AP forearm）

【摄影要点】

**1.** 受检者面向摄影台一端就坐，前臂伸直，掌心向上，背面紧贴摄影台面。前臂长轴与探测器长轴平行。

**2.** 照射野和探测器上缘包括肘关节，下缘包括腕关节。

**3.** 源 - 像距离（SID）为 100cm。

**4.** 中心线对准前臂中点，垂直射入探测器。

【标准影像显示】

**1.** 显示尺、桡骨正位影像。

**2.** 腕关节或（和）肘关节呈正位像显示。

**3.** 诸骨纹理及周围软组织清晰可见（图 2-54）和（图 2-55）。

#### （九）前臂侧位（lateral forearm）

【摄影要点】

**1.** 受检者面向摄影台一端就坐，屈肘约成 90° 角。

**2.** 前臂呈侧位，尺侧紧贴摄影床面，肩部下移，尽量接近肘部高度。

**3.** 中心线对准前臂中点，垂直射入探测器。

【标准影像显示】

**1.** 影像显示尺骨、桡骨、腕关节和（或）肘关节侧位影像。

**2.** 布局合理，图像包括腕关节和（或）肘关节，至少应包括一个关节，尺桡骨呈侧位影像。

**3.** 影像清楚显示骨小梁和周围软组织（图 2-56）和（图 2-57）。

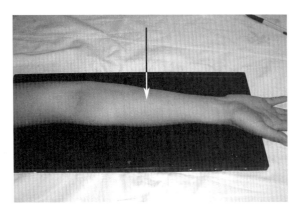

图 2-54　前臂正位成像示意图

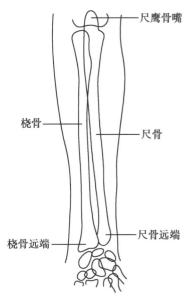

图 2-55　前臂正位像结构示意图

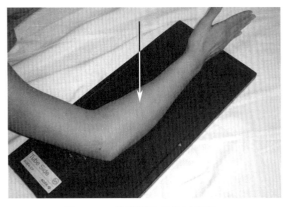

图 2-56　前臂侧位成像示意图

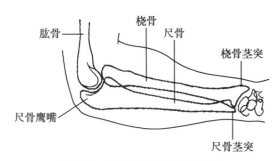

图 2-57　前臂侧位像结构示意图

### （十）肘关节前后位（AP elbow）

【摄影要点】

1. 受检者面向摄影台一端就坐，前臂伸直，掌心向上，尺骨鹰嘴突置于探测器中心。
2. 照射野和探测器上缘包括肱骨下段，下缘尺桡骨上段。
3. 源 - 像距离（SID）为 100cm。
4. 中心线对准肘关节（肘横纹中点）垂直射入探测器中心。

【标准影像显示】

1. 图像包括肱骨远端及尺桡骨近端，其关节间隙显示在图像正中。
2. 肘关节面呈切线位显示，明确锐利。
3. 鹰嘴窝位于肱骨内外髁正中稍偏尺侧。
4. 肘关节诸骨纹理和周围软组织清楚可见（图 2-58）和（图 2-59）。

### （十一）肘关节侧位（lateral elbow）

【摄影要点】

1. 受检者面向摄影台一端侧坐，屈肘成 90°～120° 角，肘关节内侧紧贴摄影台面。
2. 手掌心面对受检者，拇指在上，尺侧朝下，成侧位姿势。肩部下移，尽量接近肘部高度。
3. 照射野和探测器上缘包括肱骨下段，下缘尺桡骨上段。

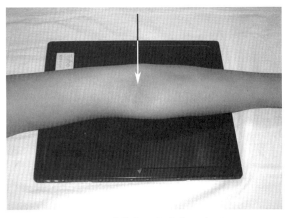

图 2-58　肘关节正位成像示意图

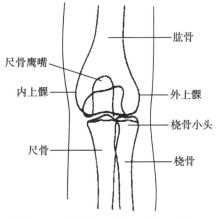

图 2-59　肘关节正位像结构示意图

**4.** 源 - 像距离（SID）为 100cm。

**5.** 中心线对准肘关节间隙，垂直射入探测器中心。

【标准影像显示】

**1.** 肱骨远端与尺桡骨近端呈 90°～120° 角。

**2.** 尺骨与肱骨的关节间隙显示明确，锐利。

**3.** 肱骨外髁重叠，呈圆形投影。

**4.** 肘关节诸骨纹理清晰，周围软组织层次分明（图 2-60）和（图 2-61）。

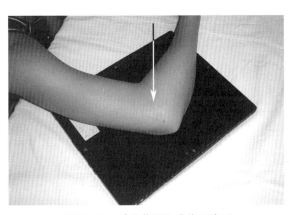

图 2-60　肘关节侧位成像示意图

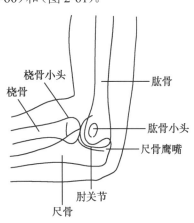

图 2-61　肘关节侧位像结构示意图

### （十二）肱骨前后位（AP supine humerus）

【摄影要点】

**1.** 受检者仰卧于摄影台上，手臂伸直稍外展，掌心朝上。对侧肩部稍垫高，使被检侧上臂尽量贴近暗盒。

**2.** 照射野和探测器上缘包括肩关节，下缘包括肘关节。

**3.** 源 - 像距离（SID）为 100cm。

**4.** 中心线对准肱骨中点，垂直射入探测器中心。

【标准影像显示】

**1.** 显示肱骨正位影像。

**2.** 长轴与图像平行，至少包括一个邻近关节，软组织影像显示良好（图 2-62）和（图 2-63）。

### （十三）肱骨侧位（supine lateral humerus）

【摄影要点】

**1.** 受检者仰卧于摄影台上，对侧肩部稍垫高，使被检侧上臂尽量贴近暗盒。

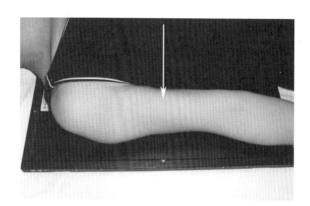
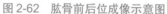

图 2-62 肱骨前后位成像示意图

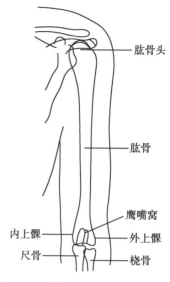

图 2-63 肱骨前后位像结构示意图

**2.** 被检侧上臂与躯干稍分开，肘关节弯曲成 90°角，成侧位姿势置于胸前。肱骨长轴与暗盒长轴平行一致。

**3.** 照射野和探测器上缘包括肩关节，下缘包括肘关节。

**4.** 源 - 像距离（SID）为 100cm。

**5.** 中心线对准肱骨中点，垂直射入探测器中心。

【标准影像显示】

**1.** 显示肱骨侧位影像。

**2.** 长轴与图像平行，至少包括一个邻近关节，软组织影像显示良好（图 2-64）和（图 2-65）。

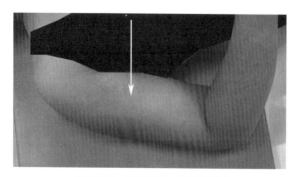

图 2-64 肱骨侧位成像示意图

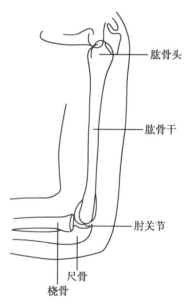

图 2-65 肱骨侧位像结构示意图

## （十四）肩关节前后位（AP supine shoulder）

【摄影要点】

**1.** 受检者仰卧于摄影台上，被检侧肩胛骨喙突置于台面正中线上。

**2.** 被检侧上肢向下伸直，掌心向上。对侧躯干稍垫高，使被检侧肩部紧贴台面。

**3.** 照射野和探测器上缘超出肩部,外缘包括肩部软组织。

**4.** 源 - 像距离(SID)为 100cm。

**5.** 中心线对准喙突垂直射入探测器中心。

【标准影像显示】

**1.** 照片包括肩关节诸骨,其关节位于照片正中或稍偏外显示。

**2.** 肩关节盂前后重合,呈切线位显示,不与肱骨头重叠,关节间隙显示清晰明了。

**3.** 肱骨小结位于肱骨头外 1/3 处显示。

**4.** 肱骨头、肩峰及锁骨纹理显示清晰,周围软组织层次可辨(图 2-66)和(图 2-67)。

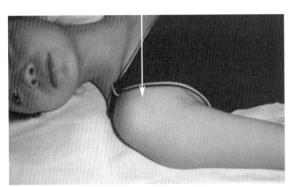
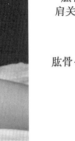

图 2-66 肩关节前后正位成像示意图　　　　图 2-67 肩关节前后正位像结构示意图

### (十五) 肩关节穿胸侧位(erect transthoracic lateral)

【摄影要点】

**1.** 受检者侧立于摄影架前,被检侧上臂外缘紧贴摄影架面板。

**2.** 被检侧上肢及肩部尽量下垂,掌心向前,对侧上肢高举抱头。被检侧肱骨外科颈对准暗盒中心。

**3.** 照射野和探测器上缘超出肩部,下缘包括肱骨上中段。

**4.** 源 - 像距离(SID)为 100cm。

**5.** 中心线水平方向通过对侧腋下,经被检侧上臂的上 1/3 处,垂直射入探测器中心。

【标准影像显示】

**1.** 为肱骨近端侧位像,投影于胸骨与胸椎之间,有肺纹理与肋骨影像与其相重叠。

**2.** 图像包括肩部和肱骨中上端,显示被检侧肩关节骨质、关节面及周围软组织,肱骨长轴平行于检测器长轴。

**3.** 显示患侧肱骨上端和肩关节的轴位影像,骨小梁、周围软组织清晰显示(图 2-68)。

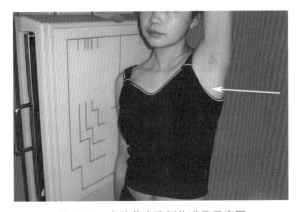

图 2-68 肩关节穿胸侧位成像示意图

## （十六）足前后正位（AP foot）

【摄影要点】

1. 受检者仰卧或坐于摄影台上，被检侧膝关节弯曲，足底部紧贴摄影台面。

2. 第三跖骨基底部放于探测器中心，探测器与足部长轴一致。

3. 照射野和探测器上缘包括足趾，下缘包括足跟。

4. 源-像距离（SID）为 100cm。

5. 中心线通过第三跖骨基底部，垂直（或向足跟侧倾斜 15° 角），垂直射入探测器中心。

【标准影像显示】

1. 图像包括跗、趾及距骨，第 3 跖骨基底部位于图像正中。

2. 跗骨到趾骨远端密度适当，骨纹理清晰可见。

3. 舟距关节与骰跟间隙清晰可见（图 2-69）和（图 2-70）。

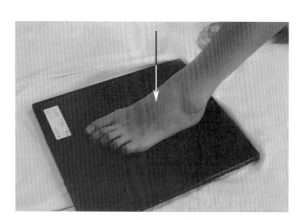

图 2-69　足前后正位成像示意图

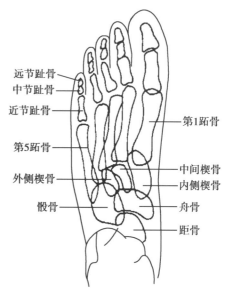

图 2-70　足前后正位像结构示意图

## （十七）足内斜位（oblique foot）

【摄影要点】

1. 受检者仰卧或坐于摄影台上，被检侧膝部弯曲，足底部紧贴摄影台面。

2. 第三跖骨基底部放于探测器中心，将躯干和被检侧下肢向内倾斜，使足底与摄影台面成 30°～50° 角。

3. 照射野和探测器前缘包括足趾，后缘包括足跟。

4. 源-像距离（SID）为 100cm。

5. 中心线通过第三跖骨基底部，垂直射入探测器中心。

【标准影像显示】

1. 全足诸骨呈斜位，第 3、4 跖骨基底部位于图像正中。

2. 第 1、2 跖骨部分重叠，其余均单独显示。

3. 距跟关节、楔舟关节及第 3、4 跗跖关节间隙显示明确。

4. 全足诸骨密度基本均匀，骨纹理清晰（图 2-71）和（图 2-72）。

## （十八）跟骨侧位（lateral calcaneus）

【摄影要点】

1. 受检者侧卧于摄影台上，被检侧下肢外侧缘紧贴摄影台面，膝部弯曲。

**2.** 被检侧足部外侧紧贴摄影台面，足底平面垂直摄影台面。跟骨置于探测器中心。

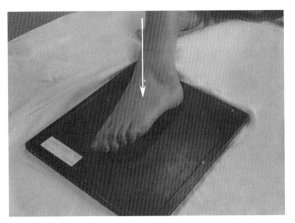

图 2-71 足内斜位成像示意图

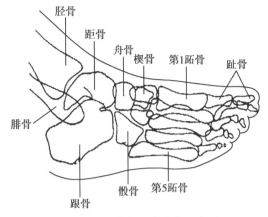

图 2-72 足内斜位像结构示意图

**3.** 照射野和探测器包括整个跟骨。

**4.** 源 - 像距离（SID）为 100cm。

**5.** 中心线对准跟距关节，垂直射入探测器中心。

【标准影像显示】

**1.** 照片包括踝关节及部分距骨，跟骨位于照片正中，呈侧位显示。

**2.** 距骨下关节面呈切线位显示，其关节间隙清晰可见。

**3.** 跟骨纹理显示清晰（图 2-73）和（图 2-74）。

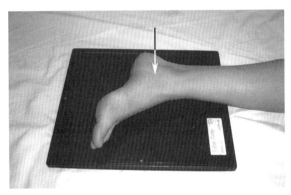

图 2-73 跟骨侧位成像示意图

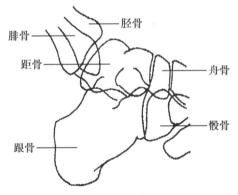

图 2-74 跟骨侧位像结构示意图

## （十九）跟骨轴位（plantodorsal）

【摄影要点】

**1.** 受检者仰卧或坐于摄影台上，被检侧下肢伸直。

**2.** 小腿长轴与摄影台面长轴一致，踝部极度背屈，踝关节置于探测器中心。

**3.** 照射野和探测器包括整个跟骨。

**4.** 源 - 像距离（SID）为 100cm。

**5.** 中心线向头侧倾斜 35°～45° 角，通过第三跖骨基底部对准跟距关节射入探测器中心。

【标准影像显示】

**1.** 跟骨轴位影像，跟骨体和跟骨各突出均显示清晰。

**2.** 全跟骨显示于图像正中，显示被检侧跟骨的骨质、关节面及周围软组织。

**3.** 骨小梁、周围软组织显示清晰（图 2-75）和（图 2-76）。

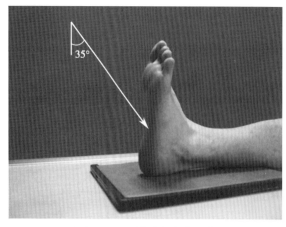

图 2-75 跟骨轴位成像示意图

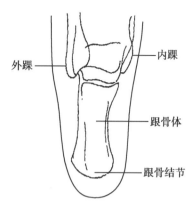

图 2-76 跟骨轴位像结构示意图

## （二十）踝关节前后位（AP ankle）

【摄影要点】

1. 受检者仰卧或坐于摄影台上，被检侧下肢伸直，将踝关节置于探测器中心。

2. 小腿长轴与暗盒中线平行，足稍内旋，足尖下倾。

3. 照射野和探测器上缘包括整个踝关节。

4. 源 - 像距离（SID）为 100cm。

5. 中心线通过内、外踝连线中点上方 1cm 处，垂直射入探测器中心。

【标准影像显示】

1. 踝关节位于影像下 1/3 中央，关节面呈切线位，其间隙清晰可见。

2. 胫腓联合间隙不超过 0.5cm。

3. 踝关节诸骨纹理清晰锐利，周围软组织层次可见（图 2-77）和（图 2-78）。

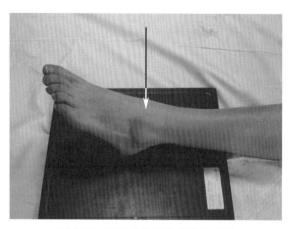

图 2-77 踝关节前后位成像示意图

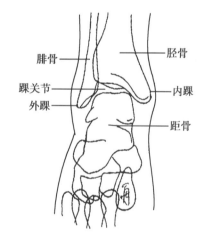

图 2-78 踝关节前后位像结构示意图

## （二十一）踝关节侧位（mediolateral ankle）

【摄影要点】

1. 受检者侧卧于摄影台上，被检侧靠近台面。

2. 被检侧膝关节稍屈曲，外踝紧贴摄影台面，足跟摆平，使踝关节成侧位。

3. 小腿长轴与暗盒长轴平行，将内踝上方 1cm 处置于探测器中心。

4. 照射野和探测器上缘包括整个踝关节。

5. 源 - 像距离（SID）为 100cm。

**6.** 中心线对准内踝上方 1cm 处，垂直射入探测器中心。

【标准影像显示】

**1.** 距骨滑车面内外缘重合良好。

**2.** 腓骨小头重叠于胫骨正中偏后，踝关节位于影像下 1/3 正中显示。

**3.** 踝关节诸骨纹理清晰锐利，周围软组织层次可见（图 2-79）和（图 2-80）。

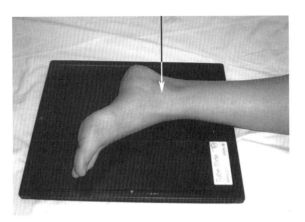

图 2-79　踝关节外侧位成像示意图

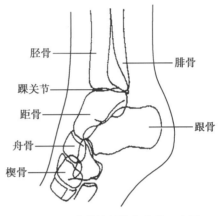

图 2-80　踝关节外侧位像结构示意图

### （二十二）胫腓骨前后位（AP leg 或 tibia and fibula）

【摄影要点】

**1.** 受检者仰卧或坐于摄影台上，被检侧下肢伸直，足稍内旋。小腿长轴与探测器长轴一致。

**2.** 照射野和探测器上缘包括膝关节，下缘包括踝关节。

**3.** 源 - 像距离（SID）为 100cm。

**4.** 中心线对准小腿中点，垂直射入探测器中心。

【标准影像显示】

**1.** 显示小腿正位影像，胫骨在内，腓骨在外，平行排列，上下胫腓关节皆有重叠，软组织阴影层次清晰。

**2.** 胫腓骨完整显示于图像正中，与探测器板长轴平行排列，并包括邻近一个关节。

**3.** 周围软组织和骨小梁清晰显示（图 2-81）和（图 2-82）。

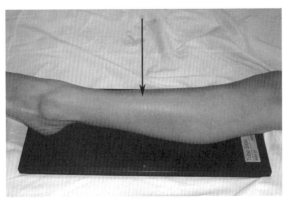

图 2-81　胫腓骨前后位成像示意图

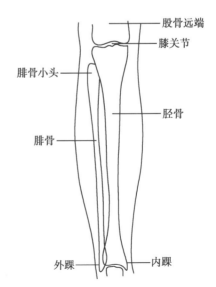

图 2-82　胫腓骨前后位像结构示意图

## （二十三）胫腓骨侧位（lateral leg 或 tibia and fibula）

【摄影要点】

**1.** 受检者侧卧于摄影台上，被检侧靠近台面。

**2.** 被检侧下肢膝关节稍屈，小腿外缘紧贴摄影台面。小腿长轴与探测器长轴一致。

**3.** 照射野和探测器上缘包括膝关节，下缘包括踝关节。

**4.** 源 - 像距离（SID）为 100cm。

**5.** 中心线对准小腿中点，垂直射入探测器中心。

【标准影像显示】

**1.** 显示小腿侧位影像，胫骨在前，腓骨在后，平行排列，上胫腓关节重叠较少，可以看到关节面。下胫腓关节重叠较多，关节面隐蔽。膝关节、踝关节呈侧面影像，软组织层次丰富。

**2.** 胫腓骨完整显示于图像正中，与探测器板长轴平行排列，并包括邻近一个关节。

**3.** 周围软组织和骨小梁清晰显示（图 2-83）和（图 2-84）。

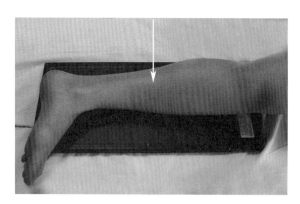

图 2-83　胫腓骨侧位成像示意图

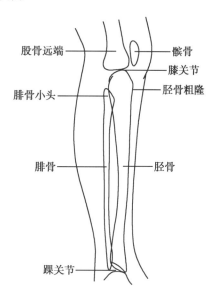

股骨远端　　髌骨　　膝关节　　腓骨小头　　胫骨粗隆　　腓骨　　胫骨　　踝关节

图 2-84　胫腓骨侧位成像示意图

## （二十四）膝关节前后位（AP knee）

【摄影要点】

**1.** 受检者仰卧或坐于摄影台上，下肢伸直，髌骨下缘对探测器中心。

**2.** 小腿长轴与探测器长轴一致。

**3.** 照射野和探测器上缘包括股骨下端，下缘包括胫腓骨上端。

**4.** 源 - 像距离（SID）为 100cm。

**5.** 中心线对准髌骨下缘，垂直射入探测器中心。

【标准影像显示】

**1.** 图像包括股骨两髁，胫骨两髁及腓骨小头，其关节面位于图像正中。

**2.** 腓骨小头与胫骨仅有少量重叠。

**3.** 膝关节诸骨纹理清晰可见、周围软组织层次可见。

**4.** 膝关节完整显示于图像正中，与图像长轴平行排列（图 2-85）和（图 2-86）。

## （二十五）膝关节侧位（lateral knee）

【摄影要点】

**1.** 受检者侧卧于摄影台上，被检侧膝部外侧靠近台面。被检侧膝关节屈曲成 120°～135°角。

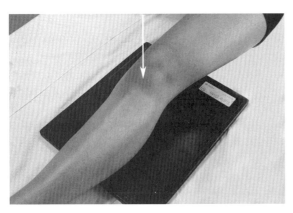

图 2-85　膝关节前后正位成像示意图

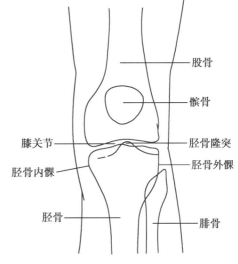

图 2-86　膝关节前后正位像结构示意图

**2.** 髌骨下缘置于探测器中心，髌骨面与暗盒垂直。

**3.** 照射野和探测器上缘包括股骨下端，下缘包括胫腓骨上端。

**4.** 源 - 像距离（SID）为 100cm。

**5.** 中心线对准胫骨上端，垂直射入探测器中心。

【标准影像显示】

**1.** 膝关节间隙位于照片正中，股骨内外髁重叠良好。

**2.** 髌骨呈侧位显示，其与骰骨间隙分离明确，关节面边界锐利，无双边。

**3.** 股骨与胫骨平台重叠极小。

**4.** 膝关节诸骨纹理清晰可见，周围软组织可以辨认（图 2-87）和（图 2-88）。

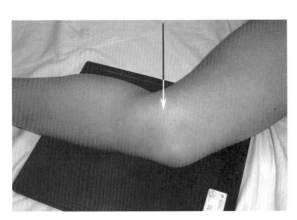

图 2-87　膝关节外侧位成像示意图

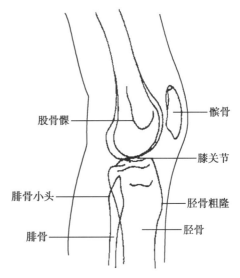

图 2-88　膝关节外侧位像结构示意图

## （二十六）股骨前后正位（AP femur）

【摄影要点】

**1.** 受检者仰卧于摄影台上，下肢伸直足稍内旋，使两足趾内旋接触。

**2.** 股骨长轴与探测器中线一致。

**3.** 照射野和探测器上缘包括髋关节,下缘包括膝关节。

**4.** 源 - 像距离(SID)为100cm。

**5.** 中心线对准股骨中点,垂直射入探测器中心。

【标准影像显示】

**1.** 股骨呈正位显示于图像中央。股骨头、颈体、髁部骨质、髋及膝关节、股部软组织形态层次均显示清晰。

**2.** 股骨完整显示,并包括邻近一个关节。

**3.** 清晰显示股骨骨质、骨小梁和周围软组织(图2-89)和(图2-90)。

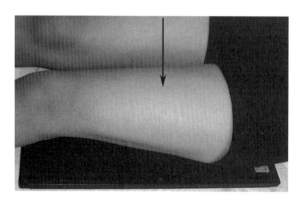

图2-89 股骨前后正位成像示意图

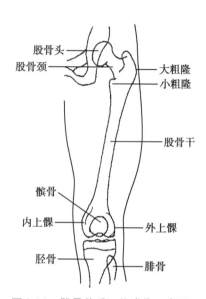

图2-90 股骨前后正位成像示意图

### (二十七)股骨侧位(lateral femur)

【摄影要点】

**1.** 受检者侧卧于摄影台上,被检侧贴近台面。

**2.** 被检侧下肢伸直,膝关节稍弯曲,暗盒置于股骨外侧缘的下方,股骨长轴与暗盒长轴一致。

**3.** 照射野和探测器上缘包括髋关节,下缘包括膝关节。

**4.** 源 - 像距离(SID)为100cm。

**5.** 中心线对准股骨中点,垂直射入探测器中心。

【标准影像显示】

**1.** 影像显示股骨头、颈体、髁部、髌骨和膝关节骨质侧位像,髋关节为侧位稍斜,膝部的内、外髁难以全部重叠。软组织阴影层次清晰。

**2.** 股骨完整显示于图像正中,并包括邻近一个关节。

**3.** 清晰显示股骨骨质、关节面、周围软组织影像和骨小梁(图2-91)和(图2-92)。

### (二十八)髋关节前后位(AP hip)

【摄影要点】

**1.** 受检者仰卧于摄影台上,被检侧髋关节置于台面中线。

**2.** 下肢伸直,双足跟分开,两侧足趾内旋接触。股骨头放于探测器中心,股骨长轴与探测器长轴平行。

**3.** 照射野和探测器上缘包括髂骨,下缘包括股骨上端。

**4.** 源 - 像距离(SID)为100cm。

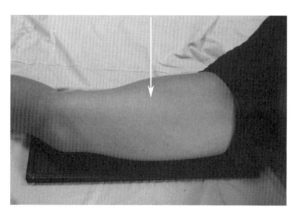

图 2-91　股骨侧位成像示意图

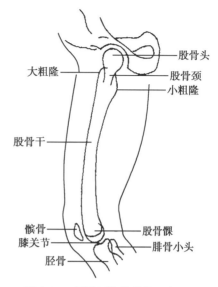

图 2-92　股骨侧位像结构示意图

**5.** 中心线对准股骨头（髂前上棘与耻骨联合上缘连线的中点垂线下方 2.5cm 处），垂直射入探测器中心。

【标准影像显示】

**1.** 照片包括髋关节、股骨近端 1/3，同侧耻坐骨及部分髂骨翼。

**2.** 股骨头大体位于照片正中，或位于照片上 1/3 正中，大粗隆内缘与股骨颈重叠 1/2，股骨颈显示充分。

**3.** 股骨颈及闭孔无投影变形，沈通氏线光滑锐利，曲度正常。

**4.** 髋关节诸骨纹理清晰锐利，坐骨棘明显显示，周围软组织也可辨认（图 2-93）和（图 2-94）。

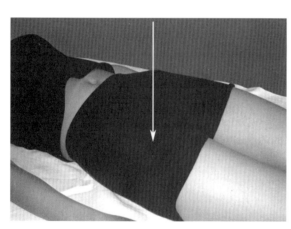

图 2-93　髋关节正位成像示意图

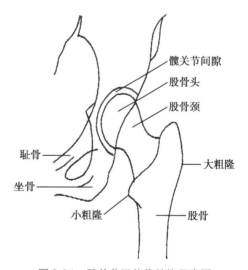

图 2-94　髋关节正位像结构示意图

## 四、胸部 X 线摄影

### （一）胸部后前位（PA chest）

【摄影要点】

**1.** 受检者面向摄影架站立，两足分开，使身体站稳，头稍后仰，前胸紧靠探测器。

**2.** 两手背放于髋部，双肘弯曲，尽量向前。两肩内转并放平，人体正中矢状面对探测器中线。

**3.** 照射野和探测器包括整个胸部。

**4.** 源 - 像距离（SID）为 180cm（观察心脏时，为 200cm）。

**5.** 中心线水平方向通过第 6 胸椎射入探测器中心。

**6.** 深吸气后屏气曝光。

【标准影像显示】

**1.** 肺门阴影结构可辨。

**2.** 锁骨、乳房、左心影内可分辨出肺纹理。

**3.** 肺尖充分显示。

**4.** 肩胛骨投影于肺野之外。

**5.** 两侧胸锁关节对称。

**6.** 膈肌包括完全，且边缘锐利。

**7.** 心脏、纵隔边缘清晰锐利（图 2-95）和（图 2-96）。

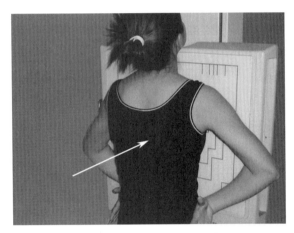

图 2-95　胸部后前位成像示意图

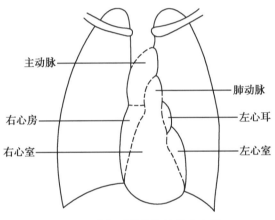

图 2-96　胸部后前位像结构示意图

主动脉　肺动脉　右心房　左心耳　右心室　左心室

### （二）胸部侧位（lateral chest）

【摄影要点】

**1.** 受检者侧立摄影架前，两足分开，身体站稳，双上肢上举，环抱头部，收腹，挺胸抬头。

**2.** 被检侧胸部紧靠探测器，胸部腋中线对准探测器中线。

**3.** 照射野和探测器包括整个胸部。

**4.** 源 - 像距离（SID）为 180cm（观察心脏时，为 200cm）。

**5.** 中心线水平方向，经腋中线第 6 胸椎平面射入探测器中心。

**6.** 深吸气后屏气曝光。

【标准影像显示】

**1.** 照片中无组织遮盖部分呈漆黑。

**2.** 第 4 胸椎以下椎体清晰可见，并呈侧位投影。

**3.** 从颈部到气管分叉部，能连续追踪到气管影像。

**4.** 心脏、主动脉弓移行部、降主动脉影像明了。

**5.** 胸骨两侧缘重叠良好（图 2-97）和（图 2-98）。

### （三）胸部右前斜位（right anterior oblique，RAO）

【摄影要点】

**1.** 受检者直立于摄影架前，两足分开，使身体站稳，右肘弯曲内旋，右手背放于髋部，左手上举抱头。

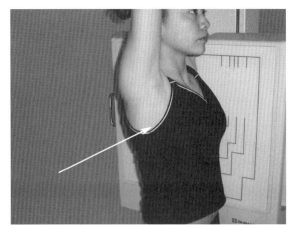

图 2-97 胸部侧位成像示意图

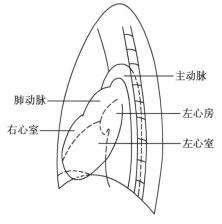

图 2-98 胸部侧位像结构示意图

**2.** 胸壁右前方靠近探测器,使人体冠状面与暗盒约成45°～55°角。

**3.** 照射野和探测器包括整个胸部。

**4.** 源 - 像距离(SID)为180cm(观察心脏时,为200cm)。

**5.** 中心线水平方向,对准左侧腋后线经第七胸椎平面射入探测器中心。

**6.** 服钡剂后,深吸气后屏气曝光。

【标准影像显示】

**1.** 胸部呈斜位投影,心脏大血管投影于胸部左侧,不与胸椎重叠,胸椎投影于胸部右后1/3处。

**2.** 心脏、升主动脉弓影像清晰可见,胸部周边肺纹理能追踪到。

**3.** 肺尖显示清楚,食管的胸段钡剂充盈良好(图 2-99)和(图 2-100)。

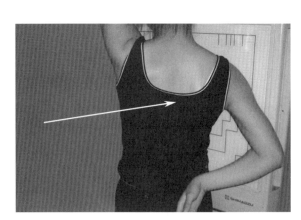

图 2-99 胸部右前斜位成像示意图

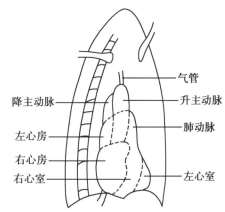

图 2-100 胸部右前斜位像结构示意图

### (四)胸部左前斜位(left anterior oblique,LAO)

【摄影要点】

**1.** 受检者直立于摄影架前,左肘弯曲内旋,左手背置于髋部,右手高举抱头。

**2.** 胸壁左前方靠近探测器,人体冠状面与探测器约成65°～75°角。

**3.** 照射野和探测器包括整个胸部。

**4.** 源 - 像距离(SID)为180cm(观察心脏时,为200cm)。

**5.** 中心线水平方向,经右侧腋后线第七胸椎平面射入探测器中心。

**6.** 服钡剂后,深吸气后屏气曝光。

【标准影像显示】

**1.** 胸部呈斜位投影,心脏大血管于胸椎右侧显示,胸椎投影于胸部左后方 1/3 偏前处。

**2.** 下腔静脉基本位于心影底部中央显示。

**3.** 胸主动脉全部展现,边缘清晰。

**4.** 胸部周边肺纹理追踪到,肺尖显示清楚(图 2-101)和(图 2-102)。

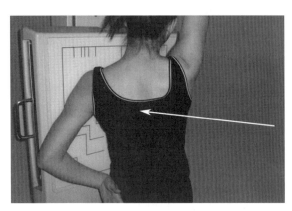

图 2-101　胸部左前斜位成像示意图

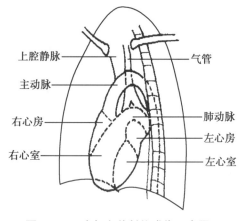

图 2-102　胸部左前斜位成像示意图

### (五)膈上肋骨前后位(AP-above diaphragm ribs)

【摄影要点】

**1.** 受检者站立于摄影架前,背部紧贴摄影架面板,下颌稍仰,两足分开,使身体站稳。

**2.** 双肘屈曲,手背放于臀部,肘部尽量向前,身体正中矢状面垂直摄影架面板并对准探测器中线。

**3.** 照射野和探测器包括整个胸部。

**4.** 源 - 像距离(SID)为 100cm。

**5.** 中心线水平方向,通过第七胸椎平面射入探测器中心。

**6.** 深吸气后屏气曝光。

【标准影像显示】

**1.** 第 1～6 前肋与第 1～9 后肋投影于照片中,且包括两侧肋膈角。

**2.** 纵隔后肋骨边缘也应清晰显示。

**3.** 以上肋骨骨纹理显示清晰(图 2-103)和(图 2-104)。

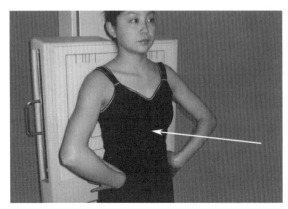

图 2-103　膈上肋骨前后位成像示意图

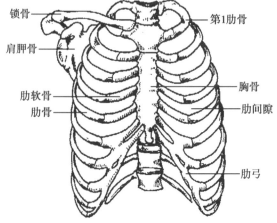

图 2-104　膈上肋骨前后位像结构示意图

**（六）膈下肋骨前后位（AP-below diaphragm ribs）**

【摄影要点】

1. 受检者仰卧于摄影台上，身体正中矢状面垂直台面。并对探测器中线。双上肢置于身体两侧，稍外展。

2. 照射野和探测器上缘包括第 5 胸椎，下缘包括第 3 腰椎，两侧包括腹侧壁外缘。

3. 源 - 像距离（SID）为 100cm。

4. 中心线通过脐孔上，向头侧倾斜 10°～15° 角垂直射入探测器中心。

5. 深呼气后屏气曝光。

【标准影像显示】

1. 第 8～12 肋骨在膈下显示，并投影于腹腔内。

2. 以上肋骨骨纹理清晰可见（图 2-105）和（图 2-106）。

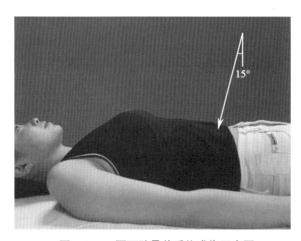

图 2-105　膈下肋骨前后位成像示意图

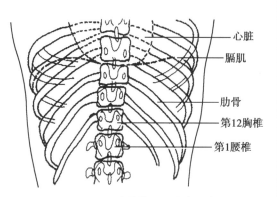

图 2-106　膈下肋骨前后位成像示意图

# 五、腹部 X 线摄影

**（一）腹部仰卧前后位（AP abdomen）**

【摄影要点】

1. 受检者仰卧于摄影台上，下肢伸直，人体正中矢状面垂直台面并与台面中线重合，两臂置于身旁或上举。

2. 照射野和探测器上缘包括横膈，下缘包括耻骨联合上缘。

3. 源 - 像距离（SID）为 100cm。

4. 中心线通过对准剑突与耻骨联合上缘连线中点垂直射入探测器中心。

5. 深呼气后屏气曝光。

【标准影像显示】

1. 腹部全部包括在照片内。腰椎序列投影于照片正中并对称显示。

2. 两侧膈肌、腹壁软组织及骨盆腔均对称性的显示在照片内，椎体棘突位于照片正中。

3. 膈肌边缘锐利，胃内液平面及可能出现的肠内液平面，均应辨认明确。

4. 肾、腰大肌、腹膜外脂肪线及骨盆影像显示清楚（图 2-107）。

**（二）腹部立位前后位（erect AP abdomen）**

【摄影要点】

1. 受检者站立于背部紧贴摄影架探测器面板，双上肢自然下垂稍外展。

2. 人体正中矢状面与摄影架探测器垂直，并与探测器中线重合。

**3.** 照射野和探测器上缘包括横膈，下缘包括耻骨联合上缘。

**4.** 源 - 像距离（SID）为 100cm。

**5.** 中心线水平方向，经剑突与耻骨联合连线中点射入探测器中心。

**6.** 深呼气后屏气曝光。

【标准影像显示】

**1.** 两侧膈肌、腹壁软组织及骨盆腔均对称性地显示在照片内，椎体棘突位于照片正中。

**2.** 膈肌边缘锐利，胃内液平面及可能出现的肠内液平面，均应辨认明确。

**3.** 肾、腰大肌、腹膜外脂肪线及骨盆影像显示清楚（图 2-108）。

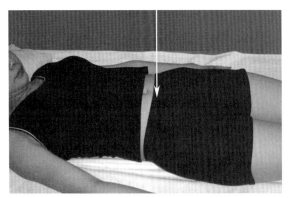

图 2-107　腹部仰卧前后位成像示意图

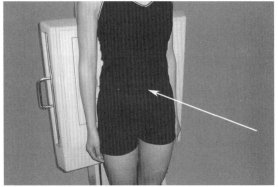

图 2-108　前后立位腹部平片成像示意图

# 第四节　乳腺 X 线检查技术

随着女性乳腺癌发病率不断增高，X 线钼靶摄影检查已成为乳腺癌筛查的主要手段之一。20 世纪 80 年代后期，以 FPD 为基础的数字乳腺摄影技术不断发展，又研发出体层融合（tomosynthesis）成像、双能量减影等新技术，为乳腺疾病的诊断提供更多有价值的手段。

## 一、乳腺常规体位检查技术

乳腺摄影时被检者通常取立位和坐位。在乳腺摄影体位的选择中，内外斜位（mediolateral oblique，MLO）和头尾位（crancial caudal，CC）是所有乳腺摄影常规采用的体位。

### （一）内外斜位（MLO）

【体位与操作】

内外斜位显示的乳腺组织比较全面。患者的常规体位为立位，如不能站立，也可采取坐位。内外斜位的操作步骤如下：

**1.** 嘱患者面对摄影设备站立，两足自然分开，探测器托盘平面与水平面成 30°～60°，使探测器与胸大肌平行。X 线束方向从乳腺的上内侧面倒下外侧面。

**2.** 为了确定胸大肌的角度，技师将手指放置在肌肉后方的腋窝处，患者肩部松弛，技师将胸大肌轻轻向前推移，使可移动的外侧缘更加明显。高瘦患者所需较低为 50°～60°，矮胖患者以 30°～40° 为宜，一般身高体重的患者所需角度为 40°～50°。探测器与胸大肌的角度不平行将导致乳腺成像组织减少。双侧乳腺的体位角度通常相同。

**3.** 运用可移动组织向固定组织运动原理，提升乳腺，然后向前、向内移动乳腺组织和胸大肌。

**4.** 患者成像乳腺侧的手放在手柄上，移动患者肩部，使其尽可能靠近滤线栅的中心。

**5.** 探测器托盘的拐角放在胸大肌后面腋窝凹陷的上方，即滤线器拐角处定位在腋窝的后缘，但要在背部肌肉的前方。

**6.** 患者的手臂悬在探测器托盘的后面，肘弯曲以松弛胸大肌。向探测器托盘方向旋转患者，使托盘边缘替代技师的手向前承托乳腺组织和胸大肌。

**7.** 向上向外牵拉乳腺，离开胸壁以避免组织影像相互重叠。

**8.** 然后开始压迫，压迫板经过胸骨后，连续旋转患者使她的双臂和双足对着乳腺摄影设备。压迫器的上角应稍低于锁骨。当将手移开成像区域时，应该用手继续承托乳腺，直至有足够压力能保持乳腺位置为止。

**9.** 向下牵拉腹部组织以打开乳腺下皮肤褶皱。整个乳腺从乳腺下褶皱到腋窝，都应位于探测器托盘的中心。

**10.** 非检侧乳腺对检查有影响时，让患者用手向外推压，然后嘱患者保持身体不动，平静呼吸中屏气曝光。

【中心线】 经乳腺内侧垂直入射 X 线探测器中心。

【参考曝光条件】 一般采用自动曝光控制。依乳腺各发育期的特点而定。①青春期乳腺组织间对比度低，一般用 35～40kV，80～90mAs；②发育期（包括妊娠期）乳腺变化较大，一般用 35kV，120～150mAs；③哺乳期乳腺发育完全，有乳汁积存，密度增高，摄影时尽量将乳汁排空，选用较大曝光条件；④有哺乳史，乳腺处于静止稳定状态，一般用 28～32kV，40～50mAs；⑤老年妇女一般适用 25～30kV，30～40mAs。

【标准影像显示】 ①乳腺整体显示在照片内，胸大肌显示充分，其下缘能显示到后乳头线或以下；②清晰显示腺体组织和病灶；③清晰显示乳房皮肤和乳房皮下脂肪组织；④清楚显示腺体后部的脂肪组织；⑤乳腺无下垂，乳头呈切线位显示；⑥无皮肤皱褶和无伪影（图 2-109）和（图 2-110）。

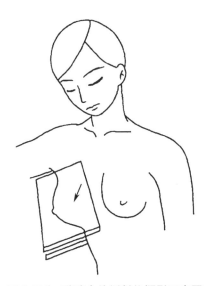

图 2-109 乳腺内外侧斜位摄影示意图

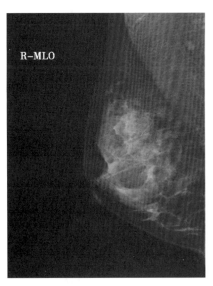

图 2-110 乳腺内外侧斜位标准影像

## （二）头尾位（CC）

【体位与操作】

头尾位作为常规摄影体位，应确保在 MLO 体位中可能漏掉的组织在 CC 位中显示出来。如果 MLO 体位有组织漏掉的话，最有可能是在内侧组织。因此，在 CC 摄影体位上要求显示所有内侧组织，同时应该尽可能多的包含外侧组织。CC 位的操作步骤如下：

**1.** 技师站在患者所检查乳腺的内侧，以便自如的控制被检者体位。

**2.** 按乳房的自然运动性高度，提高乳腺下褶皱升高探测器托盘与提升的乳腺下褶皱缘接触。一只手放在乳房下，另一只手放在乳房上，轻轻将乳腺组织牵拉远离胸壁，并将乳头置于探测器托盘中心。

3．用一只手将乳房固定在此位置上，提升对侧乳房，转动患者，直至滤线器的胸壁缘紧靠在胸骨上，将对侧乳房放在探测器托盘的拐角上，而不是探测器托盘后面。患者头部向前放在球管一侧，这样患者身体可以向前倾，使乳房组织摆在影像接收器上。

4．为了提高后外侧组织的可显示性，用乳房上方的手经过探测器托盘胸壁缘，将乳房后外侧缘提升到探测器托盘上，这应该在患者无旋转的情况下完成。

5．是患者未成像侧的手臂向前抓住手柄，技师手臂放在患者背后，这样有助于协助患者保持肩部松弛。同时用手轻推患者后背，以防止患者从乳腺摄影设备中脱离出来。用手牵拉锁骨上皮肤，以缓解在最后压迫过程中患者皮肤的牵拉感。

6．在进行压迫时，固定乳房的手向乳头方向移动，同时向前平展外侧组织以消除褶皱；患者成像一侧的手臂下垂，肱骨外旋。此种上臂摆位可以去除皮肤褶皱。如果皮肤褶皱依然存在，则用一根手指在压迫装置外侧缘滑动，以展平外侧的皮肤褶皱。

7．嘱患者保持身体不动，平静呼吸中屏气曝光。

【中心线】　自上而下，经乳腺上方垂直入射X线探测器中心。

【参考曝光条件】　同内外侧斜位。

【标准影像显示】　①乳腺整体显示在照片内，能显示胸大肌边缘；②清晰显示腺体组织和病灶；③清晰显示乳房皮肤和乳房皮下脂肪组织；④清楚显示腺体后部的脂肪组织；⑤乳头呈切线位显示，不可与乳腺组织重叠；⑥无皮肤皱褶，无伪影（图2-111）和（图2-112）。

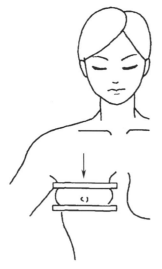

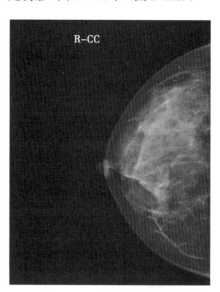

图2-111　乳腺头尾位摄影示意图　　　　图2-112　乳腺头尾位标准影像

【标准影像显示】　①乳腺整体显示在照片内，能显示胸大肌边缘；②清晰显示腺体组织和病灶；③清晰显示乳房皮肤和乳房皮下脂肪组织；④清楚显示腺体后部的脂肪组织；⑤乳头呈切线位显示，不可与乳腺组织重叠；⑥无皮肤皱褶和无伪影。

## 二、乳腺附加摄影体位

对于MLO位及CC位显示不良或未包全的乳腺实质，可以根据病灶的位置选择以下补充体位。

### （一）乳腺侧位摄影（包括外内侧位和内外侧位）

1．**内外侧位**（ML）　受检者立于X线机前，受检侧手臂外展90°跨越托盘置于其后方，肘屈曲，手握手柄，使胸大肌放松；将托盘上角放在腋窝背阔肌的前方；运用可移动组织向固定组织推动原则,牵拉乳腺组织及胸肌向前向内;轻轻牵拉乳腺,使其离开胸壁,同时提起乳房使其向外、向上;开始向托盘方向旋转受检者并开始压迫;当压迫板已经过胸骨后,继续使受检者旋转,直至乳房呈真正的侧位且位于托盘的中央;继续加压,直至乳腺组织绷紧;最后,轻轻向下牵拉腹部组织,使乳房下皱褶展平。中心线 X 线束自内侧向外侧水平射入 X 线探测器中心。

**2. 外内侧位(LM)** 球管架旋转 90°,影像接收器的顶部处于胸骨上切迹水平,受检者胸骨紧贴托盘边缘,颈部前伸,下颌放在托盘顶部,肘部屈曲以松弛胸肌;牵拉可移动的外、下方组织向上并拉向中线;令受检者开始向托盘方向旋转;下降压迫板经过背阔肌;继续旋转受检者,直至乳房处于真正的侧位和托盘的中心;抬高受检侧手臂,使超过托盘;轻轻牵拉腹部组织,使乳房下方皱褶展平。

**3. 影像显示要求** ①乳头的轮廓可见,乳头无下垂,并处于切线位;②实质后的组织清晰显示;③实质侧面组织影像清晰显示;④包含胸壁组织,乳腺下部无折叠;⑤无皮肤皱褶;⑥影像层次分明,病灶显示清晰,能显示 0.1mm 细小钙化。

**4. 注意事项** 如以诊断为目的,则病灶侧靠近摄影平台,可获得最小的物 - 片距,从而减小几何模糊;如以穿刺为目的,则非病灶侧靠近有孔穿刺板,以方便穿刺操作(图 2-113)和(图 2-114)。

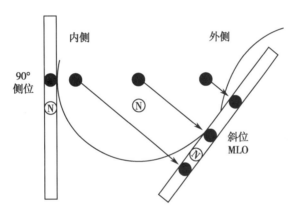

图 2-113 乳房外侧病变在 MLO 上相对于乳头的距离较 90° 侧位上病变位置高;
乳房内侧病变在 MLO 上相对于乳头的距离较 90° 侧位上病变位置低。

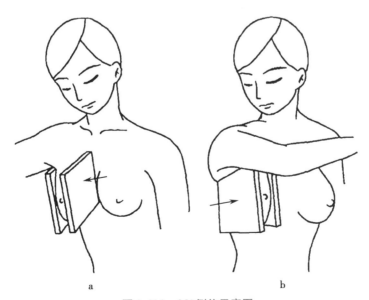

图 2-114 90° 侧位示意图
a. 内外侧位 ML;b. 外内侧位 LM

**（二）乳沟位摄影**

**1. 摄影要点** ①摄影体位：受检者面对乳腺 X 线摄影机，头转向一侧。双侧乳腺放置在摄影平台上，向前拉伸双侧乳腺的所有内侧组织，以便于乳沟成像。②摄影范围：双侧乳腺所有内侧及后侧组织。③摄影中心线：X 线从头端射向尾端，中心为双乳腺内侧乳沟区。④摄影条件：25～35kVp，手动或自动曝光控制或自动参数选择（包括阳极靶面和滤过材料选择）。

**2. 影像显示要求** ①所摄两侧乳腺组织对称；②尽可能显示胸骨前软组织；③两侧乳腺组织显示均匀（压力均匀）；④乳腺后内深部显示良好；⑤无皮肤皱褶；⑥影像层次分明，病灶显示清晰，能显示 0.1mm 细小钙化。

**3. 注意事项** 如果探测器位于乳沟开放位置的下面，必须使用手动曝光技术。如能将被检测乳腺放置在探测器上方，乳沟轻微偏离中心，则可以使用自动曝光技术。

**4. 乳腺扩展头尾位** 当常规头尾位不能完全将乳腺内份或外份投射入图像时采用，或者应用于有假体者，推移假体往后，分段显示假体前方的乳腺组织。

**5. 乳腺尾头位** 当怀疑乳腺上份病变，为避免常规头尾位压迫板移动距离过长致乳腺上份病灶滑脱、漏摄时采用。

**6. 乳腺腋尾位** 乳腺实质组织可延伸至腋前下区域，该处还可有副乳或腋前组淋巴结，为更好地显示腋前下区域情况，可使用专门的小压迫板拍摄腋尾位，机架角度与内外斜位相同。

**7. 切线位** 部分乳腺皮肤或皮下组织的钙化、肿块等病变可投影于乳腺内，造成误诊，可采用切线位鉴别。

**8. 假体植入后的乳腺摄影** 假体植入隆乳术后的乳腺摄影除常规头尾位和内外斜位摄影外，使用 Eklund's 方法摄影，目的是避免假体与乳腺组织重叠遮掩病灶。方法是将假体尽量向胸壁方向挤推，同时向外牵拉乳腺，使乳腺实质组织尽量充分显示于曝光野内，有利于显示其中的病灶。

**9. 乳腺点压放大摄影** 为评价常规乳腺摄影中显示出的一些局灶性微小改变，可进一步作特殊摄影检查，包括点压摄影、放大摄影或两者结合的点压放大摄影。

（1）摄影要点：①摄影体位：按照所选已摄乳腺影像位的体位要求放置。②摄影范围：包括按标准体位乳腺影像确定的病变位置和范围。③摄影中心线：测量从乳头至病变的垂直距离，在上下或内外方向上测量乳头至病变距离及从病变到皮肤表面的距离。用手摸拟加压，将三个测量值转换成标记来确定病变的具体位置，然后将中心的定点压迫装置放在病变上方。④摄影条件：25～35kVp，手动或自动参数选择（包括阳极靶面和滤过材料选择、使用 0.1mm 小焦点，小压迫板）。

（2）影像显示要求：所选区域位于摄影中心，组织层次分明，病灶显示清晰。

（3）注意事项：点压摄影通常结合小焦点放大摄影来提高乳腺细节的分辨力。根据标准体位乳腺影像，确定病变的具体位置和范围选择压迫板。

## 三、乳腺导管造影技术

乳腺导管造影技术（galactography）是指将对比剂注入乳导管内再行 X 线摄影的检查方法，目的是用来评估乳头溢液的病因。

【适应证】 任何一侧血性或浆液血性乳头溢液受检者。大多数妇女在乳腺或乳头用力挤压后，可能会出现少量溢液，通常并无临床意义。而自发性溢液多系病理改变，按其性质可细分为血性、浆血性、浆液性、水样、乳汁样、黏稠或脓样。用血红蛋白测试棒可快速测出溢液是否为血性，而血性溢液多为导管内乳头状瘤、导管增生或癌所致。在乳头溢液受检者中，由癌瘤引起的比例，据文献报道，约占 3.2%～33.3%，其中以血性溢液的比例较高。浆液性溢液多由大导管乳头状瘤引起，极少数由癌引起。仅有少数报道水样溢液意味着癌。乳汁样溢液常为双侧性，多系内分泌原因或服用激素类药物所致。黏稠溢液多见于更年期或青年女性性腺功能低下者，亦见于乳腺导管扩张症。脓性溢液则多为炎症所致，亦见于导管扩张症。

对乳导管造影的临床价值仍存有争议。某些外科医师直接切除溢液的导管而不做术前乳导管造影，而另一些外科医师则愿做术前乳导管造影，将其作为"路标（road map）"，在术前明确病因及确定术式。必须指出，乳导管造影并非一完美的诊断手段，它的假阴性率及假阳性率约各占 20%。故多数作者认为，即使乳导管造影正常，对乳头血性溢液受检者亦应作手术切除；仅少数人认为，如导管造影及溢液细胞学检查均正常，则只需临床随访观察，不必活检或手术。

【禁忌证】

**1.** 非血性或浆液血性的乳头溢液。

**2.** 双乳多支导管的任何性质的乳头溢液。

**3.** 妊娠的第 6 及第 9 个月期间可能出现良性的血性溢液，并可持续到绝经期，不必做乳导管造影。

**4.** 活动期乳腺炎，乳腺导管造影可导致炎症加重。

**5.** 对碘过敏受检者。

**6.** 过度虚弱、焦虑、不能配合的受检者。

**7.** 严重乳头内陷或乳头、乳晕区曾有手术史的受检者，此时乳导管可能已被切断、变形。

【造影方法】

**1. 造影前准备** 受检者因对乳腺 X 线检查不了解，对暴露乳腺有害羞、抵触等心理负担。为消除这种心理负担，操作者必须与受检者进行交流、沟通。也可利用检查前的等待时间，让受检者阅读有关乳腺 X 线检查的注意事项，使其更好地配合检查。

**2. 对比剂** 对比剂可选择 40% 碘化油或 50% 水溶性碘制剂。40% 碘化油具有良好对比，吸收、流出较慢，可比较从容地摄片，但亦有不少缺点。例如：它在腺泡内可长期潴留，个别甚至达 2 年之久，并可导致反应性肉芽肿；一旦因导管刺破而进入间质后很难排出；碘化油的黏稠度较高，注射时较费力，可导致针头移位，使造影失败；因黏稠度高，细小分支不易充盈；如溢液较多，由于水、油不融，碘油被分隔成小珠状，影响诊断等。故近年多采用水溶性碘作对比剂，它的黏稠度较低，较易注入，易与溢液融合不形成碘珠，细小的末梢分支导管亦能充分充盈，但对比度较碘化油略低。此外，亦有少数人使用阴性对比剂，如过滤后的空气、二氧化碳等，或先注入碘水，再注入空气，作双重对比造影。但由于乳导管比较细小，双重对比效果多不佳。

**3. 操作技术** 先摄影常规的 CC 位及 MLO 位，如未发现可导致乳头异常溢液的明确原因，即可实施乳导管造影。造影时，受检者可取仰卧位或坐位。仰卧位对受检者比较舒适，并因重力作用，有利于乳腺后方导管的充盈。用 75% 乙醇拭净并常规消毒乳头区，轻挤患乳，使乳头有少量液体流出，辨认出溢液的导管口，然后轻轻捏起乳头，以轻柔的捻转动作将 27 号～30 号尖端已磨钝的颌下腺造影针，或腰麻用细塑料管，插入溢液的导管内，深约 1cm，外端连接双通或三通活塞，先用一端的空针做抽吸，若有液体抽出，证明插管正确位于溢液的导管，即可自三通另一端的含 2ml 或 3ml 造影剂的针管缓慢加压，将对比剂注入导管，至受检者出现胀感止。一般需注入 0.5～1ml，个别可达 2ml。注毕保留针头，或撤出针头后用 Plastubol 或其他胶膜将导管口封闭，以防止对比剂流出。

【摄影技术】 迅速拍放大 CC 位及 90°侧位（ML 或 LM）片。

摄影时，只需对乳房轻度加压，避免过度压迫使对比剂溢出而影响造影效果。拍片满意后，去除封闭膜或撤除针头，令受检者轻挤乳房，使对比剂尽量排出。若用水溶性碘作对比剂，十余分钟后即可因乳腺组织内的吸收和自导管自然流出而使对比剂消失殆尽，不必挤捏患乳。造影完毕，敷上消毒纱布，并告知 1～2 天内溢液量可能会有所增加，不必惊慌，如出现乳腺炎症状，应立刻就诊。

【注意事项】

1. 病变导管的选择必须正确，若误入正常导管，可造成假阴性的结果。若无把握，不妨多检查几支乳导管。回抽出液体，说明插管正确。

2. 随时注意勿将小气泡注入导管内，否则可造成假性充盈缺损，影响正确诊断。插管前应注意排出针头、塑料管及造影剂内混入的气泡。

3. 若溢液较多，在注射对比剂前务必将溢液尽量抽尽，以免对比剂被溢液稀释而影响对比度。

4. 针头插入不宜过深，易刺破导管壁造成对比剂外溢而导致造影失败。若采用细塑料管插入，则较少发生此种情况。

5. 注射对比剂应缓慢，压力不宜过大，若注射时感到有阻力，且受检者诉有痛感，或见对比剂反流溢出乳头，则表明对比剂已有外溢进入间质，应立即停止注射。

6. 如放射科医师插管失败，应请另一医师进行尝试。如 B 超下见到扩张的导管，不妨在 B 超引导下插管。如导管已被刺破，则应在 1～2 周后重新安排造影检查。

7. 对少数临床上无溢液而需作导管造影的受检者，可根据病变的方位选择造影的导管口。例如病变位于外上方时，选择外上方的导管开口。为提高造影的阳性率，应多检查几支导管。

【并发症】

乳导管造影是一简便、安全的方法，文献中尚无出现严重并发症的报道。它的潜在并发症可能有：

1. 操作过程中发生导管迷走神经反应虽罕见，但应注意在操作的全程中，医师勿离开受检者，以便一旦发生即可以及时处理。

2. 对比剂外渗多系乳导管被刺破后所致，对比剂多聚集在乳晕下区域，由于对比剂的量少，一般不会造成任何危害，0.5～1 小时后即可完全被吸收。若使用碘化油作对比剂，则可能长期潴留并形成异物肉芽肿。

3. 炎症或乳腺炎严格消毒可避免发生，一旦发生应立即内科治疗。

【造影表现】

正常乳导管呈树枝状，分支复分支，充盈对比剂，在分支过程中逐渐变细，最后终止于腺泡。从乳头开口处深入，初为较狭窄的主乳管，走行约 2～3cm 后，有一梭形膨大，称为壶腹部，为乳管内乳头状瘤的好发部位，其后为大乳管，走行一段距离后，开始分支复分支为若干中导管、小导管及末梢导管等，终止于腺泡，每支末梢导管可与 10～100 个腺泡相通。末梢导管、腺泡及小叶内间质组成乳腺小叶，是乳腺的基本单位。正常乳导管的管径因人而异，无统一标准。弥漫的导管扩张可见于乳腺分泌性疾患，偶尔，在导管系统可见小囊肿。

乳头状瘤是造成乳头血性溢液的最常见的原因，它在 X 线片上可能阴性，但在乳导管造影上可表现为导管内一个或多个局限性圆、卵圆或分叶状充盈缺损，边缘光滑、锐利。由于它产生大量的分泌物，使乳头状瘤与乳头之间的导管有明显扩张，亦可造成导管扩张、扭曲及管壁不规则。偶尔，较大的肿瘤可完全堵塞导管，造成堵塞端杯口状充盈缺损及肿瘤与乳头之间导管扩张。其他良性病变，如肉芽肿、顶泌汗腺化生等，亦可造成相似表现，难以鉴别。

导管癌在乳导管造影片上表现为导管不规则充盈缺损、导管壁不规则、管腔不规狭窄、导管突然截断等。

# 四、乳腺融合体层技术

乳腺 X 线摄影以及数字化乳腺摄影的主要局限在于三维解剖结构信息被摄影到二维平面图像上，因此，解剖结构与肿瘤的重叠限制了放射科医师对部分病变的甄别，数字乳腺体层合成（digital breast tomosynthesis，DBT），又称为全野乳腺 X 线体层合成（full filed breast tomosynthesis），是一种 3D 技术。它通过多角度曝光，获得压迫固定的乳腺在不同角度下的图像，然后将其重建成一系列高分辨率的体层图像。重建出的 X 线体层合成图像，消除了 2D 乳腺摄影成像中组织重叠和结构噪声的问题。数字乳腺 X 线体层合成方式，在很多方面表现出明显的优势，如减少乳腺压迫程度，提高诊断和筛查准确率（图 2-115）。

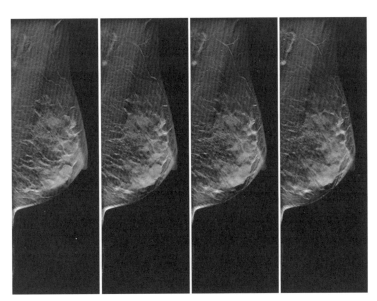

图 2-115　乳腺融合体层连续图像

## 五、乳腺 X 线定位穿刺与摄影

通过乳腺 X 线摄影机引导进行乳腺术前穿刺定位或乳腺穿刺活检，目前主要有两种方式，二维手动定位穿刺和三维立体自动定位穿刺。前者对机器设备要求较低，只要带有专用有孔压迫板即行，但对医师的操作技术要求较高。后者对机器设备及穿刺器械要求较高，价格昂贵。操作由有经验的放射诊断医师进行，摄影技师直接配合医师的工作。

### （一）乳腺术前穿刺定位（preoperative needle localization）

【适应证】

在两个摄影方位图像上确定乳腺内有临床不能扪及的病灶（如结节、钙化），且怀疑为恶性，临床欲作切除活检，或虽疑为良性，但临床欲作手术切除的病例。该方法能帮助外科医师准确定位切除不能扪及的乳腺病灶，并能帮助病理科医师对切除标本定位活检，尤其是对确诊微小乳腺癌并行保乳手术具有重要意义。

【禁忌证】

有出血倾向的受检者。穿刺局部区域皮肤感染。

【术前准备】

照明灯、消毒手套、乙醇棉球、敷料、带内芯为可弹开金属钩丝（hook wire）的穿刺针。常用的钩丝根据其尖端形态分为两种：单钩型和双分叉型。

【检查流程】

1. 对患侧乳腺首先拍摄头尾位和侧位，观察病变，确定穿刺进针方向和深度（有经验的操作者可免去再拍摄头尾位和侧位这一步骤，而在已有的近期乳腺摄影头尾位和内外斜位像上确定穿刺进针方向和深度）。如病变位置在乳腺外上、内上象限，则采用头尾位从上向下进针；如在外下象限则采用外内位从外向内进针；如在内下象限则采用内外位从内向外进针。

**2.** 对 X 线检查台、专用有孔压迫板和常规乳腺压迫板消毒。

**3.** 受检者取坐位(有穿刺专用床也可采用俯卧位),常规皮肤消毒,在选定的方位上用有孔压迫板压迫乳腺后摄影(注意压力不能太大,以能固定乳腺为原则),通常采用 80～100 牛顿,确定穿刺点。注意应调节控制台有关程序,使拍摄后压迫板不要自动松开。

**4.** 手术医师戴消毒手套,将可弹开金属钩丝内芯回抽藏匿于针鞘内,垂直进针,进针深度根据穿刺前的测量初步确定。然后,拍摄图像,观察针尖与病灶的位置关系,可作适当调整,确认针尖正对病灶后,松开压迫板。

**5.** 将乳腺连穿刺针(注意穿刺针不能移动)退出摄影区,换上常规压迫板,改为与刚才摄影位置垂直的方位压迫乳腺、摄影,核定穿刺针针尖的位置,使针尖在病灶内。

以上 3～5 个步骤可在带有三维立体定位系统的乳腺 X 线摄影机上进行,对病灶行左右分别倾角 15° 的摄影后自动计算进针深度后将穿刺针插入预定位置。

**6.** 将穿刺针穿刺至病灶,定位准确后释放钩丝内芯,摄片确认。使用三维立体定位系统行金属钩丝定位应注意穿刺区域皮肤张力不能太小,以免穿刺过程中理论上钩丝到达病灶靶点后,由于皮肤回弹使钩丝远端实际不到位。解决办法是:有孔压迫板压迫乳腺压力要适当加大,通常应超过二维穿刺时的压力,使皮肤张力加大,减少组织回弹。必要时,可根据乳腺质地和皮肤弹性,在理论进针深度的基础上继续进针 3～10mm,使针尖准确到达病灶靶点。动作宜快,乳房加大压迫时间不能太长。

**7.** 用消毒纱布覆盖露在皮肤上的钩丝尾部并用胶布固定后送外科行乳腺局部手术。

**8.** 外科所切除标本(连金属钩丝)在送病理科行快速切片组织学检查之前,常规行标本乳腺 X 线检查,目的是观察外科是否切除图像所见病灶,可向手术医师提出相关建议。同时,也可向病理科医师提出首先检查标本何处最好。

【注意事项】

钩丝露出皮肤部分应使用清洁敷料覆盖胶布固定,避免钩丝移动。通常放置钩丝后立即外科手术,特殊情况时 24 小时之内必须手术。放射科定位医师应向外科手术医师描述定位深度、方位,便于后者确定最短捷的活检手术入路。应告诉手术医师使用的钩丝类型。

**(二)乳腺穿刺活检术**

乳腺穿刺活检术包含细针抽吸细胞学检查(fine needle aspiration cytology,FNAC)和核心钻取组织活检(core biopsy)。

**细针抽吸细胞学检查(fine needle aspiration cytology,FNAC)**

【适应证】

在两个摄影位置图像上均显示的乳腺局限性病灶,为确认其是否为恶性,或虽然怀疑为良性实体性病灶,但为了核实,均可作细针抽吸细胞学检查。但是,由于仅凭乳腺细胞学检查难于作出病理学诊断,因此,细针抽吸细胞学检查应用受限。

【禁忌证】

有出血倾向的受检者。穿刺局部区域皮肤感染。

【术前准备】

照明灯、消毒手套、乙醇棉球、敷料、9 号有内芯穿刺针、10ml 注射器、生理盐水、玻片、试管。

【检查流程】

**1.** 对不能扪及肿块的病例,乳腺 X 线摄影机二维定位方式与前述乳腺术前穿刺定位相同。

**2.** 针尖到达预定位置后,套上装有生理盐水的 10ml 针筒,深浅约 5mm 来回抽动穿刺针,并同时用力抽吸,反复十余次后,保持负压拔出穿刺针。局部皮肤用消毒纱块覆盖。

**3.** 穿刺针针尖处吸出物涂玻片两张立即送病理科行细胞学检查。穿刺针反复用 10ml 生理盐水冲洗,冲洗液放入干净试管内送病理科离心后行细胞学检查。

**4.** 能被扪及的肿块可在常规消毒后直接穿刺抽吸送检。注意可移动的肿块应适当固定后穿刺。

【检查后注意事项】

涂片及冲洗液应立即作病理细胞学检查,以防细胞萎缩、坏死,影响细胞学诊断。

核心钻取组织活检(core biopsy)

应使用乳腺 X 线摄影机三维定位方式进行核心钻取组织活检。由于精度的关系,不推荐使用乳腺 X 线摄影机二维定位方式进行核心钻取组织活检。除非对大乳房活检截取组织区域远离其下方的乳腺机台板,否则,应禁用乳腺 X 线摄影机手动二维定位方式进行扳机式活检枪穿刺活检(needle gun biopsy),原因是定位精度不够,更危险的是击穿乳房,误伤其下方的成像板。

【适应证】

在乳腺两个不同摄影方位图像上怀疑为恶性肿瘤的病例,可采用乳腺组织钻取活检。此方法可以获得乳腺组织,病理报告准确性明显优于细针抽吸细胞学检查。

【禁忌证】

有出血倾向的受检者。穿刺局部区域皮肤感染。

【术前准备】

照明灯、消毒手套、乙醇棉球、敷料、乳腺专用活检枪(带有凹槽的穿刺针)、弯盘(放置标本用)。

【检查流程】

使用安装三维立体定位系统的乳腺 X 线摄影机对病灶首先行沿穿刺路径最短方向的摄影方位(如头尾位或内外位或外内位)摄影、校正,然后在此方位基础上分别倾角 ±15° 摄影选取穿刺目标点(病灶),计算机自动计算进针深度后,机架恢复至穿刺路径最短方向的摄影方位状态,对穿刺点皮肤消毒、局部麻醉,皮肤作 5～7mm 切口,将乳腺专用的具有钻取或截取组织的活检针安装到穿刺架上,经切开的皮肤切口穿刺至目标病灶,再分别倾角 ±15°。摄影确定穿刺针针尖准确到达目标点,获得乳腺病灶组织(真空核心钻取活检至少应向病灶靶点上下左右四个方向取材),对标本按方位编号后送病理科行石蜡切片组织学检查。对于微小病灶,为避免活检去掉钙化或小结节等病灶标志,活检结束穿刺套针拔出之前,应放入专用的物理化学性质稳定的金属标记物(clip),便于在活检病理报告为乳腺癌时,进一步行乳腺摄影引导下的术前穿刺定位,由外科扩大切除病灶。活检手术结束应对乳房局部加压包扎、卧床观察 6 小时,无异常 24 小时后方可解除临床观察。

【注意事项】

活检后若确定为乳腺恶性肿瘤,应尽快手术,并进行必要的化疗和放疗,预防因损伤局部血管、淋巴管造成肿瘤转移的可能性。

# 第五节　口腔 X 线检查技术

口腔影像学检查一般采用专用设备,目前临床上使用的影像主要设备包括:模拟牙科摄影 X 线机、数字牙科摄影 X 线机、口腔全景体层摄影机、头颅测量 X 线机、锥形束 CT(cone beam CT, CBCT)等。

## 一、局部 X 线摄影检查技术

### (一)牙齿摄影注意事项

牙齿摄影体位是使头部矢状面与地面垂直,瞳间线与地面平行,上颌牙齿摄影时,听鼻线呈水平位,下颌牙齿摄影时,听口线呈水平位。

牙的位置可用符号表示,画一个"十"字线,横线上为上颌牙,下方为下颌牙,竖线左右表示相应的两侧牙。牙由中线向外,可依次用数字表示,乳牙用罗马数表示,恒牙用阿拉伯数表示。

牙片摄影时,应将 X 线探测器贴近牙齿的舌侧。将 X 线探测器上有标记侧靠近正中矢状面。

X 线探测器固定由受检者自行固定,上颌牙齿摄影时,受检者用对侧拇指轻压 X 线探测器背面中心,压力要适中,避免 X 线探测器受压变形,余 4 指伸直或屈曲呈半握拳,下颌牙齿摄影时,受检者用对侧示指轻压 X 线探测器背面中心,余 4 指屈曲。

摄影中心线由于牙齿长轴与 X 线探测器间不能保持平行,为了减少牙齿影像过度变形失真,采用中心线垂直于牙齿与 X 线探测器间分角面的方法,并要求中心线经过被检牙齿牙根的中部。以中心线与水平面平行为标准(记作 0),中心线向足侧倾斜记作正角度,中心线向头侧倾斜记作负角度。

为了防止口腔感染,口内摄影应注意卫生,重复使用的 X 线探测器及保护套,每次使用后必须消毒,防止交叉感染。

一般牙齿摄影条件,管电压为 70～75kV,管电流量为 50～80mAs,源 - 像距 20～30cm,注意对受检者的防护。

### (二)齿形片摄影体位

**1. 上颌切牙($\frac{2\parallel 2}{\mid}$)位**

【摄影目的】 用于观察上颌切牙形态及骨质情况。

【摄影体位】

(1)受检者坐于特制的带枕托的椅子上,头部靠于枕托上,呈基础体位,听鼻线与地面平行。

(2)受检者口张大,X 线探测器置于口内,紧贴切牙的舌侧,嘱受检用手固定 X 线探测器。

【中心线】 中心线与矢状面平行,向足侧倾斜 40°～50°(即垂直于切牙长轴与 X 线探测器的分角面)经鼻尖射入 X 线探测器。

【标准影像显示】 显示上颌切牙及根周组织影像(图 2-116)。

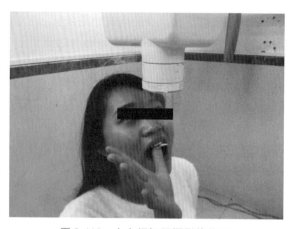

图 2-116 左上颌切牙摄影体位图

**2. 右上颌尖牙与前磨牙位($\frac{5\ 4\ 3\mid}{\mid}$)**

【摄影目的】 常规位置:观察右上颌尖牙与前磨牙牙体及牙周组织情况。

【摄影体位】

(1)受检者坐于摄影专用椅上,头颅正中矢状面与地面垂直,听鼻线与地面平行。

(2)受检者尽量张口,X 线探测器置于口内,紧贴上颌尖牙及双尖牙舌侧,嘱受检者用左手拇指固定 X 线探测器。

【中心线】 与头颅正中矢状面呈 65°～70°,与上颌咬合面呈 35°～45°,经第一前磨牙(双尖牙)体表定位点射入 X 线探测器。

【标准影像显示】

显示右上颌尖牙与前磨牙的牙釉质、牙体和牙髓的影像。

### 3. 左下颌磨牙( |6 7 8 )位

【摄影目的】 用于观察左下颌磨牙形态及骨质情况。

【摄影体位】

（1）受检者坐于特制的带枕托的椅子上，头部靠于枕托上，呈基础体位，听口线与地面平行。

（2）受检者口张大，X 线探测器置于口内，紧贴左下颌磨牙的舌侧，X 线探测器长轴与咬合面平行，嘱受检者用手固定 X 线探测器。

【中心线】 中心线向头侧倾斜 0～5°且与正中矢状面呈 80°～90°。经左下颌磨牙的体表定位点射入 X 线探测器。

【标准影像显示】 显示左下颌磨牙及根周组织影像（图 2-117）。

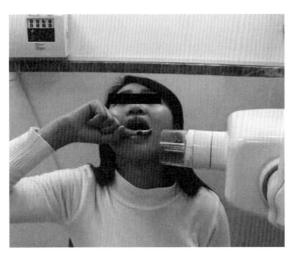

图 2-117 左下颌磨牙摄影体位图

### 4. 上颌咬合片位

【摄影目的】 用于观察硬腭、上颌牙及牙槽骨骨质情况。

【摄影体位】

（1）受检者坐于特制的带枕托的椅子上，头部靠于枕托上，呈基础体位，听鼻线与地面平行。

（2）X 线探测器置于受检者口内，最大限度的推向后方，X 线探测器外缘位于切牙外 1cm 处，两侧包括磨牙，嘱受检者轻轻咬住 X 线探测器，起固定和支持 X 线探测器的作用。

【中心线】 摄取上颌前部咬合片时，中心线向足侧倾斜与上颌牙齿咬合面呈 60°～65°经鼻尖上方软骨部射入 X 线探测器；摄取上颌左、右侧牙的咬合片时，中心线向足侧和正中矢状面各倾斜 65°（即双 65°）经被检侧颧骨前下缘射入 X 线探测器。

【标准影像显示】

（1）上颌前部牙齿咬合片显示切牙与尖牙的正位像。

（2）上颌左、右侧牙齿咬合片显示前磨牙及磨牙牙体的影像（图 2-118）。

### 5. 下颌咬合片位

【摄影目的】 观察下颌牙体、下颌骨体部和舌下腺及颌下腺的病变。

【摄影体位】

（1）受检者坐于摄影专用椅上，头后仰靠于头托上，头颅正中矢面、上颌牙齿咬合面均与地面垂直。

（2）X 线探测器置于受检者口内，最大限度推向后方，X 线探测器外缘位于切牙外 1cm 处，两侧包括磨牙。嘱受检者轻轻咬住 X 线探测器，以固定和支持 X 线探测器。

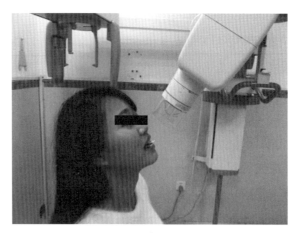

图 2-118　上颌咬合片摄影体位图

【中心线】　中心线向头端射入。

（1）摄取下颌口底咬合片时：经两侧第 2 前磨牙（双尖牙）连线中点射入 X 线探测器。

（2）下颌颏部咬合片摄影时：向背侧倾斜 45°，经下颌颏部中点射入 X 线探测器。

【标准影像显示】

（1）下颌口底咬合片显示下颌骨体部及后部牙的轴位像，前部牙为半轴位像。

（2）下颌颏部咬合片为颏部的半轴位像，颏部骨质显示清晰。

## 二、口腔全景曲面体层检查技术

口腔全景体层摄影可分为上颌、下颌及全口牙位三种，但以全口牙位最为常用。

### 全口牙位全景体层片

【摄影目的】

观察上下颌骨肿瘤、外伤、炎症、畸形等病变及其周围组织的关系。

【摄影体位】

摄影时受检者取立位或坐位，颈椎呈垂直状态或稍向前倾斜，下颌部置于托正中，用前牙切缘咬在牙板槽内，头矢状面与地面垂直，用额托和头夹将头固定。将 X 线探测器固定在支架上。X 线管向头侧倾斜 5°～7°，层面选择在托标尺零位。

【中心线】　听眶线与听鼻线的分角线与地面平行。

【标准影像显示】

全口牙位全景体层片可以在一幅影像图片上显示双侧上、下颌骨、上颌窦、颞下颌关节及全口牙齿等。常用于观察上下颌骨肿瘤，外伤、炎症、畸形等病变及其与周围组织的关系（图 2-119）和（图 2-120）。

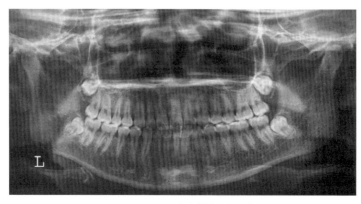

图 2-119　口腔全景摄影图像

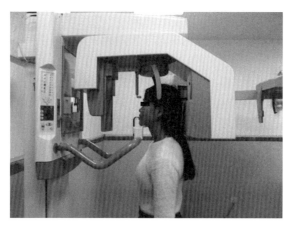

图 2-120　口腔全景摄影体位图

# 第六节　常用 X 线造影检查技术

## 一、静脉尿路造影检查技术

静脉尿路造影（intravenous urography，IVU）又称 IVP，是利用碘对比剂在静脉注射后，几乎全部经肾小球滤过排入肾盂肾盏而使之显影，不但能观察整个泌尿系统的解剖结构形态，而且可以了解肾脏分泌功能以及尿路病变。IVP 简单易行，痛苦小，危险性低，是临床最常用的一种泌尿系统检查方法。

### （一）适应证

**1.** 泌尿系统结石、结核、肿瘤、肾盂和输尿管积液。

**2.** 泌尿系统先天性畸形、肾下垂。

**3.** 泌尿系统外伤。

**4.** 明确腹部肿块与泌尿系统的关系。

**5.** 血尿、脓尿原因待查。

**6.** 无法进行逆行尿路造影者。

### （二）禁忌证

**1.** 碘对比剂过敏。

**2.** 严重的心、肝、肾功能不全及其他严重的全身性疾患。

### （三）造影方法

【造影前准备】

**1. 受检者准备**

（1）造影前 2～3 天禁口服不透射 X 线药物。

（2）造影前 1 天进少渣饮食。

（3）造影前清洁肠道，排空尿液。

（4）造影前 6 小时禁食、禁水。

**2. 摄影准备**

（1）认真核对 X 线造影检查申请单，了解病情，明确检查目的，对检查目的不清的申请单，应与临床医师核准确认。

（2）请受检者签署使用碘对比剂知情同意书。

（3）开机预热，使用自动曝光条件或手动调整摄影条件。

（4）清除受检者检查部位可能造成伪影的物品。

（5）使用 76% 离子型或相应碘含量的非离子型对比剂，其用量为 20～40ml。

【摄影技术】

**1.** 受检者仰卧于摄影台上，双下肢伸直，正中矢状面垂直台面并与 X 线探测器长轴中线重合，两臂置于体侧。造影前先摄取腹部平片。如发现肾区钙化，加摄腹部侧位平片。

**2.** 在相当于骶髂关节水平，利用肾盂造影压迫器、充气气囊或加压腹带，对下段输尿管进行压迫。输尿管加压压力视受检者的耐受能力调整。加压期间，若受检者出现迷走神经反应和下肢循环障碍时，应立即减压或解压。

**3.** 对比剂注射后 5 分钟、15 分钟、30 分钟分别摄取双肾区造影片。双肾区造影片（影像）上缘包括第 11 肋骨，下缘包括第 3 腰椎。中心线垂直对准胸骨剑突与脐连线中点射入胶片（探测器）中心。

**4.** 解除腹部压迫，立即摄取全泌尿系统造影片。全泌尿系统造影片上缘包括膈肌，下缘包括耻骨联合。全泌尿系统造影片中心线经剑突与耻骨联合的中点垂直射入胶片中心。

**5.** 遇对比剂注射 30 分钟后，肾盂、肾盏仍显影不佳时，应延长摄影时间。疑肾下垂者，腹部压迫解除后，即刻同时摄取立位腹部前后位造影片。疑膀胱占位性病变者，解压后，待排尿前摄取膀胱造影片。

**6.** 摄影距离为 100cm。使用滤线器。平静呼吸状态下屏气曝光。

# 二、子宫输卵管造影检查技术

子宫输卵管造影（hysterosalpingography，HSG）是了解输卵管是否通畅的常用检查方法，某些病例还可以通过注射压力使阻塞输卵管导通的治疗作用。

## （一）适应证

**1. 不孕症** 用以了解原发或继发不孕的原因，即由输卵管先天畸形引起的不孕或后天疾患引起的输卵管不通畅，并显示不通的具体位置。有些病例经子宫输卵管造影后，可促使不通畅的输卵管得以复通而受孕。

**2.** 下腹部手术史如阑尾切除术、剖宫手术；盆腔炎史；慢性阑尾炎或腹膜炎史，现患子宫内膜异位症等；因不育而诊治，怀疑有输卵管阻塞者；观察邻近病变对泌尿系统有无侵犯。

**3.** 了解子宫腔形态，确定有无子宫畸形及其类型，有无子宫腔粘连、子宫黏膜下肌瘤、子宫内膜息肉及异物等。

**4.** 腹腔镜检查有输卵管腔外粘连，行 HSG 进一步提供输卵管腔内情况。

**5.** 多次孕中期自然流产史怀疑有子宫颈内口闭锁不全者，于非孕时观察子宫颈内口有无松弛。

## （二）禁忌证

**1.** 内、外生殖器急性或亚急性炎症。

**2.** 严重的全身性疾病，不能耐受手术。

**3.** 妊娠期、月经期。

**4.** 产后、流产、刮宫术后 6 周内。

**5.** 碘剂过敏者。

## （三）造影方法

【造影前准备】

**1.** 造影时间以月经干净 5～7 天为宜。时间过早子宫内膜尚未完全修复，且增生内膜较薄，较易损伤。造影时间太迟，子宫及输卵管内膜肥厚，对比剂不易进入输卵管腔，并可影响宫腔形态。另外，内膜肥厚、血管扩张，导管易刺破内膜产生对比剂逆流。

**2.** 做碘过敏试验，阴性者方可造影。

**3.** 术前半小时肌内注射阿托品 0.5mg 解痉，避免或减少子宫、输卵管痉挛而造成插管困难或造成假象。

**4.** 术前排空膀胱，便秘者术前行清洁灌肠，以使子宫保持正常位置，避免出现外压假象。

【对比剂】

**1.** 碘油（40% 碘化油）密度大，显影效果好，过敏少。但检查时间长，吸收慢，易引起异物反应，形成肉芽肿或形成油栓。

**2.** 碘水（76% 泛影葡胺液或相应碘含量的非离子型对比剂）吸收快，检查时间短，刺激性小，不产生异物反应，且易于通过输卵管狭窄段，便于显示输卵管全貌，逆流入淋巴系统和血管的机会少，逆入后副作用小，不必做特殊处理。显示子宫、输卵管细微结构明显优于碘油，有利于发现较小病变。

【摄影技术】

**1.** 检查前排空膀胱。

**2.** 受检者仰卧于检查床上，取膀胱截石位，正中矢状面垂直台面并与 X 线探测器长轴中线重合，两臂置于体侧。

**3.** 常规消毒铺巾，窥阴器暴露阴道及宫颈并消毒。

**4.** 经宫颈口插入橡胶双腔管（foley）或金属导管，固定后注入 76% 泛影葡胺对比剂或非离子型对比剂 6～8ml，注入对比剂时压力不宜太大。

**5.** 注入对比剂的同时，在透视下动态观察对比剂进入子宫腔和输卵管的过程，影像重叠时可转动体位或改变球管及床面方位，在透视下对合适图像进行摄片。

**6.** 20 分钟后（如用碘油则 24 小时后）再摄盆腔平片，以观察对比剂在盆腔的弥散情况，从而判断盆腔是否因慢性炎症造成输卵管粘连，而出现对比剂弥散不均匀或聚集。

# 第七节　普通 X 线检查的图像质量控制

影像质量控制（quality control，QC）是成像链的各个质量环节的综合体现，其中任何一个环节出问题都会影响最终的图像质量。

## 一、质量控制的内涵

普通 X 线图像影像质量是密度、对比度、模糊度、噪声、伪影等多种因素的综合体现，它取决于设备性能、摄影参数以及被检者配合等因素。在医学影像技术管理工作中，质量应包括三个层次的内容，即影像质量、工程质量和工作质量。

### （一）影像质量

不同的设备成像方法各异，最终形成的影像要通过显示器或图像反映出来。对此，评价的内容和标准也不尽相同。如普通 X 线图像的密度、对比度、清晰度、图像斑点等；CT 影像的密度分辨率、空间分辨率、噪声与伪影、容积效应与周围间隙现象等；MR 影像的信噪比、空间分辨率、均匀度及畸变率、对比度与对比噪声比等；CR、DR 影像的分辨率、线性度、灵敏度、动态范围等；DSA 影像质量取决于减影方式、电视链特性、蒙片选择、采集帧率、造影参数等；PACS 虽然不直接产生影像，但它影响影像储存与传输的质量，取决于图像格式标准、存储设备容量、网络集成特性、系统的兼容性等。

总之，影像质量的确定和评价是建立在信息理论及多种学科基础上的复杂的系统工程。

### （二）工程质量

"工程"是指为保证获得高质量影像而必须具备的全部条件和手段，工程质量则是指它们实际达到的水平，影响因素包括影像技术人素质、影像设备性能、材料的选择、评价方法、检测手段和环境等，其中人的因素最重要。

**（三）工作质量**

工作质量就是指影像技术人员的技术工作、组织管理工作和思想工作对获得高质量影像的保证程度。影像质量管理应该运用组织行为学等科学管理手段，建立科学的影像技术人员综合素质评价体系。围绕影像质量这个中心，全面推进质量管理工作。

## 二、CR操作技术与图像质量控制

**（一）CR操作技术**

**1.开机启动CR系统**　打开影像阅读器的电源开关，同时启动计算机，设备通电自检后进入操作主界面。一般需一定时间预热后才允许进行IP板扫描操作。关机时严格遵守计算机内置的关机程序，严禁直接切断电源。

**2.阅读申请单**　在主界面中输入被检者的相关信息，如姓名、性别、年龄、X线检查号等。通过影像阅读器上的条形码扫描器对IP板上的条形码进行扫描，同时选取摄影的部位和体位，如胸部的后前位或侧位等，使扫描后的图像能调用对应的图像处理参数进行处理。

**3.**以常规摄影技术对IP板进行曝光。

**4.**将曝光后的IP板置于影像阅读器扫描槽上扫描，扫描完成后将同时擦除IP板原有的影像信息并退出扫描槽。

**5.图像处理**　对比度处理是通过对滤过后原始影像的操作，和更改原始影像的重建来实现对比度的改变。对比处理的目的是改变影像数据的设置，使影像满足临床要求。对比处理又叫做层次处理（gradation processing）、色调谐调（tone scaling）、对比增强（contrast enhancement）；频率处理有傅立叶滤过（fourier filter）、模糊蒙片减影（blurred-mask subtraction）和小波滤过（wavelet filtering）等。通过不同频率处理得到临床满意的图像。

**6.**对读取的图像添加标注，满意后点击保存并发送至PACS中心存储器或影像工作站以备调阅。需要打印时可进行激光打印的操作。

**7.**擦除后的IP板可重复使用，以备下一次的曝光检查工作。

**（二）CR图像的质量控制**

CR定期质量控制检测与维护，对于CR检查系统性能和维持最优化影像质量是必需的。

**1.操作人员的应用培训**　放射技师需要至少一周的应用培训，根据摄影部位及临床检查目的的不同，选择影像处理算法，同时与工程人员一起接受简单预防性维护任务和恢复简单错误的培训。

**2.每天的维护**　在开始使用CR前，要全面检查整个系统的工作状况，各系统显示、连接是否正常，成像板的常规维护和残影的消除状态，存储系统的工作状态以及与RIS/HIS系统的连接状况等。观察系统的运行情况，包括阅读仪、ID终端和影像观察监视器。

**3.每周的维护清洁**　每周的维护清洁包括CR系统和激光相机的过滤器和通风孔，擦除所有很少使用的成像板，验证软拷贝观察工作站的监视器校准，观察暗盒和成像板，必要时按照生产商的指导对暗盒和成像板进行清洁及采集测试模体影像，并在计算机数据库中编入目录。当超出预设定的界限时，核查系统性能并采取措施。

**4.每月的维护**　每月的维护包括执行量化QC模体分析（如低对比分辨率、空间分辨率、信噪比等的抽查），检查照片重拍率，曝光指数，确定不可接受影像的产生原因，检查QC数据库，确定问题的原因并执行校正措施，对所有成像板执行线性测试，评估影像质量，抽查影像处理算法的适用性，重新建立基准值及检查重拍现象、受检者曝光量趋向、QC记录和设备维修记录。

## 三、DR操作技术与图像质量控制

**（一）DR操作技术**

**1.操作界面的参数设计**　目前DR操作大致分为检查资料的录入、曝光参数设置、图像后处理参数设置三部分组成。

（1）检查资料的录入：DR界面中包括对被检者性命、性别、年龄、ID、检查部位、送检科室等相关信息的输入。输入方法有手动键盘输入、条形码读取以及从工作单列表（worklist）选择三种方式。手动键盘输入适用于未组建网络环境或网络出现故障时的DR设备使用，此输入方法可自定义输入项，减少不必要的输入，以加快整个工作流程；条形码的读取是在预先登记并打印好条形码后，通过红外线扫描直接将条形码内的相关信息读入设备中条形码读取的优点是快速、准确，不易出错，但需增加打印机等相关设备；工作单列表方式是在网络环境中，通过在登记工作站终端安装相应登记软件，设置好相应参数及传输协议，一旦在登记工作站输入被检者相关资料，经DR刷新后立即可导入至检查列表中，操作者只需按照申请单上的姓名和ID号对应选取点击即可。

（2）界面曝光参数设置：为缩短检查时间和减轻操作者的劳动强度，DR设备在曝光控制界面上都趋于标准化、程序化。厂家一般都预先设定各摄影部位的默认参数值，在选取摄影部位和相应体位后，即可调出曝光条件的参数组合。曝光方式分为手动和自动，手动方式可从给出的参数组合上重新调整和修改曝光所需的千伏值kV、毫安值mA、曝光时间s值。采用手动设置曝光条件方式需要操作者具有丰富的摄影经验，能掌握不同部位和体位的曝光条件变化规律。

自动曝光控制（automatic exposure control，AEC）可利用固定kV和mA值，通过曝光前对不同厚度和密度的组织自动探测其所需曝光剂量，来实现对mAs值的补偿。AEC的原理与传统X线机上使用的自控曝光基本相似，是以电离室作为探测区域，在平板探测器与被检体间呈倒"品"字形排列的3个电离室探测点，三个区域互相串联，可任意选择和组合，以所选区域探测值的平均数为参考值，但有的DR设备为5个电离室探测点。当kV和mAs值固定时，能在曝光前准确测量照射在患者身后X线辐射剂量，当达到探测器的预定剂量值时自动关闭X线曝光系统。中心线偏离可使电离室部分直接暴露在X线下，使探测到的平均值减少而出现不同程度的噪声。对于同一部位kV值越低，mAs补偿相应越多，图像表现得越平滑，但曝光量也越多；当kV值升高，mAs相应减少，曝光量也减少，但噪声增多图像质量下降。mA值越大，曝光时间就越短。在选取适当的焦点后，在X线机容量允许范围内尽量使用高mA值，这样可以避免呼吸运动而使图像模糊。

（3）图像后处理参数设置：一般内置参数值是由出厂时由厂家工程技术人员预先设定，具体使用时，要求进行调整和修改，使图像得到满意的效果。如GE的DR，图像后处理参数包括边缘增强（edge）、亮度（brightness）、对比度（contrast）、组织均衡（tissue equalization，TE）。边缘增强的调整可使图像边缘更为锐利，轮廓更为清晰，恰当的亮度和对比度（窗宽窗位）可使图像具有更佳的层次和丰富的信息，组织均衡通过调节组织密度高低的区域和均衡的强度范围，使曝光不足或曝光过度的部分的图像信息重新显示出来，解决了摄影部位组织间的密度或厚度的差异造成的图像信息缺失。经过各参数的调整，使每次曝光后的图像都能取得预设的显示效果。

**2. 基本操作技术**　DR的操作技术与常规X线检查操作步骤类似，由于加入了数字化和计算机、网络等技术，使检查流程更为快速。

（1）DR设备的开启：打开电源柜的总电闸，启动高压发生器电源和DR工作站计算机电源。从DR工作站计算机登录，进入到相应操作界面。关机时严格遵循关机顺序，严禁直接切断电源。

（2）球管预热：对刚开机的球管使用内置的曝光程序进行预热曝光，确保球管和X射线的质量处于最佳状态。

（3）录入检查资料：阅读申请单，核对被检者各项资料，录入并选择要摄影的部位和体位。

（4）调用曝光程序：选择手动或自动曝光方式，必要时在预设的曝光程序上重新对曝光参数值作调整。

（5）摆位及曝光：按照常规摄影体位要求摆位，并正确使用中心线和焦片距，嘱咐被检者作曝光前的配合工作，然后按下曝光闸曝光。

（6）图像处理：观察图像处理效果，摆位是否符合要求，不满意时应马上调整重新拍摄。必要时对图像进行窗宽窗位的调节，确保图像显示最佳，同时添加左右标注。如多部位检查时，重新选择曝光程序，分别进行摆位和曝光。

（7）传送图像：以手动方式或以设计的自动方式将图像通过网络传送到 PACS 中心存储器或诊断工作站等以备调阅。

（8）打印胶片：将图像发送至激光打印机，根据不同的情况选择单幅或多幅打印。

（9）进入下一次检查的准备工作。

### （二）DR 图像质量控制

DR 的成像是通过数字平板探测器（FPD）将通过人体的 X 线转换为数字信号，经过计算机进行传输、处理、存储而获得。DR 图像质量控制与传统影像及 CR 图像相比，具有一些特殊性。

**1. 评价 DR 图像质量的常用参数**

（1）探测器调制传递函数（modulation transfer function，MTF）：MTF 是用于衡量系统如实传递和记录空间信息的能力（固有的空间分辨率）。它以横坐标为空间频率，计算出光线对应于不同频率下的振幅，沿纵坐标绘制出响应曲线，纵坐标上的响应函数的数值（MTF）表达了输入信号与输出信号的比值，故信息在 100% 完全重建到 0 的绝对不能重建的范围内存在。DR 系统是将光电管发出的 X 线光子直接转换成电信号，没有中间介质的加入和损耗，故其 MTF 性能较好。但 DR 系统的 MTF 受采样频率的限制，它由平板探测器像素的大小决定，其极限分辨率完全决定于像素的大小。

探测器的 MTF 值并非越高越好，如何选择适当的 MTF 分布是在探测器分析中需要仔细考虑的问题。

（2）空间分辨率与像素：空间分辨率是图像中影像细节结构的分辨能力，是衡量数字影像质量的重要参数之一。数字成像系统的空间分辨率与结构的像素量有关，图像上的空间分辨率主要是由像素尺寸和像素之间的间隔决定。理论上讲，更小的像素尺寸可以获得更高的空间分辨率。但是在数字 X 射线摄影系统中，像素尺寸越小、像素越多并不意味着更高的图像分辨率。由于 X 射线和光子散射现象的影响，过小的像素尺寸会造成噪声增加，进而引起图像模糊。目前，DR 的像素尺寸最小可达 127μm。

（3）量子检出效率（DQE）：量子检出效率（DQE），是成像系统的有效量子利用率，平板探测器的 DQE 被定义为输出信噪比的平方与输入信噪比的平方之比，通常用百分数来表示，用以表征探测器对于图像信噪比的传递性能。量子检出效率（DQE）综合了空间分辨率和图像噪声等各种因素，描述了将入射 X 射线转换为数字信号的曝光效率，提供了在不同分辨率情况下的测量图像信噪比的方法。

$$DQE=(SNR_{out})^2/(SNR_{in})^2$$

其中 SNR 代表图像的信噪比，表明系统检测 X 线光子的能力，是系统噪声与对比度的综合评价指标，噪声是影响 DQE 的主要因素。如果系统的 DQE 低，就妨碍了细小的低对比物体的检出，就没有好的分辨率的图像质量。DQE 越高，图像质量越好。因而 DQE 是全面评估 DR 系统的一个最重要参数，是衡量平板图像质量的金标准。

目前市场上的 DR 产品其极限 DQE 大约为 60%，而 GE 公司 DR 系统平板探测器的极限 DQE 甚至达到了 75%～77%。对于重点在于观察和区分不同组织密度的检查（如胸部 X 射线摄影）来说，高 DQE 保证了图像能提供较高的密度分辨率。

（4）噪声：DR 系统的噪声水平是影响最终成像质量的关键因素，因此对探测器噪声及其相关因素的分析和控制,亦成为系统设计及质量评价的重要指标。

探测器的噪声主要来源于探测器电子学噪声和 X 射线图像量子噪声两个方面。探测器电子学噪声在可用空间频率范围内为白噪声,通常采用噪声的均方根值 RMS 来描述。为了便于与信号相比较,工程上采用噪声电荷数来表示,对于特定的探测器也可采用产生相同电荷所需的 X 射线剂量来表示。X 射线图像量子噪声来源于入射 X 光量子的起伏,受到探测器传递函数及采样点阵的调制,在图像上表现为一种有色噪声。为了表示噪声的空间频率特性,通常用噪声功率谱来描述。

具有良好的本征 MTF 的平板探测器,其量子噪声和电子学噪声均为白噪声,而信号却受到 MTF 的调制。在普通 X 射线摄影条件下,电子学噪声要远小于量子噪声。探测器噪声的温度特性也是影响探测器性能的一个重要因素,其在 10~40℃的工作温度范围内均保持了较高的信噪比,但在过高温度时 SNR 趋于下降。

(5)动态范围:动态范围是指平板探测器所能检出的最强信号和最弱信号之间的范围,动态范围越大,表明探测器所能检出的信息越多。许多公司开发出的组织均衡(tissue equalization,TE)技术,利用较宽的动态范围($1:10^4$),通过图像后处理,使不同强度的信号(如鼻骨信号和软组织信号)能在同一幅图像中同时显示,为临床诊断提供了便利。

(6)线性(linearity):平板探测器的线性通常用以下几个参数来表示:

1)最大的线性剂量(X-ray maximum linear dose):表示探测器可达到线性度要求的剂量范围限值。

2)非线性度(Non-linearity):用百分比来表示在 O-Dmax 最大的线性剂量之间输出的非线性程度,通常包含微分非线性度(linearity-differential-FT)、积分非线性度(linearity-integral-FT)与空间非线性度(linearity-spatial-FT)三个参数。

**2.** 影响 DR 图像质量的因素 DR 图像的产生包含图像信息的产生、获取和表达三个过程,期间的任何一个环节都对 DR 图像质量产生严重的影响。

(1)X 线机的性能:除一般 X 线机共有的 X 线管焦点大小、机器结构的精度等因素影响图像质量外,对于数字式图像的质量则又与矩阵大小、图像基础模糊度、位深及噪声有直接关系。图像矩阵小,数字图像的分辨率低;反之,矩阵大,分辨率高。一般数字图像的矩阵大小以 256×256、512×512、1024×1024 和 2048×2048 较为常见。构成图像矩阵的单元是像素,像素数量少、尺寸大,观察到的原始图像细节就少;像素尺寸小,观察的图像细节就多。

像素中结构的平均密度决定其灰度值,而像素密度由不同位数的二进制数位深表示,N 就是位深。每个像素数字表示的密度范围从 1 位到 8 位(256 个灰阶),相邻灰阶间的密度差决定着图像的对比分辨率。噪声无处不在,它限制着图像的对比分辨率,故提高机器的信噪比(SNR)就是降低噪声,提高数字图像质量的重要指标之一。

(2)X 线摄影体位:参照人体各部位的 X 线摄影标准,正确的体位应包括:

1)影像能在显示器上显示被摄体的解剖组织的形态、大小、外形的二维性。

2)能显示被摄体的重要影像解剖细节大小及能显示与诊断有关的关键解剖结构的影像特征。

3)要求人体组织影像全部在影像上显示,重点组织界限清楚。

4)脊柱应该包含相邻椎体,四肢包括邻近关节,肋骨应包括第一或第二肋骨。

5)被摄的组织影像显示应符合正常解剖投影而无失真变形及被摄体应能显示解剖方位和结构的序列。

(3)摄影参数:合理选择电压、电流、时间这三个重要参数是获得优质影像的关键,数字摄影也不例外。数字摄影具有计算机控制,数字化影像可贮存、处理,曝光条件宽容度大,所需辐射量低等特点,因此,数字摄影的参数选择既复杂又简单。数字 X 线机摄影参数的选项一般设有:脏器名称,kV 自动或手动选择,kV 固定方式或曲线方式选择,剂量选择,曝光参数根据透视条件自动选择,边缘增强选择,滤过系数调节,窗宽上下限选择,骨的黑白显示选择,标记,选择曲线,最大 X 线脉冲宽度选择,黑化度校正选择,X 线管焦点选择等多个方面。每项选择内容均对图像质量有一定的影响。设定理想的参数难度较大,需要数字 X 线机应用工程师与放射科技师相互协作反复修正。

(4)射线防护:X 射线不仅能使闪烁体感光成像,同时具有很强的穿透性,它能影响到采集和传输的电路部分,产生电子噪声,在原始图像上形成白色噪点,降低图像质量。因此,需要在采集电路部分增加铅防护,大大减弱 X 射线对信号部分的干扰,减少噪点,提高图像质量。

(5)DR 图像后处理技术:数字图像的显示媒介是显示器,荧屏图像的质量取决于最佳成像技术参数和后处理技术。后处理技术系指借助计算机功能对获取的原始影像作进一步的完善。数字摄影图像后处理技术一般有:

1)调整窗宽与窗位:显示器上仅能显示为 256 个灰阶,但数字摄影图像的灰阶远远大于256 个灰阶,为了观察特定部位、特定灰阶的影像,图像的窗宽,窗位需要调至最佳。

2)调整锐利度:通过锐利度调整使图像上非常细小的细节得到增强,利用不同的锐利度曲线抑制特定区域从而避免噪声的增加。

3)调整对比度:调整对比度能够平衡经 DR 技术处理的图像,可以在不改变图像整体效果的情况下使细小的图像结构显示清楚,大的动态范围及对比度平衡使细小结构有良好的对比度表达。例如在足部的曝光中,踝关节比脚趾的密度高,利用 DR 处理技术,踝关节处的细节将会变暗而脚趾的细节将会变亮。使用了对比度平衡后,更多灰阶变得可见从而可以更好地显示细节。

4)组织均化:在某些应用中,要成像的部位既有较厚区域又有较薄区域。通常相关的主要区域将被充分显现,而身体部位的其余部分则可能透光不足或透光过度。组织均化算法用于在保持相关主要区域的适当对比度的前提下,提高厚薄区域的对比度。要充分显示密集区域中的信息,必须使用充分的剂量。

5)其他后处理技术:根据图像诊断的需要,调节相应的内容,如黑白翻转、放大缩小、蒙片选择等,效果以荧屏图像主观评价为依据。

### 3. DR 图像的质量控制

(1)影响图像质量的因素:影响图像质量的因素有很多,主要包括以下方面:

1)设备的性能和稳定性:数字摄影图像质量的优劣与机器的性能和设备参数的稳定有关,除一般 X 线机共有的 X 线管焦点大小、机器机构的精度等因素影响图像质量外,对于数字图像的质量,与矩阵大小、图像基础模糊、位深及噪声有关。如果矩阵小,数字图像分辨率低。像素的密度由不同位数的二进制数位深表示,像素太少或位深太小都会影响图像的质量。探测器像素尺寸和矩阵尺寸确定了图像的最大空辨率。采用非晶硒材料的直接转换探测器,它的空间分辨率要比采用闪烁材料的间接转换探测器的空间分辨率高一些。

2)人为因素:检查信息录入的错误、摆位不正确、不正确选择曝光野、中心线使用不当、标记错误等都会影响图像质量。

3)摄影条件:DR 系统图像具有动态调节的优越性,但其动态调节也具有一定的范围,如果摄影剂量过大或过小,超过一定的范围,都会使后处理技术的调整范围缩小,出现噪声甚至斑点及对比度下降,使图像质量下降。当曝光条件过大时,所得图像曲线就会变窄,图像偏黑并且失去层次感,即使调节也不能获得满意图像;当曝光条件过小时,图像颗粒感强噪声大,病变部位不能清晰显示。

4)后处理技术:图像后处理参数设置不恰当或调用不正确的参数组合,一定程度影响照片质量的好坏。

5)伪影:包括异物、平板探测器伪影、激光打印机伪影、后处理伪影等。

6）滤线栅：DR 设备一般都配有不同焦片距下使用的固定高密度滤线栅，使用不当可影响图像质量。

7）屏幕显示一致性：显示一致性是医用电子显示系统的先决条件，临床工作要求医用电子显示系统中相同的图像在不同显示装置上必须显示一致或非常相似。

8）激光打印机输出：激光打印机参数设置与屏幕显示存在差异，多棱镜的灰尘，热鼓过热损坏，胶片存放不当等可导致打印输出的图像质量下降。

此外，环境灰尘的污染，温度、湿度等对机器设备特别是平板探测器的影响都会不同程度地降低整个系统的性能，图像质量的稳定性变差。

（2）图像质量控制措施：

1）提高技术员素质：提高操作者的思想素质和专业技术水平，定期培训，建立完善的管理制度和操作规范，严格按照操作规程进行操作。同时建立读片制度，及时纠正技术操作中的错误。

2）曝光参数的选择：数字摄影曝光参数的合理选择和正确运用是提高照片质量的一项重要技术，参数的选择是以改变 kV、mA 及曝光时间三个参数为基础，结合数字成像的特点进行参数调整，避免过度曝光和曝光不足。数字摄影 X 线曝光量宽容度虽然大，也可以通过窗宽窗位调整，但参数选择超出一定的限度，也难以得到优良的图像质量。

3）后处理技术的运用：后处理技术是借助计算机功能对获取的原始影像作进一步的完善，只有在适宜的照射条件下，充分利用后处理功能，才能提高输出影像的信息量。DR 影像后处理技术是以增大诊断信息，弥补摄影中的不足为目的。通过改变影像的对比度和调节影像的整体密度，从而实现影像的最佳显示。图像处理程序在使用中有可能被人为修改，要定期检查和修正参数的设置与组合，在实际工作中不断探索和总结改进。

4）消除伪影：伪影是影响 DR 影像质量的重要因素，除了加强操作者的责任心，在检查前除去被检者身上的金属物、毛衣等异物外，其他原因应针对伪影出现的情况进行分析和总结以及时纠正。

5）显示器校准：软拷贝显像却存在诸多变数，包括最基本的黑白与彩色显示及电子显示技术的多样化，如阴极射线管（CRT）和液晶显示（LCD）等等。电子显示技术的一个重要特点是：在不同显示系统中，从计算机中的数据资料到显示器的亮度都可能不同，定期调整和校准非常必要。一般专业显示器都配备外接控制器或内置校准软件，普通显示器则根据使用时间和衰减程度进行亮度和对比度的调整，以保证图像在不同地点的终端工作站上显示一致。

6）激光打印机校准：激光相机的质量控制是得到优质图像的重要环节，应认真做好激光打印机的调试和校准。激光打印机与主机监视器图像的一致性尤为重要，注意图像的输出与激光相机匹配的问题，力求做到所见即所得。建立激光打印机验收检测及质量控制的概念，调整好激光打印机背景密度、灰阶响应、图形几何结构等指标，调整好最大密度值，而且还应该注意激光相机的密度调节与胶片的感光度相协调。同时每更换一批次胶片，必须进行一次自动校准。

7）机器设备的日常维护和保养：实行合理的维护和保养措施可以使系统保持最佳的工作状态，从而能最大限度地减少系统可能出现的故障。平板探测器为高精密仪器，是 DR 系统的核心技术，对环境要求较高，机房内应配置空调和抽湿机，温度保持在 20～24℃，湿度 40%～70%，要防灰尘，保持环境整洁，减少仪器静电对灰尘的吸附。定期给设备进行检测和校准，出现故障时记录故障的情况和代码，及时通知维修工程师。

## 四、乳腺 X 线检查图像质量控制

### （一）质量控制的分工

质量控制定义为设备性能的检测及其校准的日常工作和解释。质量控制的意义在于，将一些与设备有关的故障对影像产生有害影响之前将其检测出来,并予以纠正。

乳腺 X 线摄影,无论是屏 - 片系统,还是数字乳腺摄影的质量控制,目的都是提供一种有效的,一致性的检测和识别影像质量的方法,使得在放射医师,医学物理师及专门的设备维修人员的协助下,放射技师能够在这些故障对患者产生影响之前将其排除,通过一系列独立的技术步骤以确保产出高质量的乳腺 X 线影像。在乳腺摄影检查中,主要质量控制人员包括:登记员,放射诊断医师,摄影技师和质控技师。

**1. 登记员的职责** 登记员是乳腺摄影检查流程中患者接触到的第一个人,登记员要向患者提供即将检查的有关指导,告知患者检查中需要去除上身衣物,检查需要加压以消除患者紧张心理。登记员的另一项工作是填写统计学调查表,统计学调查表的主要信息有:人口统计学、体重、身高、生育史、哺乳史、用药史、化妆品,曾经做过的活检或者外科手术(包括隆胸手术),乳腺癌家族史,乳房异常情况或者临床症状,上次乳腺摄影检查的时间及医院。完备的患者信息有利于技师按患者的实际情况进行检查,也有利于诊断医师理解图像,同时为乳腺摄影普查数据库的建立打下基础。

**2. 放射技师的职责** 从事乳腺摄影检查工作的放射技师必须得到国家专门机构的特许或者注册证明,摄影技师的职责是,围绕患者管理和影像质量为中心,包括患者体位,乳房压迫,影像产生和后处理。同时执行 QC 检测程序:模体影像、设备可视性检查、重拍片分析、IP 背景噪声、压迫等。

**3. 质控技师的职责** 质控技师的职责与设备性能相关,包括影像质量评估、患者剂量评价和操作者安全。特殊检测包括:乳腺设备的配置评价、准直评估、系统分辨率评价、自动曝光控制系统性能评估、伪影评价、kVp 准确度和重复率、线速质量评估(半价值的测量)、乳房边缘曝光量和平均腺体剂量、观片灯照度和室内杂散光线。

安装新设备,重装现有设备,置换 X 线球管或对乳腺设备进行大型维修后,应当进行重复适当的测试。

**4. 放射医师的职责** 放射医师督促乳腺摄影质量控制的所有方面。放射医师在乳腺摄影检查中的质量控制职责主要包括:乳腺摄影影像的质量评估、乳腺摄影影像的阅读和诊断报告的书写、乳腺癌发病信息的记录和患者随访、乳腺摄影检查结果的评估(包括影像解释精确度的评估和医学审计两方面)。

**(二)质量控制的内涵**

定期的质量控制检测,对于检查系统的性能稳定和最优化的影像质量维持是必需的。每天、每周、每年推荐的检测步骤都是执行 QC 程序的一部分。除此之外,当机器进行大型维修后或者更换了新的机器时,检测频率都应该加大。

**1. 每天质量控制的实施项目** 清洁机房灰尘,用防静电抹布拭擦机器;观察系统的运行情况,确定运行状态;观察阅读面板,确定运行正常;在影像中寻找是否存在灰尘微粒,刮擦痕迹以及其他伪影。

**2. 每周质量控制的实施项目** 擦除很少使用或者没有流通的成像板;检测平板探测器的背景噪声;验证软拷贝观察工作站的监视器校准(对比度 / 亮度设定在 0~5% 和 95%~100% 小斑块都可见);采集 QC 测试模体影像,并在计算机数据库中编入目录。当超出预设定的界限时,核查系统性能并采取措施。

**3. 每季度质量控制的实施项目** 观察探测器或者成像板,必要时按照生产商的指导进行清洁或者视具体情况而定;对平板探测器进行校准程序;执行量化 QC 模体分析(如低对比,空间对比,信噪比等的抽查);几何畸变和高宽比的检测;检查照片重拍率,概观曝光指数,确定不可接受影响的产生原因;检查 QC 曝光指示器数据,确定曝光不足或过度的原因并执行校正措施,书写季度报告。

**4. 每年质量控制的项目**　观察评估影像质量；抽查影像处理算法的适用性；执行验收检测步骤以确定或者重新建立基准值；检查重拍现象，患者曝光量趋势，设备维修史，进行总结；制定的 QC 技师、维修人员都应该参与到质量控制程序中。除了定期测试外，所有的检测都应该在一个视为需要的原则下进行，尤其是在设备大修时或者硬件、软件发生变化时。

（三）质量控制的方法

**1. 模体影像检测**　无论是传统的 S-F 系统乳腺摄影，还是全数字化乳腺摄影，模体影像的检测都是十分重要的一项工作。乳腺模体的 X 线照片用于评估影像密度，对比度和一致性。应该成像设备校准，维修或者任何怀疑影像质量发生变化的情况下，进行模体影像检测试验。

乳腺模体相当于 50% 腺体，50% 脂肪，且在压迫后为 4.2cm 厚度的乳房。乳腺模体中应该含有团块，微粒群和纤维等模拟组织。QC 技术人员评估模体影像，并记录可见目标的数量。同时，与以前的模体影像对照，要特别检查伪影及不一致的区域。美国放射测量协会的 RMI-156 型乳腺模体为 ACR 推荐的模体。在模体影像检测中，还需要一块厚 4mm，直径为 1cm 的丙烯酸圆盘，至于模体上方，用来检测背景光密度。

（1）模体影像检测的目的

1）确定乳腺 X 线光机是否正常。

2）确定胶片及 cassette 是否搭配正常。

3）确定胶片的解像能力。

4）确定影像在胶片的表现是否均匀。

（2）检测频率：每周一次。

（3）检测步骤

1）将模体放在探测器上，模体与探测器胸壁边缘对齐，并左右居中。

2）压迫器与模体正好接触。

3）选择摄影参数，使得背景光密度的操作标准至少为 1.40，且变化在 0.20 之内，记录 mAs 值。

4）打印胶片，并测量三个位置的密度值。

5）把背景光密度和密度差值记录在控制表上。

6）把每次测试不可见的纤维，斑点及团块数记录在控制表上。

（4）结果评价与分析：ACR 建议执行的标准：①至少可见 4 条最大的纤维，3 个最大的斑点群，3 个最大的块状物，而且数目的减少不能超过一半；②模体影像背景密度标准为 1.40，且变化在 0.20 之内；③对直径 1cm，厚度 4mm 的丙烯酸圆盘而言，其圆盘内外密度差（DD 值）标准至少是 0.40，变化范围在 0.2 之间。

**2. 压迫检测**

（1）目的确保乳腺摄影系统在手动和电动的模式下，都能够提供足够的压力，且不会压力过大。适当的压迫对保证高质量的乳腺摄影是很重要的。压迫减少了射线穿透的组织厚度，这样在减少乳腺所受曝光量的同时，也减少了散射线，提高了对比度。同时也是患者移动引起的组织模糊降到最低。

（2）检测频率此检测应该在机器最初安装时做，以后每六个月一次，并当出现问题时立即减少压力。

（3）检测步骤

1）放一块毛巾在探测器上（保护探测器），然后把磅秤放在上面，并把刻度盘或者读书盘放在容易观察的地方，锁定磅秤中心使之位于压迫器的正下方。

2）放一块毛巾在磅秤上，以防损害压迫器。

3）用初始的电力驱动，使压迫器活动直到它自动停止为止。

4）读取压力读数，并进行记录。

5）松开压迫器。

（4）结果评价与分析压迫器所提供的压力至少为 25 磅。初始电动驱动压力必须到 25～45 磅之间。压迫器的显示精度为 20N。压迫厚度的显示精度为 5mm。

**3. 观片灯和观察条件**

（1）目的：确保观片灯和观察条件是最理想的，并能维持在最佳水平。

（2）频率：该程序必须每周执行一次。

（3）检测步骤

1）用橱窗清洁剂或软毛巾清洁观片灯表面。

2）确保所有的遮挡物都已经去除。

3）目测观片灯亮度是否一致。

4）确保所有观片灯的遮幅片装置工作正常。

5）目测室内的照度，确保室内没有强光源，观片灯没有反光。

（4）结果评价与分析：乳腺照片观片灯的亮度应在 3000cd/m 以上，照度在 50lux 以下。荧光灯管的亮度会随着时间而降低，大约 2000 小时会降低 10%，所以建议每 18 个月至 24 个月要更换荧光灯管，所有的荧光灯管必须同时更换，且更换的荧光灯管必须是同一型号和颜色的。

**4. 探测器的背景噪声检测**　所有的成像板闲置 24 小时以上必须首先进行擦除处理，以确保消除由于背景辐射或其他原因造成的所有残留信号。擦除装置的子系统是由高压钠或荧光灯组成。擦除后，用固定算法扫描成像板，应该产生清洁、一致、无伪影的影像。对于 DR 乳腺摄影系统，可在乳腺放置平台上覆盖 1mm 的铅版，手动选择远低于临床摄影的条件进行曝光，进一步观察系统重建出来的影像。系统自动计算处理的曝光指示器数值应该指示为无入射曝光的基准值。任何输出影像中出现的明显伪影，区域阴影或不一致性，都应该进一步评估。当测试的成像板超过两块出现问题，所有的成像板都应该立即进行测试。极限值在验收检测时所得背景噪声的指示器数值 10% 范围内。

**5. 系统线性和自动动态范围控制检测**　此测试可以确定超过三个数量级的曝光变化时探测器和读出系统的响应。建议的技术参数为 28kVp 和 0.3mmMo 滤过，线束准直在整个接收器区域内。设定摄影技术，0.1，1.0，10mGy 的 IP 接收器表面剂量。每种一次曝光，采集三种独立的影像，在曝光和处理之间使用 10 分钟的固定延迟时间。曝光值的校准使用生产商指定的读出算法，并确定每个接收器适当的入射曝光量，对整个过程重复三次（九幅图像）。对于任何一个接收器，根据曝光指数的换算公式计算出到达 IP 的剂量值，在实际测量入射曝光量的 20% 偏差范围内，在平均值的 10% 范围内。

**6. 金属网测试和探测器分辨率一致性**　此测试利用屏 - 片密着测试工具验证接收器整体视野的聚焦状况。金属网测试工具置于乳腺摄影平台上，用 28kVp 约 5mGy 的入射剂量曝光，这样量子斑点较低。使用增强影像对比度的处理算法，结果影像应该在整个视野内无畸变且清晰。如果在某一成像板上金属网存在畸变或模糊区域，说明成像板应该清洁或维修。平板探测器上出现重复的畸变或模糊则说明扫描装置出现故障。

**7. 剂量检测**　使用专用的乳腺摄影剂量检测装置（如 IBA DOSIMAX plus A），记录每个被检者每次曝光时的皮肤入射剂量，进而计算出平均腺体剂量（AGD）。同时记录加压后乳房的厚度，管电压值，以用于 AGD 的计算。极限值为每次曝光的平均腺体剂量≤3mGy。

**8. 伪影评估伪影可以产生于硬件、软件和成像体**　硬件伪影主要产生于 CR 系统的成像板和影像阅读仪，DR 系统的平板探测器。最普遍的是 IP 的暂时性缺陷，诸如灰尘，污物和幻影（擦除不完全），这些伪影可以通过对屏和成像板的擦除进行矫正，持久的伪影可以追踪到刮擦痕或屏的使用寿命，有必要进行更换。影像阅读仪故障可以导致缺损扫描线和影像畸变，激光功率也会随时间推移而减弱至校正范围外，这时就需要更换激光子系统，当柱状反光镜或激光装置的尘粒可以显示为影像衰减伪影。平板探测器存在的残影，一致性差，坏像素点等可以通过校准程序得以消除。如果出现严重的不可修复的图像伪影，应更换平板探测器。

处理菜单的不当选择会导致不正确的直方图标准化，动态范围定标和输出影像像素值，这是软件伪影的主要原因。被照体的伪影的产生通常是由于被照体摆位错误，扫描线与滤线栅形成的明显干涉图，偶然信息丢失，或高通频率处理引起的。如果调整不正确，模糊覆盖技术会使得被照体边缘出现"晕影"效果。

（余建明　刘广月　徐光明　王世威　张国明　汪春红）

# 第三章

# CT 检查技术

## 第一节 检查前准备

充分的 CT 检查前准备是 CT 检查成功的前提。CT 检查前准备包括机器准备、受检者准备、对比剂及急救物品准备和操作者的准备。

### 一、机 器 准 备

#### （一）开机

**1.** 确认 CT 机接通电源。

**2.** 按下 CT 主机电源开关，系统自动启动，直至正常工作界面出现。自动启动过程中禁止触碰鼠标及键盘。

#### （二）X 球管预热

**1.** 为保护 X 线球管，延长 X 线球管的使用寿命，CT 开机后必须对其进行预热。具体方法是：将检查床从机架退出，使 CT 扫描野内没有任何物体，使用 CT 机自带软件控制扫描条件及曝光次数对 X 线球管预热。

**2.** 以下情况也要行 X 线球管预热，以保护球管。

（1）球管热容量提示低于 10% 时，应手动对球管进行预热至 30% 或以上；

（2）开机状态长时间没有使用，行 CT 检查时也要进行球管预热。

#### （三）空气校准

CT 设备是由多种部件组合而成，使用过程中各部件之间会产生老化现象，从而影响探测器对数据的采集，为了避免这种现象的发生，定期对设备进行校正可以避免这些误差，根据设备特点可以两周或一个月校正一次。

#### （四）存储清理

CT 机硬盘储存容量是一定的，当存储图像容量达一定限度后就会影响系统的运行速度甚至无法运行，须及时做好图像的备份并定时删除图像以保证硬盘有足够存储剩余空间。删除图像时应批量进行，避免多次，小尺寸的删除，以防垃圾碎片的产生而影响系统运行速度。

### 二、受检者准备

#### （一）CT 检查前准备

受检者携带外院相关检查资料，包括 CT、MRI、普通 X 线、超声及其他临床检查资料。检查前须去除扫描部位的金属物品（如发夹、钥匙、硬币和皮带扣等），以防止伪影的形成。告知受检者 CT 检查有一定的辐射损伤，妊娠 3 个月内禁忌 CT 检查，但常规 CT 检查的辐射剂量是安全的。

## （二）危重受检者准备

相关科室医护人员陪同前来检查，躁动、婴幼儿等不合作受检者须预先给予镇静或麻醉。准备相应的抢救设备和急救药物。

## （三）胸腹部检查准备

**1.** 做好呼吸训练，能根据相关指令配合呼吸以免产生呼吸运动伪影。

**2.** 腹部检查前1周内禁做过消化道钡餐、钡灌肠检查及服用高密度药物。

**3.** 腹部检查根据检查需要事先准备好口服对比剂。

## （四）盆腔、尿路检查准备

膀胱须留中等量尿；尿路检查须确认2天内未做过静脉肾盂造影检查。

## （五）增强检查受检者准备

**1.** 签署《碘对比剂使用受检者知情同意书》，让受检者知道使用碘对比剂时有可能出现不同程度的不良反应和发生对比剂渗漏的危险。

**2.** 预埋留置针，建立静脉通道。

**3.** 检查前禁食2小时。

# 三、对比剂及急救物品准备

## （一）对比剂准备

**1.** CT对比剂应由专人管理，按药品存放要求恒温恒湿储存。

**2.** 检查前准备好高压注射器，配备一次性口杯和饮用水。

**3.** 检查前要备好不同浓度的碘对比剂，以备不同部位增强和不同增强扫描方式对碘对比剂浓度的需要。

**4.** 胃肠道CT检查时，应备口服对比剂，如水、气体、脂乳剂及阳性对比剂等，口服或灌肠后利于胃肠道管腔的对比。

## （二）急救物品准备

常规配置急救器械如血压计、呼吸气囊、心电监护仪、除颤仪和急救药品等，以备受检者发生对比剂不良反应或其他意外情况时的急救。急救物品由专人管理，急救器械须每日维护，急救药品应按规定有序放置于急救箱或急救车药箱中，按需补全和定期查对药品的有效期并及时更换。所有工作人员都要严格进行针对对比剂不良反应及其他意外事件的急救培训，掌握对比剂不良反应程度的判断和处理流程，特别是心肺复苏术。

# 四、操作者准备

## （一）检查前准备

**1.** 仔细阅读受检者检查申请单，明确检查部位及检查目的，严格核对受检者相关信息。

**2.** 确认受检者有无CT检查禁忌证，询问育龄女性是否计划生育或已妊娠。

**3.** 与受检者充分沟通，消除受检者的紧张情绪，取得受检者的充分配合。

**4.** 评估受检者有否坠床风险。对于高危受检者，检查前应使用绑带将其安全的束缚于检查床上，必要时检查室内留置陪检人员看护，陪检人员应做好相应辐射安全防护。

**5.** 去除扫描区域可能产生伪影的高密度物质。

**6.** 对于体表可打及的肿块，须敷贴高对比标记物作为定位参考。

## （二）增强检查前准备

确认做增强CT检查者有无发生碘对比剂不良反应的高危因素，包括甲亢、严重心肾功能不全、哮喘及荨麻疹病史等。

# 第二节 CT 扫描技术

## 一、CT 扫描的常用术语

### （一）密度分辨率（contrast resolution）

指在低对比度的情况下图像对两种组织间最小密度差别的分辨能力，常以百分数表示。如：0.35%，2mm，35mGy。表示物体的直径为 2mm，受检者接受 X 线的剂量为 35mGy，CT 的密度分辨率为 0.35%，即相邻两种组织密度差≥0.35% 时，CT 图像才可分辨。影响密度分辨率的主要因素有层厚、X 线剂量、噪声和重建函数等。层厚越厚，X 线剂量越大，噪声减小，密度分辨率增加（图 3-1）。

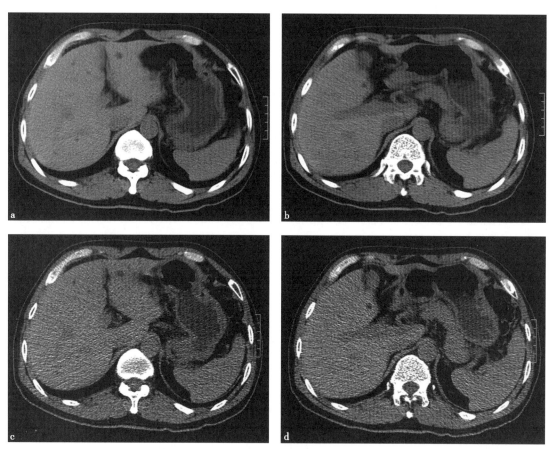

图 3-1 密度分辨率
a,b. 采用 380mA～5mm 扫描；c,d. 采用 160mA～2.5mm 扫描

### （二）空间分辨率（spatial resolution）

又称高对比度分辨率，指在高对比度的情况下，密度分辨率大于 10% 时，图像对组织结构空间大小的鉴别能力，即显示最小体积病灶或结构的能力。它的定义是在两种物质 CT 值相差 100HU 以上时，能分辨最小的圆形孔径或黑白相间（密度差相同）的线对数，常以每厘米内的线对数（Lp/cm）表示。线对数越多，空间分辨率越高。其换算关系为：

$$5 \div Lp/cm = 可辨最小物体直径（mm）\tag{3-1}$$

空间分辨率的主要影响因素有：像素、探测器孔径、相邻探测器间距、图像重建的卷积滤波函数、数据取样、矩阵、X 线管焦点尺寸、机器精度等，其中像素是最主要的因素，像素越多，空间分辨率就越高。空间分辨率常用检测方法有调制传递函数的截止频率法、分辨成排圆孔大小法分辨线对数法等(图3-2)。

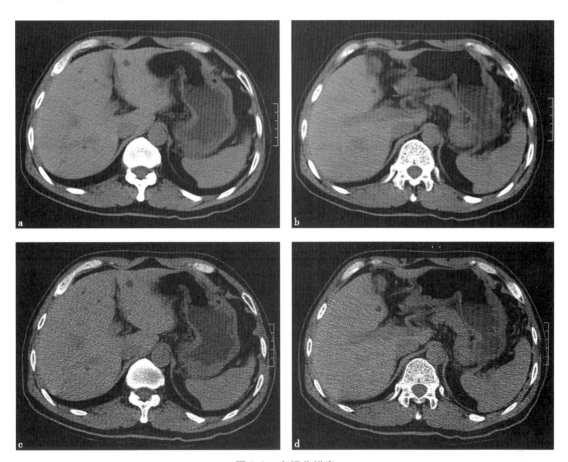

**图 3-2 空间分辨率**
a,b. 采用 5mm- 标准函数算法扫描；c,d. 采用 2.5mm- 骨函数算法扫描

### (三) 时间分辨率(time resolution)

指单位时间内影像设备采集图像的帧数,与每帧图像采集时间、重建时间、螺距及系统连续成像的能力有关。可分为图像时间分辨率(X-Y 轴时间分辨率)和扫描时间分辨率(Z 轴时间分辨率)。图像时间分辨率指在扫描野内用于图像重建所需扫描数据的最短采集时间,代表了 CT 动态扫描能力。例如,在心脏成像中,MSCT 的扇区重建技术一般需要 360° 的数据,而心脏成像通常采用半重建算法即单扇区重建技术来提高时间分辨率,提取 240° 的数据来进行重建。图像时间分辨率主要由机架旋转速度、扇区重建技术及双源 CT 技术决定的。以心脏成像为例,扫描时间分辨率是指完成整个心脏采集需要几个心动周期,主要由探测器决定。

### (四) CT 值(concentration-time value)

CT 值是测定人体某一局部组织或器官密度大小的一种计量单位,通常称亨氏单位(hounsfield unit,HU)。CT 值代表 X 线穿过组织被吸收后的衰减值。为了定量衡量组织对于 X 线的吸收率,Hounsfield 定义了一个新的标度"CT 值"。CT 值的计算为某物质的 CT 值等于该物质的衰减系数与水的衰减系数之差,再与水的衰减系数之比后乘以 1000,即:

$$CT\ 值 = (u_物 - u_水)/u_水 \times 1000 \qquad (3\text{-}2)$$

其单位为 HU。CT 值不是一个绝对值,而是一个相对值,不同组织的 CT 值各异,且在一定范围内波动。骨骼的 CT 值最高约为 1000HU,软组织的 CT 值为 20～70HU,水的 CT 值约为

0HU,脂肪的 CT 值为 −20～−100HU 以下,空气的 CT 值约为 −1000HU。正常人体不同组织、器官的 CT 值(表 3-1)。

表 3-1　正常人体组织 CT 值

| 类别 | CT 值(HU) |
| --- | --- |
| 水 | 0 |
| 脑脊液 | 3～8 |
| 血 浆 | 3～14 |
| 水 肿 | 7～17 |
| 脑白质 | 25～32 |
| 脑灰质 | 30～40 |
| 血 液 | 13～32 |
| 血 块 | 64～84 |
| 肝 脏 | 50～70 |
| 脾 脏 | 50～65 |
| 胰 腺 | 45～55 |
| 肾 脏 | 40～50 |
| 肌 肉 | 40～80 |
| 胆 囊 | 10～30 |
| 脂 肪 | −20～−100 |
| 钙 化 | 80～300 |
| 空 气 | −1000 |
| 骨 骼 | +1000 |

注:CT 值非恒定数值,它不仅与人体内在因素如呼吸、血流等有关,而且与 X 线管电压、CT 装置、室内温度等外界因素有关

### (五)矩阵(matrix)

矩阵是像素以二维方式排列的阵列图,与重建后图像的质量有关。在相同大小的采样野中,矩阵越大,像素越多,重建后图像质量越高。目前常用的采集矩阵大小基本为:512×512,另外还有 256×256 和 1024×1024。CT 图像重建后用于显示的矩阵称为显示矩阵。为保证图像显示的质量,显示矩阵等于或大于采集矩阵,如采集矩阵为 512×512,显示矩阵则为1024×1024。

### (六)像素与体素(pixel and voxel)

像素是构成 CT 图像最小的单位,等于观察野除以矩阵。像素是一个二维概念,是面积单位。体素是体积单位,是一个三维概念,其三要素为长、宽、高。若体素长和宽均为 1mm,高度或深度(层厚)为 10mm,则体素为 1mm×1mm×10mm。体素增加,层厚变厚,探测器接收到的 X线光子的量相对增加,噪声降低。

### (七)原始数据与显示数据(raw data and display data)

原始数据是透射 X 线经探测器接收转变的模拟信号,经模数转换成数字信号,数字信号经计算机预处理,尚未重建成横断面图像的数据被称为原始数据。显示数据是将原始数据经权函数处理后所得到的构成组织层面图像的数据。

### (八)重建与重组(reconstruction and reformation)

原始数据经计算机特定的算法处理而得到的用于诊断的一幅横断面图像,其特定的算法处理被称为重建或图像的重建。重建技术可通过改变矩阵、视野、层厚、选择不同滤波函数或改变算法等方式进行图像处理。重组是不涉及原始数据处理的一种图像处理方法。如多平面图像重

组、三维图像处理等。由于重组是使用已形成的横断面图像，因此重组图像的质量与已形成的横断面图像密切相关，尤其层厚的大小和数目。一般扫描的层厚越薄、图像的数目越多，重组的效果就越好。

### （九）间距（interval）

分非螺旋扫描和螺旋扫描间距。非螺旋扫描的间距为上一层面的上缘与下一层面的上缘之间的距离，可以小于、等于或大于层厚，若小于层厚为重叠扫描。螺旋扫描的间距指被重组的相邻图像间长轴方向（Z 轴）的距离，通过采用不同的间距来确定重组图像层面的重叠程度，若重组间距小于层厚即为重叠重组。重组间距的大小与重组图像的质量有关，重组间距减小可改善图像质量。

### （十）部分容积效应与周围间隙现象（partial volume effect and peripheral space phenomena）

在同一扫描层面内，CT 图像上各个像素的数值代表相应单位组织全体的平均 CT 值，它不能如实地反映该单位内任何一种组织本身的 CT 值。在 CT 扫描中，凡小于层厚的病变，其 CT 值受层厚内其他组织的影响，所测出的 CT 值不能代表病变的真实的 CT 值，如在高密度组织中较小的低密度病灶，其 CT 值偏高；反之在低密度组织中的较小的高密度病灶，其 CT 值偏低，这种现象称为部分容积效应（图 3-3）。

周围间隙现象是指在同一扫描层面上，与层面垂直的两种相邻密度不同的组织，其边缘部的 CT 值也不能真实地反映其本身组织的 CT 值。密度高者其边缘 CT 值小，而密度低者边缘 CT 值大，二者交界边缘也分辨不清，这是扫描线束在这两种结构的邻接处测量互相重叠造成的物理现象。周围间隙实质上也是一种部分容积效应。

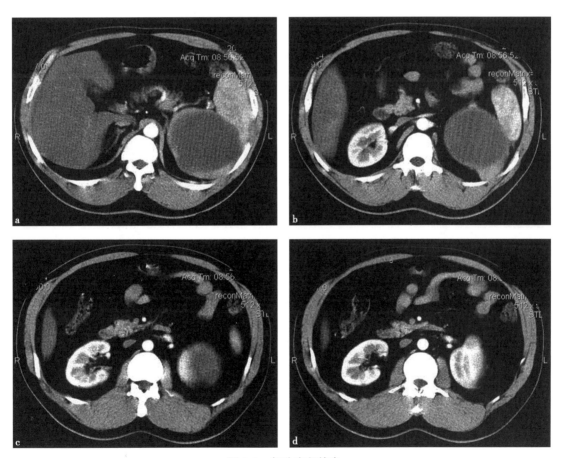

图 3-3　部分容积效应

a，b，c，d. 采用 380mA-5mm 扫描

## （十一）窗宽和窗位（window width and window level）

窗宽（window width，W）是指 CT 图像上的显示灰阶所包含的 CT 值范围。窗宽内的组织结构按其密度高低从白到黑分为 16 个灰阶供观察对比。例如：窗宽选定为 80HU，则其可分辨的 CT 值为 80/16=5HU，即两种组织 CT 值的差别在 5HU 以上即可分辨出来，因此窗宽的大小直接影响图像的对比度和清晰度；窗位（window level，WL），又称窗中心，是指窗宽的中心位置。在固定窗宽下，窗位的变化也会影响图像 CT 值的变化范围，类似于坐标原点，表示 CT 值浮动的中心值。一般将欲观察组织或者病变的 CT 值作为窗位，如窗位定为 70HU，窗宽为 85HU，其包含 CT 值范围为 −15～+155HU。数学公式表达如下：

$$\text{CT 值} = C \pm W/2 \tag{3-3}$$

选择不同的窗宽和窗位可获得各种观察不同组织结构的灰阶图像，合理地调节窗宽和窗位能增强有用信息的显示。

## （十二）噪声和信噪比（noise and signal noise ratio）

噪声指均匀物体的影像中 CT 值在平均值上下的随机涨落，图像呈颗粒性，影响密度分辨率，与图像质量成反比。分为随机噪声和统计噪声，一般常指的噪声为统计噪声，用 CT 值的标准偏差来表示，数学表达式如下：

$$\sigma^2 = k/w^3hd \tag{3-4}$$

（w 表示体素的大小，h 表示体层厚度，d 表示辐射剂量，k 表示常数，σ 表示标准偏差）（图 3-4）。

信噪比即信号与噪声之比，和噪声同时存在。其比值越大，噪声影响越小，信息传递质量越好。信噪比是评价机器设备的一项重要的技术指标。降低噪声的措施主要有：增加曝光量，降低球管 - 探测器距离，增大像素，提高探测器质量，增加层厚等。

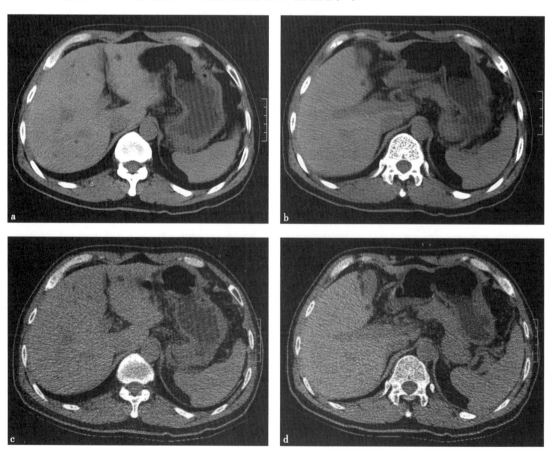

图 3-4  噪声

a，b. 采用 380mA-5mm- 标准函数算法扫描；c，d. 采用 160mA-2.5mm- 骨函数算法扫描。

### （十三）伪影（artifact）

伪影是 CT 图像成像过程中，因机器或人体本身等因素的影响而产生的被检体不存在而图像显示出来的假象。实质上伪影通常指图像上与实际解剖结构不相符的密度异常变化，涉及 CT 机部件故障、校准不够及算法误差甚至错误等项目，要消除此类伪影，需根据图像伪影的形状、密度变化值及扫描参数等进行具体分析。常见的伪影有运动伪影、交叠混淆伪影、硬化伪影、部分容积效应伪影、螺旋伪影及设备伪影等。

## 二、CT 扫描方法

### （一）普通扫描（precontrast scanning or non-contrast scan）

又称为平扫或非增强扫描，是指血管内不注射对比剂的单纯 CT 扫描。普通 CT（非螺旋扫描）常采用横断面扫描和冠状面扫描，螺旋 CT 常采用多平面重组冠状面、矢状面或其他斜面。一般先进行常规扫描，然后根据病情的需要，再决定是否增强扫描，普通 CT（非螺旋扫描）扫描的层厚和层间距常采用 7～10mm，特殊位置采用 5mm 或 3mm，螺旋 CT 扫描采集层厚 0.625～1mm，重建层厚和重建间距常为 7～10mm。普通扫描主要适用于骨骼、肺等密度差异较大的组织，其次是急腹症，以及存在对比剂禁忌证的受检者。

### （二）增强扫描（enhancement scan）

经静脉内注入对比剂后的 CT 扫描，称为增强扫描。目的是使血供丰富的组织和器官以及富血流供应的病灶内碘含量增高，而使血供较少组织或病灶内的碘含量降低，从而增加正常组织与病灶间的密度差，动态观察不同脏器或病灶中对比剂的分布与排泄情况，来发现平扫难以发现的小病灶、等密度病灶或显示不清的病灶，以及观察血管结构和血管性病变。根据不同病灶的强化类型、时间和特点，以及病灶大小、形态、范围与周围组织间的关系，有助于病变的定位、定量和定性诊断。增强扫描主要包括常规增强扫描和动态增强扫描。

**1. 常规增强扫描**　指静脉注入水溶性有机碘对比剂并按普通扫描的方法进行扫描。注入对比剂的方法有：静脉注射滴注法、快速加压静脉滴注法及静脉团注法，临床常采用静脉团注法。

**2. 动态增强扫描**　指静脉注入对比剂后在短时间内对兴趣区进行快速连续扫描，主要包括以下三种方式：

（1）进床式动态扫描：扫描范围包括整个被检器官，可根据被检器官的血供特点，分别于强化的不同时期对检查的器官进行双期和多期扫描。

（2）同层动态扫描：是对同一感兴趣层面连续进行多次扫描，测定 CT 值并制成时间 - 密度曲线，研究该层面病变及正常组织的动态变化特点，有利于鉴别诊断。

（3）"两快一长"增强扫描：是动态增强扫描的一种特殊形式，"两快"是指注射对比剂速度快和起始扫描时间快；"一长"是指扫描持续的时间长，一般延长时间为 10～15 分钟。主要用于肝脏海绵状血管瘤、肝内胆管细胞型肝癌、肺内孤立结节的诊断和鉴别诊断。

### （三）造影扫描（myelography CT scan）

对某一器官或结构直接或间接注入对比剂后，再进行扫描的的方法，称为造影扫描。它的特点是利用阳性和阴性对比剂的成像，可以更清楚地显示器官和组织结构，以利于病灶的发现。造影扫描可分为血管造影和非血管造影。血管造影是指选择性地注入某脏器或组织所属动脉或静脉，提高该脏器或组织病变的检出率和定位定性的诊断。非血管造影是指将对比剂到达所要显示的某一脏器或结构内或周围，然后再进行扫描的一种方法。

### （四）特殊扫描（special CT scan）

**1. 薄层扫描**（thin slice scan）　是指扫描层厚小于 5mm 的普通 CT（非螺旋扫描）扫描，一般采用 1～5mm。目的是减少部分容积效应，观察病变内部细节以及用来发现一些小病灶；另外对于某些需要重建和后处理的特定部位,如鞍区、眼眶等,原则上也应采用薄层扫描,以利于重建和后处理。

**2. 重叠扫描**(overlap scan)　指普通 CT(非螺旋扫描)层间距小于层厚,使相邻的扫描层面部分重叠的 CT 扫描。目的是减少部分容积效应和提高小病灶的检出率。其缺点是过多的重叠,扫描层面数会增加,受检者接受 X 线量加大,不利于受检者的防护。

**3. 延迟扫描**(delayed scan)　指注射对比剂后,等待数分钟甚至数小时后再行 CT 扫描的方法。延迟扫描的时间因不同组织和病变的性质而定。其根本原因在于碘对比剂在体内不同的组织和病变的代谢不一致。

**4. 目标扫描**(object scan)　即只对感兴趣区进行扫描,而对其他非感兴趣区不进行扫描的一种方法。特点是感兴趣区的组织器官放大,而图像的空间分辨率不降低。主要用于组织结构小的器官或病灶,如垂体、内耳、肾上腺和肺内的孤立结节等。

**5. 动态扫描**(dynamic scan)　指静脉团注(bolus injection)对比剂后,在极短的时间内对某一组织器官进行快速连续扫描,扫描结束后再重建图像的方法。

**6. 高分辨 CT 扫描**(high resolution CT scan,HRCT)　指通过薄层或超薄层、高的输出量、足够大的矩阵、骨算法和小视野图像重建,获得良好的组织细微结构极高的图像空间分辨率的 CT 扫描方法。主要用于小病灶内部结构的细微变化。高分辨力 CT 必须具备以下几个基本条件:全身 CT 机的固有空间分辨率小于 0.5mm;采用超薄层扫描,层厚在 1.0～1.5mm;图像重建采用高空间分辨率算法,即骨算法;矩阵为 512×512;采用高电流(200～220mA)和高的管电压(120～130kV),降低图像噪声;扫描时间应尽量短,一般为 1～2 秒。其图像特征:空间分辨率高,图像的细微结构清晰,边缘锐利度高,组织对比度好,噪声大,较多的伪影,如条状影及双边影。

**7. 定位扫描**(Scout Scan)　根据会诊单上的病史及体征,确定扫描范围,然后根据检查部位,选择适当的扫描场,获取正位或侧位的平面像,再根据定位片的显示部位和粗略影像信息,有目的、有步骤地选择扫描范围。主要用于体部扫描、特殊部位(垂体)扫描、定位、穿刺等方面。

### (五)能谱成像(spectral CT imaging)

能谱成像是利用物质在不同 X 线能量下产生不同的吸收系数来提供影像信息,通过单球管高低双能的瞬时切换(<0.5 毫秒能量时间分辨率)获得时空上完全匹配的双能量数据,在原始数据空间实现能谱解析,可提供双能量减影、物质分离、物质定量分析、单能量成像、能谱曲线及有效原子序数等功能分析。通常使用最低电压(80kVp)和最高电压(140kVp)来达到最大能量分离以最大限度的区分不同的物质。

### (六)CT 灌注成像(CT perfusion image)

CT 灌注成像是结合高速注射(4～12ml/s)和快速扫描技术而建立起来的一种成像方法。通过分析动态增强图像获得一系列组织参数,如组织的血流量、组织的血容量、平均通过时间以及峰值时间等,主要用于了解组织的血流灌注情况。它有两个技术特点:一是对比剂团注的速度要快;二是时间分辨率要高。目前临床上常用于脑组织、心肌、肝脏、胰腺、肾脏及脾脏等病变的诊断及鉴别诊断,还可用于器官移植后移植器官的状态评估。

### (七)CT 血管成像(CT angiography,CTA)

CT 血管成像指静脉内快速团注高浓度对比剂后,靶血管内的对比剂浓度快达到峰值时,再进行螺旋 CT 容积扫描,经工作站后处理,重建出靶血管数字化的多维图像。CT 血管成像包括 CT 动脉成像(CTA)、CT 静脉成像(CTV)和 CT 微循环灌注成像(CTP)。临床上 CT 血管成像常指 CT 动脉成像和 CT 静脉成像,影响 CT 血管成像质量的因素多,主要包括对比剂循环时间、扫描延迟时间、对比剂注射速率及总量、扫描参数、受检者个体因素等。一般确定扫描延迟时间有三种方法：

**1. 时间 - 密度曲线** 使用小剂量团注测试到达时间技术，首先团注 15～20ml 对比剂，采集目标动脉的时间 - 密度曲线来确定扫描开始时间。使用该方法需注意：测试到达靶血管达峰时间的对比剂注射速率应与正式扫描时相同；确定正式扫描延迟时间时，需累加测试达峰时间和扫描开始前的时间；使用小剂量团注测试到达时间时应尽量降低辐射剂量。

**2. 实时增强**（自动触发技术） 在靶血管设定一个感兴趣区及 CT 增强阈值，注入对比剂后一定时间开始扫描，当感兴趣血管的 CT 值增加到阈值时，软件自动启动触发装置开始扫描。该方法具有实时监控功能，只要感兴趣血管 CT 值达到阈值，则自动开始扫描。该方法需注意：感兴趣区的选择最好选在靶血管或其与之直接相连的邻近血管；当感兴趣血管 CT 值达到阈值后，扫描床移动到开始扫描层面一般需要 1～2 秒，此时应注意阈值或感兴趣区的选择；通常阈值的设定比靶血管增强最佳 CT 值低，一般为 100～150HU。

**3. 经验延迟法** 根据对比剂在不同人体各脏器的循环时间来确定扫描的延迟时间，经验法因不同机型扫描速度不同一般有 2～5 秒差异。

### （八）低剂量扫描（low dose spiral CT, LDSCT）

低剂量扫描指在保证诊断要求的前提下，降低螺旋 CT 的扫描参数，既能清楚地显示组织及组织内部的结构，同时又降低 X 线球管及机器本身的消耗，并极大地减轻受检者的辐射剂量。目前主要用于肺癌高危人群筛查、小儿颅脑病变、眼眶及鼻窦等病变的检查。

### （九）CT 导向穿刺活检（CT guide biopsy）

CT 导向穿刺活检是一种在 CT 导引下对全身各部位兴趣病灶（靶病灶）经皮穿刺取得病理标本而最终获得病理诊断的非血管介入技术。首先在常规 CT 扫描基础上，确定出病灶中心层面所对应的体表标志，确定进针点、进针深度和进针路径，常规消毒穿刺，抽出少许病灶组织。完毕后再次扫描，了解有无出血及其他并发症。由于 CT 能清晰显示病变大小、形态、位置、坏死空洞区，明确显示与邻近血管、神经等的良好解剖关系，故可精准进针部位、角度和深度，避免损伤血管、神经和脊髓等，从而大大提高了介入操作的安全性、成功率和病理准确率。优点是：方法简便，对组织损伤小，出血少，较为安全，感染机会少，可在门诊于局部麻醉下进行，也不影响早期治疗。缺点是：取材量较少，若经验不足或取材部位不当，未刺入靶病灶内取得有代表性的组织，则难于得出准确的结论。

# 第三节 颅脑 CT 检查技术

## 一、适应证与相关准备

### （一）适应证

CT 是颅脑疾病的常用诊断检查方法，其适应证有：颅脑外伤、脑血管疾病、颅内肿瘤、颅内感染性疾病、遗传代谢性疾病、退行性疾病、先天性疾病、先天性发育异常、颅骨疾病以及术后和放化疗后复查等。

### （二）相关准备

**1.** 检查前向受检者做好解释工作，消除受检者的紧张心理，取得受检者的合作。

**2.** 告知受检者检查床移动的安全性、检查所需时间及在检查过程中不要吞咽，保持头部不动。

**3.** 去除头颈部饰物及金属物品。

**4.** 头皮肿块敷贴高对比标记物，用作定位标记。

**5.** 不合作受检者应给予镇静。

**6.** 对眼球、甲状腺、生殖腺等 X 线敏感部位进行辐射防护。

# 二、检　查　技　术

## （一）常规平扫

**【扫描体位】**

受检者仰卧于检查床上，头先进，下颌内收，头部正中矢状面与纵向定位线平行，瞳间线与横向定位线平行，水平定位线齐外耳孔。外伤及术后等不宜搬动头部的受检者，可放宽标准摆位，将其置于舒适位置，但头部一定要放置在扫描野中心。

**【扫描方案】**

**1. 定位扫描**　扫描范围包括第 3 颈椎至颅顶，取侧位像。为精确计划扫描范围，必要时同时取正侧位像。

**2. 扫描方式**

（1）非螺旋扫描以听眦线为基线，向上扫至颅顶层面。

（2）螺旋扫描作轴位扫描，零角度，范围包括枕骨大孔至颅顶上 1cm（图 3-5）。

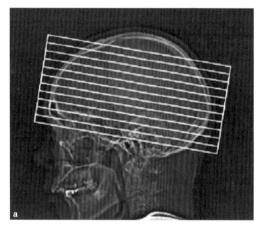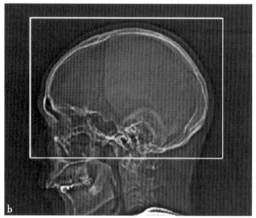

图 3-5　CT 常规扫描范围

a. 非螺旋扫描定位及范围示意图；b. 螺旋扫描定位及范围示意图

（3）可根据病变情况需要，扫描范围只包括病变。

**【扫描参数】**

**1. 非螺旋扫描**　管电压为 120～140kV，毫安量为 250～400mAs。颅底层面层厚为 3～5mm，层距 3～5mm，颅底以上层厚为 8～10mm，层距 8～10mm。

**2. 螺旋扫描**　管电压为 120～140kV，毫安量 300～450mAs。单 / 双层 CT 准直宽度为 3～5mm，螺距因子 0.8～1.0。多层 CT 采集层厚为 0.5～1.0mm，准直宽度为 4～40mm，螺距因子为0.5～0.8。重建层厚为 5～10mm，重建间隔为 5～10mm，重建视野为（220～280）×（220～280）mm，重建矩阵 512×512。

## （二）增强扫描

**1. 常规增强扫描**

**【对比剂注射方案】**　高压注射器团注或手推。对比剂浓度 300mgI/ml，总量 1.0～1.2ml/kg，注射速率 1.0ml/s 或手推；小儿总量 1.5～2.0ml/kg，最少不低于 30ml，注射速率 0.5～1.0ml/s。

**【扫描方案】**

（1）扫描范围及参数：与常规平扫一致。

（2）扫描开始时间：常规增强扫描在对比剂脑实质期开始，一般为注射对比剂后 3～5分钟。

**2. CT血管扫描**

【对比剂注射方案】 高压注射器团注。对比剂浓度320~370mgI/ml,总量50~80ml,注射速率3.0~4.0ml/s。使用双筒高压注射器时,在注射碘对比剂之后,紧接着以相同速率注射30~40ml生理盐水冲管。

【扫描方案】

(1)扫描范围:①定位扫描范围包括第7颈椎至颅顶,取侧位定位像。为精确扫描计划范围,必要时同时取正、侧位定位像;②正式扫描范围包括第1颈椎至颅顶,从足至头方向扫描。

(2)扫描参数:采用螺旋扫描方式,管电压为100~120kV,毫安量为200~300mAs。能量减影时,使用80和120kV两种电压。多层CT采集层厚为0.5~1.0mm,准直宽度为4~40mm,螺距因子为0.5~1.2,重建层厚为0.6~1.2mm,重建间隔为0.5~1.0mm,重建视野为(220~250)×(220~250)mm,重建矩阵512×512。

(3)扫描开始时间:确定CT脑血管扫描开始时间是CT血管扫描成功的关键,有以下几种方法:①经验法:推注对比剂后16~22秒开始扫描。②小剂量预试验法:应用小剂量预试验法测定靶血管密度到达顶峰的时间,以该时间作为延迟时间开始扫描。具体方法为:碘对比剂总量20ml,生理盐水20ml,注射速率同前,监测点为第4颈椎水平的颈总动脉或鞍上池层面的大脑中动脉,推注对比剂12秒后对检测点进行靶扫描,持续到25秒停止。计算出兴趣血管密度到达峰值的时间,此时间为延迟扫描时间。③对比剂团注跟踪法:监测层面为第1颈椎水平,触发阈值80HU,延时4~6秒开始扫描。

**3. 血流灌注成像** 随着CT技术不断发展和软件功能的不断提升,CT脑灌注成像(CT perfusion image)在临床的应用也越来越广泛,在急性脑卒中、脑血管储备、脑血管痉挛、脑外伤、脑肿瘤的评估与诊断中发挥重要的作用。其主要技术要点是:对比剂团注速度要快、时间分辨率要高。

【对比剂注射方案】 使用双筒高压注射器经右侧肘静脉团注。选择右侧肘静脉注入可以尽量减少对比剂的聚集,同时可以最大程度地降低在胸廓入口处的条纹状伪影。碘对比剂浓度300~370mgI/ml,总量40~60ml,注射速率4.0~6.0ml/s。在注射碘对比剂之后,紧接着以相同速率注射30~40ml生理盐水冲管。

【扫描方案】

(1)扫描范围:根据CT机性能及病变范围取2cm至全脑覆盖。

(2)扫描参数:管电压为80~120kV,毫安量为70~250mAs。采集层厚为5~8mm,层数4~16。

(3)扫描时间:团注对比剂后4~8秒开始扫描,持续40~60秒。

**4. 低剂量扫描剂量扫描** 在颅脑CT检查中主要应用于婴幼儿、脑血管成像和脑血流灌注成像等。

降低CT辐射剂量的方法有降低管电压、增加螺距和降低管电流等三种。降低管电压最显著的特点是增加图像噪声。同时增加螺距则降低影像Z轴的空间分辨率,降低管电流则影响低对比分辨率。故在利用管电压、螺距和管电流降低辐射剂量的同时,还应充分考虑其对图像质量的影响,权衡辐射剂量与图像质量。

# 三、图 像 处 理

图像处理是对扫描所获得的图像进一步加工,通过窗宽窗位调节、图像重组、图像测量等图像后处理技术获得组织与病灶的解剖及生理生化信息,为病变的准确定位定性提供依据。

**(一)窗口窗位调节**

颅脑CT图像的显示有脑组织窗和骨窗。脑组织窗主要用于观察脑组织细节及病变的观察，窗宽取 70～80HU，窗位取 30～35HU。骨窗主要用于颅骨细节及病变的观察，窗宽取 1500～2500HU，窗位取 600～800HU（图 3-6）。

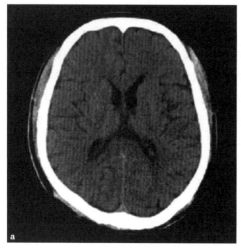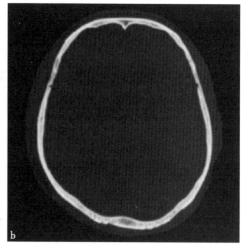

图 3-6　脑组织窗与骨窗
a. 脑组织窗；b. 颅骨骨窗

　　一些特殊病变，需对窗宽窗位进行调整，以利于病变观察。少量硬膜下血肿，调高窗宽至 100～120HU，增加图像层次，窗位 40～50HU；早期脑梗死，降低窗宽至 60～70HU，窗位增加至 40～45HU，以增加图像对比；囊性病变，增加窗宽至 100～120HU，窗位降低至 -10～10HU，以观察囊壁或鉴别脂肪成分与液体；颅外病变（如头皮下血肿、脂肪瘤、血管瘤等）以窗宽 300HU、窗位 40HU 显示皮下组织和病变。

## （二）图像重组技术

### 1. 常规颅脑 CT 平扫及增强扫描

（1）利用薄层图像行多平面重组（MPR）：重组范围以病变或脑干为中心，重组层厚 5mm，重组间距 5mm。冠状面重组，以矢状面和横断面作参考，与脑干平行，且与正中矢状面垂直以使左右结构对称；矢状面重组，以横断面和冠状面作参考，与人体正中矢状面平行（图 3-7）。

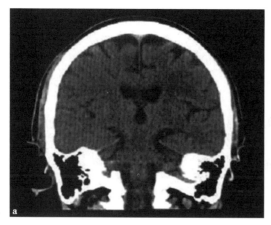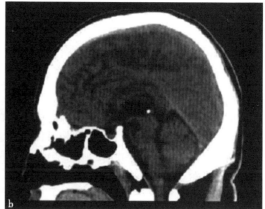

图 3-7　颅脑 CT MPR 重组图像
a. 冠状面重组图像；b. 矢状面重组图像

　　（2）利用容积再现（VR）或表面阴影投影（SSD）：重组三维立体图像，观察颅骨情况；必要时采用层块 VR 显示病变（图 3-8）。

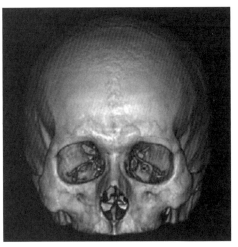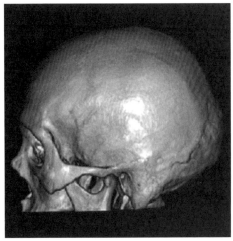

图 3-8　颅骨的 VR 图像

**2. CT 颅脑血管成像**

（1）主要运用 VR 和最大密度投影（MIP）后处理显示技术，进行多方位多角度观察。具有减影功能或去骨软件的设备，应尽可能地消除颅骨，以显示颅底层面的颈内动脉，亦可辅以手工编辑去骨方法。也可取 20～30mm 厚的层块进行 VR 或 MIP 显示，部分消去颅骨的遮蔽（图 3-9）。

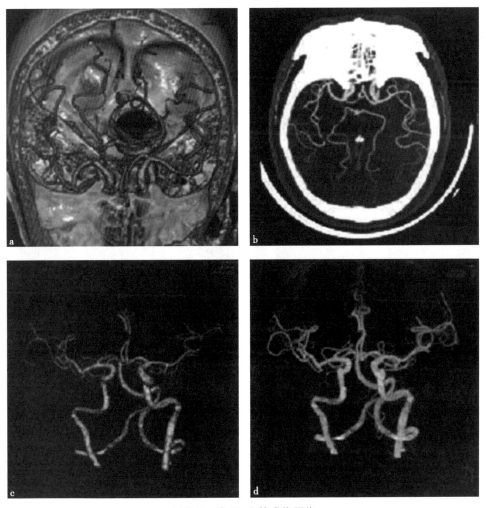

图 3-9　脑 CT 血管成像图像

a、c. VR 图像；b、d. MIP 图像；a、b. 部分削去骨的遮蔽；c、d. 全部削去颅骨的遮蔽

（2）动脉瘤以 VR 后处理为主，重点显示动脉瘤位置、形态、瘤颈与载瘤动脉的关系等。动脉瘤的大小、瘤颈/瘤体比等径线测量应在 MPR 图像上进行。

（3）血管畸形以 MIP 后处理为主，重点显示畸形血管、供血动脉、引流静脉等。

（4）了解肿瘤与血管关系时，以 MRP 和层块 MIP 后处理技术为主。

### （三）脑灌注成像后处理

**1. CT 灌注成像后处理**所获得的灌注参数有脑血流量（CBF）、脑血容量（CBV）、达峰时间（TTP）和平均通过时间（MTT）等（图 3-10/ 文末彩图 3-10）。CT 脑灌注成像后处理基本步骤是

（1）将灌注图像导入到工作站灌注后处理软件包。

（2）进行位置校正。

（3）调节阈值去除空气及骨的影响。

（4）选择输入动脉和输出静脉，选择图像范围。

（5）确定感性兴趣获得灌注参数。

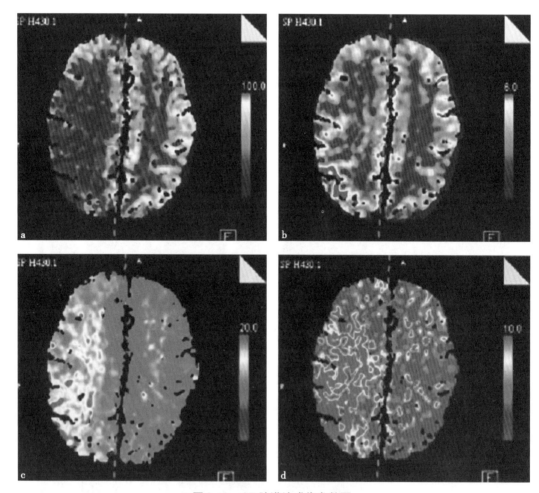

图 3-10　CT 脑灌注成像参数图
a. CBF 图；b. CBV 图；c. TTP 图；d. MTT 图

**2. 脑灌注后处理注意事项**

（1）输入动脉的选择：正常人可以选择任意较大动脉作为输入动脉；单侧大动脉血管明显狭窄时要尽量选择正常的大脑前动脉作为输入动脉。

（2）输出静脉一般选择上矢状窦。

（3）兴趣区应尽量避开较大的血管。

# 第四节　鞍区 CT 检查技术

## 一、适应证与相关准备

### （一）适应证

鞍区 CT 检查包括：鞍内肿瘤；颅脑外伤累及鞍区；鞍区先天性发育异常；鞍区肿瘤术后复查；鞍区血管性疾病；鞍区感染；鞍区骨源性疾病等。

### （二）相关准备

**1.** 去除被检区域金属异物，如眼镜、发卡、义齿、项链、耳环等。

**2.** 严格审查基本信息，包括姓名、性别、年龄、病史、检查部位等。

**3.** 受检者检查过程中保持静止不动，婴幼儿或不合作受检者可给予镇静剂。

**4.** 危重受检者身体各部位引流管保持顺畅，避免检查过程中脱落。

**5.** 增强扫描者，检查前 4 小时禁食，了解并签署增强协议书。

**6.** 注意对陪伴家属、育龄妇女、婴幼儿的辐射防护。

## 二、检查技术

### （一）常规平扫

【扫描体位】

常规采用仰卧位，该体位受检者舒适易配合。具体方法：受检者仰卧于检查床，头部置于托架内，嘱受检者下颌尽量内收，使听眦线垂直检查床面，避免受检区域组织重叠；双侧外耳孔与床面等距，正中矢状面垂直并居中于检查床，冠状线与外耳孔上缘齐平，以保证受检区域图像居中、对称；扫描基线定于听眦线，以利于受检区域显示；双手交叉置于上腹部，以免检查床移动夹伤手指。无论是普通扫描还是增强扫描，受检者体位一致。

【扫描方法】

常规采取正侧位定位像，侧位像能够观察到垂体窝形态，是确定鞍区扫描范围的重要标记（图 3-11）；正位定位像主要确定扫描区域是否居中（图 3-12）。定位像扫描范围预设 100mm，低剂量扫描参数：80kV，10mA。定位像扫描完成后，在侧位定位像上以垂体窝为扫描中心点确定扫描范围，利用正位像使扫描中心点居中，扫描视野为 200～250mm，一般超出左右两侧眶外皮肤表面各 10mm 为标准，由足侧至头侧逐层扫描（图 3-13）。

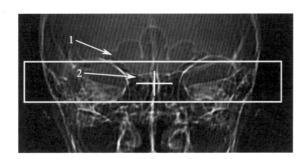

图 3-11　鞍区正位定位像

1. 扫描范围；2. 扫描中心点

以垂体窝中心点（图 3-14）截图，横断面影像显示主要有：蝶骨、岩骨尖、枕骨；冠状面影像显示主要有：蝶窦、咽腔、垂体（图 3-15）；矢状面影像显示主要有：蝶窦、前颅窝、前床突、垂体窝、后床突（图 3-16）。

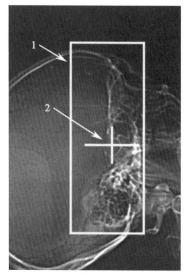

图 3-12　鞍区侧位定位像
1. 扫描范围；2. 扫描中心点

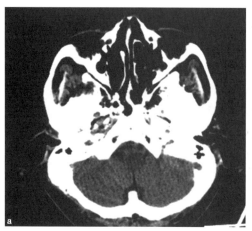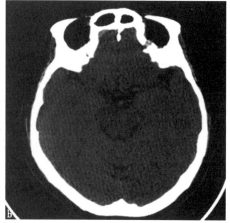

图 3-13　鞍区横断位
a. 鞍区起始层；b. 鞍区结束层

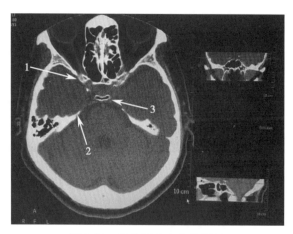

图 3-14　垂体窝中心点横断面
1. 蝶骨；2. 岩骨尖；3. 枕骨斜坡

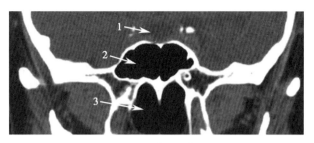

图 3-15　鞍区冠状面
1. 垂体；2. 蝶窦；3. 咽腔

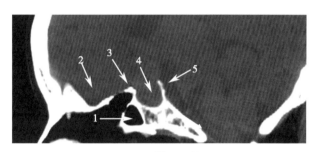

图 3-16　鞍区矢状面
1. 蝶窦；2. 前颅窝；3. 前床突；4. 垂体窝；5. 后床突

【扫描参数】（表3-2）

表 3-2　鞍区常规平扫

| 项目 | 内容 |
| --- | --- |
| 扫描类型 | 螺旋扫描 |
| 扫描范围 | 垂体窝上下各两个层厚 |
| 管电压 | 120～140kV |
| 管电流 | 200～250mAs |
| 螺距因子 | 0.562∶1～0.938∶1 |
| 矩阵 | 512×512 |
| 扫描野（SFOV） | 20～25cm |
| 采集层厚 | 0.625～1.25mm |
| 重建层厚 | 1.25～2.5mm |
| 重建间距 | 1.25～2.5mm |
| 重建矩阵 | 512×512 |
| 滤波函数 | Std/Bone |
| 旋转时间 | 0.5～1.0r/s |
| 倾斜角度 | 0 |

### （二）增强扫描

静脉注射水溶性有机碘对比剂，增加受检区域组织对比度，发现普通扫描未显示或显示不清的病变。鞍区增强扫描视病情而定，一般情况下，鞍区不主张增强扫描，磁共振检查是首选。

**1. 常规增强扫描**　经肘正中浅静脉注射对比剂，注射方法采用团注；留置针采用 20～22G，对比剂总量 1.0ml/kg，注射速率 2.8～3.0ml/s，由于鞍区毗邻眼部组织，而眼部晶体、角膜等组织对 X 射线极其敏感，为保护眼部组织器官，一般情况下鞍区增强扫描采用单期扫描，扫描时间设定为 20～25 秒，视病情可延时 50～60 秒扫描。扫描体位和其他扫描参数同常规扫描（图 3-17）。

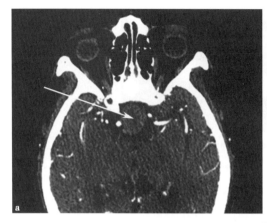
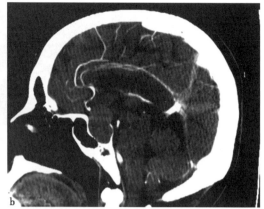

图 3-17 鞍区普通增强

a. 鞍区横断面；b. 鞍区矢状面

**2. 鞍区血管扫描** 观察鞍区血管形态及周围组织关系是否正常，主要用于鞍区球形占位性病变和巨大颅内动脉瘤的鉴别诊断。由于 CT 血管扫描要求注射速率高，因此建立入静脉通道很关键，一般选取前正中静脉较粗大的血管，注射方法采用高压注射器团注；留置针采用 18～20G，对比剂总量按 1.0ml/kg 体重计算，注射速率 5.0～5.5ml/s，采用智能跟踪自动触发技术，触发点定于降主动脉气管分叉处水平，触发阈值 45～50HU，注射对比剂之前需进行头颅普通平扫，以便观察颅内病变在注射对比剂前后的变化（图 3-18）。CTA 扫描范围上缘平对与颅顶软组织，下缘平对与双侧下颌角，扫描体位及其他扫描参数同常规平扫（图 3-19）。

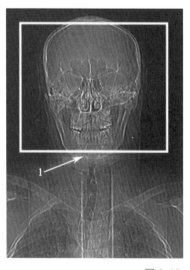
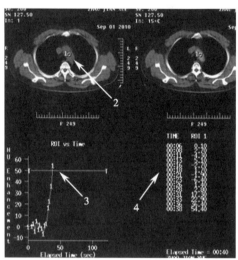

图 3-18 鞍区血管扫描程序

1. 扫描范围；2. 触发点；3. 触发阈值；4. 阈值变化周期

**3. 低剂量扫描** CT 扫描相对于普通 X 线检查辐射剂量大，为减少受检者辐射剂量，同时又符合检查要求，需注意

（1）熟悉鞍区解剖结构。

（2）CT 扫描范围的大小直接决定辐射剂量的大小，因此需制定精确的扫描范围。

（3）影响辐射剂量的主要参数：kV、mA、螺距、层厚、扫描范围、扫描类型等，应根据受检者 BMI 指数随时调整，尤其对婴幼儿及青少年应采取"个性化"扫描方案。

（4）对受检者受检区域之外的防护。

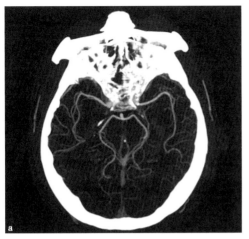
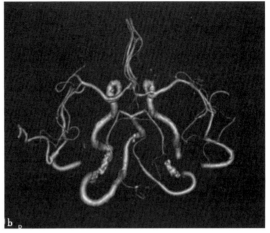

图 3-19　鞍区血管

a. 鞍区血管 MIP 像；b. 鞍区血管 VR 像

# 三、图　像　处　理

主要通过多平面重组技术对鞍区进行后处理。

## （一）多平面重组（multi planar reformation，MPR）

在横断层面图像上按需要任意确定一个剖面位置，进行冠状面、矢状面和任意角度斜位层面的重组。其最大优点是快速简洁、适用于身体各个部位。常规采用标准窗算法，怀疑鞍区骨质破坏时可进行骨窗重建，以便观察骨质有无改变。

## （二）窗口技术

鞍区窗口技术参数：骨窗窗宽 2500～3500HU，窗位 500～700HU；软组织窗窗宽 90～100HU，窗位 35～50HU，增强扫描时由于对比剂的影响，脑实质密度增高，常规软组织窗显示不良，可根据病变性质调整窗宽和窗位，参考值为：窗宽 200～300HU，窗位 50～100HU（图 3-20）。

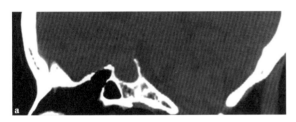
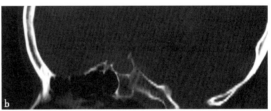

图 3-20　鞍区窗技术处理

a. 标准窗；b. 骨窗

## （三）胶片打印原则

鞍区组织结构密度差大，常规采取软组织窗和骨窗图像，由于冠状位、横断位和矢状位均能反应鞍区病变大小、范围及形态，所以排版组合时三者相结合采集图像进行打印。

## （四）注意事项

1. 预设扫描体位和实际扫描体位保持一致。

2. 鞍区占位性病变后处理时应标注病变大小、测量相关组织间的距离。

3. 鞍区占位性病变增强扫描时应进行全颅扫描，以排除鞍区之外的颅内病变。

4. 扫描过程中应注意对检查部位之外区域的防护，尤其注意对育龄妇女，婴幼儿的防护。

5. 增强扫描时密切观察受检者反应，遇有过敏反应发生立即停止检查。

# 第五节 眼部 CT 检查技术

## 一、适应证与相关准备

### (一)适应证

眼部 CT 检查可显示眼部软组织和骨结构。主要用于眼球突出的病因诊断,一般对眼眶诸骨骨质、眶内肿瘤、炎性假瘤、眼肌肥大、血管性疾病、泪囊造影、眼部外伤、球内异物定位及先天性眼部发育异常,具有很高的诊断价值。

### (二)相关准备

**1.** 去除被检区域金属异物,如眼镜、发卡、义齿、项链、耳环等。

**2.** 严格审查基本信息,包括姓名、性别、年龄、病史、检查部位等。

**3.** 受检者检查过程中双眼球保持静止不动,婴幼儿或不合作受检者可给予镇静剂。

**4.** 危重受检者身体各部位引流管保持顺畅,避免检查过程中脱落。

**5.** 增强扫描者,检查前 4 小时禁食,了解并签署增强协议书。

**6.** 注意对陪伴家属、育龄妇女、婴幼儿的防护。

## 二、检查技术

### (一)常规扫描

【扫描体位】

受检者仰卧于检查床,头部置于近扫描孔一侧托架内,受检者下颌稍内收,使听眶线垂直于床面,避免受检区域组织重叠;双侧外耳孔与床面等距,光栅冠状线与外耳孔上缘 10mm 齐平,以保证受检区域图像居中、对称;扫描基线定于听眶线,以利于受检区域显示;双手交叉置于上腹部,以免检查床移动夹伤手指,无论是普通扫描还是增强扫描,受检者体位一致。

【扫描方法】

眼部扫描采用正侧位定位像。首先行定位像扫描,扫描参数:扫描范围预设 150mm,80kV,10mA,在侧位定位像上以外耳孔为定位标志,外耳孔与鼻根连线的中心点为扫描中心,利用正位像使扫描中心点居中于鼻根部(相当于双眼眶内侧中点),上缘超出眶上缘 2~3 个层厚,下缘低于眶下缘 2~3 个层厚,扫描视野为 200~250mm,一般超出左右两侧眶外皮肤表面各 10mm 为标准,由眶下缘至眶上缘逐层扫描(图 3-21~3-25)。

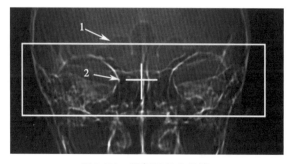

图 3-21 眼部正位定位像
1. 扫描范围;2. 扫描中心点

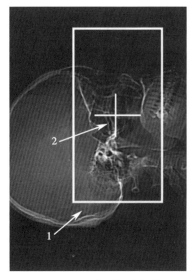

图 3-22　眼部侧位定位像
1. 扫描范围；2. 扫描中心点

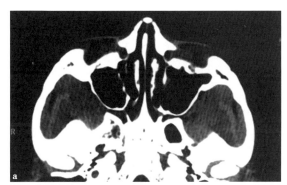
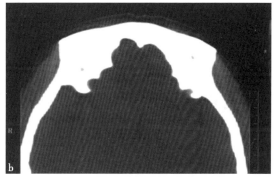

图 3-23　眼部横断面
a. 眼部起始层；b. 眼部结束层

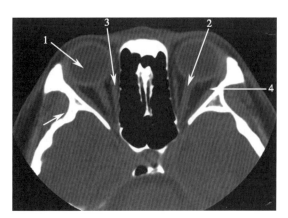

图 3-24　眼球赤道横径横断面
1. 眼球；2. 视神经；3. 内直肌；4. 外直肌

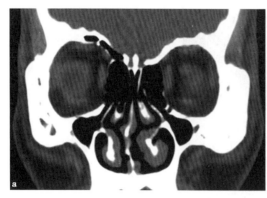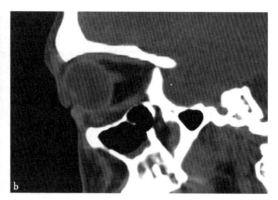

图3-25　眼部图像

a. 眼部冠状面；b. 眼部矢状面

【扫描参数】（表3-3）

表3-3　眼部常规扫描

| 项目 | 内容 |
| --- | --- |
| 扫描类型 | 螺旋扫描 |
| 扫描范围 | 眶下缘至眶上缘 |
| 管电压 | 120kV |
| 管电流 | 200～250mAs |
| 螺距因子 | 0.986：1～1.375：1 |
| 矩阵 | 512×512 |
| 扫描野（SFOV） | 20～25cm |
| 采集层厚 | 0.625～1.25mm |
| 重建层厚 | 1～2.5mm |
| 重建间距 | 1～2.5mm |
| 重建矩阵 | 512×512 |
| 滤波函数 | Std/Bone |
| 旋转时间 | 0.5～1.0r/s |
| 倾斜角度 | 0 |

**（二）增强扫描**

静脉注射水溶性有机碘对比剂，增加受检区域组织对比度，有助于发现平扫未显示或显示不清的病变。

**1. 普通增强**　由于眼部软组织，尤其是角膜、晶体等组织器官对X射线极其敏感，普通平扫发现病变后，一般首选磁共振进一步检查。如病情急需CT增强扫描，需严格遵守适应证，其方法：经肘正中浅静脉注射对比剂，注射方法采用团注；对比剂总量0.8～1.0ml/kg计算，注射速率2.5～3.0ml/s，留置针采用20～22G，常规采用两期扫描，扫描延迟时间，动脉期25～30秒，静脉期60～65秒，如可疑视网膜血管性病变、黄斑部病变时，可选择眼底荧光造影检查。扫描体位和扫描参数同常规扫描（图3-26）。

**2. 低剂量扫描**　由于眼部组织器官对X线非常敏感，所以眼部CT扫描时，尽可能降低扫描参数，尤其是婴幼儿和青少年处于生长发育期，过量的X线辐射对其生长发育危害较大，为此应做好以下几点

（1）熟悉受检部位及其相邻组织解剖知识。

（2）制定精确的扫描范围，避免无效照射。

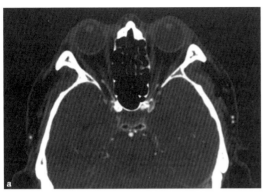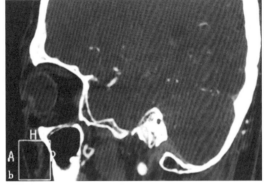

图 3-26　眼部普通增强

a. 横断面；b. 矢状面

（3）kV、mA、层厚、扫描范围、扫描类型等影响剂量的扫描参数需根据受检者 BMI 指数适当调整。

（4）婴幼儿及青少年检查时，不合作者应提前采取镇静措施，避免重复扫描；

（5）注意受检者检查区域之外的防护，尤其是甲状腺和性腺。

# 三、图 像 处 理

眼部图像后处理根据病变性质而定，常规重建软组织窗，怀疑肿瘤骨质破坏或外伤时需重建骨窗。一般采用多平面重组（multi-planar reformation，MPR）和容积重组（volume reformation，VR）图像后处理重组方式。

## （一）多平面重组（multi planar reformation，MPR）

将一组横断面图像通过后处理使体素重新排列，获得同一组器官的横断、冠状、矢状及任意斜面的二维图像处理方法，适于全身各个器官的显示。

## （二）容积重组（volume reformation，VR）

特点是图像准确性高、立体感强、层次丰富，可以从任意角度观察眼部各组织器官及其相邻组织在三维空间的位置，容积重组和多平面重组相结合，可为眼部手术入路提供直观、可靠的定位图像，从而提高手术成功率（图 3-27）。

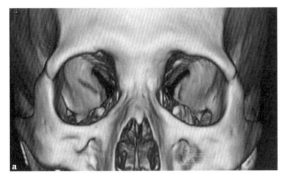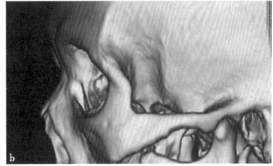

图 3-27　眼部 VR 像

a. 眼部正位；b. 眼部侧位

## （三）窗口技术

调节数字图像灰阶亮度的一种比较常用的方法。眼部窗口技术参数：标准窗窗宽：350～700HU；窗位 35～40HU；怀疑有颅骨骨质破坏时应选用骨窗重建，骨窗窗宽：1200～1300HU；窗位 250～300HU（图 3-28）。

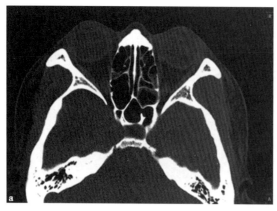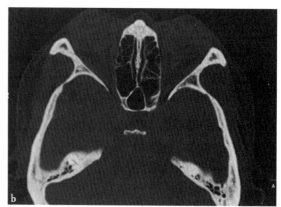

图 3-28  眼部窗口技术

a. 标准窗；b. 骨窗

**（四）胶片打印原则**

常规图像采取软组织算法，外伤或可疑骨质破坏应选取骨窗图像，排版时厚层采集全部轴位图像；病变部位应追加矢状位和冠状位的图像采集，球内异物图像采集采用冠状面、横断面和矢状面相结合，同时标注异物方位，为手术提供可靠路径，提高手术成功率。

**（五）注意事项**

**1.** 受检者眼球保持不转动，以免产生伪影影响诊断。

**2.** 球内异物应标注方位与周围组织关系。

**3.** 由于眼部组织结构对 X 线比较敏感，故不易短期多次 CT 检查。

**4.** 扫描过程中应注意辐射防护，尤其注意对育龄妇女，婴幼儿的防护。

**5.** 增强扫描时密切观察受检者反应，遇有过敏反应发生立即停止检查。

# 第六节  耳部 CT 检查技术

## 一、适应证与相关准备

**（一）适应证**

耳部适用于 CT 检查的常见病主要有：耳部外伤、外耳道炎性疾病、周围性面神经疾病、眩晕症、听力障碍、耳部占位性疾病及人工电子耳蜗植入术术前评估。

**（二）相关准备**

**1.** 去除被检区域金属异物，如发卡、义齿、项链、耳环等。

**2.** 详细阅读申请单，确定扫描部位及扫描方式。

**3.** 受检者检查过程中保持静止体位，婴幼儿或不合作受检者可给予镇静剂。

**4.** 危重受检者身体各部位引流管保持顺畅，避免检查过程中引流管脱落。

**5.** 增强扫描者，检查前 4 小时禁食，检查前了解并签署增强协议书。

**6.** 注意对陪伴家属、育龄妇女、婴幼儿的防护。

## 二、检查技术

**（一）常规平扫**

CT 扫描常规采用高分辨力扫描（high resolution computed tomography，HRCT）加左右侧靶重建技术，其最大优点是具有良好的空间分辨力，可清楚显示耳部小病灶细微结构。

【扫描体位】

受检者仰卧于检查床，头部置于近扫描孔一侧托架内，头部稍抬起，使听眶线垂直于检查床面，避免受检区域组织重叠；双侧外耳孔与床面等距，以保证受检区域图像居中、对称；扫描基线定于眶下缘，冠状线与外耳孔齐平；双手交叉置于上腹部，以免检查床移动夹伤手指。

【扫描方法】

耳部扫描采用正侧位定位像。定位像扫描参数：扫描范围预设 120mm，80kV，10mA。定位像扫描完成后，在侧位定位像上设定扫描范围：上缘包括岩骨上缘，下缘与乳突尖齐平，中心点定于外耳孔水平，扫描视野预设 200mm，利用正位像居中，以保证扫描部位双侧对称，由颅底至颅顶逐层扫描，起始层和结束层图像显示（图 3-29～3-31）。

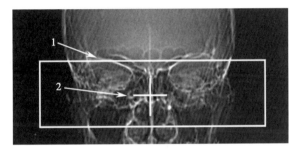

图 3-29　耳部正位定位像
1. 扫描范围；2. 扫描中心点

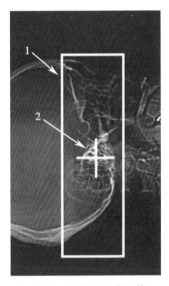

图 3-30　耳部侧位定位像
1. 扫描范围；2. 扫描中心点

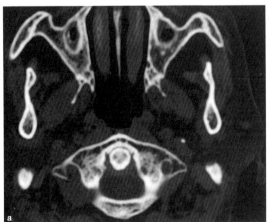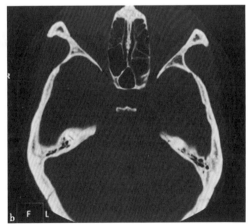

图 3-31　耳部横断面
a. 耳部起始层；b. 耳部结束层

【扫描参数】（表 3-4）

表 3-4 耳部常规平扫

| 项目 | 内容 |
| --- | --- |
| 扫描类型 | 螺旋扫描 |
| 扫描范围 | 乳突尖至岩骨尖 |
| 管电压 | 120～140kV |
| 管电流 | 250～300mAs |
| 螺距因子 | 0.562：1～0.928：1 |
| 矩阵 | 512×512 |
| 扫描野（SFOV） | 20～25cm |
| 采集层厚 | 0.625～1.25mm |
| 重建层厚 | 0.626～1.25mm |
| 重建间距 | 0.625～1.25mm |
| 重建矩阵 | 512×512 |
| 滤波函数 | Bone/Std |
| 旋转时间 | 0.5～1.0r/s |
| 倾斜角度 | 0 |

### （二）增强扫描

**1. 常规增强扫描** 由于耳部器官多为骨和软骨组成，一般 CT 普通平扫即可进行诊断，如耳部肿瘤或软组织发生病变时可考虑增强扫描。增强扫描方法：经肘正中浅静脉注射对比剂，注射方法采用团注；留置针采用 18～20G，对比剂总量 0.8～1.0ml/kg，注射速率 2.5～3.0ml/s，扫描延迟时间设为 25～30 秒，软组织占位性病变时可加扫静脉期（图 3-32）。

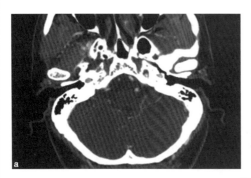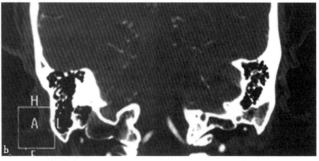

图 3-32 耳部增强
a. 耳部横断面；b. 耳部冠状面

**2. 低剂量扫描耳部扫描** 由于采用 HRCT 扫描，相对于其他扫描方式辐射剂量稍大，而耳部疾病发病率青少年居多，为使受检者减少不必要的辐射损伤，又能够达到检查目的，在优化扫描参数的同时，应做到以下几点

（1）熟悉耳部及其相邻组织解剖关系，精确制定扫描范围。

（2）增强扫描时严格控制适应证及禁忌证。

（3）据受检者 BMI 适当调整 kV、mA、螺距、层厚、扫描范围、扫描类型等扫描参素。

（4）对受检者注意检查区域之外的防护。

## 三、图 像 处 理

由于耳部组织器官细微复杂，因此图像后处理技术较为复杂，常规采用靶重建技术处理后，再结合 MPR、VR 等图像后处理技术对耳部重组，MPR 和 VR 技术对听小骨、前庭窗结构及面神经管走行效果明显（图 3-33）。

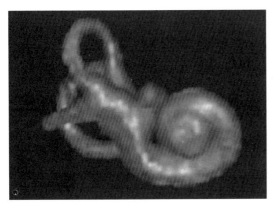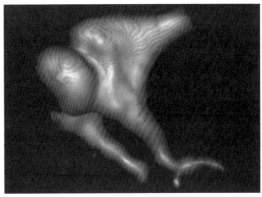

图 3-33　听小骨 VR 像

### （一）重建技术

是指使用原始容积数据，经计算机采用各种特定的重建方法处理，得到横断面图像的一种技术。具体参数包括：重建范围、重建层厚、重建间距、显示视野、图像中心点、重建类型等。一次扫描通过不同的重建方法，可以获得不同的耳部图像，使诊断信息更加丰富（图 3-34）。

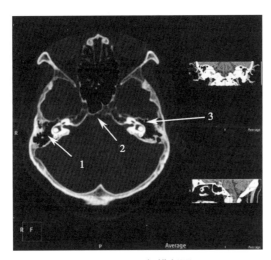

图 3-34　耳部横断面
1. 乳突小房；2. 鞍区；3. 外耳道

### （二）靶重建

为优化耳部组织结构显示，根据耳部横断面对左右侧分别进行靶重建。具体方法是：以左右侧听小骨为中心，分别测得各自中心位置，输入测得的坐标方位数据，显示视野采用 120mm，左右侧分别重建，所得数据输入到后处理工作站，通过重组技术进行冠状位和横断位后处理，靶重建可清晰显示外耳道、鼓室、耳蜗导管、鼓膜、咽鼓管、颈动脉管、蜂窝状乳突气房、乙状窦、前庭窗、听小骨等（图 3-35）。

### （三）窗口技术

利用窗口技术对原始图像进行整合，打印成可供携带的胶片。颞骨骨窗 CT 值设定为：窗宽 1500～3000HU，窗位 350～400HU；软组织窗 CT 值设定为：窗宽 350～400HU，窗位 35～50HU。为便于耳部器官的显示，不论是骨窗的窗宽窗位还是软组织窗的窗宽窗位，其调节范围比较大（图 3-36）。

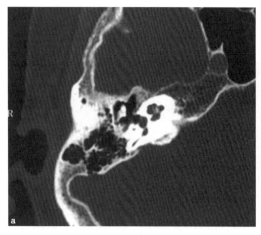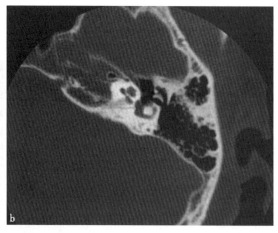

图 3-35　耳部靶重建横断面
a. 右侧；b. 左侧

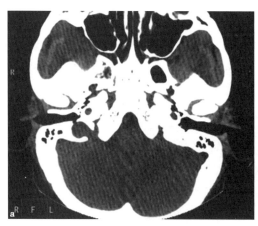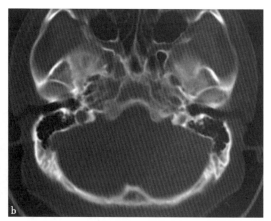

图 3-36　耳部窗口技术
a. 标准窗；b. 骨窗

### (四)胶片打印原则

耳部组织结构多为骨及软骨组成，常规采集骨窗图像排版打印，以横断位靶重建图像为主要采集对象，冠状位图像为辅。

### (五)注意事项

1. 耳部图像采用骨窗重建，打印排版以冠状面、靶重建横断面为主要采集对象。

2. 耳部占位性病变部位需标注病变大小、位置、形态、测量相关组织间距离。

3. 耳部常规增强扫描时如发现病变累及颅内，应立即进行静脉期的全颅扫描，防止遗漏耳部之外的病变。

4. 注意对扫描区域之外的部位进行防护，尤其注意对育龄妇女，婴幼儿的防护。

5. 增强扫描时密切观察受检者反应，遇有过敏反应发生立即停止检查。

# 第七节　鼻与鼻窦 CT 检查技术

## 一、适应证与相关准备

### (一)适应证

鼻与鼻窦 CT 能清楚地显示鼻骨骨折、鼻窦癌及其他恶性肿瘤和转移瘤、良性肿瘤、鼻窦黏液囊肿、鼻腔息肉等。可显示上颌窦、筛漏斗开口的部位和形态、先天异常等情况。

### （二）相关准备

**1.** 去除被检区域金属异物，如眼镜、发卡、义齿、项链、耳环等。

**2.** 严格审查基本信息，包括姓名、性别、年龄、病史、检查部位等。

**3.** 受检者检查过程中保持静止不动，婴幼儿或不合作受检者可给予镇静剂。

**4.** 危重受检者身体各部位引流管保持顺畅，避免检查过程中脱落。

**5.** 增强扫描者，检查前4小时禁食，了解并签署增强协议书。

**6.** 注意对陪伴家属、育龄妇女、婴幼儿的防护。

## 二、检 查 技 术

### （一）常规平扫

【扫描体位】

**1. 横断面扫描**　常规采用仰卧位，该体位受检者舒适易配合。具体方法：受检者仰卧于检查床，头部置于托架内，嘱受检者下颌尽量内收，使听眦线垂直检查床面，避免受检区域组织重叠；双侧外耳孔与床面等距，正中矢状面垂直并居中于检查床，冠状线与外耳孔上缘齐平，以保证受检区域图像居中、对称，以利于受检区域显示；双手交叉置于上腹部，以免检查床移动夹伤手指，检查过程中，受检者需保持体位一致（图3-37）。

**2. 冠状面扫描**　受检者仰卧位，头部尽量后伸成标准的额顶位，两外耳孔与床面等距，听眦线与床面平行，可适当倾斜机架角度。（注：多数已被设备计算机冠状位重建所代替）

【扫描方法】

（1）横断面扫描：一般采取侧位定位像，侧位像能够观察到额窦与上颌窦形态，是确定鼻窦扫描范围的重要标记。定位像扫描基线与硬腭平行，扫描范围从上颌窦后壁至额窦前壁，一般超出左右两侧眶外皮肤表面各10mm为标准（图3-38）。

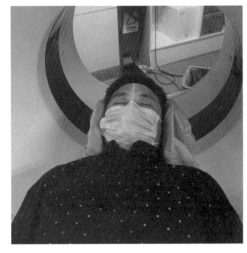

图3-37　鼻窦CT扫描体位

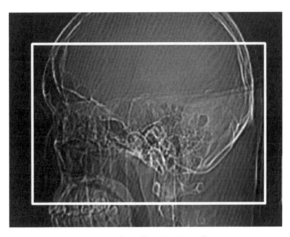

图3-38　鼻窦部侧位定位像

（2）冠状面扫描：采用头颅侧位定位像，扫描层面与听眦线垂直或平行于上颌窦后缘，扫描范围包括额窦、筛窦、蝶窦和鼻腔。扫描条件与横断面扫描相同。对怀疑脑脊液鼻漏受检者应薄层扫描冠矢状面重建，寻找漏口。鼻骨外伤怀疑鼻骨骨折受检者，以扫描层面平行于鼻根至鼻尖连线，沿鼻背部做冠状面薄层扫描。

【扫描参数】　（表3-5）和（表3-6）

表 3-5　鼻窦横断位常规平扫

| 项目 | 内容 |
| --- | --- |
| 扫描类型 | 螺旋扫描 |
| 扫描范围 | 从颅顶到颅底逐层扫描 |
| 管电压 | 120kV～140kV |
| 管电流 | 200mAs～250mAs |
| 螺距因子 | 0.562：1～0.938：1 |
| 矩阵 | 512×512 |
| 扫描野（SFOV） | 20cm～25cm |
| 采集层厚 | 0.625mm～1.25mm |
| 重建层厚 | 1.25mm～2.5mm |
| 重建间距 | 1.25mm～2.5mm |
| 重建矩阵 | 512×512 |
| 滤波函数 | Std/Bone |
| 旋转时间 | 0.5r/s～1.0r/s |
| 倾斜角度 | 0 |

表 3-6　鼻窦冠状位常规平扫

| 项目 | 内容 |
| --- | --- |
| 扫描类型 | 螺旋扫描 |
| 扫描范围 | 额窦前缘至蝶窦后缘 |
| 管电压 | 120kV～140kV |
| 管电流 | 200mAs～250mAs |
| 螺距因子 | 0.562：1～0.938：1 |
| 矩阵 | 512×512 |
| 扫描野（SFOV） | 20cm～25cm |
| 采集层厚 | 0.625mm～1.25mm |
| 重建层厚 | 1.25mm～2.5mm |
| 重建间距 | 1.25mm～2.5mm |
| 重建矩阵 | 512×512 |
| 滤波函数 | Std/Bone |
| 旋转时间 | 0.5r/s～1.0r/s |
| 倾斜角度 | 0 |

### （二）增强扫描

静脉注射水溶性有机碘对比剂,增加受检区域组织对比度,增强有助于发现普通扫描未显示或显示不清的病变。经肘正中浅静脉注射对比剂,注射方法采用团注;留置针采用 20～22G,对比剂总量 0.8～1.0ml/kg,注射速率 2.5～3.0ml/s,采用双期,扫描时间设定为动脉期 25～35秒,静脉期 60～70 秒扫描。扫描体位和其他扫描参数同常规扫描。检查过程中,受检者需保持体位一致。

## 三、图像处理

### （一）多平面重组（multi planar reformation, MPR）

在横断层面图像上按需要任意确定一个剖面位置,进行冠状面、矢状面和任意角度斜位层面的重组。其最大优点是快速简捷、适用于身体各个部位(图 3-39～3-41)。

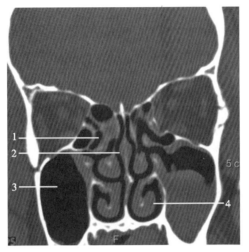

图 3-39　额窦前部层冠状面
1. 筛窦；2. 鼻中隔；3. 上颌窦；4. 下鼻甲

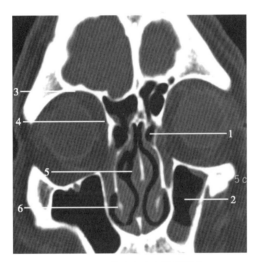

图 3-40　筛窦前部层冠状面
1. 筛窦；2. 上颌窦；3. 眶上壁；4. 眶内壁；5. 鼻中隔；6. 下鼻甲

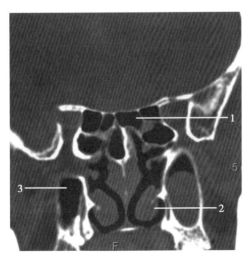

图 3-41　蝶窦前部层冠状面
1. 蝶窦；2. 下鼻甲；3. 上颌窦

## （二）窗口技术

常规应用软组织窗，窗宽 350～400HU，窗位 40～45HU。当外伤或肿瘤侵犯骨组织时，需加照骨窗像。观察蝶窦、筛板及额窦有无分隔时，需调至窗宽 2000～3000HU，窗位 −200～100HU（图 3-42）。

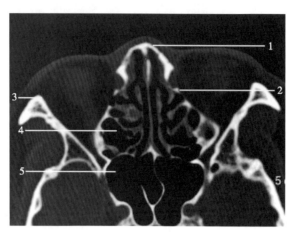

图 3-42　窗口技术处理（骨窗横轴位）
1. 鼻骨；2. 筛板；3. 颧骨；4. 筛窦；5. 蝶窦

## （三）胶片打印原则

常规采集横断位及冠状位图像，进行打印。

## （四）注意事项

1. 预设扫描体位和实际扫描体位保持一致。
2. 疑脑脊液鼻漏时应薄层扫描，冠矢状面重建。
3. 疑鼻窦外伤受检者需行骨窗重建。
4. 扫描过程中应注意对检查部位之外区域的防护，尤其注意对育龄妇女，婴幼儿的防护。
5. 增强扫描时密切观察受检者反应，遇有过敏反应发生立即停止检查。

# 第八节　颌面部 CT 检查技术

## 一、适应证与相关准备

### （一）适应证

颌面部 CT 多用于口腔颌面部病变的检查，如口腔颌面部囊肿、肿瘤、涎腺疾病、颌面部外伤、颌面骨发育不良或畸形、整形或正畸术前检查，特别是在疑有颌面深部肿瘤、炎症及复杂的颌面骨多发骨折时，均可行口腔颌面部 CT 扫描。

### （二）相关准备

1. 去除被检区域金属异物，如眼镜、发卡、义齿、项链、耳环等。
2. 严格审查基本信息，包括姓名、性别、年龄、病史、检查部位等。
3. 受检者检查过程中保持静止不动，婴幼儿或不合作受检者可给予镇静剂。
4. 危重受检者身体各部位引流管保持顺畅，避免检查过程中引流管脱落。
5. 增强扫描者，检查前 4 小时禁食，了解并签署增强协议书。
6. 注意对陪伴家属、育龄妇女、婴幼儿的防护。
7. 颌面部 CT 检查后处理过程中需要采用厂家提供的专用口腔软件包。

# 二、检 查 技 术

## （一）常规平扫

**【扫描体位】**

常规采用仰卧位，该体位受检者舒适易配合。具体方法：受检者仰卧于检查床，头部置于托架内，嘱受检者下颌尽量内收，使听眦线垂直检查床面，避免受检区域组织重叠；必要时咬合纱布卷以避免上下牙重叠，避免上下颌骨重叠；双侧外耳孔与床面等距，正中矢状面垂直并居中于检查床，冠状线与外耳孔上缘齐平，以保证受检区域图像居中、对称，以利于受检区域显示；双手交叉置于上腹部，以免检查床移动夹伤手指，检查过程中，受检者需保持体位一致（图 3-43）。

**【扫描方法】**

横断面扫描：一般采取侧位定位像，鼻咽部扫描时，定位像扫描基线与硬腭平行，扫描范围从鞍底至口咽部；腮腺扫描时定位像以听眦线为基线；扫描范围从外耳孔至下颌角支；颌面部三维扫描时，定位像以听眦线为扫描基线，扫描范围从眉弓至舌骨平面；牙齿三维扫描时，从上牙床上缘 1cm 至下牙床下缘 1cm（图 3-44～3-47）。

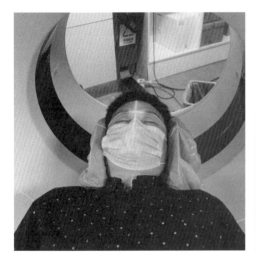

图 3-43　颌面部 CT 扫描体位

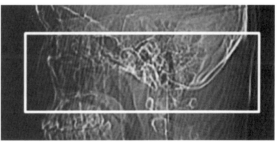

图 3-44　鼻咽部 CT 扫描体位

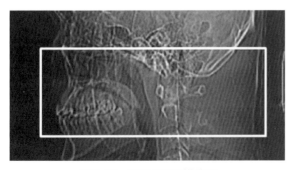

图 3-45　腮腺 CT 扫描体位

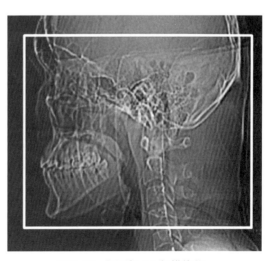

图 3-46　颌面部 CT 扫描体位

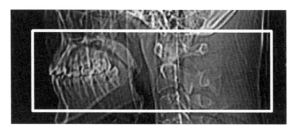

图 3-47　牙齿 CT 扫描体位

【扫描参数】（表 3-7~3-10）

表 3-7　鼻咽部横断位常规平扫

| 项目 | 内容 |
| --- | --- |
| 扫描类型 | 螺旋扫描 |
| 扫描范围 | 从鞍底至口咽部 |
| 管电压 | 120kV~140kV |
| 管电流 | 200mAs~250mAs |
| 螺距因子 | 0.562∶1~0.938∶1 |
| 矩阵 | 512×512 |
| 扫描野（SFOV） | 20cm~25cm |
| 采集层厚 | 0.625mm~1.25mm |
| 重建层厚 | 1.25mm~2.5mm |
| 重建间距 | 1.25mm~2.5mm |
| 重建矩阵 | 512×512 |
| 滤波函数 | Std/Bone |
| 旋转时间 | 0.5r/s~1.0r/s |
| 倾斜角度 | 0 |

表 3-8　腮腺横断位常规平扫

| 项目 | 内容 |
| --- | --- |
| 扫描类型 | 螺旋扫描 |
| 扫描范围 | 从外耳孔至下颌角支部 |
| 管电压 | 120kV~140kV |
| 管电流 | 200mAs~250mAs |
| 螺距因子 | 0.562∶1~0.938∶1 |
| 矩阵 | 512×512 |
| 扫描野（SFOV） | 20cm~25cm |
| 采集层厚 | 0.625mm~1.25mm |
| 重建层厚 | 1.25mm~2.5mm |
| 重建间距 | 1.25mm~2.5mm |
| 重建矩阵 | 512×512 |
| 滤波函数 | Std/Bone |
| 旋转时间 | 0.5r/s~1.0r/s |
| 倾斜角度 | 0 |

表 3-9　颌面部三维扫描

| 项目 | 内容 |
| --- | --- |
| 扫描类型 | 螺旋扫描 |
| 扫描范围 | 从眉弓至舌骨平面 |
| 管电压 | 120kV～140kV |
| 管电流 | 200mAs～250mAs |
| 螺距因子 | 0.562∶1～0.938∶1 |
| 矩阵 | 512×512 |
| 扫描野（SFOV） | 20cm～25cm |
| 采集层厚 | 0.625mm～1.25mm |
| 重建层厚 | 1.25mm～2.5mm |
| 重建间距 | 1.25mm～2.5mm |
| 重建矩阵 | 512×512 |
| 滤波函数 | Std/Bone |
| 旋转时间 | 0.5r/s～1.0r/s |
| 倾斜角度 | 0 |

表 3-10　牙齿三维扫描

| 项目 | 内容 |
| --- | --- |
| 扫描类型 | 螺旋扫描 |
| 扫描范围 | 从上牙床上缘1cm至下牙床下缘1cm |
| 管电压 | 120kV～140kV |
| 管电流 | 200mAs～250mAs |
| 螺距因子 | 0.562∶1～0.938∶1 |
| 矩阵 | 512×512 |
| 扫描野（SFOV） | 20cm～25cm |
| 采集层厚 | 0.625mm～1.25mm |
| 重建层厚 | 1.25mm～2.5mm |
| 重建间距 | 1.25mm～2.5mm |
| 重建矩阵 | 512×512 |
| 滤波函数 | Std/Bone |
| 旋转时间 | 0.5r/s～1.0r/s |
| 倾斜角度 | 0 |

### （二）增强扫描

　　静脉注射水溶性有机碘对比剂，增加受检区域组织对比度的扫描。有助于发现普通扫描未显示或显示不清的病变。经肘正中浅静脉注射对比剂，注射方法采用团注；留置针采用20～22G，对比剂总量 0.8～1.0ml/kg，注射速率 2.5～3.0ml/s，对比剂注入后 20～25 秒开始扫描。扫描体位和其他扫描参数同常规扫描。

## 三、图像处理

### （一）多平面重组（multipe planar reformation，MPR）

　　在横断层面图像上按需要任意确定一个剖面位置，进行冠状面、矢状面和任意角度斜位层面的重组。容积再现技术是采用扫描容积数据的所有体素，并通过计算机重组直接投影以二维图像形式显示。VRT 结合 MPR 对原始数据进行重建，并根据需要进行多方位旋转观察、切割和保存,在牙齿重建中,可通过适当调节阈值,以去除牙齿以外骨组织,一般需要安装牙齿重建软件(图 3-48)。

### (二)窗口技术

骨算法和软组织算法重组,骨窗窗宽:2000～3000HU,窗位 400～700HU;软组织窗宽300～400HU,窗位 35～45HU(图 3-49)。

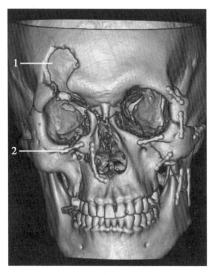

图 3-48 颌面部容积再现技术
1. 额骨术后;2. 眶下壁金属内固定物影

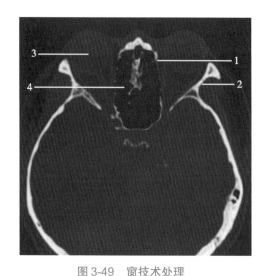

图 3-49 窗技术处理
1. 眶内壁;2. 眶外壁;3. 眼球;4. 筛窦

### (三)胶片打印原则

常规采集横断位及冠状位图像,进行打印。

### (四)注意事项

1. 预设扫描体位和实际扫描体位保持一致。

2. 行牙齿三维重组时应薄层扫描。

3. 疑颌骨外伤受检者需行骨窗重建。

4. 扫描过程中应注意对检查部位之外区域的防护,尤其注意对育龄妇女,婴幼儿的防护。

5. 增强扫描时密切观察受检者反应,遇有过敏反应发生应立即停止检查。

## 第九节 咽喉部 CT 扫描技术

### 一、适应证与相关准备

#### (一)适应证

咽喉部 CT 适应于咽喉部肿瘤、鼻咽腺样体肥大、鼻息肉、外伤及放疗后损伤的诊断及随访。

#### (二)相关准备

1. 去除被检区域金属异物,如眼镜、发卡、义齿、项链、耳环等。

2. 严格审查基本信息,姓名、性别、年龄、病史、检查部位等。

3. 受检者检查过程中保持静止不动,婴幼儿或不合作受检者可给予镇静剂。

4. 危重受检者身体各部位引流管保持顺畅,避免检查过程中引流管脱落。

5. 增强扫描者,检查前 4 小时禁食,了解并签署增强协议书。

6. 注意对陪伴家属、育龄妇女、婴幼儿的防护。

# 二、检查技术

## （一）常规平扫

【扫描体位】

常规采用仰卧位，该体位受检者舒适易配合。具体方法：受检者仰卧于检查床，头部置于托架内，嘱受检者下颌尽量内收，使听眦线垂直检查床面，避免受检区域组织重叠；扫描基线分别与咽部、喉室平行，正中矢状面垂直并居中于检查床，冠状线与外耳孔上缘齐平，以保证受检区域图像居中、对称，以利于受检区域显示；双手交叉置于上腹部，以免检查床移动夹伤手指，检查过程中，受检者需保持体位一致（图3-50）。

【扫描方法】

横断面扫描一般采取侧位定位像，扫描基线分别与咽部、喉室平行。扫描范围依检查部位而定：鼻咽部从鞍底到口咽部平面，口咽部从硬腭到会厌游离缘，喉咽部从会厌游离缘或舌骨平面至环状软骨下缘，喉部从舌骨平面至环状软骨下1cm，如欲检查声带活动，需扫描时嘱受检者发E音。肿瘤受检者可扫描至颈根部，以了解淋巴结受累情况。由头侧至足侧逐层扫描（图3-51～3-53）。

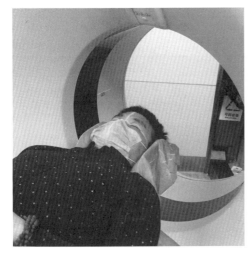

图3-50 咽部CT扫描定位线

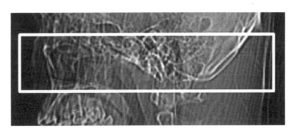

图3-51 鼻咽部CT扫描体位

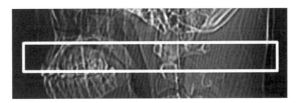

图3-52 口咽CT扫描体位

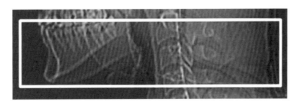

图3-53 喉咽CT扫描体位

【扫描参数】（表 3-11）、（表 3-12）、（表 3-13）

表 3-11 鼻咽部横断位常规平扫

| 项目 | 内容 |
| --- | --- |
| 扫描类型 | 螺旋扫描 |
| 扫描范围 | 从鞍底至口咽部 |
| 管电压 | 120kV～140kV |
| 管电流 | 200mAs～250mAs |
| 螺距因子 | 0.562：1～0.938：1 |
| 矩阵 | 512×512 |
| 扫描野（SFOV） | 20cm～25cm |
| 采集层厚 | 0.625mm～1.25mm |
| 重建层厚 | 1.25mm～2.5mm |
| 重建间距 | 1.25mm～2.5mm |
| 重建矩阵 | 512×512 |
| 滤波函数 | Std/Bone |
| 旋转时间 | 0.5r/s～1.0r/s |
| 倾斜角度 | 0 |

表 3-12 口咽横断位常规平扫

| 项目 | 内容 |
| --- | --- |
| 扫描类型 | 螺旋扫描 |
| 扫描范围 | 硬腭到会厌游离缘 |
| 管电压 | 120kV～140kV |
| 管电流 | 200mAs～250mAs |
| 螺距因子 | 0.562：1～0.938：1 |
| 矩阵 | 512×512 |
| 扫描野（SFOV） | 20cm～25cm |
| 采集层厚 | 0.625mm～1.25mm |
| 重建层厚 | 1.25mm～2.5mm |
| 重建间距 | 1.25mm～2.5mm |
| 重建矩阵 | 512×512 |
| 滤波函数 | Std/Bone |
| 旋转时间 | 0.5r/s～1.0r/s |
| 倾斜角度 | 0 |

表 3-13 喉咽横断位常规平扫

| 项目 | 内容 |
| --- | --- |
| 扫描类型 | 螺旋扫描 |
| 扫描范围 | 从舌骨平面至环状软骨下 1cm |
| 管电压 | 120kV～140kV |
| 管电流 | 200mAs～250mAs |
| 螺距因子 | 0.562：1～0.938：1 |
| 矩阵 | 512×512 |
| 扫描野（SFOV） | 20cm～25cm |
| 采集层厚 | 0.625mm～1.25mm |

| 项目 | 内容 |
|---|---|
| 重建层厚 | 1.25mm～2.5mm |
| 重建间距 | 1.25mm～2.5mm |
| 重建矩阵 | 512×512 |
| 滤波函数 | Std/Bone |
| 旋转时间 | 0.5r/s～1.0r/s |
| 倾斜角度 | 0 |

### （二）增强扫描

咽喉部组织结构比较复杂，包括大量软组织，如肌肉、筋膜、软骨、淋巴组织及血管等，以上软组织在 CT 平扫上均呈中等密度影，有时难以区分正常的血管结构与增大的淋巴结或结节性病变，因此，先进行咽喉部 CT 横断面平扫，再加做增强扫描，以提高病变组织与邻近正常组织间的密度差别，利于鉴别。

静脉注射水溶性有机碘对比剂，增加受检区域组织对比度的扫描。有助于发现普通扫描未显示或显示不清的病变。经肘正中浅静脉注射对比剂，注射方法采用团注；留置针采用 20～22G，对比剂总量 0.8～1.0ml/kg，注射速率 2.5～3.0ml/s，对比剂注入后 20～25 秒开始扫描。扫描体位和其他扫描参数同常规扫描。

## 三、图　像　处　理

### （一）咽喉部CT重组技术

喉部横断面图像经冠状面、矢状面重组，可较好显示解剖结构与病变。喉部仿真内镜（CT virtual endoscopy，CTVE），是在 CT 采集容积数据后，采用表面阴影显示法或容积再现法的三维后处理方法。可提供咽喉腔表面解剖及病变的信息，可增加声门及声门上区病变的直观性，可作为喉镜的补充，对声门下区的病变可弥补喉镜不足，但仍不能替代咽喉内镜检查（图 3-54～3-56）。

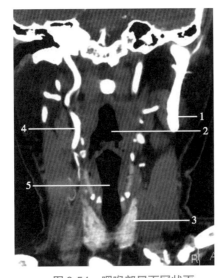

图 3-54　咽喉部层面冠状面
1. 下颌支；2. 口咽；3. 甲状腺；4. 颈内动脉；5. 喉咽

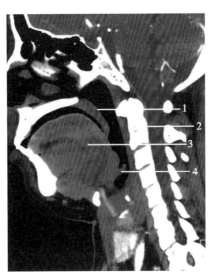

图 3-55　咽喉部层面矢状面
1. 软腭；2. 枢椎；3. 舌；4. 会厌

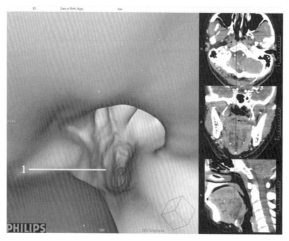

图 3-56　喉部仿真内镜
1. 口咽

### （二）窗口技术

一般使用软组织窗，外伤需加骨窗。咽部软组织窗宽 240～300HU，窗位 30～40HU，骨窗窗宽 1000～1500HU，窗位 350～400HU；喉部软组织的窗宽 300～350HU，窗位 35～40HU，骨窗窗宽 1000～1500HU，窗位 350～400HU。

### （三）胶片打印原则

常规采集横断位及冠状位图像，进行打印。

### （四）注意事项

**1.** 预设扫描体位和实际扫描体位保持一致。

**2.** CTVE 扫描时应薄层扫描。

**3.** 肿瘤受检者需增加扫描范围。

**4.** 扫描过程中应注意对检查部位之外区域的防护，尤其注意对育龄妇女，婴幼儿的防护。

**5.** 增强扫描时密切观察受检者反应，遇有过敏反应发生应立即停止检查。

# 第十节　颈部 CT 检查技术

## 一、适应证与相关准备

### （一）适应证

**1.** 颈部占位性疾病颈部各种包块，如甲状腺良、恶性肿瘤。

2 颈部淋巴结肿大各种原因引起的淋巴结肿大。

**3.** 颈部血管性病变颈动脉狭窄或扩张、颈动脉体瘤、颈动脉畸形及大血管栓塞等。

**4.** 茎突疾患茎突过长。

**5.** 甲状旁腺疾病甲状旁腺功能亢进。

**6.** 颈部气管病变了解颈部肿瘤对气管的压迫情况。

**7.** 颈部外伤确定颈部外伤后有无血肿与骨折等。

### （二）相关准备

**1. 平扫准备**

（1）认真阅读申请单，明确检查部位，了解检查目的和要求，特别注意申请单中的备注要求。

（2）去除头颈部所有金属物及各种饰物。

（3）受检者若有活动义齿，则应去掉。

（4）受检者在扫描中体位须保持不动，婴幼儿及不配合者可采取适当镇静。

（5）向受检者说明检查床移动和扫描间噪音属正常情况，并告知扫描所需时间，以消除受检者紧张心理。

（6）嘱受检者在扫描时避免吞咽动作。

（7）对敏感腺体进行必要的保护。

**2. 增强准备**

（1）签署对比剂过敏反应告知书。

（2）需禁食4小时以上。

（3）扫描过程必要时需陪同人员，同时应注意陪同人员的防护。

（4）由护理人员准备好对比剂注入前的准备工作。

（5）其他同常规平扫。

# 二、检 查 技 术

## （一）常规平扫

【扫描体位】

受检者采用头先进，仰卧位，听眶线（RBL）垂直于台面，两外耳孔与床面等距离。

【扫描方法】

**1. 定位像扫描**　扫描颈部侧位定位像，必要时可扫描正、侧位双定位像。

**2. 扫描范围**

（1）全颈部扫描范围：颞骨岩部上缘至胸骨颈静脉切迹。

（2）甲状腺扫描范围：自舌骨平面至$T_1$椎体下缘；胸内甲状腺扫描下界应达主动脉弓水平。

（3）茎突扫描范围：自外耳道至$C_5$椎体上缘。

**3. 扫描参数**　管电压为120～140kV，管电流200～300mAs，可采用自动智能毫安技术。非螺旋扫描，层厚5～10mm，层间距5～10mm；4层以上多层螺旋CT可采用螺旋扫描方式，采集层厚为0.5～1.0mm，准直宽度为4～40mm，螺距因子为0.8～1.2，范围较大的病变，重建层厚5～10mm，重建间隔5～10mm，较小病变则重建层厚2～5mm，重建间隔2～5mm。同时重建一组设备允许的最薄层厚图像，间距为层厚的1/2，用于观察细节和三维重组。重建视野200～300mm，重建矩阵512×512，采用软组织算法（表3-14）。

表3-14　颈部常规平扫参数

| 项目 | 内容 |
| --- | --- |
| 扫描类型 | 螺旋扫描 |
| 扫描范围 | 颞骨岩部上缘至胸骨颈静脉切迹 |
| 管电压 | 120～140kV |
| 管电流 | 200～300mAs |
| 螺距因子 | 0.8:1～1.2:1 |
| 采集矩阵 | 512×512 |
| 扫描野（SFOV） | 200～300mm |
| 采集层厚 | 0.5～1mm |
| 重建层厚 | 2～5mm |
| 重建间距 | 2～5mm |
| 显示矩阵 | 512×512 |
| 滤波函数 | FC10～FC20 |
| 旋转时间 | 0.27～0.5s/r |
| 倾斜角度 | 0 |

**（二）增强扫描**

**1. 常规增强扫描** 增强扫描检查通常是在平扫检查发现病变的基础上进行的。颈部软组织，如肌肉、筋膜、淋巴结及血管等，在 CT 平扫中多呈现为中等密度，不易区别。而增强扫描则可区分颈部淋巴结与丰富的颈部血管，能了解病变的侵犯范围，帮助对占位性病变的定位和定性诊断。拟诊断颈部感染性病变、血管性病变、肿瘤或肿瘤样病变时，应考虑行 CT 增强扫描。扫描技术参数参考平扫参数。增强扫描视病变大小，选择层厚 3～5mm，层间距 3～5mm 的薄层扫描。疑似恶性肿瘤应扫描全颈部范围。对比剂用量 60～80ml，静脉注射对比剂的流速 2.5～3.0ml/s，动脉期扫描延迟时间为 22～28 秒。欲了解病变实质强化情况，明确病变范围时，应行实质期扫描，实质期扫描延迟时间为 55～65 秒。必要时可行病变局部的动态增强扫描。颈部 CT 增强扫描也可采用对比剂自动跟踪触发扫描技术，精确设计个性化增强方案。严重的甲状腺功能亢进者，禁用碘对比剂行增强扫描。

**2. 颈部 CT 血管成像**

【扫描前准备】

（1）严格掌握适应证与禁忌证，详细询问受检者是否有过敏史。

（2）签署对比剂过敏反应告知书。

（3）去除扫描区域表面所有金属物与饰物。

（4）嘱受检者扫描时保持体位不动，不配合受检者可采取适当镇静。

（5）耐心向受检者作好解释，告知扫描所需时间，以消除受检者紧张心理，以配合检查。

（6）针对受检者不同病理生理基础，选择适合的对比剂类型、注射总量及注射流速，实现个体化扫描。

（7）制定完善的过敏反应抢救程序，备齐抢救药物及器械。

【扫描体位】

受检者采取头先进，仰卧位，头置于头托架内，下颌上抬，头尽量后仰，两肩尽量下垂，双上肢置于体部两侧，头颈部正中矢状面与纵向激光定位线重合，瞳间线与横向定位线平行。

【扫描方法】

（1）定位像扫描 一般采用侧位定位像，必要时可扫描正、侧位双定位像。

（2）扫描范围 自气管分叉下缘至外耳道平面。

（3）扫描参数 采用螺旋扫描方式，扫描方向为从足侧向头侧扫描，可选用自动管电流调制技术。扫描选用 120kV，300mA，螺距 0.992，FOV 为 250mm，重建层厚 0.9mm，重建间隔 0.45mm，探测器宽度为 128×0.625mm，扫描周期 0.5s/ 层，重建矩阵 512×512。对比剂用量 60～80ml，注射流速 3ml/s，延迟扫描时间 15～25 秒。颈部动脉血管成像检查，可采用对比剂密度自动跟踪触发扫描技术，监测层面为主动脉弓，触发阈值 80～120HU。检查结束后，需观察 20 分钟，受检者无不适方可离开，若病情允许，嘱受检者多饮水，以利于对比剂的代谢。

在设备性能允许的前提下，颈部 CT 血管成像尽可能选择时间减影或能量减影的 CTA 扫描模式，以达到去除颈部骨性结构的遮挡，充分显示血管影像的目的。时间减影法 CTA，平扫与增强扫描的扫描范围、层厚、层间距等技术参数应保持一致，为降低辐射剂量，管电流可适当降低；能量减影法 CTA，使用 80kV 和 120kV 两种管电压，其余技术参数与常规 CTA 大致相同。

**3. 甲状腺 CT 灌注**

（1）平扫定位：扫描范围包括甲状腺，以确定甲状腺有无病变。

（2）灌注扫描：对比剂用量 50ml，流速 4～5ml/s，肘正中静脉给药。管电压 80kV，管电流 200mA，选择甲状腺病变中心作为扫描层面中心，若甲状腺无明显病变则选甲状腺中心作为扫描层面中心。电影扫描方式，注射对比剂后立即扫描，扫描层数 45～80 层，层厚与层间距为 5mm。

**4. 婴幼儿、少年儿童颈部 CT 扫描** 为了使受检者减少不必要的辐射损伤，又能够达到检查目的，在优化扫描参数的同时，应做到以下几点。

（1）受检者监护人签署 X 线电离辐射告知书。

（2）对于不配合者应采取必要镇静，尽量做到一次完成检查。

（3）依据受检者年龄及 BMI 指数适当调整扫描类型、扫描范围、管电压、管电流、螺距、层厚等参数。

（4）熟悉检查部位及其相邻组织解剖关系，精确制定扫描范围。

（5）对受检者检查部位之外区域采取必要的防护。

（6）增强扫描时严格控制适应证及禁忌证。

颈部连接头颅与躯干，结构密度差异很大，透过人体后的 X 线衰减差异显著，若使用较小的恒定管电流，颈肩交界部位会产生条状噪声伪影，影响正常结构的观察和病变的显示。颈部的辐射敏感器官为甲状腺，若使用较大的恒定管电流，可能会增加致病的风险。因此只要设备具有自动毫安调节功能，均建议常规采用自动管电流调制技术，以降低辐射致病风险，减少颈肩交界部的噪声伪影，改善图像质量。还应充分利用高端 CT 的此类先进技术，如自适应性降噪声算法、迭代重建算法等。

颈部 CT 血管成像检查，可通过适当降低管电压，相对增加血管内碘的 CT 值，以强化血管与周围组织结构的对比，提高血管图像质量。生理盐水冲管，可在一定程度上会减少头臂静脉内高浓度碘对比剂造成的线束硬化伪影。颈部动脉粥样硬化性疾病，后处理时应以弓上血管起始部、椎动脉起始部和颈总动脉分叉部为重点观察区域。大动脉炎受检者，血管后处理应以 MPR 技术为主，MIP 或 VR 技术却不能显示血管壁的增厚，尤其是大动脉炎早期血管狭窄不明显时往往容易漏诊。

原发性或继发性甲状旁功能亢进的受检者行 CT 检查明确甲状旁腺病变时，扫描范围应包括舌骨至主动脉弓水平，层厚与层间距 2～3mm。因为甲状旁腺体积较小，临床上有 2% 的人群可能存在异位甲状腺。所以，明确甲状旁腺病变时，要注意扫描范围与层厚，以满足影像诊断及临床需要。

颈椎椎体及椎间盘扫描见本章脊柱扫描部分。

# 三、图像处理

## （一）窗宽窗位

颈部 CT 扫描图像常采用软组织窗显示，一般取窗宽 250～300HU，窗位 30～50HU；若病变侵犯骨组织时，需加骨窗像，窗宽 1000～1500HU，窗位 500～700HU。定位像的窗宽和窗位调至颈部软组织和椎体等结构清晰显示即可。平扫与增强的图像，需分别按解剖顺序进行排版打印。对于小病灶则可选择病灶中心层面进行测量与放大。

## （二）常规图像重建

颈部扫描图像常规将横切位选用 3mm 层厚重建，冠状位选用 3mm 层厚重建。

## （三）常规三维图像重组

通常对茎突常规扫描图像进行三维重组，以满足临床需要（图 3-57）。

## （四）CTA 三维图像重组

将颈部 CTA 容积数据传至工作站，进行血管容积重建、最大密度投影、曲面重组及多平面重组。旋转 CTA 图像的不同角度进行多方位观察，并选择显示病变最佳层面的图像。排版打印选择容积重建、最大密度投影图像。其中容积重建需多角度旋转，最大密度投影、多平面重组及曲面重组重点需显示病变细节（图 3-58）。

甲状腺 CT 灌注图像需用特殊的灌注软件进行处理，方法同颅脑 CT 灌注图像的处理程序。

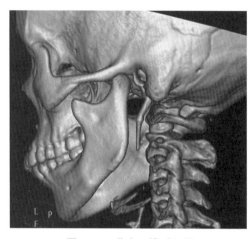
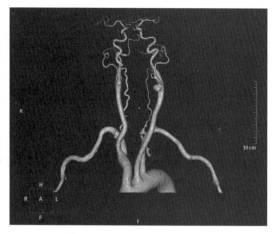

图 3-57　茎突三维重组图　　　　　　图 3-58　颈动脉 CTA 图（左颈总动脉末端瘤样膨出）

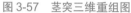

CT 图像后处理技术主要是利用扫描容积数据进行 2D 或 3D 的图像重组技术处理，目前，较为常用的后处理重组技术有下面几种：

（1）多平面重组（multiple planar reformation，MPR）：是利用计算机将感兴趣区各个不同层面的像素重新排列的技术，能连续组合各个层面的图像，获得同直接影像一样的高精度冠状位、矢状位图像以及随意角度的 2D 图像，真实再现病变部位的全貌，能够比较直观地显示病变的毗邻关系。MPR 图像的 CT 值属性不变，因此，在 MPR 图像上还可以进行 CT 值测量。

（2）曲面重组（cured planar reconstruction，CPR）：是 MPR 的一种特殊方式，是在横轴面图像的基础上实时重建的二维图像，可以将弯曲的血管在同一层面上显示。CPR 技术可以较好的显示血管全貌，可以发现血管壁钙化、瘤体形态等信息。但是 MPR 和 CPR 均不能显示病灶的立体形态，图像的整体性差，连续性不足。

（3）最大密度投影（maximum intensity projection，MIP）：成像原理是利用投影法，在任意方向将三维数据进行投影。通过计算沿着穿过被扫描物体的每条射线上所遇过的最大像素强度产生图像，因而能较好地显示微小血管及血管壁钙化，重建出类似 DSA 的图像，其密度差异在组织中显示较好。其独特优势在于能够清晰立体显示血管走形、变异、异常病变血供的来源以及血管壁的一系列改变等。

（4）最小密度投影（minimum intensity projection，MinIP）：是仅将每一投影线束所遇密度值低于所选阈值的像素或密度最低的体素投影到与线束垂直的平面上。主要用于显示密度明显低的含气器官，如胃肠道、支气管等。

（5）容积再现技术（volume rendering technique，VR）：是使假定的投射线从给定的角度上穿过扫描容积，对容积内的像素信息作综合显示的技术，其可视化图像发展成为近年来研究热点。原理是利用计算机计算出每个像素内各种物质的百分比，并且显示物质为不同的灰度，在重建图像表现为不同的亮度，可赋予影像不同的伪彩与透明度，给出近似真实的三维结构的感觉。VR 技术在重建中细节显示真实，对比度显示良好，不丢失容积数据，与大体标本相似，可显示血管表面形态、周围结构位置关系，其三维解剖空间关系明确，清晰显示骨骼、血管及软组织。VR 技术利用了 CT 机所采集的全部数据，具有明显的技术优势，检查方法简单、无创伤、检查时间短、无血管损伤及卒中的危险，可很好地显示钙化，不受金属夹限制，空间定位准确。

（6）表面遮盖显示（surface shaded display，SSD）：SSD 是通过计算被观察物体的表面所有相关体素的最高和最低 CT 值，保留所选 CT 阈值范围内体素的影像，但超出限定 CT 阈值的体素被透明处理。由于同样应用于模拟光源照射，使重组出的图像具有立体视觉效果（3D）。此技术适应于骨骼系统（颅面骨、骨盆、脊柱等）、空腔结构（支气管、血管、胆囊等）、腹腔脏器（肝脏、肾脏等)和肿瘤的表面形态的显示,其空间立体感强,表面解剖关系清晰,有利于病灶的定位和判断侵犯范围。

(7)仿真内镜技术(virtual endoscopy technique,VE):是在螺旋 CT 连续扫描获得的容积数据基础上,采用仿真技术手段,模拟出三维立体空间环境,获得类似纤维内镜进动和转向观察效果的动态重建图像,具有强烈的真实感。主要用于观察管腔内的情况,图像清楚,对腔内结构显示良好,但不能准确反映管腔外的改变。

### (五)注意事项

**1.** 颈部的图像采用软组织窗重建,排版打印以横断位重建图像及冠状位重建图像为主要采集对象。

**2.** 颈部的占位性病变部位需标注病变大小、位置、形态、测量相关径线。

**3.** 注意对扫描部位之外的区域进行必要防护,尤其应注意对婴幼儿、少年儿童、育龄期妇女及孕妇的防护。

**4.** 增强扫描时密切观察受检者,如出现过敏反应者立即停止检查,并按照对比剂过敏反应处理原则积极配合当班医师和护士进行抢救。

# 第十一节　胸部 CT 检查技术

## 一、适应证与相关准备

### (一)适应证

**1.** 肺内良恶性肿瘤、结核、炎症与间质性、弥漫性病变等。

**2.** 纵隔肿瘤、肿大淋巴结、血管病变等。

**3.** 胸膜和胸壁定位胸膜腔积液和胸膜增厚的范围与程度,鉴别包裹性气胸与胸膜下肺大疱,了解胸壁疾病的侵犯范围及肋骨和胸膜的关系,了解外伤后有无气胸、胸腔积液及肋骨骨折等征象。

**4.** 心脏与心包明确心包积液、心包肥厚及钙化程度。

**5.** 大血管病变包括主动脉瘤、夹层动脉瘤、肺动脉栓塞、大血管畸形等,对病变的程度、范围、并发症能较好的显示。

### (二)相关准备

**1. 平扫准备**

(1)认真阅读申请单,明确检查部位,了解检查目的和要求,特别注意申请单中的备注要求。

(2)去除胸部所有金属物及各种饰物。

(3)训练受检者呼吸与屏气。对于耳聋及不配合屏气的受检者,在病情许可的情况下,可训练陪同人员帮助受检者屏气。

(4)扫描中受检者体位须保持不动,婴幼儿及不配合成人可采取适当镇静。

(5)向受检者说明检查床移动和扫描间噪声属正常情况,并告知扫描所需时间,以消除受检者紧张心理。

(6)对敏感腺体进行必要的保护。

**2. 增强准备**

(1)签署对比剂过敏反应告知书。

(2)需禁食 4 小时以上。

(3)扫描过程必要时需陪同人员,同时应注意陪同人员的防护。

(4)由护理人员准备好对比剂注入前的准备工作。

(5)其他同常规平扫。

# 二、检 查 技 术

## （一）常规平扫

### 1. 胸部常规平扫

【扫描体位】

受检者头先进，仰卧位，胸部正中矢状面垂直于扫描床平面并与床面长轴中线重合，双上肢自然上举抱头，若受检者双上肢上举困难则可自然置于身体两侧，特殊情况可俯卧。

【扫描方法】

（1）定位像扫描：常规扫描胸部正位定位像。

（2）扫描范围：自肺尖至较低侧肋膈角下 2cm。

（3）扫描参数

常规胸部 CT 扫描采用螺旋扫描方式，扫描参数依据受检者具体情况而设置，BMI<25，管电压可选择 100kV；BMI>25，管电压可选择 120kV。扫描参数见（表 3-15）。

表 3-15　胸部常规平扫参数

| 项目 | 内容 |
| --- | --- |
| 扫描类型 | 螺旋扫描 |
| 扫描范围 | 自肺尖至较低侧肋膈角下 2cm |
| 管电压 | 100～120kV |
| 管电流 | 200～300mAs |
| 螺距因子 | 0.986∶1～1.375∶1 |
| 采集矩阵 | 512×512 |
| 扫描野（SFOV） | 450～500mm |
| 采集层厚 | 0.5～1.0mm |
| 重建层厚 | 5～10mm |
| 重建间距 | 5～10mm |
| 显示矩阵 | 512×512 |
| 滤波函数 | FC10～FC20 |
| 旋转时间 | 0.27～0.5s/r |
| 倾斜角度 | 0 |

### 2. 肺部 HRCT 扫描

（1）适应证：①肺部弥漫性、网状病变的诊断和鉴别诊断；②肺囊性病变、结节状病变的诊断和鉴别诊断；③气道病变的诊断和鉴别诊断；④胸膜病变的诊断和鉴别诊断；⑤支气管扩张；⑥硅沉着病。

（2）扫描前准备：①去除胸部所有金属物及各种饰物；②训练受检者呼吸与屏气；③扫描中受检者体位须保持不动，婴幼儿及不配合成人可采取适当镇静；④向受检者说明检查床移动和扫描间噪声属正常情况，并告知扫描所需时间，以消除受检者紧张心理；⑤对敏感腺体进行必要防护。

【扫描体位】　受检者仰卧，双上肢自然上举抱头。

【扫描方法】

（1）扫描范围：自肺尖至较低侧肋膈角下 2～3cm。

（2）扫描参数：采用高管电压和高管电流扫描，即 140kV，140～210mAs。层厚为 1mm，重建间隔 0.7～1mm。图像重建采用高空间分辨率算法。对于可疑支气管扩张、肺部小结节等，需采用高分辩 CT（HRCT）或 1mm 薄层靶扫描。扫描参数亦可依据受检者 BMI 大小而设置扫描参数。

肺部 HRCT 是由 Zerhouni 于 1985 年首先提出,基本内容是薄层扫描(1mm～2mm)、高分辨骨算法重建和小 FOV 模式的成像方法,也被称为常规层间距式高分辨率 CT(CHRCT)。

在肺部 CT 扫描中,HRCT 是最能详细显示正常肺解剖和病理改变细节的影像学手段。HRCT 的有效空间分辨率达到 0.3mm,因此在 HRCT 图像上,支气管壁厚在 0.3mm 以上、管径为 2～3mm、相当于第 7 级至第 9 级的支气管均能显示。同样,肺血管直径达 0.3mm 者也能被显示,相当于第 16 级肺动脉。但正常的小叶层间距厚度<0.3mm,肺泡壁厚度正常只有 0.02～0.03mm,在 HRCT 上均无法分辨。因此,肺部高分辨 CT 检查是评估急性或慢性呼吸系统症状、肺弥漫性间质性病变或肺泡病变的有效工具。

### (二)增强扫描

**1. 胸部常规增强扫描** 增强扫描检查通常是在平扫检查发现病变的基础上进行的。常规增强扫描对胸膜、纵隔病变及肺内实性病灶的诊断及鉴别诊断具有重要意义,还可发现胸片上不能显示的肺大疱、支气管扩张等。使用对比剂主要目的是显示血管和评价软组织强化情况,可以明确纵隔病变与心脏大血管的关系,有助于病变的定位与定性诊断,尤其对良、恶性病变的鉴别有较大的帮助。扫描体位、扫描范围、层厚和层间距、窗宽窗位设置同胸部平扫。静脉注射对比剂 60～70ml,注射速率一般为 2.5～4.0ml/s,开始注射对比剂后 25～30 秒扫描动脉期,55～65 秒扫描实质期。也可选用自动阈值跟踪触发序列。对于体弱受检者,或 BMI<18 者,应酌情减低对比剂用量。对于长期化疗或心功能较差者,可适当降低对比剂注射速率。

**2. 胸部 CT 血管成像**

(1)扫描前准备:①严格掌握适应证与禁忌证,详细询问受检者是否有过敏史;②签署对比剂过敏反应告知书;③去除扫描区域表面所有金属物与饰物;④嘱受检者扫描时保持体位不动,不配合受检者可采取适当镇静;⑤耐心向受检者作好解释,告知扫描所需时间,以消除受检者紧张心理,以配合检查;⑥针对受检者不同病理生理基础,选择适合的对比剂类型、注射总量及注射流速,实现个体化扫描;⑦制定完善的过敏反应抢救程序,备齐抢救药物及器械。

【扫描体位】 受检者仰卧位,足先进,双上肢置于头部上方。

【扫描方法】

(1)定位像扫描:常规扫描胸部正位定位像。

(2)扫描范围:主动脉弓上分支至胸主动脉末端。

(3)扫描参数:螺旋扫描方式,采用对比剂密度自动跟踪触发扫描技术,扫描方向从头侧向足侧扫描,扫描选用 120kV,300mA。检查结束后,需观察 20 分钟,受检者无不适方可离开,若病情允许,嘱受检者多饮水,以利于对比剂的代谢。

**3. 胸部低剂量扫描** 随着医用 CT 数量的增长,辐射剂量的日益升高以及其潜在的致癌作用越来越受到重视。调查显示,2006 年美国人群中人均接受的平均有效辐射剂量为 6.2mSV,是 1980 年的(3.6mSV)近两倍。医疗辐射对人群的总有效辐射剂量的占比,亦从 1980 年的 15% 上升至 2006 年的 48%,其中 CT 所占比例最大。

减少 CT 的辐射剂量是可行的,然而,过度的降低剂量又会导致图像噪声的升高和对病灶诊断信心的降低。以往,主要通过优化扫描参数,如管电流、电压等,达到降低辐射剂量、同时保证图像质量的目的。然而,传统的 CT 重建算法～FBP(滤波反投影)必须在图像锐利度和噪声之间平衡:如果想清晰的显示图像细节,必须提高图像噪声。以下是几种机型低剂量扫描的特点:

(1)Discovery750HD CT:新一代的自适应统计迭代重建技术(adaptive statistical iterative reconstruction,ASIR)提高 40% 的低对比度分辨率,能够抑制伪影,体部降低 50% 的射线剂量,ASIR 重建技术作为迭代重建技术的一种,通过首先建议噪声性质和被扫描物体的模型,能为噪声抑制要求比较高的检查带来显著好处,比如更低剂量的检查、肥胖受检者、更薄层厚等等,通过降低重建图像中的噪声降低扫描的辐射剂量。

（2）Somatom Definition Flash CT：SAFIRE 算法（sinogram affirmed iterative reconstruction，SAFIRE），是基于原始数据空间的 CT 图像迭代重建算法。SAFIR 迭代算法与传统的基于图像空间进行迭代重建算法相比，SAFIRE 可以使得 72% 的 CT 检查剂量低于 2.4mSV，同时能够更有效去除图像伪影，提高图像质量。

（3）Brilliance iCT：iDose 4 通过快速双模型迭代重建算法，可以在保持快速重建性能的同时，将得到优质图像所需的 X 线剂量大大降低。通过 iDose4 技术的应用，临床可以将 CT 的扫描条件在相对原有扫描模式降低 50%，但是图像质量却完全不受影响。而已经扫描完成原始数据，通过 iDose4 重新重建，其能得到的图像质量远远超过原有常规 FBP 重建，可以显示更好的组织细节得到更优异的图像解析度。

（4）Aquilion one 640CT：除了可通过机器本身的高速扫描降低辐射量以外，还配备了利用逐次逼近图像重构法原理开发的低辐射化 AIDR 3D。另外还能与结合受检者体型、根据扫描图像连续调整最佳辐射量的 Volume EC 技术联动，可实现辐射量更低的检查。

**4. 婴幼儿、少年儿童胸部 CT 扫描**　为了使受检者减少不必要的辐射损伤，又能够达到检查目的，在优化扫描参数的同时，应做到以下几点：

（1）受检者监护人签署 X 线电离辐射告知书。

（2）对于不配合者应采取必要镇静，尽量做到一次完成检查。

（3）依据受检者年龄及 BMI 指数适当调整扫描类型、扫描范围、管电压、管电流、螺距、层厚等参数。

（4）熟悉检查部位及其相邻组织解剖关系，精确制定扫描范围。

（5）对受检者检查部位之外区域采取必要的防护。

（6）增强扫描时严格控制适应证及禁忌证。

# 三、图 像 处 理

## （一）窗宽窗位

胸部 CT 扫描图像通常采用双窗技术，即肺窗和纵隔窗。肺窗窗宽 1000～1500HU，窗位 -600～-800HU；纵隔窗窗宽 300～500HU，窗位 30～50HU。肺窗主要显示肺组织及其病变，纵隔窗主要显示纵隔结构及其病变，并用于观察肺组织病变的内部结构，确定有无钙化、脂肪及含气成分等。对于外伤受检者，如需了解肋骨、胸椎等骨质情况，还需结合骨窗，窗宽 1000～1500HU，窗位 250～350HU。对肺部的片状影、块状影及结节病灶，可由肺窗向纵隔窗慢慢调节，选择最佳的中间窗观察。图像排版打印时按人体的解剖顺序从上向下，多幅组合，常规选用肺窗和纵隔窗双窗图像。对于一些小的病灶可采用局部放大，或进行冠状面，矢状面重建，以便于进行定位描述。另外，在图像排版打印时还应保存一幅无定位线的定位像图像。

## （二）常规图像重建

胸部 CT 扫描图像常规将横切位分别选用 5mm 及 10mm 层厚重建，冠状位选用 5mm 层厚重建，以利于诊断及图像排版打印。

## （三）常规三维图像重组

**1. 胸部 CT 扫描**　图像时可进行多平面及支气管血管束重建，以便于病灶准确定位。对于气管异物可用 CT 仿真内镜技术及支气管三维重组技术，较好地显示支气管及亚段支气管，同时可多方位显示管腔内外的解剖结构，对于气管管腔内、外肿瘤却能精确定位并可确定其范围。

**2. CT 三维重组**（CT three-dimensional reconstruction）　是近 10 年发展起来的借助计算机对生物组织结构影像的连续图像进行后处理，获得三维图像并能进行定量测量的一种形态学研究的新技术与新方法，且能从多方位多角度更好的显示病变，以助于疾病的诊断。目前，常用于胸部的三维重组技术有：

（1）表面遮盖显示（surface shaded display，SSD）：SSD 是通过计算被观察物体的表面所有相关体素的最高和最低 CT 值，保留所选 CT 阈值范围内体素的影像，但超出限定 CT 阈值的体素被透明处理。由于同样应用于模拟光源照射，使重组出的图像具有立体视觉效果。此技术可应用于支气管、血管以及肿瘤的表面形态的显示，其空间立体感强，表面解剖关系清晰，有利于病灶的定位和侵犯范围的判断。

（2）容积再现技术（volume rendering technique，VRT）：可用于肋骨、锁骨、肩胛骨、脊柱骨的骨折、骨质病变等显示，以及胸部血管（冠状动脉、肺动脉、心房、胸主动脉等）显示。

（3）多平面重组（multiple planar reconstruction，MPR）：可用于胸部血管、食管及气管的管壁及管腔内外的显示，比如肺动脉、气管异物、食管异物及肿瘤等。

（4）最大密度投影（maximum intensity projection，MIP）：可清楚显示胸部血管管壁的钙化斑块，以及血管、气道、以及食管内支架情况，结合 MPR 可显示支架内管腔通畅情况。

（5）最小密度投影（minimum intensity projection，MinIP）：是仅将每一投影线束所遇密度值低于所选阈值的像素或密度最低的体素投影到与线束垂直的平面上。主要用于显示密度明显低的含气器官，如支气管、胃肠道等（图 3-59/ 文末彩图）。

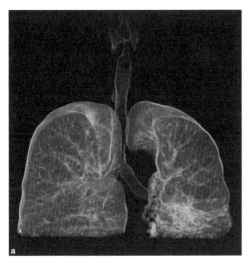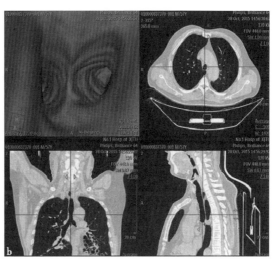

图 3-59　气管支气管三维重组图

a. 透明膜重建 - 气管右后憩室；b. 气道仿真内镜

### （四）胸主动脉 CTA 三维图像重组

将容积数据传至工作站，进行血管容积重建，最大密度投影，曲面重组及多平面重组。排版打印要求：容积重建、最大密度投影，其中容积重建需多角度旋转，最大密度投影、多平面重组及曲面重组着重显示病变细节（图 3-60/ 文末彩图 3-60）。

### （五）注意事项

**1.** 胸部的图像采用肺窗与纵隔窗重建，排版打印以横断位重建图像及冠状位重建图像为主要采集对象。

**2.** 胸部的占位性病变部位需标注病变大小、位置、形态、测量相关径线。

**3.** 注意对扫描部位之外的区域进行必要防护，尤其应注意对婴幼儿、少年儿童、育龄期妇女及孕妇的防护。

**4.** 增强扫描时密切观察受检者反应，如出现过敏反应者立即停止检查，并按照对比剂过敏反应处理原则积极配合当班医师和护士进行抢救。

**5.** 如呼吸困难不能屏气者或婴幼儿，扫描中应适当加大管电流，增加螺距，缩短扫描时间，以减少运动伪影。

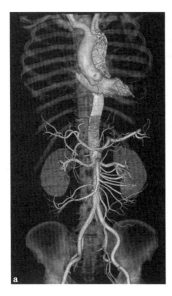
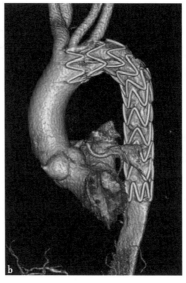
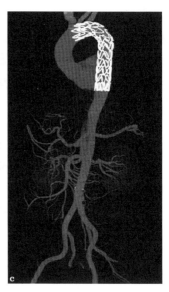

图 3-60　胸主动脉 CTA 图

a. VRT 示主动脉夹层腔内隔绝术后弓降部与降主动脉金属支架影；b. 去骨靶重建 VRT 示主动脉夹层腔内隔绝术后弓降部与降主动脉金属支架影；c. MIP 示主动脉夹层腔内隔绝术后弓降部与降主动脉金属支架影

# 第十二节　先天性心脏病 CT 检查技术

## 一、适应证与相关准备

### （一）适应证

先天性心脏病或怀疑先天性心脏病，如房间隔缺损，单心房，左侧三房心，室间隔缺损，动脉导管未闭，主动脉 - 肺动脉间隔缺损，法洛四联症，完全性大动脉错位，先天性主动脉缩窄等。

### （二）相关准备

**1. 镇静**　新生儿或者不能配合的检查者于右下肢静脉留置 24G 套管针，从口腔或肛门按 0.4～0.5ml/kg 给予 10% 的水合氯醛镇静。

**2. 心电电极的位置**　使用三个导联，RA 和 LA 电极分别置于右侧和左侧的锁骨陷凹处，LL 电极置于左侧肋下缘肋间隙上。电极片需要在上臂上举后粘贴，并且需要避开邻近骨骼。对于新生儿、镇静后以及不方便贴胸部电极的儿童，电极可以贴在双臂和腿上（图 3-61）。

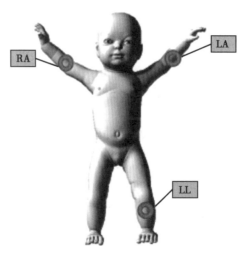

图 3-61　小儿心脏 CT 检查电极片的位置

**3. 呼吸训练** 需要对检查者进行呼吸训练,通常根据扫描的时间进行训练,如果扫描时间长,需要屏气的时间就长,以 64 层螺旋 CT 为例,扫描时间为 5 秒,屏气时间要达到 8～10 秒。对于进行镇静状态不能进行屏气的检查者可以通过捆扎胸部束带抑制胸式呼吸情况下扫描。

**4. 辐射防护** 由于先天性心脏病 CT 检查的通常为新生儿或者小儿,对于辐射损伤带来的风险增加,可以在头颅、颈部和盆腔分别用铅衣片进行防护。

# 二、检查技术

## (一)常规平扫

【扫描体位】

检查者仰卧,根据静脉针的位置选择头先进或足先进,两臂上举抱头,身体置于床面正中,侧面定位像对准人体正中冠状面。如果检查者系镇静后的小儿,可以将上臂自然放于体侧。

【扫描方法】

**1. 扫描范围** 由胸廓入口向下到左膈下 5cm(图 3-62)。

**2. 扫描参数** 层厚 1.25～2.5mm,层间隔同层厚。考虑到对于儿童辐射防护的考虑,5 岁以下的儿童使用 100kVp,5 岁以上使用 120kVp;管电流可以使用自动管电流调制技术,但是对于镇静后无法配合屏气的小儿,不能使用 ECG 门控的电流调制技术,因为无法估计图像最清楚的时间窗。对于双源 CT

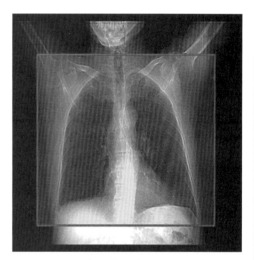

图 3-62 先天性心脏病 CT 扫描范围

来说,由于时间分辨率高,有研究认为其诊断不受心率影响,并能减少辐射剂量特别是管电压为 100kV 和心电图(ECG)脉冲为 110 毫秒时,获得的平均有效剂量为(3.8±1.7)mSv(表 3-16)。

表 3-16 先天性心脏病扫描参数

| 项目 | 平扫 | 增强扫描 |
| --- | --- | --- |
| 扫描类型 | 前瞻性 ECG 门控扫描 / 螺旋扫描 | 回顾性 ECG 门控扫描 / 螺旋扫描 |
| 扫描范围 | 由胸廓入口向下到左膈下 5cm | 由胸廓入口向下到左膈下 5cm |
| 管电压 | 80～120kV | 80～120kV |
| 管电流 | 200～300mAs/NI=12 | 200～300mAs/ NI=12 |
| 螺距因子 | −/0.986∶1～1.375∶1 | 0.18～0.24/0.986∶1～1.375∶1 |
| 采集矩阵 | 512×512 | 512×512,1024×1024 |
| 扫描野(SFOV) | Cardiac | Cardiac |
| 采集相位 | 40%～50%(心率>75BPM) | 40%～50%(心率>75BPM) |
| | 70%～80%(心率≤75bpm) | 70%～80%(心率≤75bpm) |
| 采集层厚 | 0.625～1.25mm | 0.625～1.25mm |
| 重建层厚 | 2.5～5mm | 2.5～5mm |
| 重建间距 | 2.5～5mm | 2.5～5mm |
| 显示矩阵 | 512×512 | 512×512 |
| 滤波函数 | FC10～FC20 | FC10～FC20 |
| 旋转时间 | 0.27～0.5s/r | 0.27～0.5s/r |
| 倾斜角度 | 0 | 0 |

**（二）增强扫描**

**1．对比剂浓度**　通常采用 350mgI/ml 即可达到良好的增强效果，对超重或心功能不全者可增加碘浓度，如：采用 370mgI/ml 的对比剂。婴幼儿可根据体重和先天畸形特点等，稀释为 150～250mgI/ml 或者减少注射的速率。

**2．对比剂用量**　根据扫描方式不同成人用约为 30～80ml；婴幼儿的用量按公斤体重计算，不超过 1.5～2.0ml/kg。

**3．注射速率**　通常 1～3ml/s 的速率进行注射，一般要高于 1ml/s，否则会影响三维后处理，5 岁以下可以根据体重选择 1～2ml/s，5 岁以上选择 2～3ml/s 为避免无名静脉内高浓度对比剂干扰周围结构显示，尽量选择右侧上肢静脉或右侧下肢静脉注药（表 3-17）。

表 3-17　先天性心脏病 CT 扫描对比剂注射方案

| | 儿童 | | 成人 |
|---|---|---|---|
| | 5 岁以下 | 6～15 岁 | |
| 对比剂使用量（ml/kg） | 1.5～2 | 1.5 | ECG 门控 |
| 对比剂浓度（mg/ml） | 320～350 | 320～350 | 320～350 |
| 注射速率（ml/s） | 1.0～2.0 | 2.0～3.0 | 4.0～5.0 |
| 延迟时间 | 11～15s | 13～19s | 13～19s |
| 套管针的型号 | 24G | 22G | 20G |
| 注射部位 | 外周静脉 | 外周静脉 | 外周静脉 |

**4．扫描起始时间的确定**　扫描起始时间是指从注射对比剂到开始曝光扫描的时间，是获得良好增强扫描效果的关键，可通过三个方法确定扫描延迟时间。

（1）经验值法：2 岁内患儿，若对比剂经头皮或手背静脉注射，延迟时间为 11～14 秒，经足外周静脉注射，延迟时间为 14～16 秒；2 岁以上患儿在上述基础上适当延长 2～5 秒。

（2）小剂量同层扫描时间曲线测定法（bolus-test）：自肘静脉以小剂量注射碘对比剂，进行兴趣区同层动态扫描，测量兴趣区的时间 - 密度曲线（time-density curve，T-D 曲线），曲线峰值时间即为扫描延迟时间。对于复杂先天性心脏病的检查者，需要在肺动脉层面测量肺动脉和主动脉两个兴趣区域，都强化后即为扫描延迟时间（图 3-63）。

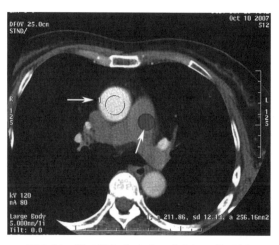

图 3-63　肺动脉和主动脉双感兴趣区的设置

（3）实时血流检测法（bolus-tracking）：设定肺动脉层面作为连续曝光层面，并选择对比剂观察感兴趣区（肺动脉和主动脉两个兴趣区域），注射对比剂后，采用实时观察感兴趣区对比剂 CT 值上升情况，当 CT 值达预定值后，手动触发扫描。

第一种方法较简单,但因每一个受检者循环时间不一,因此第一种方法不够精确。第二种方法延迟时间较精确,但预注射一部分对比剂,使正式扫描时对比剂允许用量减少,成像质量下降。相比前两种方法,第三种方法克服了前两种方法缺点,但此方法需要有一定熟练技术。对于婴幼儿为了减少对比剂的用量,建议采用第三种方法。对存在心内结构复杂畸形者(如心内膜垫缺损、单心室等)加扫第二期,扫描延迟时间为注药后35~45秒,即第一期扫描后的8~15秒(图3-64)。

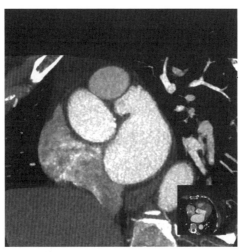

图 3-64　先天性心脏病 CT 造影延迟扫描

第二期扫描后可见右心与左心的对比剂混合的更均匀

## 三、图像处理

回顾性心电门控加单扇区重建是保证图像质量的主要方法,对于不能配合屏气的小儿来说,这是可以避免呼吸带来的图像质量变差的主要解决方法,图像重建成亚毫米的薄层图像如果噪声较大,可以适当增加重建层厚。然后将图像传输到图像后处理工作站进行后处理。后处理的方法有 VR 显示,薄层 MIP 显示,心脏长短轴的多平面重组(图3-65)。

### (一) VR 显示

可以系统观察整个心脏和大血管的关系以及空间位置,显示直观立体,通过不同的体位可以观察到相应的血管变异,例如长轴斜位(左前斜 60~70+ 足头位 20~25)用于观察室间隔缺损,房室瓣、大血管骑跨,心室大血管连接等(图3-66)。

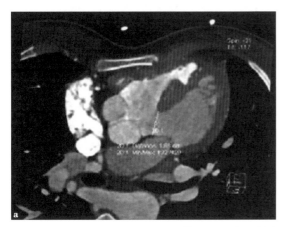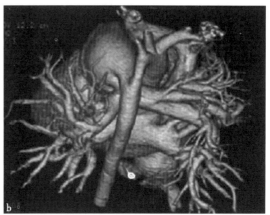

图 3-65　先天性心脏病 CT 扫描后处理

a. 薄层 MIP 显示室间隔缺损伴主动脉骑跨；b. VRT 显示整个肺动脉和主动脉的走行和动脉导管未闭的情况

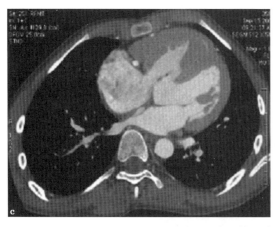
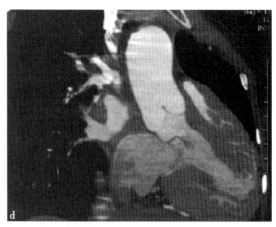

图 3-65　先天性心脏病 CT 扫描后处理（续）

c、d. MRP 图像显示法洛四联症的房间隔缺损和室间隔缺损

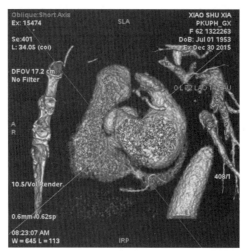

图 3-66　先天性心脏病长轴斜位 CT 扫描后处理

左前斜 60°～70°＋足头位 20°～25°，用于观察室间隔缺损，房室瓣、大血管骑跨

## （二）薄层 MIP 显示

可以观察局部的解剖结构和变异，层厚通常选择 5～10mm。例如：四腔位（左前斜 40～45＋足头位 30～40）用于显示房室间隔缺损、房室瓣骑跨、单心室等（图 3-67）。

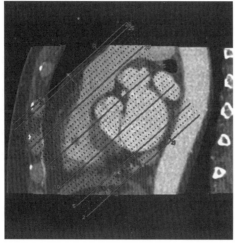
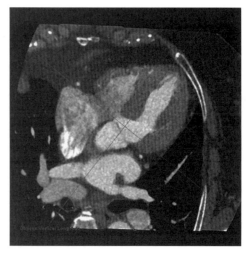

图 3-67　先天性心脏病四腔位 CT 扫描后处理

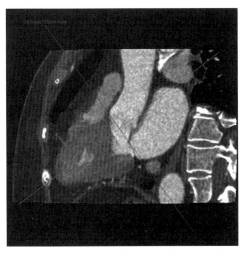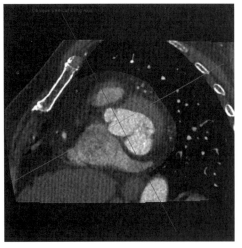

图 3-67　先天性心脏病四腔位 CT 扫描后处理（续）

图中所示心脏显示的三个位置，可用于显示室间隔缺损

### （三）多平面重组后的图像

**1. 横断位**　断面图像与身体长轴垂直，显示人体横断面影像，是显示心脏大血管的常规体位。

**2. 短轴位**　断面图像与心脏长轴垂直，显示心脏短轴位影像，范围包括心尖至心底部。心脏短轴位可适于观察心室的前、侧、后壁及室间隔，也适于观察主动脉瓣。

**3. 长轴位**　断面图像与心脏长轴平行，显示心脏长轴位影像。心脏长轴位用于观察二尖瓣、左室根部、主动脉流出道和心尖部病变。

## 四、电子束 CT 检查技术

### （一）单层容积扫描

使用心电门控采集图像，成人层厚 3～6mm，小儿层厚 1.5～3mm，平扫可初步观察心脏大小形态及心包、瓣膜等有无钙化灶，以及确定增强的扫描范围，增强扫描可观察心室及室壁结构，先天性心脏病各个变异血管的情况与周围血管的关系。

### （二）连续容积扫描

无需使用心电门控，层厚 1.5～3mm，由于扫描时间短，有利于小儿、老人及重症受检者不能长时间憋气及心律失常受检者的检查，缺点是不利于图像的三维重组。

### （三）电影扫描

使用心电门控采集图像，层厚 7mm，电影序列扫描的主要目的在于分析心功能，除此之外尚可用于心脏解剖结构的分析，可显示心脏瓣膜，是观察心脏瓣膜运动的唯一检查方法。因为先天性心脏病心脏位置变化大，故常用的扫描体位为横断位。

### （四）血流序列扫描

心电门控 0R-R 间期采集图像，层厚 7mm，可用于先天性心脏病对左、右心系统分流部位、大小及分流方向的显示，以及对于分流的定量研究。

## 第十三节　冠状动脉 CT 检查技术

## 一、适应证与相关准备

### （一）适应证

**1. 冠状动脉疾患的筛选**　对临床症状表现为不典型胸痛，或典型缺血性心绞痛症状，或心电图异常的受检者,或者对进行冠状动脉造影检查犹豫的受检者,可先进行 CT 冠状动脉造影进行筛选。

**2. 各种血管重建术的术前定位** 如经皮腔内血管成形术(PTCA)及冠状动脉搭桥术(CABG)前,利用本技术可明确病变的位置和范围,观察其与周围结构的关系。

**3. 术后复查** 用于 PTCA 及 CABG 等术后复查,创伤小,易耐受,检查方便。

**4. 其他方面的检查**

(1)非冠心病的心脏手术及瓣膜置换术前了解心脏的功能情况,排除冠状动脉狭窄性疾患。

(2)心脏梗死受检者稳定期的复查,了解冠状动脉解剖情况及受损害的血管数目,判断预后,指导治疗。

(3)选择性冠状动脉造影前行 CT 冠状动脉造影,可以起到提示参考作用,特别是冠状动脉起源异常的受检者,可以减少选择性冠状动脉造影操作的危险性。

**(二)相关准备**

**1. 心理干预** 由于受检者的心率高会影响图像质量,消除受检者的紧张情绪十分重要,检查前需要和受检者简单介绍检查的过程和可能出现的正常反应,例如对比剂注药后会出现发热的症状等,以及呼吸屏气的重要性和需要屏气的次数和检查大体时间,消除受检者的畏惧心理,有利于对心率的控制。

**2. 心率控制** 通常 256 层 CT 以上机型基本不用控制心率,对于心率高于 90 次 / 分的可以适当控制;64 层 CT 的机型心率需要以控制在低于 70 次 / 分以下。对于基础心率过快的受检者可使用 β 受体阻滞剂,如美托洛尔等,服用方法:于检查前 10～20 分钟口服 12.5～50mg,建议酌情逐渐加量服用,并对低血压受检者时刻监测血压,测量心率下降后再进行检查;对于硝酸甘油的服用,有学者称可以扩张血管,提高斑块的显示,但也有学者提出会影响冠状动脉正常状态的观察。

**3. 呼吸训练** 检查前训练受检者做深吸气、屏气及呼气动作。呼吸训练时需要确定检查者是否能屏住气,可通过观察腹部的运动或者用手放到检查者胸前确定。一般经过训练,受检者的屏气时间可以大大延长,可在扫描过程中保持屏气不动。

**4. 安装心电图电极** 冠状动脉 CT 扫描需与心电门控相结合,这样可获得清晰可靠的冠状动脉图像。心电极的安装可以使用三个电极,RA 和 LA 电极分别置于右侧和左侧的锁骨陷凹处,LL 电极置于左侧肋下缘肋间隙上。也有设备使用四个电极,RA 和 LA 电极分别置于右侧和左侧的锁骨陷凹处,LL 电极置于左侧肋下缘肋间隙上,RA 电极置于右侧肋下缘肋间隙上。电极片需要在上臂上举后粘贴,并且需要避开骨头,否则会降低心电波形或得到不稳定的信号(图 3-68)。

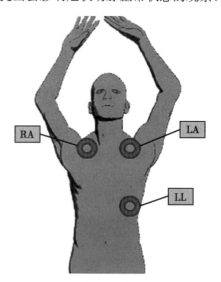

图 3-68 冠状动脉 CTA 检查电极体表位置图

## 二、检查技术

**(一)常规平扫**

【扫描体位】

受检者仰卧,头先进,两臂上举抱头,身体置于床面正中,侧面定位像对准人体正中冠状面。

【扫描方法】

**1. 定位像常规扫描** 胸部前后定位像和侧位定位像,双定位有利于将心脏图像定位到显示野中心。

**2. 扫描范围** 根据检查的需要扫描的范围有所不同。

（1）常规冠状动脉 CTA 扫描从气管隆嵴下到心底，包括整个心脏。

（2）CABG 术后复查，搭静脉桥的，扫描范围从主动脉向下到心底，包括整个心脏大血管。

（3）CABG 术后复查有动脉桥的，扫描范围需要从锁骨向下到心底，包括整个胸骨，心脏大血管（图 3-69）。

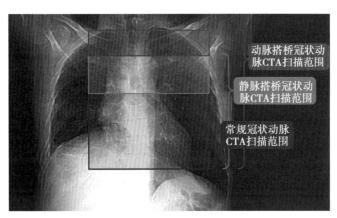

图 3-69 冠状动脉扫描的不同计划线设置

**3. 扫描参数**

（1）平扫小于等于 2.5mm 层厚，2.5mm 间距，显示野 25cm，120kVp，选择 ECG 前瞻门控扫描，显示野固定不动。平扫可以解决三个问题：第一，观察扫描范围是否合适，如果不合适，可在增强扫描时适当调整；第二，进行钙化积分的计算或者进行冠状动脉钙化的观察和评价；第三，观察检查者是否能配合屏气。

（2）冠状动脉 CT 血管造影，0.5～1mm 层厚，0.5～1mm 扫描间距。使用 ECG 门控扫描方式进行扫描（表 3-18）。

表 3-18 冠状动脉 CTA 常规平扫参数

| 项目 | 平扫 | 增强扫描 |
| --- | --- | --- |
| 扫描类型 | 前瞻性 ECG 门控扫描 | 回顾性 ECG 门控扫描 / 前瞻性 ECG 门控扫描 |
| 扫描范围 | 由从气管隆嵴下到心底（其他见 3 的扫描范围） | 由从气管隆嵴下到心底（其他见 3 的扫描范围） |
| 管电压 | 80～120kV | 80～120kV |
| 管电流 | 200～300mAs/NI=14 | 200～300mAs/ NI=28 |
| 螺距因子 | – | 0.18～0.24/– |
| 采集矩阵 | 512×512 | 512×512，1024×1024 |
| 扫描野（SFOV） | Cardiac | Cardiac |
| 采集相位 | 40%～50%（心率>75bpm）<br>70%～80%（心率≤75bpm） | 40%～50%（心率>75bpm）<br>70%～80%（心率≤75bpm） |
| 采集层厚 | 0.625～1.25mm | 0.625～1.25mm |
| 重建层厚 | 2.5～5mm | 0.625～1.25mm |
| 重建间距 | 2.5～5mm | 0.625～1.25mm |
| 显示野（SFOV） | 20～25cm | 20～25cm |
| 显示矩阵 | 512×512 | 512×512 |
| 滤波函数 | FC10～FC20 | FC10～FC20 |
| 旋转时间 | 0.27～0.4s/r | 0.27～0.4s/r |
| 倾斜角度 | 0 | 0 |

## （二）增强扫描

冠状动脉的增强效果随着对于冠状动脉 CTA 检查认识的深入而不断发生着变化,随着 CT 设备的发展,人们对冠状动脉 CTA 检查的认识不断深化,对于对比剂增强效果的认识也在不断发生改变,早期 4 层螺旋 CT 由于扫描时间长,需要有一个长时间对比剂的团注,所以如图 3-70a 所示,在扫描时右心有大量的对比剂影响右冠状的观察。随后随着 CT 扫描层数的增加,冠状动脉 CTA 检查的时间不断减少,使用盐水推注可以消除右心伪影,但是却忽略了室间隔的显示,所以理想的冠状动脉 CTA 的增强效果如图 3-70d 所示。同时冠状动脉的增强值也由最初的越高越好,转变为 300~350HU 的理想状态最好,即可以有效观察钙化又可以有效观察软斑块（图 3-70）。

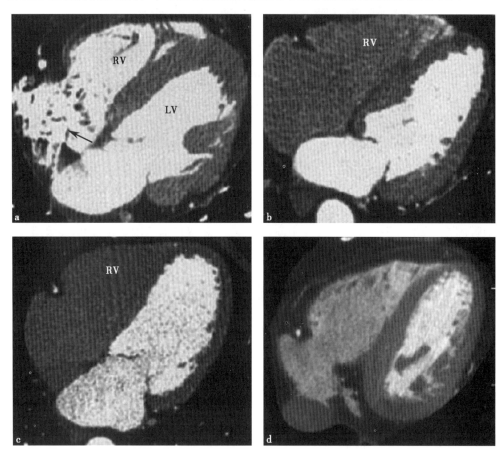

**图 3-70　冠状动脉扫描对比剂增强效果的演变**

a. 4 层螺旋 CT 检查时对比剂的增强效果,右心房和心室内有大量对比剂的高衰减伪影;b. 16 层螺旋 CT 扫描的心脏,由于使用了盐水推注,右心的高衰减伪影明显减少;c. 早期 64 层螺旋 CT 的心脏图像,由于使用的对比剂更少,扫描时间更短,右心被盐水冲刷的更明显;d. 现在认为的理想的心脏图像,左心强化明显,右心有适当强化,室间隔显示良好,肺动脉强化不明显

**1. 生理盐水的推注**　生理盐水的使用可以增加冠脉的增强值以及增强持续的时间,同时可以减少肺动脉增强时间并减少上腔静脉的高衰减伪影,盐水推注可以代替部分对比剂的效果,减少对比剂总量的使用。

**2. 对比剂注射方案设定**　对比剂的浓度通常使用 350~370mg/ml,要达到理想的冠状动脉 CTA 检查的增强效果,需要使用双筒高压注射器,配合盐水的使用,有两种对比剂注射方案单流速三期和双流速:

（1）单流速三期:单流速 4~5ml/s 的流速,第一期对比剂 50~60ml,第二期,盐水 16~20ml 盐水,第三期使用对比剂 - 盐水混合（混合比为 60%:40%）。

（2）双流速:双流速第一期 4~5ml/s 的流速注射 50~60ml 的对比剂加盐水推注 16~20ml,

第二期使用 2.5～3.5ml/s 的流速注射 5～7ml 对比剂加 25ml 盐水推注。总的来看,增强根据扫描时间需要 10 秒的对比剂团注,但是随后的肺循环可以用盐水代替并且使肺动脉的增强效果降低,最后需要强化右心并且盐水冲刷上腔静脉,单流速使用盐水和对比剂混合注射,将对比剂在针管中稀释,而双流速是将对比剂流速减少让对比剂在血管中稀释,方法不同但效果一致。

**3. 根据体重确定对比剂速率**　由于冠状动脉的强化保持在 300～350HU 为最好的观察效果,可根据体重来选择对比剂注射速率,有研究表明,0.7ml/kg 的对比剂总量然后选择 10 秒的团注时间窗后,总量 1/10 就是流速。也可以按照分段选择的方法,体重<60kg,速率选择 3.5ml/s,并适当减少对比剂的总量,可以减少对比剂渗漏,过敏以及肾功能损伤的风险。体重>60kg且<75kg,速率选择 4ml/s,体重超过 75kg,速率为 5ml/s。

**4. 扫描延迟时间**　冠状动脉 CTA 扫描延迟时间的确定非常重要,经验时间是延迟 25～30秒启动扫描。通常选择测定靶血管内对比剂峰值变化来选择适当的扫描启动时间,方式有两种。如果要进行 CABG 术后复查,扫描范围增大的扫描时,需要提前计算好延迟时间 2～3 秒启动扫描。

小剂量同层扫描时间曲线测定法(Test-Bolus):用 10～20ml 对比剂使用心脏增强的速率进行由肘静脉注射,注药后延时 8～12 秒开始在升主动脉层面连续扫描,测量升主动脉作为感兴趣区的随时间变化的。此时靶血管内对比剂的浓度由低向高迅速增加,连续扫描至目标血管的对比剂浓度下降到接近正常浓度时中止扫描。将所获得的连续图像用软件进行分析,得到靶血管的时间密度曲线及平均峰值时间。根据平均峰值时间适当增加 3～4 秒,设定为扫描开始的延迟时间(图 3-71)。

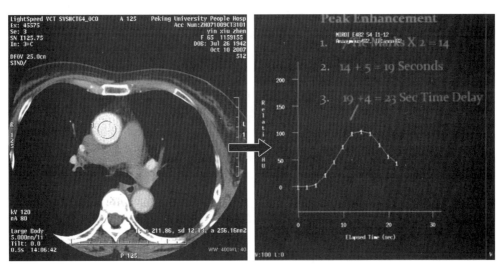

**图 3-71　冠脉 CTA 延迟时间设定**
在升主动脉根部设置感兴趣区作为监测点观察得到的峰值曲线,并增加 3～4 秒得到延时时间的计算

实时血流检测法(bolus-tracking):设定升主动脉根部层面(气管隆嵴下 1cm)作为连续曝光层面,并选择降主动脉作为观察感兴趣区,注射对比剂后,8～10 秒后,连续曝光采用实时观察感兴趣区对比剂 CT 值上升情况,当 CT 值达 150HU 预定值后,自动或手动触发扫描(图 3-72)。

这两种方法都可以达到较好的增强效果,相比较,Test-Bolus 检查时间长,还需要计算,但是优点是比较可靠和准确,同时小剂量的注射可以观察检查者是否能配合增强检查,是否会出现副作用。bolus-tracking 简单,省时,但是只有一次机会,容易造成检查失败。

**(三)ECG 门控扫描方式**

冠状动脉 CTA 检查由于需要扫描不停运动中的心脏,所以需要较高时间分辨率来"冻结"运动的心脏和冠状动脉,由于心脏是根据 ECG 进行的有节律的重复运动,所以根据 ECG 可以有效相对静止的心脏时相来进行扫描。常规扫描方式有两种,ECG前瞻门控扫描(序列扫描)和ECG回顾门控扫描(螺旋扫描)技术来完成检查。

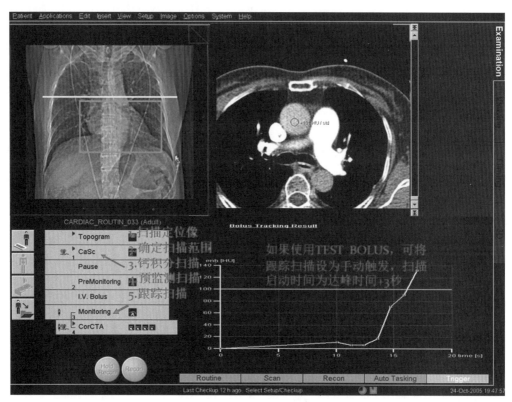

图 3-72　bolus-tracking 的方法实时监测达峰时间

**1. ECG 前瞻门控扫描**　系统根据前 3～5 个心动周期的搏动,可以预测下一个心动周期 R 波的位置和并在相应的时相触发扫描。由于探测器宽度的限制,所以需要在下一个心动周期进行移动,扫描方式为步进式床移动(轴扫)。心脏容积通过"踩点触发"技术采集,受检者的 ECG 信号用来启动序列扫描。由于 ECG 触发序列扫描需采用先前 RR 间隔的平均值对受检者下一个 RR 间隔作出可靠的预测,因此该方法不应用于心律失常的受检者。通常选择 70% 时相为触发扫描时相。

**2. ECG 回顾门控扫描**　采用螺旋扫描方式,ECG 信号和原始数据被同时记录下来,根据心电图信号采用回顾式图像重建。CT 图像重建至少需要 180°扫描数据,即单扇区扫描,时间分辨率为 145～200 毫秒,当心率较高时,心脏舒张期变短,多层 CT180°的时间分辨率较长,采集时间长,图像会出现运动伪影。为了提高多层 CT 的时间分辨率,缩短采集时间,可将 2 个心动周期的采集数据重组为一幅图像,即双扇区重建,时间分辨率可减少 1/2。如果将 2 以上的个心动周期的数据重组为一幅图像,即多扇区重建,时间分辨率可减少为 1/n。对于 64 层螺旋 CT,心率超过 70 次 / 分,使用双扇区或多扇区重建的图像质量要好于单扇区重建。

## 三、图 像 处 理

### (一)心电编辑

ECG 回顾门控扫描由于记录了 ECG 信号和原始数据,所以当 ECG 信号不理想时,可通过对 ECG 信号进行编辑来补救一些图像质量较差的扫描。多层螺旋 CT 心电图编辑方法有消除(delete),忽略(disable),插入(insert),R 波偏移(Shift R- peak)等,对于有严重心律失常的受检者,可联合使用多种心电图编辑技巧,最终获得理想的冠状动脉图像(图 3-73)。

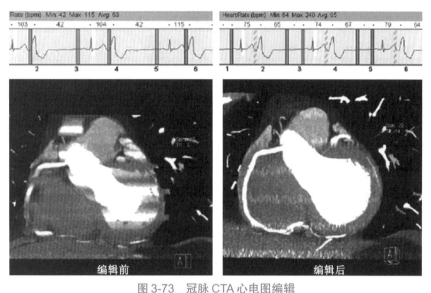

**图 3-73　冠脉 CTA 心电图编辑**

编辑前,由于心电图二联律,无法获得足够的数据重建图像,经过删除添加新的起搏
点获得足够重建的数据,图像质量明显改善

## (二)图像的显示和摄影

平扫的窗宽为 250~350HU,窗位为 35~45HU,增强扫描的窗宽 600~800HU,窗为 300~
400HU。总之,将增强的冠状动脉的 CT 值作为窗位,适当调整窗宽,达到,冠状动脉为灰色,钙
化为白色,软斑块为黑色。

## (三)冠状动脉重建时相的选择

心率决定冠状动脉的重建时相,通常来说,对于 64 层螺旋 CT 来说,由于有限的时间分辨率,
心率小于 65 次 / 分,在舒张末期即 75%~80% 时相,右冠状动脉和左冠状动脉都可以个得到很好
显示,但当心率在 70~80 次 / 分时,右冠状动脉的最好时相为 45%~50%,而左冠状动脉为 75%。

## (四)三维重组后处理

由于冠状动脉走行不规律,所以三维重组对于冠状动脉的诊断非常重要。常规三维重组的
方法有:

**1.** 整个心脏冠状动脉的 VRT 重组,用于显示冠状动脉的开口,起源,和大体解剖并帮助对
冠状动脉进行命名。

**2.** 冠脉树的 VRT 和 MIP,观察冠状动脉的走行狭窄以及钙化,也可使用薄层 MIP 来进行重组。

**3.** 曲面重组(CPR),这是观察冠状动脉狭窄情况的主要方法,配合横断位以及长轴位可以较
准确的评估狭窄的程度。特别是对于>50% 的狭窄,与 DSA 相比,其准确性达到 98%(图 3-74)。

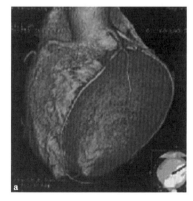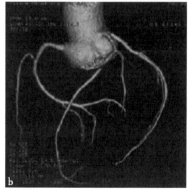

**图 3-74　冠脉 CTA 重建图像**
a. 显示整个心肌和冠脉的 VRT;b. 显示冠脉树的 VRT

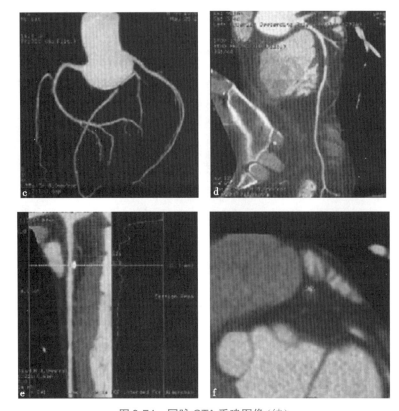

**图 3-74  冠脉 CTA 重建图像**（续）

c. 显示冠脉树的 MIP；d. 显示前降支的 CPR；e、f. 显示冠脉狭窄处的横断位测量

### （五）心肌灌注成像

心肌灌注成像的扫描方式同冠状动脉 CTA，需要对比剂的总量超过 50ml，通过对增强后的心脏反复扫描得到心肌灌注的数据，在 CT 工作站上使用心肌灌注软件进行分析，软件在确定左心室内外膜边界后可自动计算出各个心肌节段的透壁灌注指数（transmittal perfusion ratio，TPR）。TPR 定义为每个节段心内膜下 1/3 心肌的 CT 值与相应层面整个心外膜下 1/3 平均 CT 值的比较。并可根据 TPR 自动生成彩色心肌灌注图（图 3-75）。

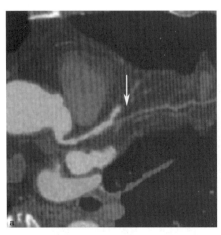
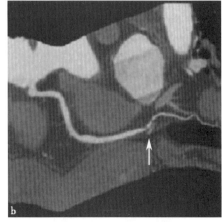

**图 3-75  心肌灌注成像**

受检者 58 岁，男性，运动后胸痛就诊，有家族心血管病史。a. 所示第二对角支狭窄；b. 所示后侧支狭窄

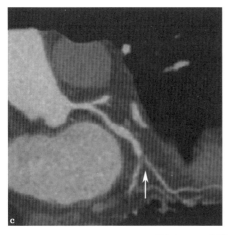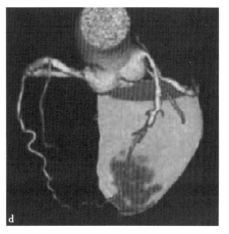

图 3-75　心肌灌注成像（续）

c. 所示钝圆支狭窄；d. 所示前降支狭窄，并且可以看出心肌灌注成像相对应的区域持续性缺血表现

### （六）左心室的功能分析

通过回顾性心电门控扫描，可以重建出心脏舒张期和收缩期的两个时相的图像，在 CT 后处理工作站，选出左心室容积最小的时相作为收缩期，左心室容积最大的作为舒张期，以主动脉瓣为界，选出左心室的容积，还需要人工确定左心室的边界。确定后可以计算出舒张末容积（end-diastolic volume，EDV），收缩末容积（end-systolic volume，ESV），每搏输出量（stroke volume，SV）和射血分数（ejection fraction，EF），与超声心动比较有较好的一致性，但超声心动简单且无需使用对比剂，作为常规临床应用方面有不可替代的作用（图 3-76）。

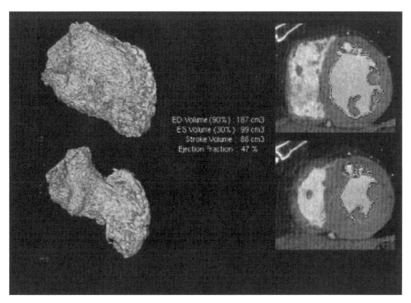

图 3-76　后处理软件自动计算出左心室的 EDV 和 ESV，以及 EF 值

## 四、冠状动脉 CTA 的图像质量控制

### （一）对于心率过快采取的方法

**1. 检查时心理紧张**　扫描过程中出现心率不稳定，心跳突然加快，导致冠状动脉成像质量

欠佳,因此需要检查前与受检者充分沟通,缓解紧张情绪。

**2. 尽量缩短扫描时间**　避免受检者因屏气时间过长和对比剂用量过大造成心率增快。

**3. 应用β受体阻滞剂可以适当降低心率。**

**4. 应用双扇区重建法**　可以获得不同旋转时间的时间分辨率-心率曲线,根据小剂量试验和屏气训练时的心率变化预测受检者在检查中可能出现的心率,找到可能获得最高时间分辨率的球管旋转时间,以获得最佳扫描效果。

**5. 对于过快心率,可以使用变速扫描技术,即随心率的增快而增加螺距和床速,使扫描速度与心率匹配,得到最佳影像质量。**

**6. 为了获得清晰的横断面图像,冠脉成像均需要选择心脏舒张中期或收缩中末期进行成像。对于过快心率,需将扫描原始数据按心动周期的不同相位窗进行横断面重建,寻找显示最清晰的冠状动脉不同节段的最佳相位窗,然后对相应横断面进行三维重组。**

**7. 为了提高时间分辨率,常常需要使用半扫描重建技术或多扇区重建技术,当扫描速度和心率达到最佳匹配关系时,应用多扇区重建算法能够得到最小的扇区角度,明显提高 X-Y 轴的时间分辨率,可以改善心率过快对图像质量造成的影响。**

**(二)对于心律失常造成图像质量的下降,采取的方法**

**1.** 使用绝对延迟方法重建,由于 R 波后紧邻时相为收缩期,受心律变化影响较小,进行收缩末期重建可获得错层伪影较小的图像。

**2.** 对冠状动脉进行分段分时相重建可以获得冠状动脉各个分支不同相位窗的清晰图像。

**3.** 使用横断面重建不同触发单位进行图像重建,可以部分改善图像质量:百分比法是一种以心动周期的百分比值(%)作为触发单位的方法;固定时间法则是按固定的延迟或提前时间(毫秒)作为触发单位的方法。通常百分比法可以较明显改善图像质量。

**4.** 自动化最佳期相选择技术,通过计算各支冠状动脉的运动速度从而自动化选择运动速度最低的 2 个时相进行重建,可以获得最佳收缩期和舒张期的冠状动脉图像。

**5. 进行相应的心电图编辑**

(1)单发期前收缩:可导致瞬时心脏运动加快,此时可以应用心电图编辑软件忽略或删除这一心动周期,用下一个心动周期的数据来补足加以纠正。

(2)代偿间歇:可以造成与其他心动周期运动状态不一致的现象,此时需要对其前一个 R 波进行人为调整,对缺失的信号进行人为的插入,以保证其运动时相的一致性。

(3)房颤:此时的心动周期长度变化范围更大,心动周期更短,图像质量更差。舒张期重建方法已经无法满足时间分辨率的要求,只能进行收缩末期重建和绝对时间延迟重建。

(4)房室传导阻滞:可引起心动周期延长,改善方法是利用绝对时间延迟进行重建,或个体化心电图编辑,采用手动偏移 R 峰的办法纠正 R-R 间期不等造成的数据不匹配,尽量使重建数据保持在心脏搏动的同一相位。

**(三)其他因素对成像质量的影响**

**1.** 钙化斑块明显者,产生明显伪影,影响冠状动脉的重建效果。

**2.** 检查时身体移动所造成的运动伪影,重建后出现图像模糊。

**3.** 右心房高密度对比剂伪影缩短扫描时间、减少对比剂用量和采用双筒高压注射器,能有效消除右心房对比剂伪影对 RCA 显示的影响。

**4. 呼吸运动伪影**　检查前对受检者进行屏气训练,使用尽可能短的扫描时间,一般能消除呼吸运动伪影。

**5. 扫描时间及扫描延迟时间**　扫描时间越短,图像质量受屏气后心率波动的影响越小;扫描延迟时间确定的越准确则冠状动脉对比剂充盈的越好,图像质量就越好。

# 第十四节　肺动静脉与左心房 CT 扫描技术

## 一、适应证与相关准备

### （一）适应证

**1.** 射频消融术术前评价及术中引导射频消融术需要通过电极,消融产生房颤的异常兴奋点。由于肺静脉的变异多样,术前可通过 CT 对肺静脉的情况进行评估选择合适的手术方案,同时还可利用 DICOM 原始数据对射频消融术术中手术进行定位引导。

**2.** 射频消融术术后的评价射频消融术后的复查,观察射频后肺静脉的孔径变化。

**3.** 肺动脉栓塞,肺动脉高压,肺动脉发育畸形,动静脉漏等。

### （二）相关准备

**1. 心理干预**　由于受检者的心率高会影响图像质量,消除受检者的紧张情绪十分重要,检查前需要和受检者简单介绍检查的过程和可能出现的正常反应,例如对比剂注药后会出现发热的症状等,以及呼吸屏气的重要性和需要屏气的次数和检查大体时间,消除受检者的畏惧心理,有利于对心率的控制。

**2. 安装心电图电极**　常规的扫描可以使用螺旋扫描,但是如果需要观察右心房的血栓或者进行射频消融的,可以如果 ECG 门控扫描的抑制心脏的搏动伪影,提高图像质量。心电极安装同冠状动脉 CT 扫描的方法一致。

## 二、检查技术

### （一）常规平扫

【扫描体位】

受检者仰卧,头先进,两臂上举抱头,身体置于床面正中,侧面定位像对准人体正中冠状面。

【扫描方法】

**1.** 定位像常规扫描胸部前后定位像。

**2.** 扫描范围肺静脉从气管隆嵴 2cm 向下到心底膈面,包括整个肺静脉;肺动脉扫描范围从气管隆嵴上 2cm 向下到心底(图 3-77)。

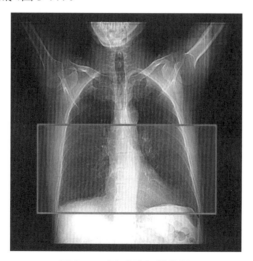

图 3-77　肺动脉扫描范围

**3. 扫描参数**

（1）平扫 5mm 层厚,5mm 间距,100～120kVp,选择 ECG 前瞻门控扫描或者,显示野固定不动。平扫可以解决两个问题：第一，观察扫描范围是否合适，如果不合适，可在增强扫描时适当调整；第二，观察检查者是否能配合屏气。

（2）肺静脉 CT 血管造影，扫描范围同平扫，0.5～1.25mm 层厚，0.5～1.25mm 扫描间距。使用 ECG 门控的方式进行扫描。

（3）肺动脉 CT 血管造影，肺静脉 CT 血管造影，扫描范围同平扫，0.5～1.25mm 层厚，0.5～1.25mm 扫描间距。调整螺距和旋转时间，让扫描时间最短（表 3-19）。

表 3-19 肺动静脉 CT 血管造影的扫描参数表

| 项目 | 肺静脉 CT 血管造影 | 肺动脉 CT 血管造影 |
| --- | --- | --- |
| 扫描类型 | 前瞻性 ECG 门控扫描 / 回顾性 ECG 门控扫描 / 螺旋扫描 | 螺旋扫描 |
| 扫描范围 | 由从气管隆嵴下到心底 | 由从气管隆嵴下到心底（其他见 3 的扫描范围） |
| 管电压 | 80～120kV | 80～120kV |
| 管电流 | 200～300mAs/NI=24 | 200～300mAs/ NI=24 |
| 螺距因子 | -/-/0.986：1～1.375：1 | 0.986：1～1.375：1 |
| 采集矩阵 | 512×512 | 512×512 |
| 扫描野（SFOV） | Cardiac | Small body |
| 采集相位 | 35%～45%（开口最大）85%～95%（开口最小） | |
| 采集层厚 | 0.5～1.25mm | 0.5～1.25mm |
| 重建层厚 | 2.5～5mm | 0.5～1.25mm |
| 重建间距 | 2.5～5mm | 0.5～1.25mm |
| 显示野（SFOV） | 20～25cm | 20～25cm |
| 显示矩阵 | 512×512 | 512×512 |
| 滤波函数 | FC10～FC20 | FC10～FC20 |
| 旋转时间 | 0.27～0.4s/r | 0.27～0.4s/r |
| 倾斜角度 | 0 | 0 |

### （二）肺静脉及心房增强扫描

**1. 对比剂注射方案设定**　对比剂的浓度通常使用 350～370mg/ml，肺静脉的增强不需要像冠状动脉 CTA 检查的增强效果那样复杂，需要肺静脉强化，肺动脉尽量要低于肺静脉，需要使用双筒高压注射器，配合盐水的使用，对比剂注射方案单流速双期即可满足。4～5ml/s 的流速，第一期对比剂 50～60ml，第二期，盐水 25～40ml 盐水。肺循环可以用盐水代替并且使肺动脉的增强效果降低，最后需要用盐水冲刷上腔静脉。

**2. 扫描延迟时间**　经验时间是延迟 25～30 秒启动扫描。通常选择测定靶血管内对比剂峰值变化来选择适当的扫描启动时间，方式有两种。

（1）小剂量同层扫描时间曲线测定法（Test-Bolus）：用 10～20ml 对比剂使用心脏增强的速率进行由肘静脉注射，注药后延时 8～12 秒开始在肺静脉层面连续扫描，观察肺静脉作为感兴趣区的随时间变化的图像。此时靶血管内对比剂的浓度由低向高迅速增加，连续扫描至目标血管的对比剂浓度下降到接近正常浓度时中止扫描。将所获得的连续图像用软件进行分析，得到靶血管的时间密度曲线及平均峰值时间。根据平均峰值时间适当增加 3～4 秒，设定为扫描开始的延迟时间。

（2）实时血流检测法（bolus-tracking）：设定肺静脉层面（气管隆嵴下 4cm）作为连续曝光层面，并选择升主动脉作为观察感兴趣区，注射对比剂后，8～10 秒后，连续曝光采用实时观察感兴趣区对比剂 CT 值上升情况，当 CT 值达 150HU 预定值后，自动或手动触发扫描。

这两种方法都可以达到较好的增强效果，相比较，Test-Bolus 检查时间长，还需要计算，但是优点是比较可靠和准确，同时小剂量的注射可以观察检查者是否能配合增强检查，是否会出现副作用。Bolus-Tracking 简单，省时，但是只有一次机会，容易造成检查失败。

### （三）肺动脉扫描增强扫描

**1. 对比剂注射方案** 设定对比剂的浓度通常使用 350～370mg/ml，肺静脉的增强不需要像冠状动脉 CTA 检查的增强效果那样复杂，需要肺静脉强化，肺动脉尽量要低于肺静脉，需要使用双筒高压注射器，配合盐水的使用，对比剂注射方案单流速双期即可满足。4～5ml/s 的流速，第一期对比剂 50～60ml，第二期，盐水 25～40ml 盐水。肺循环可以用盐水代替并且使肺动脉的增强效果降低，最后需要用盐水冲刷上腔静脉。

**2. 扫描延迟时间** 经验时间是延迟 10～15 秒启动扫描。通常选择测定靶血管内对比剂峰值变化来选择适当的扫描启动时间，方式有两种。

（1）小剂量同层扫描时间曲线测定法（Test-Bolus）：用 10～20ml 对比剂使用心脏增强的速率进行由肘静脉注射，注药后延时 5 秒开始在肺动脉层面连续扫描，测量肺动脉作为感兴趣区随时间变化的时间密度曲线及平均峰值时间。根据平均峰值时间适当增加 3～4 秒，设定为扫描开始的延迟时间。

（2）实时血流检测法（Bolus-Tracking）：设定肺动脉层面（气管隆嵴下）作为连续曝光层面，并选择升主动脉作为观察感兴趣区，注射对比剂后，5～6 秒后，连续曝光采用实时观察感兴趣区对比剂 CT 值上升情况，当 CT 值达 150HU 预定值后，自动或手动触发扫描表（表3-20）。

表 3-20 肺动静脉 CT 扫描的对比剂使用方案

| | 肺动脉 CT 扫描 | 肺静脉 CT 扫描 |
|---|---|---|
| 对比剂使用量（ml/kg） | 0.5 | 0.8 |
| 对比剂浓度（mg/ml） | 320～350 | 320～350 |
| 注射速率（ml/s） | 3.0～4.0 | 3.0～4.0 |
| 盐水（ml） | 30 | 40 |
| 延迟时间 | 11～15s | 19～24s |
| **Bolus-Tracking** 的监测位置 | 肺动脉层面的肺动脉 | 肺静脉层面的左心房 |
| 套管针的型号 | 20G | 20G |
| 注射部位 | 外周静脉 | 外周静脉 |

### （四）ECG 门控扫描方式

肺静脉 CTA 检查同冠状动脉 CTA 一样由于需要扫描不停运动中的心脏，所以需要较高时间分辨率来"冻结"运动的心脏和冠状动脉。常规扫描方式有两种，ECG 前瞻门控扫描（序列扫描）和 ECG 回顾门控扫描（螺旋扫描）技术来完成检查。

**1. ECG 前瞻门控扫描** 同冠状动脉 CTA 的门控扫描一样，由于 ECG 触发序列扫描需采用先前 RR 间隔的平均值对受检者下一个 RR 间隔作出可靠的预测，因此该方法不应用于心律失常的受检者，特别是进行肺静脉检查的受检者通常会有房颤，所以 ECG 前瞻门控扫描很容易失败。而且通常只能选择一个时相成像，或者选择肺静脉开口最大的时相 35%～45%，或者选择开口最小的时相 85%～95%。

**2. ECG 回顾门控扫描** 采用螺旋扫描方式，ECG 信号和原始数据被同时记录下来，根据心电图信号采用回顾式图像重建。CT 图像重建至少需要 180°扫描数据，即单扇区扫描，时间分辨率为 145～200 毫秒，由于是肺静脉成像对于运动没有冠状动脉要求高，基本都采用单扇区重建。可以重建两个时相，肺静脉开口最大的时相 35%～45% 和开口最小的时相 85%～95%。因此，肺静脉扫描方式看，使用 ECG 回顾门控扫描更有效，更可靠。

# 三、图 像 处 理

## （一）心电编辑

ECG回顾门控扫描由于记录了ECG信号和原始数据，所以当ECG信号不理想时，可通过对ECG信号进行编辑来补救一些图像质量较差的扫描。多层螺旋CT心电图编辑方法有消除（delete），忽略（disable），插入（insert），R波偏移（Shift R- peak）等，对于有严重心律失常的受检者，可联合使用多种心电图编辑技巧，最终获得理想的冠状动脉图像。

## （二）图像的显示和摄影

平扫的窗宽为250～350HU，窗位为35～45HU，增强扫描的窗宽600～800Hu，窗为300～400HU。

## （三）三维重组后处理

**1.** 肺静脉的VRT重组，用于显示肺静脉的开口，起源，和大体解剖。可以在肺静脉后前位测量肺静脉开口处的宽度，多角度显示左右肺静脉的开口，其变异对于临床手术非常重要。

**2.** 如果需要，可以测量肺静脉各分支起始处横轴位的最大径和最短径（图3-78）、（图3-79）。

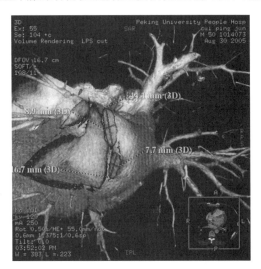

图3-78　肺静脉分支的最大径和最短径的测量

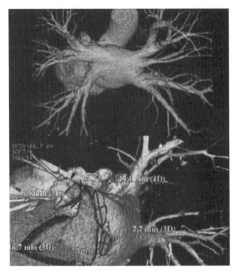

图3-79　肺静脉CTA后处理图

肺静脉后前位显示的VRT图像可以很清楚看到肺静脉的分支，下图测量肺静脉开口处的最大径和最短径

**3.** 肺动脉后处理可使用 VRT 重组或者是薄层 MIP 来显示,冠状位 MPR 显示肺栓塞,层厚 2mm,层间隔 2mm(图 3-80)。

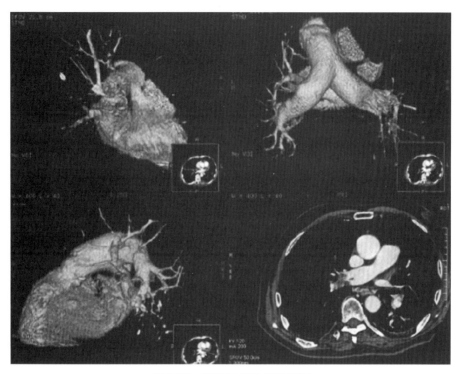

图 3-80　肺动脉 CTA 后处理图

分别在左侧、上下、右侧视角的 VRT 显示肺动脉,可见左侧肺的动脉主干及下叶分支充盈缺损,为肺栓塞表现

# 第十五节　腹部 CT 检查技术

## 一、适应证与相关准备

### (一)适应证

**1.** 先天性变异腹部实质脏器(肝脏、肾脏及脾脏)的缺如、移位、畸形等;先天性肝内外胆管的各种变异,如胆管囊肿、下段乳头脱垂及 caroli 等。

**2.** 闭合性及开放性外伤腹部实质脏器的挫伤、挫裂伤及破裂伤;空腔脏器的穿孔及断裂等(图 3-81)。

**3.** 结石及炎性病变肝内外胆道系统的结石,如肝内外肝管结石、胆囊结石、肝总管及胆总管结石等;实质脏器的炎症、脓肿、结核及寄生虫感染,如胆囊炎、胰腺炎、肝脓肿、肝结核及肝棘球蚴病患者等(图 3-82)。

**4.** 良、恶性肿瘤胃肠道间质瘤、腺癌及类癌等;肝脏血管瘤、FHN、腺瘤及腺癌等;胆道系统的腺肌瘤、胆管癌;胰腺 IPMN、胰岛细胞瘤及腺癌等;脾脏血管瘤、淋巴瘤、网状内皮细胞瘤及转移性肿瘤等(图 3-83)。

**5.** 腹膜后病变腹膜后间质纤维化、神经源性肿瘤等(图 3-84)。

**6.** 腹主动静脉、门静脉及其动脉壁、脏分支血管壁的斑块及狭窄程度;动脉瘤、主动脉夹层及动静脉畸形;门静脉系统各属支的显示。

**7.** 神经及淋巴状态腹膜后及腹腔神经节及神经丛的显示及受累情况;脏器周围淋巴结显示。

**8.** 急腹症急性阑尾炎、各种类型的肠梗阻、溃疡性胃肠穿孔等(图 3-85)。

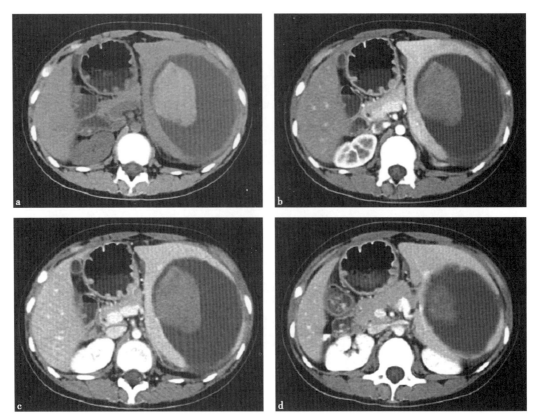

图 3-81　脾破裂
a. 脾脏平扫；b. 脾脏动脉期；c，d 脾脏门脉期

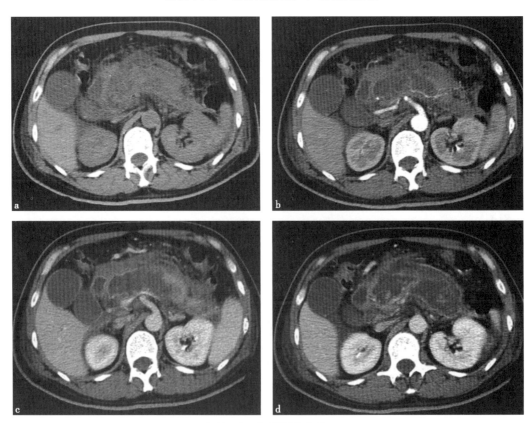

图 3-82　坏死型胰腺炎
a. 胰腺平扫；b. 胰腺动脉期；c，d 胰腺门脉期

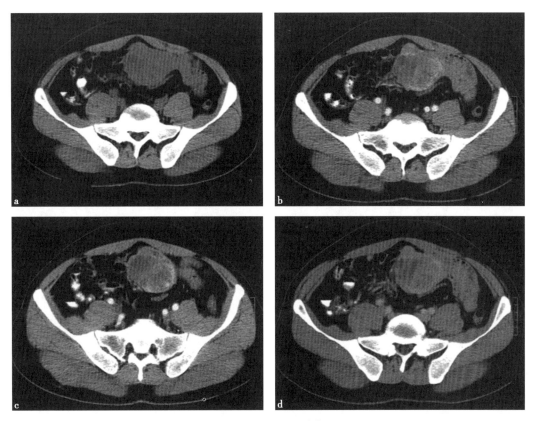

图 3-83　小肠间质瘤
a. 小肠平扫；b，c 小肠动脉期；d. 小肠门脉期

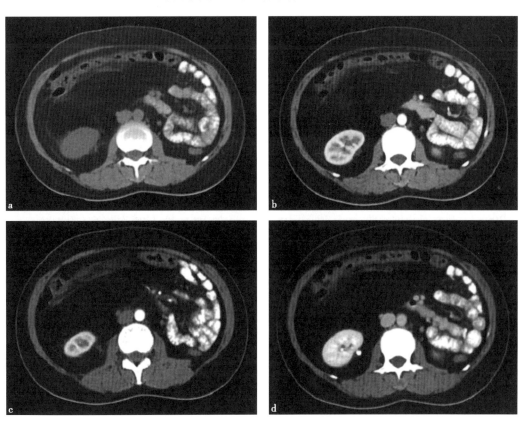

图 3-84　腹膜后肿瘤
a. 腹膜后肿瘤平扫；b，c 腹膜后肿瘤动脉期；d. 腹膜后肿瘤门脉期

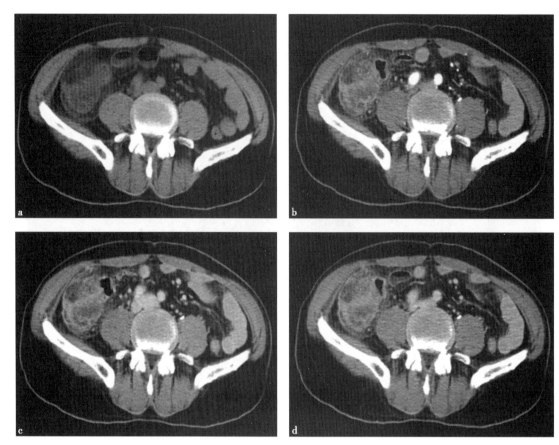

图 3-85　阑尾周围脓肿

a. 阑尾平扫；b. 阑尾动脉期；c. 阑尾门脉期；d. 阑尾平衡期

### （二）相关准备

**1. 腹部常规检查准备**

（1）仔细阅读 CT 检查申请单，了解病史、体征及相关生化检查，明确检查目的及要求，初步确定扫描部位和扫描方式。

（2）禁食禁水 4～6 小时，检查前 3～7 天内禁服原子序数高或含重金属成分的药物，禁做消化道钡餐检查。

（3）分段饮用对比剂：常规检查或血管成像时分段饮用水（中性对比剂），检查前 3～4 小时口服 300～500ml 纯净水，1～2 小时口服 200～300ml，30 分钟口服 200～300ml，检查时再口服 200～300ml。观察肠道肿瘤时，宜选口服阳性对比剂，如 1%～3% 的碘对比剂（图 3-86）。

（4）去除腹部区域影响 X 线吸收的饰物及外敷膏药，包括金属饰物、化纤腰带及皮带等。

（5）反复呼吸屏气训练，尤其腹式呼吸，以深吸气末呼气屏气为佳。

（6）增强检查，应向受检者解释增强检查目的、意义及全过程，告知检查存在的风险性，同时让家属及受检者知晓并签署《碘对比剂应用知情同意书》。

**2. 腹部特殊检查准备**

（1）肝脏

1）肝脏随膈肌运动幅度较大，屏气训练尤为重要，呼吸屏气幅度应尽量保持一致。

2）检查前口服纯净水 300～500ml，保持胃处于充盈状态，防止胃内气液伪影干扰肝脏左内叶、外叶及尾状叶显示。

3）对不合作的受检者，包括婴、幼儿，可采用口服 10% 水合氯醛（（0.5～0.8ml/kg）或静脉注射地西泮等药物镇静。

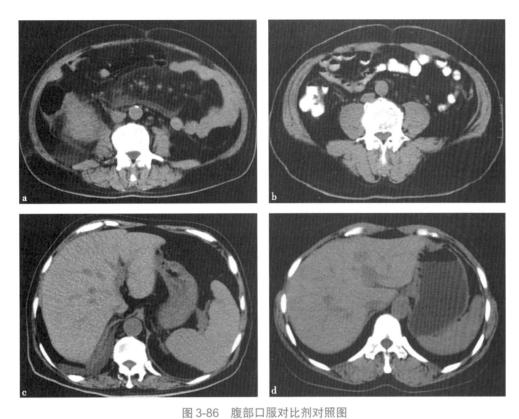

图 3-86　腹部口服对比剂对照图

a. 未口服肠道对比剂；b. 口服肠道对比剂；c. 未口服中性对比剂；d. 口服中性对比剂

4）常规平扫加增强，增强采用三期扫描（动脉期、门脉期及平衡期），对比剂宜团注，用量取正常值上限（图3-87）。

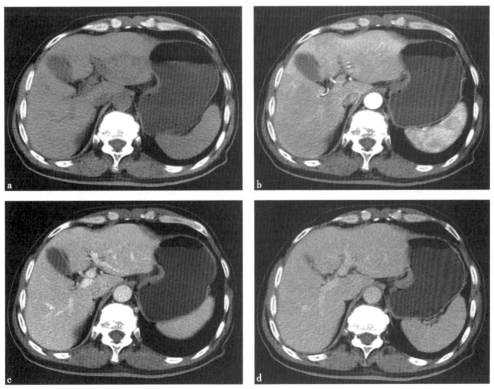

图 3-87　肝脏三期增强图像

a. 肝脏平扫；b. 肝脏动脉期；c. 肝脏门脉期；d. 肝脏平衡期

（2）胰腺

1）检查前半小时口服纯净水 200～300ml，充盈十二指肠，对比显示胰腺与十二指肠关系。检查时再口服 200～300ml，中等充盈胃腔，防止伪影干扰胰腺显示。

2）若胃及十二指肠处于低张状态，胰腺与之毗邻关系清晰，对于偏瘦者，检查前半小时可肌注山莨菪碱 10～20ml。

（3）泌尿系统

1）肾脏虽属腹膜后位器官，随呼吸运动影响小，但仍需常规屏气训练。

2）肾脏检查前 2～3 天，需禁做静脉肾盂造影检查，以防止混淆结石和对比剂区别。

3）了解相关生化检查，怀疑有肾功能不全，禁用对比剂增强。

4）CTU 检查，应保持膀胱中度充盈状态。

（4）胃

1）禁食 4～6 小时，检查时口服纯净水 300～500ml，亦可服用 2%～3% 碘水溶液 300～500ml，适度充盈胃腔。

2）口服纯净水前 30 分钟肌注山莨菪碱 10～20mg（青光眼、前列腺肥大及排尿困难者禁用），亦可于扫描前 3～5 分钟静脉注射胰高血糖素 0.5mg，以使胃处于低张状态。

3）训练呼吸屏气，同时为防止腹式呼吸带来运动伪影，下腹需用腹带加压。

（5）小肠

1）检查前 1～3 天以低纤维食物为主，便秘者，可口服番泻叶或硫酸镁或酚酞等缓泻药，以清洁肠道。

2）检查当日禁食，并于检查前 3～4 小时口服纯净水 300～500ml，1～2 小时再口服 200～300ml，以保持空肠、回肠处于适度充盈状态；亦可每间隔 20 分钟，3 次口服完 2.5% 甘露醇 1500～2000ml，从而达到小肠充盈。

3）为减少小肠蠕动导致的运动伪影，检查前 15～30 分钟可肌注山莨菪碱 10～20mg 或检查前 3～5 分钟静脉注射胰高血糖素 0.5mg。

（6）结肠

1）根据结肠的检查目的和要求，确定口服中性对比剂或阳性对比剂，中性对比剂适于结肠炎症、血管成像及增强扫描等，阳性对比剂则适用于结肠肿瘤、穿孔及肠瘘等。

2）检查前 1～3 天以低纤维食物为主，禁服原子序数高或含重金属成分的药物，禁做消化道钡餐检查。

3）检查当日禁食，检查前 4～6 小时口服纯净水 300～500ml，3～4 小时再口服 200～300ml，以保持结肠处于适度充盈状态。

4）为减少结肠蠕动伪影，检查前 15～30 分钟可肌注山莨菪碱 10～20mg 或检查前 3～5 分钟静脉注射胰高血糖素 0.5mg。

（7）腹部血管

1）熟悉检查目的和意义，确定检查方法，确保辐射检查的正当性。

2）禁食 4～6 小时。

3）了解受检者有无其他药物过敏史，有无对比剂禁忌证，肾毒性药物用药情况等。

4）危重、老年体弱及婴幼儿受检者应有家属陪同，并注意辐射防护。

5）为消除受检者紧张，应提前告知受检者检查程序及注射对比剂后可能出现的状况，训练呼吸及屏气。

6）不能配合的受检者，应基础麻醉或口服 10% 水合氯醛（0.5～0.8ml/kg）或静脉注射地西泮等药物。

7）建立外周静脉通道，并与高压注射器连接。

# 二、检查技术

## （一）肝脏CT检查技术

### 1. 常规平扫

【扫描体位】

仰卧位，头先进，身体矢状面平行定位激光中心线（Z轴）并置于扫描床面中心，冠状面平对定位激光水平线，双手上举抱头（图3-88）、（图3-89）。

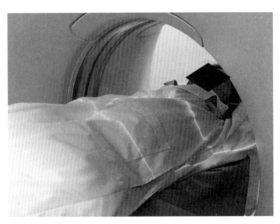

图 3-88　腹部扫描定位示意图

【扫描方法】

检查方法及扫描参数（表3-21）。

表 3-21　肝脏常规平扫参数

| 项目 | 内容 |
| --- | --- |
| 扫描类型 | 螺旋扫描 |
| 扫描范围 | 膈肌顶部平面至肝下缘平面 |
| 管电压 | 120～140kV |
| 管电流 | 200～300mAs |
| 螺距因子 | 0.986∶1～1.375∶1 |
| 采集矩阵 | 512×512, 1024×1024 |
| 扫描野（SFOV） | 45～50cm |
| 采集层厚 | 0.625～1.25mm |
| 重建层厚 | 5～7mm |
| 重建间距 | 5～7mm |
| 显示矩阵 | 512×512, 1024×1024 |
| 滤波函数 | FC10～FC20 |
| 旋转时间 | 0.5～1.0s/r |
| 倾斜角度 | 0 |

### 2. 增强扫描

（1）常规增强扫描

1）对比剂的浓度及用量：非离子性对比剂，次等渗（300～370mgI/ml），成人用量70～100ml（1.5～2.0ml/kg），儿童用量50～70ml（1.0～1.5ml/kg）。

2）注射方式及流率：双筒或单筒高压注射器，静脉团注给药，3.0～3.5ml/s。

3）延迟时间：动脉期根据病情状态采用阈值法或经验法，阈值法阈值设置为130～150HU，监测平面为肝门平面对应的腹主动脉，感兴趣区（region of interest，ROI）为35～55mm²，诊断延迟时间为5～7秒，经验法从静脉团注对比剂到开始扫描时间为18～25秒，门脉期为45～60秒，平衡期为90～120秒。

（2）CT血管扫描

1）对比剂的浓度及用量：非离子性高浓度对比剂，一般选用370mgI/ml，成人用量80～120ml（2.0～2.5ml/kg），儿童用量60～80ml（1.5～2.0ml/kg）。

2）注射方式及流率：双筒高压注射器，静脉团注给药，3.5～4.5ml/s。

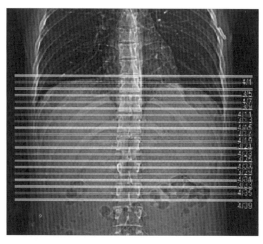

图 3-89　肝脏扫描定位相显示

3）延迟时间：动脉期常采用阈值法，阈值法阈值设置为140～160HU，监测平面为肝门平面对应的腹主动脉，感兴趣区（ROI）为35～55mm²，诊断延迟时间为4～6秒，门脉期从静脉团注对比剂到开始扫描时间为45～60秒，平衡期为90～120秒。

4）螺距参数（P）小于1，管电压120～140kV，管电流250～350mAs。

（3）血流灌注成像：平扫确定肝脏扫描范围，以双筒高压注射器经肘静脉通道团注非离子型对比剂（370mgI/ml）50ml，注射速率5.0～6.0ml/s，随即以相同速率注射生理盐水15～20ml；轴位扫描，管电压80kV，管电流200mA，扫描层厚0.625×128mm，旋转时间1秒，探测器覆盖范围80mm，螺距0，矩阵512×512，滤波函数FC10，延迟时间5秒，间隔时间1秒，总曝光时间26秒，每曝光一次产生16层图像，数据采集52秒，一共获得416层灌注图像。灌注成像结束后再以3.0ml/s速率注射50～60ml对比剂完成常规增强扫描。

（4）低剂量扫描：对于病变范围大，病变组织与正常组织密度差别较大的组织，宜采用低剂量螺旋扫描（low does CT，LDCT），管电压80kV，管电流160～200mAs，矩阵512×512，滤波函数FC10，螺距参数（P）1.375：1，FOV 40～50cm，静脉通道团注高浓度非离子型对比剂（370mgI/ml）70～100ml，延迟时间经验法，动脉期18～25秒，门脉期为45～60秒，平衡期为90～120秒（图3-90）。

**3. 图像处理**

（1）窗宽窗位调节：图像显示以软组织窗为主，平扫图像其窗宽为200～250HU，窗位为35～45HU，增强图像其窗宽为250～300HU，窗位为40～50HU。病变组织与肝组织相近时，可调窄窗宽，反之，调大窗宽。

（2）CTA及图像重组：将肝脏螺旋采集的动脉期或门脉期原始数据，以较薄的采集层厚（0.625～1.25mm），重叠40%～50%的重建间隔（0.3～0.5mm），软组织函数FC10重建，其影像数据常以MPR、CPR、VRT及MIP等后处理重组。MPR及CPR为二维成像，MPR能实时反映肝动脉及其分支或门静脉及其属支的空间构像或某一段血管壁及管腔情况，CPR适于走形复杂，不在同一平面的扭曲血管；VRT可以多方位立体显示肝血管的空间结构，MIP利于增强血管的密度差的显示，尤其是小血管（图3-91）。

（3）血流灌注成像：灌注影像数据传输至图像后处理工作站，应用灌注软件包（去卷积算法）处理数据。腹主动脉为输入动脉，门静脉或脾静脉为输出静脉，经灌注软件处理得到肝脏CT灌注伪彩图，确定组织感兴趣区（region of interest，ROI），ROI大小在10～15mm²之间。分别测量肝脏血流量（blood flow，BF）、血容量（blood volume，BV）、表面通透性（permeability surface，PS）和平均通过时间（mean transit time，MTT）（图3-92/文末彩图）。

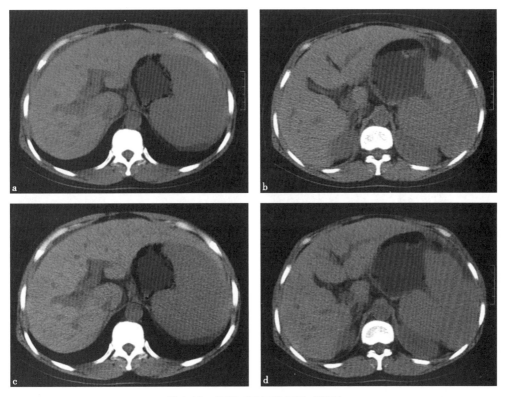

图 3-90　肝脏 CT 扫描剂量对照图
a，b. 肝脏低剂量断面图；c，d. 肝脏正常剂量断面图

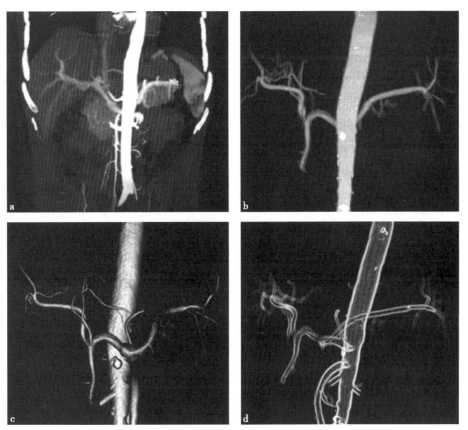

图 3-91　肝脏血管 CT 容积再现图像
a. MPVR；b. MIP；c. VRT；d. 血管透明化

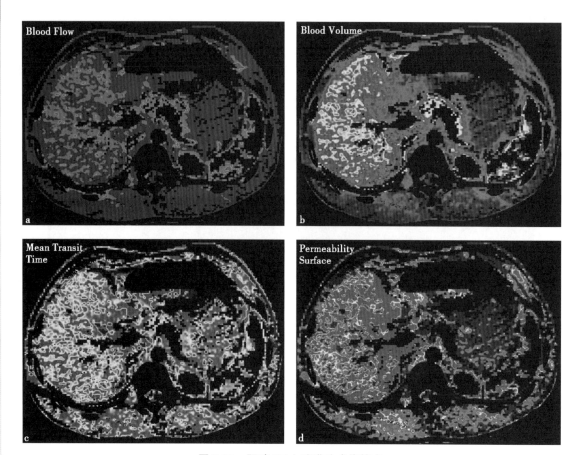

图 3-92 肝脏 CT 血流灌注成像技术
a. BF; b. BV; c. MTT; d. PS

**4. 注意事项**

(1) 肝脏的数据采集必须在一次容积采集范围内。

(2) 肝脏采集层厚必须薄层(亚毫米),重建层厚为 0.62～1mm,重建间隔为采集层厚的 40%～50%。

(3) 小螺距,螺距因子宜小于或等于1。

(4) 软组织函数重建 FC10～FC20。

**(二)胰腺 CT 检查技术**

**1. 常规平扫**

【扫描体位】

仰卧位,头先进,身体标准解剖体位,并置于床面正中,扫描机架水平定位线人体腋中线一致,双手上举抱头(图 3-93)。

【扫描方法】

检查方法及扫描参数(表 3-22)。

表 3-22 胰腺常规平扫参数

| 项目 | 内容 |
| --- | --- |
| 扫描类型 | 螺旋扫描 |
| 扫描范围 | 第 11 胸椎的上缘平面至第 3 腰椎下缘平面 |
| 管电压 | 100～120kV |
| 管电流 | 200～300mAs |

续表

| 项目 | 内容 |
| --- | --- |
| 螺距因子 | 0.986∶1～1.375∶1 |
| 采集矩阵 | 512×512,1024×1024 |
| 扫描野（SFOV） | 45～50cm |
| 采集层厚 | 0.625～1.25mm |
| 重建层厚 | 3～5mm |
| 重建间距 | 3～5mm |
| 显示矩阵 | 512×512,1024×1024 |
| 滤波函数 | FC10～FC20 |
| 旋转时间 | 0.5～1.0s/r |
| 倾斜角度 | 0 |

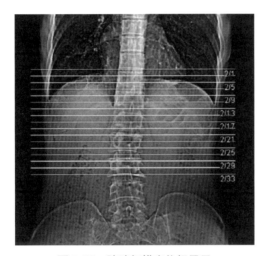

图 3-93　胰腺扫描定位相显示

**2. 增强扫描**

（1）常规增强扫描：

1）对比剂的浓度及用量：非离子性对比剂，300～370mgI/ml，成人用量 1.5～2.0ml/kg 共 80～100ml（1.5～2.0ml/kg），加用 30ml 生理盐水，儿童用量 1.0～1.5ml/kg 共 50～70ml。

2）注射方式及流率：双筒或单筒高压注射器，静脉团注给药，3.0～3.5ml/s。

3）延迟时间：动脉期采用阈值法或经验法，阈值法阈值设置为 130～140HU，监测平面为腹腔干对应的腹主动脉，感兴趣区（ROI）为 35～55mm$^2$，诊断延迟时间为 5～7 秒，经验法从静脉团注对比剂到开始扫描时间为 25～35 秒，胰腺期为 50～60 秒，实质期为 120～140 秒。

（2）CT 血管扫描

1）对比剂的浓度及用量：非离子性高浓度对比剂，一般选用 370mgI/ml，成人用量 2.0～2.5ml/kg 共 90～120ml，儿童用量 1.5～2.0ml/kg 共 60～80ml。

2）注射方式及流率：双筒高压注射器，静脉团注给药，3.5～4.5ml/s。

3）延迟时间：动脉期常采用阈值法，阈值法阈值设置为 130HU，监测平面为腹腔干对应的腹主动脉，感兴趣区（ROI）为 35～50mm$^2$，诊断延迟时间为 3～5 秒，胰腺期从静脉团注对比剂到开始扫描时间为 50～60 秒，平衡期为 120～140 秒。

4）螺距参数（P）小于 1，管电压 120～140kV，管电流 250～350mAs。

（3）血流灌注成像：平扫确定胰腺扫描范围，以双筒高压注射器经肘静脉通道团注非离子型对比剂（370mgI/ml）50ml，注射速率 5.0～7.0ml/s，随即以相同速率注射生理盐水 20～30ml；轴位扫描，管电压 80kV，管电流 200mA，采集层厚 0.625mm×64，旋转时间 1 秒，探测器覆盖范围 40mm，螺距 0，矩阵 512×512，滤波函数 FC10，延迟时间 5 秒，间隔时间 1 秒，总曝光时间 26 秒，每曝光一次产生 8 层图像，数据采集 52 秒，一共获得 208 层灌注图像。灌注成像结束后再以 3.0ml/s 速率注射 50～60ml 对比剂完成胰腺常规增强扫描。

（4）低剂量扫描：胰腺低剂量螺旋扫描（LDCT），管电压 80kV，管电流 120～160mAs，矩阵 512×512，滤波函数 FC10，大螺距参数（P）1.375∶1，FOV 40～50cm，静脉通道团注高浓度非离子型对比剂（370mgI/ml）80～100ml，延迟时间经验法，动脉期 25～35 秒，胰腺期为 50～60 秒，实质期为 120～140 秒。

**3. 图像处理**

（1）窗宽窗位调节：图像显示以软组织窗为主，平扫图像其窗宽为 250～280HU，窗位为 40～45HU，增强图像其窗宽为 250～300HU，窗位为 45～55HU。若观察腹膜后神经丛或神经节是否受累，可调大窗宽。

（2）CTA 及图像重组：将胰腺螺旋采集的动脉期或胰腺期原始数据，以最小的采集层厚（0.625～1.25mm），重叠 40%～50% 的重建间隔（0.3～0.6mm），软组织函数 FC10 重建，其影像数据常以 MPR、CPR、VRT 及 MIP 等后处理重组。对胰头动脉弓、胰体及胰尾等小血管显示，宜选用 MIP 及 MPVR 显示。

（3）血流灌注成像：胰腺灌注后的影像数据传输到图像后处理工作站，使用灌注软件包（去卷积算法）处理数据。腹主动脉为输入动脉，门静脉或脾静脉为输出静脉，经软件处理得到胰腺 CT 灌注伪彩图，确定 ROI 大小在 5.0～7.0mm$^2$，分别多次测量胰腺 BF、BV、PS 及 MTT，取其平均值为灌注参数值（图 3-94）。

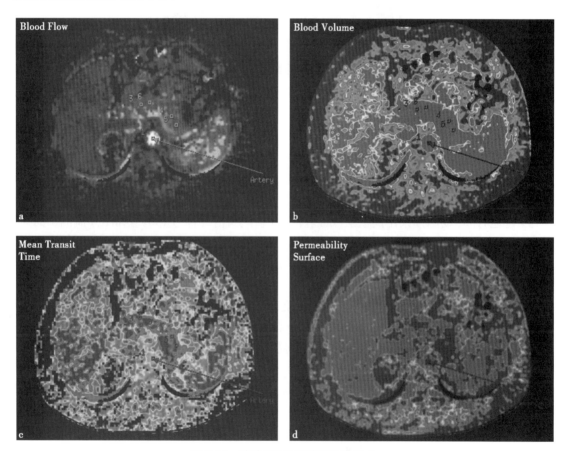

图 3-94　胰腺 CT 血流灌注成像技术
a. BF；b. BV；c. MTT；d. PS

### 4. 注意事项

（1）胰腺的数据采集必须在一次容积采集。

（2）胰腺采集层厚薄（亚毫米），重建间隔为采集层厚的 50%～60%。

（3）小螺距因子（0.986∶1）。

（4）软组织函数 FC10。

（5）测量胰腺灌注参数值 ROI 设定，必须避开胰腺边缘组织及血管，且 ROI 不宜过大。

### （三）泌尿系统 CT 检查技术

### 1. 常规平扫

【扫描体位】

仰卧位，头先进，双手抱头，身体矢状面、冠状面平对扫描机架相对应的定位激光中心线（图 3-95）。

【扫描方法】

检查方法及扫描参数（表 3-23）

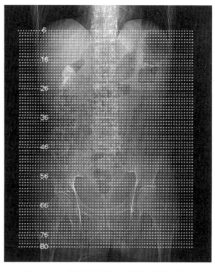

图 3-95　泌尿系统扫描定位相显示

表 3-23　泌尿系统常规平扫参数

| 项目 | 内容 |
| --- | --- |
| 扫描类型 | 螺旋扫描 |
| 扫描范围 | 第 12 胸椎的上缘平面至耻骨联合平面 |
| 管电压 | 100～120kV |
| 管电流 | 200～300mAs |
| 螺距因子 | 0.986∶1～1.375∶1 |
| 采集矩阵 | 512×512,1024×1024 |
| 扫描野（SFOV） | 90～120cm |
| 采集层厚 | 0.625～1.25mm |
| 重建层厚 | 5～7mm |
| 重建间距 | 5～7mm |
| 显示矩阵 | 512×512,1024×1024 |
| 滤波函数 | FC10～FC20 |
| 旋转时间 | 0.5～1.0s/r |
| 倾斜角度 | 0 |

### 2. 增强扫描

（1）常规增强扫描

1）对比剂的浓度及用量：非离子性对比剂，300～370mgI/ml，成人用量 1.5～2.0ml/kg 共 80～100ml，儿童用量 1.0～1.5ml/kg 共 50～70ml。

2）注射方式及流率：单筒或双筒高压注射器，静脉团注给药，3.0～3.5ml/s。

3）延迟时间：动脉期（肾皮质期）采用阈值法或经验法，阈值法阈值设置为 130～150HU，监测平面为肾动脉对应的腹主动脉，ROI 为 35～55mm²，诊断延迟时间为 3～5 秒，经验法肾皮质期为 18～25 秒，肾髓质期为 90～120 秒，肾盂期为 150～180 秒。

（2）CT 血管扫描

1）对比剂的浓度及用量：非离子性高浓度对比剂，一般选用 370mgI/ml，成人用量 2.0～2.5ml/kg 共 80～120ml，儿童用量 1.5～2.0ml/kg 共 60～80ml。

2）注射方式及流率：双筒高压注射器，静脉团注给药，3.5～4.0ml/s。

3）延迟时间：动脉期常采用阈值法，阈值法阈值设置为 150HU，监测平面为肾动脉对应的腹主动脉，ROI 为 35～50mm²，诊断延迟时间为 3～5 秒，静脉期从静脉团注对比剂到开始扫描时间为 50～60 秒。

4）螺距因子（P）：小于 1，管电压 120～140kV，管电流 250～350mAs。

（3）血流灌注成像：平扫确定肾脏扫描范围，以双筒高压注射器经肘静脉通道团注非离子型对比剂（370mgI/ml）50ml，注射速率 5.0ml/s，随即以相同速率注射生理盐水 15ml；扫描类型为轴位扫描，管电压 80kV，管电流 200mA，采集层厚 0.625mm×128，旋转时间 1 秒，探测器覆盖范围 80mm，螺距 0，矩阵 512×512，滤波函数 FC10，延迟时间 5 秒，间隔时间 1 秒，总曝光时间 32 秒，每曝光一次产生 16 层图像，数据采集 64 秒，一共获得 512 层灌注图像。灌注成像结束后再以 3.0ml/s 速率注射 50～60ml 对比剂完成肾脏常规增强扫描。

（4）低剂量扫描：泌尿系统为大范围扫描，平扫及常规增强扫描宜选用低剂量螺旋扫描（LDCT），其管电压 80kV，管电流 120～140mAs，矩阵 512×512，滤波函数 FC10，大螺距参数（P）1.375∶1，FOV40～50cm，采集层厚 1.25mm（图 3-96）。

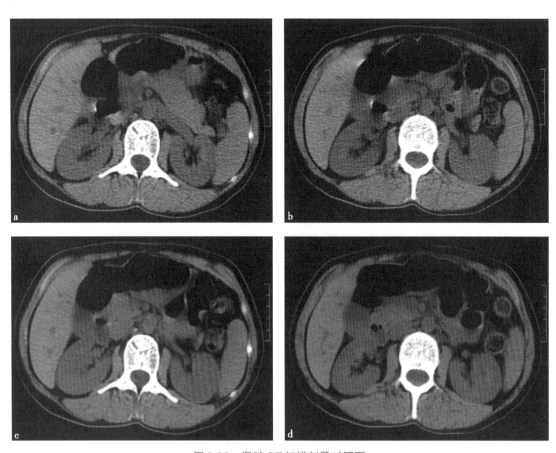

图 3-96　肾脏 CT 扫描剂量对照图
a，b. 肾脏低剂量断面图；c，d. 肾脏正常剂量断面图

### 3. 图像处理

（1）窗宽窗位调节：图像显示以软组织窗为主，平扫图像其窗宽为 260～300HU，窗位为 45～50HU，增强图像其窗宽为 300～350HU，窗位为 45～60HU。

（2）CTA 三维图像重组：将肾脏螺旋采集的肾皮质期、肾髓质期或肾盂期原始数据，以采集层厚（0.625～1.25mm），重叠 40%～50% 的重建间隔，软组织函数重建，其影像数据常以 MPR、CPR、VRT 及 MIP 等后处理重组。肾皮质期的 VRT 及 MIP 后处理图像可以显示肠系膜上动脉与左肾静脉的关系,确定有无胡桃夹现象。肾盂期 VRT 及 MIP 后处理图像,能全方位地显示肾盂、输尿管及膀胱充盈和梗阻情况,价值可类似并替代静脉肾盂造影(IVP)检查(图 3-97)。

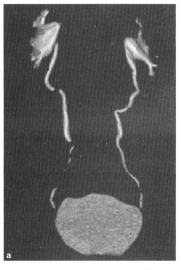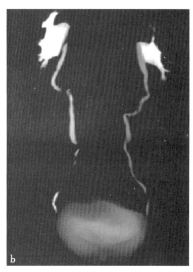

图 3-97 泌尿系统 CT 容积再现成像

a. VR;b MIP

(3)血流灌注成像:肾脏灌注后的影像数据传输到图像后处理工作站,使用灌注软件包(去卷积算法)处理数据。肾动脉为输入动脉,肾静脉为输出静脉,经软件处理得到肾脏 CT 灌注伪彩图,确定 ROI 大小在 6.0~9.0mm$^2$,分别记录肾脏 BF、BV、PS 及 MTT,多次测量,取其平均值为灌注参数值(图 3-98)。

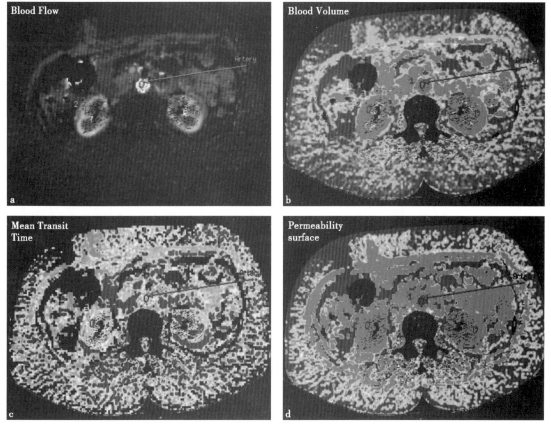

图 3-98 肾脏 CT 血流灌注成像技术

a. BF;b. BV;c. MTT;d. PS

**4. 注意事项**

（1）肾脏的数据采集必须在一次容积采集范围内。

（2）肾脏采集层厚为 0.625～1.0mm，重建间隔为采集层厚的 50%～55%。

（3）小螺距参数因子（0.986∶1）。

（4）软组织函数 FC10。

（5）肾脏灌注各参数值的测定，应分别包含肾皮质部及髓质部。

### （四）胃CT检查技术

**1. 常规平扫**

【扫描体位】

仰卧位，足先进，双手上举抱头，身体置于床面正中，侧面定位线对准人体腋中线。同时根据可疑病变部位，选择特殊扫描体位，如胃窦部，选择卧位或仰卧左前斜位；胃体及胃大弯，可选择仰卧位（图 3-99）。

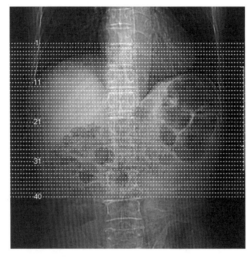

图 3-99　胃扫描定位相显示

【扫描方法】

检查方法及扫描参数（表 3-24）。

表 3-24　胃常规平扫参数

| 项目 | 内容 |
| --- | --- |
| 扫描类型 | 螺旋扫描 |
| 扫描范围 | 剑突平面至脐平面 |
| 管电压 | 120～140kV |
| 管电流 | 200～300mAs |
| 螺距因子 | 0.986∶1～1.375∶1 |
| 采集矩阵 | 512×512，1024×1024 |
| 扫描野（SFOV） | 45～50cm |
| 采集层厚 | 0.625～1.25mm |
| 重建层厚 | 5～7mm |
| 重建间距 | 5～7mm |
| 显示矩阵 | 512×512，1024×1024 |
| 滤波函数 | FC10～FC20 |
| 旋转时间 | 0.5r～1.0s/r |
| 倾斜角度 | 0 |

**2. 增强扫描**

（1）常规增强扫描

1）对比剂的浓度及用量：非离子性对比剂，300～370mgI/ml，成人用量1.5～2.0ml/kg共80～100ml加生理盐水30ml，，儿童用量1.0～1.5ml/kg共50～70ml。

2）注射方式及流率：单筒或双筒高压注射器，静脉团注给药，3.0～3.5ml/s。

3）延迟时间：动脉期采用阈值法或经验法，阈值法阈值设置为160～180HU，监测平面为肝门对应的腹主动脉内，ROI为35～55mm²，诊断延迟时间为5～6秒，经验法胃动脉期为30～35秒，静脉期为70～80秒。

（2）CT血管扫描

1）对比剂的浓度及用量：非离子性高浓度对比剂，一般选用370mgI/ml，成人用量80～120ml（2.0～2.5ml/kg），儿童用量60～80ml（1.5～2.0ml/kg）。

2）注射方式及流率：双筒高压注射器，静脉团注给药，3.5～4.0ml/s。

3）延迟时间：动脉期采用阈值法或经验法，阈值法阈值设置为160～180HU，监测平面为肝门对应的腹主动脉内，ROI为40～55mm²，诊断延迟时间为5～6秒，经验法胃动脉期为30～35秒，静脉期为70～80秒。

4）螺距参数（P）小于1，管电压120～140kV，管电流250～350mAs。

（3）血流灌注成像：平扫确定胃扫描范围，以双筒高压注射器经肘静脉通道团注非离子型对比剂（370mgI/ml）50ml，注射速率5.0ml/s，随即以相同速率注射生理盐水15ml～20ml；轴位扫描，管电压80kV，管电流200mA，采集层厚0.625mm×256，旋转时间1秒，探测器覆盖范围160mm，螺距0，矩阵512×512，滤波函数FC10，延迟时间5秒，间隔时间1秒，总曝光时间30秒，每曝光一次产生40层图像，数据采集60秒，一共获得1200层灌注图像。灌注成像结束后再以3.0ml/s速率注射50～60ml对比剂完成胃常规增强扫描。

（4）低剂量扫描：胃低剂量螺旋扫描（LDCT），管电压80kV，管电流120～150mAs，矩阵512×512，滤波函数FC10，大螺距参数（P）1.375∶1，FOV 40～50cm，静脉通道团注高浓度非离子型对比剂（370mgI/ml）70～100ml，延迟时间经验法，胃动脉期为30～35秒，静脉期为70～80秒。

**3. 图像处理**

（1）窗宽窗位调节：图像显示以软组织窗为主，平扫图像其窗宽为300～350HU，窗位为45～55HU，增强图像其窗宽为300～350HU，窗位为50～60HU。

（2）CTA及图像重组：将胃螺旋采集的动脉期或静脉期原始数据，以采集层厚（0.625～1mm），重叠40%～50%的重建间隔，软组织函数重建，其影像数据常以MPR及VE等后处理重组，MPR可以任意平面显示胃壁有无增厚，VE可以显示胃壁内表面情况。

（3）血流灌注成像：胃灌注后的影像数据传输到图像后处理工作站，使用灌注软件包（去卷积算法）处理数据。胃网膜右动脉为输入动脉，静脉为输出静脉，经软件处理得到胃CT灌注伪彩图，确定ROI大小在1.0～2.0mm²，分别记录肾脏BF、BV、PS及MTT，多次测量，取其平均值为灌注参数值。

**4. 注意事项**

（1）胃的数据采集必须在一次容积采集范围内。

（2）胃采集层厚为0.625～1mm，重建间隔为采集层厚的50%。

（3）小螺距参数（0.986∶1）。

（4）软组织函数FC10。

（5）平扫采用胃低张充水或充气扫描技术。

（6）为减轻胃的蠕动，需要服用胃肠低张药物，如山莨菪碱10～20mg或检查前3～5min静脉注射胰高血糖素0.5mg。

（五）小肠及结肠 CT 检查技术

**1. 常规平扫**

【扫描体位】

仰卧位，头先进，双手上举抱头，身体置于床面正中，侧面定位线平对准人体腋中线（图 3-100）。

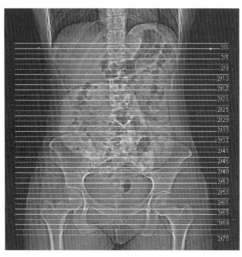

图 3-100　小肠及结肠扫描定位相显示

【扫描方法】

检查方法及扫描参数（表 3-25）。

表 3-25　小肠及结肠常规平扫参数

| 项目 | 内容 |
| --- | --- |
| 扫描类型 | 螺旋扫描 |
| 扫描范围 | 膈下平面至耻骨联合平面 |
| 管电压 | 100～120kV |
| 管电流 | 200～300mAs |
| 螺距因子 | 0.986:1～1.375:1 |
| 采集矩阵 | 512×512，1024×1024 |
| 扫描野（SFOV） | 90～120cm |
| 采集层厚 | 0.625～1.25mm |
| 重建层厚 | 4～5mm |
| 重建间距 | 4～5mm |
| 显示矩阵 | 512×512，1024×1024 |
| 滤波函数 | FC10～FC15 |
| 旋转时间 | 0.5～1.0s/r |
| 倾斜角度 | 0 |

**2. 增强扫描**

（1）常规增强扫描

1）对比剂的浓度及用量：非离子性对比剂，300～370mgI/ml，成人用量 2.0ml/kg 共 80～100ml 加生理盐水 30ml，儿童用量 1.5ml/kg 共 50～70ml。

2）注射方式及流率：双筒高压注射器，静脉团注给药，3.0～4.5ml/s。

3）延迟时间：动脉期采用阈值法或经验法，阈值法阈值设置为 170～180HU，监测平面为肝门处腹主动脉内，ROI 为 35～55mm²，诊断延迟时间为 4～6 秒，经验法小肠及结肠动脉期为 30～35 秒，静脉期为 70～80 秒，延迟期 120～150 秒。

（2）CT 血管扫描

1）对比剂的浓度及用量：非离子性高浓度对比剂，一般选用 370mgI/ml，成人用量 80～120ml（2.0～2.5ml/kg），儿童用量 60～80ml（1.5～2.0ml/kg）。

2）注射方式及流率：双筒高压注射器，静脉团注给药，4.0～5.0ml/s。

3）延迟时间：动脉期采用阈值法或经验法，阈值法阈值设置为 170～180HU，监测平面为肝门对应的腹主动脉内，ROI 为 40～55mm²，诊断延迟时间为 5～6 秒，经验法小肠及结肠动脉期为 30～35 秒，静脉期为 70～80 秒。

4）螺距参数（P）小于 1，管电压 120～140kV，管电流 250～350mAs。

（3）低剂量扫描：小肠及结肠低剂量螺旋扫描（LDCT），管电压 80kV，管电流 120～150mAs，矩阵 512×512，滤波函数 FC10～20，大螺距参数（P）1.375：1，FOV90～120cm，静脉通道团注高浓度非离子型对比剂（370mgI/ml）70～100ml，延迟时间经验法，小肠及结肠动脉期为 30～35 秒，静脉期为 70～80 秒，延迟期 120～150 秒。

**3. 图像处理**

（1）窗宽窗位调节：图像显示以软组织窗为主，平扫图像其窗宽为 300～450HU，窗位为 35～40HU，增强图像其窗宽为 300～350HU，窗位为 40～45HU，如若观察小肠及结肠网膜、系膜及韧带血管，窗宽可进一步加大，窗位不变。

（2）CTA 及图像重组：将小肠及结肠螺旋采集的动脉期或静脉期原始数据，以采集层厚（0.625～1mm），50% 的重建间隔，软组织函数重建，其影像数据常以 MPR 及 MIP 等后处理重组，MPR 可以任意平面显示小肠及结肠壁有无增厚，积气，系膜密度有无增高等，MIP 可以显示肠系膜上、下动脉有无狭窄、畸形以及动脉内有无血栓等（图 3-101）。

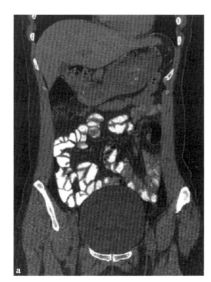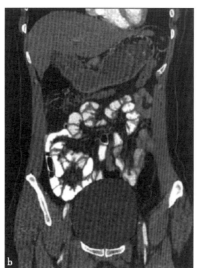

图 3-101　小肠、结肠 CT 多平面重组图像

**4. 注意事项**

（1）小肠、结肠与胃数据采集基本一致，包括采集层厚、螺距参数、软组织函数、低张药物使用等。

（2）小肠及结肠分段口服增强对比剂的选择依疾病情况而定，观察缺血性病变宜选用中性对比剂水，肿瘤病变宜选用阳性对比剂碘剂。

### （六）腹部血管CT检查技术

**1. 常规平扫**

【扫描体位】

常规仰卧位，头先进，双手上举抱头，身体置于床面正中，侧面定位线对准人体腋中线。

【扫描方法】

检查方法及扫描参数（表3-26）。

表3-26　腹部血管常规平扫参数

| 项目 | 内容 |
| --- | --- |
| 扫描类型 | 螺旋扫描 |
| 扫描范围 | 第11胸椎上缘平面至髂内外动脉分叉以远水平，怀疑腹主动脉瘤拟行介入支架者下延至股动脉上段，肾动脉CTA从肾上极到肾下极，肠系膜上动脉从第11胸椎上缘平面至髂前上棘平面 |
| 管电压 | 100～120kV |
| 管电流 | 200～300mAs |
| 螺距因子 | 0.986：1～1.375：1 |
| 采集矩阵 | 512×512，1024×1024 |
| 扫描野（SFOV） | 45cm |
| 采集层厚 | 0.625～1mm |
| 重建层厚 | 5mm |
| 重建间距 | 5mm |
| 显示矩阵 | 512×512，1024×1024 |
| 滤波函数 | FC10～FC20 |
| 旋转时间 | 0.5～1.0s/r |
| 倾斜角度 | 0 |

**2. 增强扫描**

（1）CT血管扫描

1）对比剂的浓度及用量：非离子性高浓度对比剂，一般选用370mgI/ml，用量为（扫描时间+3～5秒）×团注速度，最多不超过2.0～2.5ml/kg（婴幼儿用量不超过1.5～2.0ml/kg）。

2）注射方式及流率：单筒或双筒高压注射器，静脉团注给药，4.0～5.0ml/s，静脉留置针18G或20G。

3）延迟时间：动脉期采用团注追踪（Bolus Tracking），ROI为40～55mm²，监测平面为降主动脉内，阈值设置为100～120HU，自动触发扫描；亦可将监测层面设定于升主动脉，将ROI置于空气，对比剂一进入即可手动触发扫描；测试团注（Test Bolus）测量腹主动脉达峰时间。经验法腹部动脉期为30～35秒，静脉期为70～80秒。

4）螺距参数（P）小于1，管电压120～140kV，管电流250～350mAs（图3-102）。

**3. 图像处理**

（1）窗宽窗位调节：图像显示以软组织窗为主，平扫图像其窗宽为250～300HU，窗位为40～55HU，增强图像其窗宽为300～350HU，窗位为55～65HU。

（2）CTA及图像重组

1）重建层厚选择最薄。

2）重建间隔可重叠30%～40%，如重建层厚用0.6mm，则重建间隔可用0.4mm。

3）重建算法（Kernerl值）：B10～B20。

4）扫描时间窗力求对比剂的达峰时间，达峰时间等同于扫描时间窗的中心。

■ 测试团注（Test Bolus）

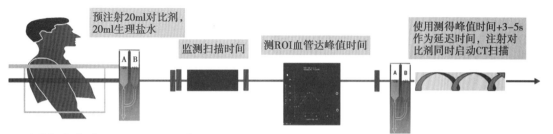

预注射20ml对比剂，20ml生理盐水

监测扫描时间

测ROI血管达峰值时间

使用测得峰值时间+3-5s作为延迟时间，注射对比剂同时启动CT扫描

■ 团注追踪（Bolus Tracking）

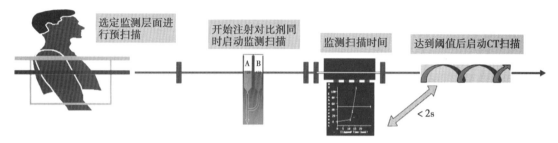

选定监测层面进行预扫描

开始注射对比剂同时启动监测扫描

监测扫描时间

达到阈值后启动CT扫描

< 2s

图 3-102　CTA 扫描流程示意图

5）CTA 图像重组以 MPR、CPR、VRT 及 MIP 为主（图 3-103）。

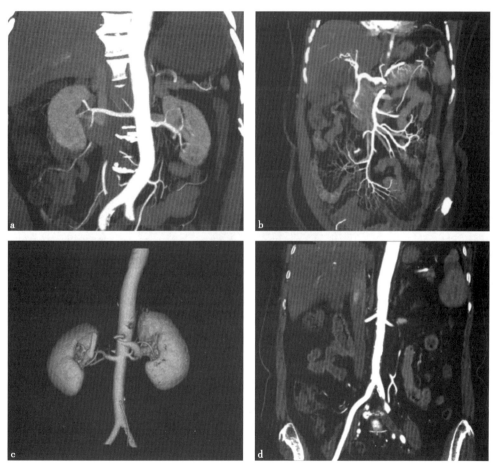

图 3-103　腹部血管 CT 造影多平面重组图像
a. 肾动脉 MPVR；b. 肠系膜动脉 MPVR；c. 腹主动脉 VRT；d. 腹主动脉 MPR

**4. 注意事项**

（1）给药前给予 10～20ml 生理盐水以高速率试验性注射。

（2）血管条件差者可行高浓度、低流率给药方案。

（3）给药完成后给予 30～50ml 生理盐水冲洗并水化。

# 第十六节　盆腔CT检查技术

## 一、适应证与相关准备

### （一）适应证

**1.** 盆骨的外伤、良恶性肿瘤及肿瘤样病变各种骨折；骨瘤、骨软骨瘤、骨髓瘤、转移瘤、骨肉瘤、尤文氏瘤等（图 3-104）。

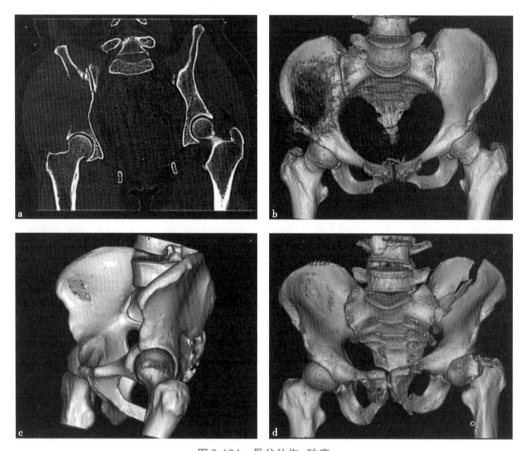

图 3-104　骨盆外伤、肿瘤
a. 骨盆肿瘤 MPR 重建；b，c. 骨盆肿瘤 VRT 重建；d. 骨盆骨折 VRT 重建

**2.** 盆腔血管髂血管及其分支的动静脉瘤、动脉夹层、动静脉畸形，动脉粥样硬化等。

**3.** 膀胱病变膀胱炎、膀胱结石、膀胱良恶性肿瘤等（图 3-105）。

**4.** 男性生殖系统病变急性或慢性前列腺炎、前列腺增生、前列腺癌、睾丸附睾炎睾丸良恶性肿瘤等（图 3-106）。

**5.** 女性生殖系统病变子宫及其附件病变：急性或慢性盆腔炎、子宫肌瘤、子宫内膜癌、宫颈癌、卵巢良恶性肿瘤及畸胎瘤等（图 3-107）。

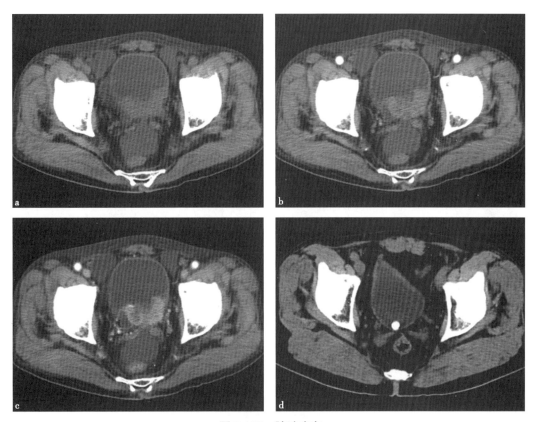

**图 3-105　膀胱病变**

a. 膀胱肿瘤平扫；b. 膀胱肿瘤动脉期；c. 膀胱肿瘤门脉期；d. 膀胱结石

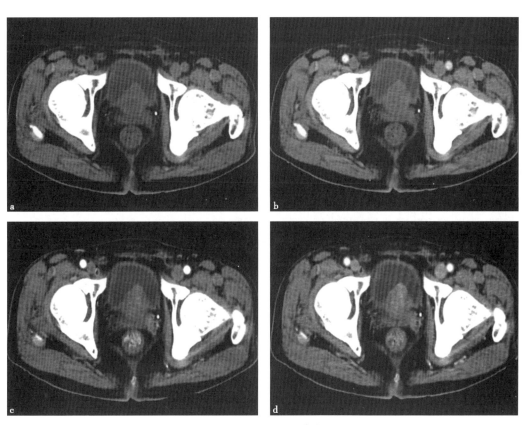

**图 3-106　前列腺肿瘤**

a. 前列腺平扫；b. 前列腺动脉期；c. 前列腺门脉期；d. 前列腺平衡期

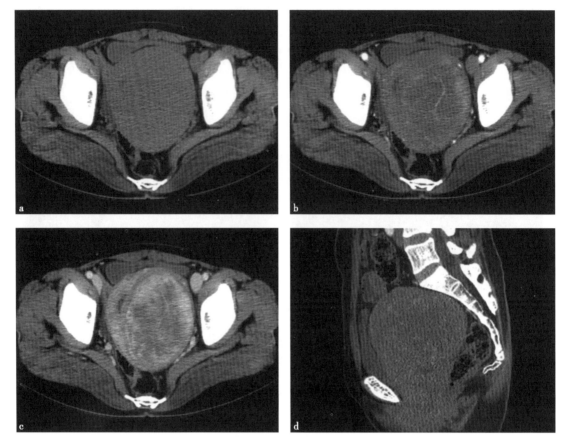

图 3-107　女性子宫肌瘤
a. 子宫平扫；b. 子宫动脉期；c. 子宫门脉期；d. MPR 重建子宫矢状位

## （二）相关准备

**1.** 阅读 CT 检查申请单，了解目的及要求，初步确定扫描部位及扫描方式。

**2.** 告知受检者检查全过程，缓解受检者紧张情绪，训练呼吸，取得受检者合作。

**3.** 检查前 1 周内禁服原子序数高或含重金属成分的药物，禁做消化道钡餐检查。

**4.** 禁食 3～4 小时，检查前大量饮用水，以保持膀胱处于充盈状态，目的在于辨别膀胱与其他器官和病灶，减少膀胱和部分小肠肠袢的重叠。

**5.** 已婚女性受检者常规在妇科门诊放置阴道塞或面纱块（未婚、急症受检者、阴道出血及阴道肿瘤等除外），以利于子宫颈及子宫病变的显示。

**6.** 临床疑有直肠病变，先行直肠灌肠术，而后注入 300～500ml 中性（水）或阴性（空气）对比剂保留灌肠。

**7.** 告知增强检查存在的风险性，让家属及受检者签署《碘对比剂应用知情同意书》。

**8.** 对不合作的受检者，采用口服 10% 水合氯醛（0.5～0.8ml/kg）或静脉注射地西泮等药物镇静。

# 二、检 查 技 术

## （一）常规平扫

【扫描体位】

仰卧位，足先进，双足向内倾斜 10°～15°，双手上举抱头，盆腔置于床面正中，侧面定位线对准盆腔冠状面（图 3-108）。

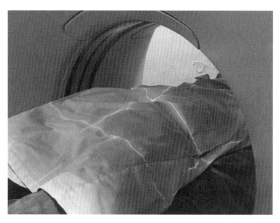

图 3-108　盆腔扫描定位示意图

【扫描方法】

检查方法及扫描参数（表 3-27）。

表 3-27　盆腔常规平扫参数

| 项目 | 内容 |
| --- | --- |
| 扫描类型 | 螺旋扫描 |
| 扫描范围 | 双髂嵴上缘平面至耻骨下缘平面 |
| 管电压 | 120～140kV |
| 管电流 | 200～300mAs |
| 螺距因子 | 0.986∶1～1.375∶1 |
| 采集矩阵 | 512×512，1024×1024 |
| 扫描野（SFOV） | 90～120cm |
| 采集层厚 | 0.625～1.0mm |
| 重建层厚 | 5～7mm |
| 重建间距 | 5～7mm |
| 显示矩阵 | 512×512，1024×1024 |
| 滤波函数 | FC10～FC20 |
| 旋转时间 | 0.5～1.0s/r |
| 倾斜角度 | 0 |

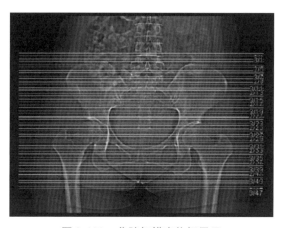

图 3-109　盆腔扫描定位相显示

### （二）增强扫描

**1. 常规增强扫描**

（1）对比剂的浓度及用量：非离子性对比剂，300～370mgI/ml，成人用量 2.0ml/kg 共 80～100ml 加生理盐水 30ml，儿童用量 1.5ml/kg 共 50～70ml。

（2）注射方式及流率：双筒高压注射器，静脉团注给药，2.5～3.0ml/s。

（3）延迟时间：动脉期采用阈值法或经验法，阈值法阈值设置为 160～180HU，监测平面为腹主动脉（左右髂总动脉分叉上 2～3cm 处），ROI 为 35～55mm²，诊断延迟时间为 5～6 秒，经验法盆腔动脉期为 30～35 秒，静脉期为 45～60 秒，延迟期 90～120 秒。

**2. CT 血管扫描**

（1）对比剂的浓度及用量：非离子性高浓度对比剂，一般选用 370mgI/ml，用量为（扫描时间 +3～5 秒）× 团注速度，最多不超过 2.0ml/kg（婴幼儿用量不超过 1.5ml/kg）。

（2）注射方式及流率：单筒或双筒高压注射器，静脉团注给药，4.0～4.5ml/s，静脉留置针 18G 或 20G。

（3）延迟时间：动脉期采用团注追踪（Bolus Tracking），ROI 为 40～55mm²，监测平面为左右髂总动脉分叉 2～3cm 上腹主动脉处，阈值设置为 100～120HU，自动触发扫描；亦可将监测层面设定于髂内动脉，对比剂一进入即可手动触发扫描；测试团注（Test Bolus）测量腹主动脉下段达峰时间。经验法盆腔动脉期为 30～35 秒，静脉期为 60～90 秒。

（4）螺距参数（P）小于 1，管电压 120～140kV，管电流 250～350mA。

**3. 血流灌注成像**　平扫确定子宫或前列腺扫描范围，以双筒高压注射器经肘静脉通道团注非离子型对比剂（370mgI/ml）50ml，注射速率 5.0ml/s，随即以相同速率注射生理盐水 15ml；轴位扫描，管电压 80kV，管电流 150mA，采集层厚 0.625mm×64，旋转时间 1 秒，探测器覆盖范围 40mm，螺距 0，矩阵 512×512，滤波函数 FC10，延迟时间 5 秒，间隔时间 1 秒，总曝光时间 40 秒，每曝光一次产生 8 层图像，数据采集 80 秒，一共获得 320 层灌注图像。灌注成像结束后再以 3.0ml/s 速率注射 50～60ml 对比剂完成子宫或前列腺常规增强扫描。

**4. 低剂量扫描**　盆腔低剂量螺旋扫描（LDCT），管电压 80kV，管电流 120～150mAs，矩阵 512×512，滤波函数 FC10～20，大螺距参数（P）1.375：1，FOV40～50cm，静脉通道团注高浓度非离子型对比剂（370mgI/ml）70～100ml，延迟时间经验法，盆腔动脉期为 30～35 秒，静脉期为 70～80 秒。

## 三、图 像 处 理

### （一）窗宽窗位调节

图像显示以软组织窗为主，子宫或前列腺平扫图像其窗宽为 300～350HU，窗位为 40～50HU，增强图像其窗宽为 300～350HU，窗位为 45～55HU；乙状结肠或直肠其窗宽为 350～450HU，窗位为 40～55HU；若有外伤、盆骨本身病变、盆腔病变紧邻盆骨等情形，应调节为骨窗，其窗宽为 1200～1500HU，窗位为 500～700HU。

### （二）CTA 及图像重组

将盆腔动脉期或静脉期原始数据，以采集层厚（0.625～1mm），50% 的重建间隔，软组织函数重建，常以 MPR、MIP、VR 及 VE 等后处理重组，MPR 为首选的重建方法，可较好地显示肠管、子宫或前列腺、膀胱与肿瘤、炎性病变及血肿的解剖结构及毗邻关系，MIP 可以很好地显示髂血管及子宫动脉等，VR 可三维显示骨骼及脏器与肿瘤、血管的立体位置关系，VE 对乙状结肠或直肠的内壁显示有优势，它可以通过伪彩色和明暗度的调节，显示空腔器官内表面的立体图像。部分病例在 SSD 基础上，进行透明化处理技术，其结果图像即能显示空腔脏器的内、外表面。

（三）血流灌注成像

子宫或前列腺灌注后的影像数据传输到图像后处理工作站，使用灌注软件包（去卷积算法）处理数据。髂内动脉为输入动脉，髂内静脉为输出静脉，经软件处理得到子宫或前列腺 CT 灌注伪彩图，确定 ROI 大小在 5.0～7.0mm$^2$，分别记录子宫或前列腺 BF、BV、PS 及 MTT，多次测量，取其平均值为灌注参数值（图 3-110）。

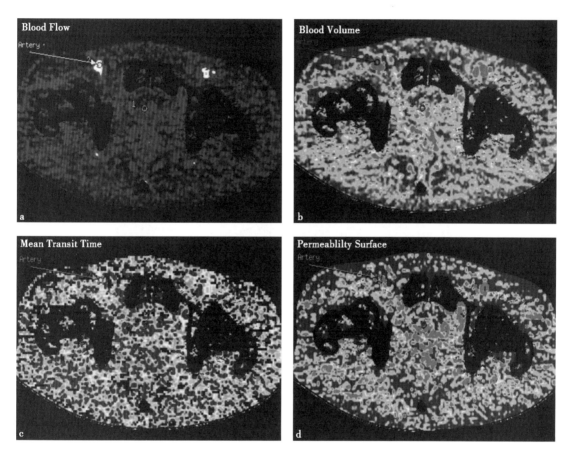

图 3-110　前列腺 CT 血流灌注成像技术
a. BF；b. BV；c. MTT；d. PS

（四）注意事项

**1.** 子宫及其附件数据采集基本一致，包括采集层厚、螺距参数、软组织函数重建等。

**2.** 重建层厚小于 1mm，重建间隔为重建层厚的 50% 为宜。

**3.** 螺距因子小于 1。

**4.** 规范化的肠道准备：扫描前需肠道准备且保持膀胱处于充盈状态。

**5.** 已婚女性受检者常规在妇科门诊放置阴道栓或面纱，以利对比显示。

# 第十七节　脊柱 CT 检查技术

## 一、适应证与相关准备

（一）适应证

**1.** 外伤脊柱（椎体及附件）有无挫伤、骨折、关节有无滑脱等（图 3-111）、（图 3-112）。

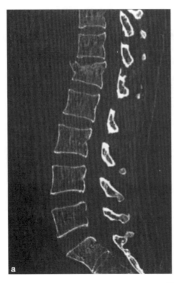
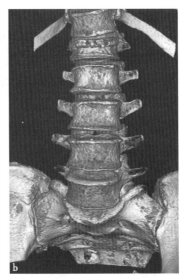

图 3-111　椎体压缩性骨折

a. MPR 重建椎体矢状位；b. 椎体 VRT

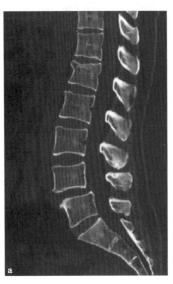
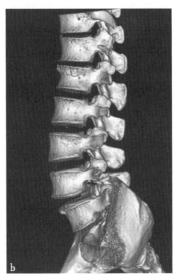

图 3-112　椎体滑脱

a. MPR 重建椎体矢状位；b. 椎体 VRT

**2.** 椎间盘疾病脊柱及椎间盘退行变性；脊椎及附件骨质有无增生、硬化，椎间隙是否增宽或变窄；椎间盘有无真空现象，有无膨出、突出及脱出，以及椎间盘膨出、突出、脱出的分型（图 3-113）。

**3.** 脊柱发育变异脊柱有无弯曲，如先天性侧弯畸形、后凸畸形等。

**4.** 脊柱感染性疾病包括特异性及非特异性感染，如脊柱化脓性感染、脊柱结核、强直性脊柱炎等。（图 3-114）

**5.** 脊柱良恶性肿瘤有无椎体血管瘤、软骨瘤、骨髓瘤及转移性肿瘤等（图 3-115）。

**（二）相关准备**

**1.** 解释检查全过程，消除受检者的紧张情绪。

**2.** 知悉检查目的和意义，确定检查部位及扫描方式。

**3.** 去除影响 X 线吸收的物质，如衣物、膏药及金属异物等。

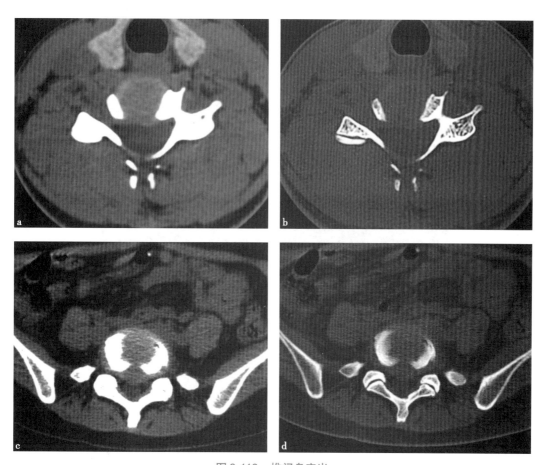

图 3-113 椎间盘突出

a. 颈椎间盘软组织窗；b. 颈椎间盘骨窗；c. 腰椎间盘软组织窗；d. 腰椎间盘骨窗

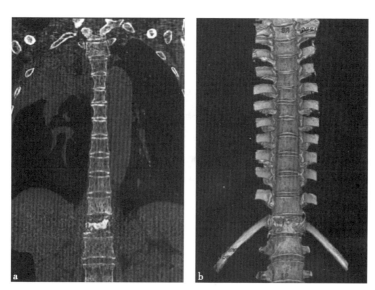

图 3-114 脊柱结核

a. MPR 重建椎体冠状位；b. 椎体 VRT

　**4.** 借助辅助棉垫、绷带及器材等固定体位，颈椎扫描避免吞咽动作，腰椎扫描双足屈曲。对不配合受检者，可给予相应的镇静药物镇静。

　**5.** 虽对比剂增强受检者，应详细询问病史，确定有无对比剂过敏史及禁忌证。

　**6.** 做好受检者及陪护人员的辐射防护。

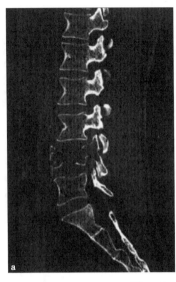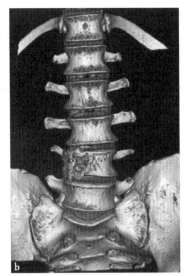

图 3-115　脊柱肿瘤

a. MRP 重建椎体矢状位；b. 椎体 VRT

# 二、检 查 技 术

## （一）常规平扫

【扫描体位】

**1.** 颈椎及椎间盘：仰卧位，头先进，标准人体解剖位，人体冠状及矢状面置于检查床及扫描机架定位线中心，两肩尽量下垂，下颌微仰，颈部两侧采用棉垫固定。

**2.** 胸椎及椎间盘：仰卧位，头先进，双手上举抱头，人体冠状及矢状面置于检查床及扫描机架定位线中心。

**3.** 腰椎及椎间盘：仰卧位，头先进，双手上举抱头，人体冠状及矢状面置于检查床及扫描机架定位线中心，双腿屈曲35°～40°并固定（图 3-116）。

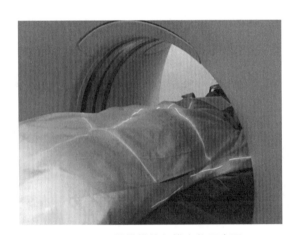

图 3-116　腰椎椎体扫描定位示意图

**4.** 骶椎：仰卧位，足先进，人体矢状面对准检查床中心，及扫描机架水平线高于人体冠状面3～5cm。

【扫描方法】

检查方法及扫描参数（表 3-28）。

表 3-28　脊柱常规平扫参数

| 项目 | 内容 |
| --- | --- |
| 扫描类型 | 椎体选用螺旋扫描<br>椎间盘选用螺旋与非螺旋扫描(平行椎间隙轴位扫描) |
| 扫描范围 | 颈椎:从鼻根平面至颈静脉切迹平面、胸椎:从颈静脉切迹平面至剑突与脐连线中点(第1腰椎)平面<br>腰椎:从剑突平面至耻骨联合上缘平面<br>骶椎:从脐与耻骨联合中点(第5腰椎)平面至尾椎下缘2~3cm平面 |
| 管电压 | 120~140kV |
| 管电流 | 200~300mAs |
| 螺距因子 | 0.986:1~1.375:1 |
| 采集矩阵 | 512×512,1024×1024 |
| 扫描野(SFOV) | 120~150cm |
| 采集层厚 | 0.625~1.0mm |
| 重建层厚 | 椎体及附件为3~5mm<br>椎间盘为2~3mm |
| 重建间距 | 椎体及附件为3~5mm<br>椎间盘为2~3mm |
| 显示矩阵 | 512×512,1024×1024 |
| 滤波函数 | 椎体及附件采用骨重建算法和软组织重建算法<br>椎间盘采用软组织重建算法 |
| 旋转时间 | 0.5~1.0s/r |
| 倾斜角度 | 0~30° |

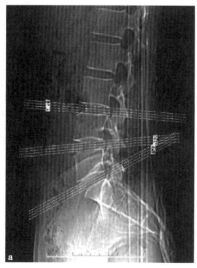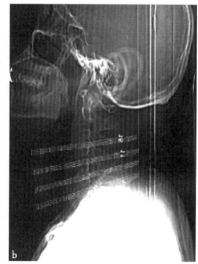

图 3-117　非螺旋扫描椎间盘定位相显示

a. 腰椎间盘;b. 颈椎间盘

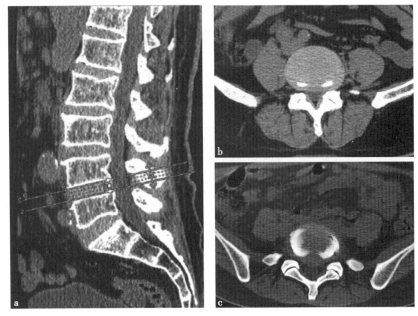

图3-118　螺旋扫描椎间盘定位相显示

a. MRP重建椎间盘定位相；b. 椎间盘软组织窗；c. 椎间盘骨窗

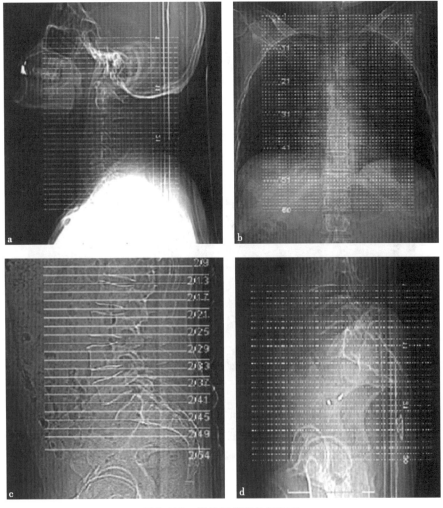

图3-119　椎体扫描定位相显示

a. 颈椎；b. 胸椎；c. 腰椎；d. 骶椎

### （二）增强扫描

脊柱外伤及退行性，椎间盘病变及脊柱发育变异等，一般平扫，不需增强检查，对于脊柱及软组织感染、血管性病变及良恶性肿瘤等常规增强。

**1.** 对比剂的浓度及用量：非离子性对比剂，一般选用 300～370mgI/ml，成人用量 2.0ml/kg（婴幼儿用量不超过 1.5ml/kg）。

**2.** 注射方式及流率：单筒或双筒高压注射器，静脉团注给药，3.0～3.5ml/s，静脉留置针 18G 或 20G。

**3.** 延迟时间：脊柱感染及良恶性肿瘤等情况，开始注射对比剂后 40～45 秒扫描，静脉期为 60～90 秒，延迟期 90～120 秒。对于血管性病变，可采用团注追踪或测试团注扫描方式，团注追踪的阈值设置为 100～120HU，监测层面选择脊柱病变所对应的供血动脉和静脉属支。

**4.** 螺距参数（P）小于1，管电压 120～140kV，管电流 250～350mAs。

## 三、图　像　处　理

### （一）窗宽窗位调节

椎体及附件可采用骨窗和软组织窗显示，骨窗的窗宽为 1200～1500HU，窗位为 500～700HU，软组织的窗宽为 300～350HU，窗位为 40～45HU；椎间盘采用软组织窗显示，其窗宽为 250～300HU，窗位为 35～40HU。

### （二）CTA及图像重组

将脊柱容积采集的原始数据，以 0.625～1mm 的重建层厚，50% 的重建间隔，骨、软组织函数分别重建，以 MPR（CPR）、VR 及 MIP 等后处理分别重组，MPR 可显示脊柱冠状、矢状及任意斜面图像，显示病变周围关系，确定有无侧弯及后凸畸形等，CPR 可显示病变不在同一平面的毗邻及受侵关系；VR 可显示椎体及附件的立体构象、精确定位骨折及骨折片的对位对线关系，对手术方案的选择具有指导价值；MIP 可显示脊柱动静脉与病变情况以及有无动静脉畸形等（图 3-120）。

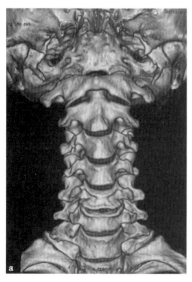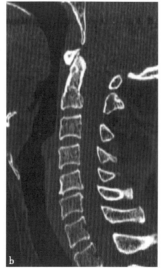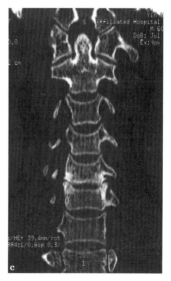

图 3-120　椎体 CT 多平面重组图像

a. 椎体 VRT；b. MPR 重建椎体矢状位；c. CPR 重建椎体冠状位

**（三）注意事项**

1. 外伤脊柱检查务必了解外伤经过，仔细查体，小心移动摆位，防止检查过程的二次伤害及截瘫风险，特别是颈椎、胸椎及腰椎上段检查。

2. 对于侧弯及后凸畸形受检者，位置不易固定，为避免运动伪影，应尽量采用辅助设备让受检者处于舒适位置，必要时可采用侧卧位及俯卧位扫描。

3. 椎体螺旋扫描范围尽量包括一端具有特征或易于辨认的椎体。

4. 椎间盘采用螺旋扫描方式重建，为降低噪声，增加密度分辨率，在辐射防护许可内，在螺旋扫描时适度增加管电流或扫描时间或减小螺距等。

# 第十八节　四肢骨关节及软组织CT检查技术

## 一、适应证与相关准备

### （一）适应证

1. **骨折**　可以显示骨折碎片及移位情况，同时还能显示血肿、异物以及相邻组织的关系。

2. **骨肿瘤**　可观察和显示肿瘤病变的部位、形态、大小、范围及血供等情况，有助于对肿瘤进行定性诊断。

3. **其他骨病**　如骨髓炎、骨结核、骨缺血性坏死等，CT扫描可显示骨皮质和骨髓质的形态与密度的改变，同时可观察病变与周围组织的关系。

4. **各种软组织疾病**　利用其密度分辨率高的优点来确定软组织病变的部位、大小、形态以及与周围组织结构的关系。

5. **膝关节半月板损伤**　如膝关节的CT扫描可显示半月板的形态、密度等，有助于对半月板损伤的诊断。

### （二）相关准备

**1. 平扫准备**

（1）认真阅读申请单，明确检查部位，了解检查目的和要求，特别注意申请单中的备注要求。

（2）去除检查部位所有金属物及各种饰物。

（3）嘱受检者在扫描中体位须保持不动，婴幼儿及不配合成人可采取适当镇静。

（4）向受检者说明检查床移动和扫描间噪声属正常情况，并告知扫描所需时间，以消除受检者紧张心理。

（5）对非检查部位进行必要防护。

**2. 增强准备**

（1）签署对比剂过敏反应告知书。

（2）需禁食4小时以上。

（3）扫描过程必要时需陪同人员，同时应注意陪同人员的防护。

（4）由护理人员准备好对比剂注入前的准备工作。

（5）其他同常规平扫。

## 二、检查技术

### （一）常规平扫

【扫描体位】

四肢骨关节的扫描体位通常为上肢选择头先进，而下肢选择足先进，扫描四肢骨折占位时，以病变部位为中心,扫描范围应包括相邻的一个关节。

**1. 双手、腕关节及尺桡骨**　扫描采用俯卧位,头先进,前臂向头侧伸直,手指并拢,掌心朝下并紧贴检查床面。

**2. 双肩关节、胸锁关节、肘关节及肱骨**　扫描采用仰卧位,头先进,双上肢自然平伸置于身体两侧,双手掌心向上。

**3. 骨盆、双骶髂关节、髋关节、及股骨**　扫描采用仰卧位,头先进,双足尖向内侧旋转并拢,双上肢向头侧上举。

**4. 双膝关节、踝关节及胫腓骨**　扫描采用仰卧位,足先进,双下肢伸直并拢,足尖向上,双上肢向头侧上举。

**5. 双足**　扫描时应仰卧,足先进,双下肢弯曲并拢,双足平踏于检查床面,双足纵轴相互平行且平行于检查床纵轴。

【扫描方法】

**1. 定位像扫描**　四肢关节的扫描均需扫描定位像,定位像应包含关节及相邻长骨,必要时正位加侧位定位像。在定位像上设定扫描范围,关节的扫描还应包括相邻长骨的近关节端,长骨的扫描也应包括相邻的关节。

**2. 扫描范围**

(1)双手:自桡骨茎突至中指远节指骨。

(2)腕关节:自尺桡骨远端至掌骨体。

(3)尺桡骨:自尺骨鹰嘴上缘至桡骨茎突下缘。

(4)肘关节:自肱骨远端至尺桡骨近端。

(5)肱骨:自肩峰至肱骨远端。

(6)肩关节:自肩峰至肩胛下缘。

(7)骨盆:自髂嵴至小转子平面。

(8)骶髂关节:自骶髂关节上缘1cm至骶髂关节下缘1cm。

(9)髋关节:自髋臼上2cm至小转子平面。

(10)股骨:自髋关节上缘至膝关节下缘。

(11)膝关节:自髌骨上5cm至胫骨平台下5cm。

(12)胫腓骨:自膝关节上缘至踝关节下缘。

(13)踝关节:自胫腓骨远端至距骨中段。

(14)双足:自足趾远端至跟骨(表3-29)。

表3-29　四肢骨关节及软组织CT扫描范围

| 部位 | 扫描范围 |
| --- | --- |
| 双手 | 自桡骨茎突至中指远节指骨 |
| 腕关节 | 自尺桡骨远端至掌骨体 |
| 尺桡骨 | 自尺骨鹰嘴上缘至桡骨茎突下缘 |
| 肘关节 | 自肱骨远端至尺桡骨近端 |
| 肱骨 | 自肩峰至肱骨远端 |
| 肩关节 | 自肩峰至肩胛下缘 |
| 骨盆 | 自髂嵴至小转子平面 |
| 骶髂关节 | 骶髂关节上缘1cm至骶髂关节下缘1cm |
| 髋关节 | 自髋臼上2cm至小转子平面 |

| 部位 | 扫描范围 |
|---|---|
| 股骨 | 自髋关节上缘至膝关节下缘 |
| 膝关节 | 自髌骨上5cm至胫骨平台下5cm |
| 胫腓骨 | 自膝关节上缘至踝关节下缘 |
| 踝关节 | 自胫腓骨远端至距骨中段 |
| 双足 | 自足趾远端至跟骨 |

**3. 扫描参数** 螺旋扫描方式,管电压120kV。双手及腕关节的扫描常规采用管电流80～100mA,2～3mm层厚,2～3mm层间距;肘关节扫描采用管电流100～200mA,2～3mm层厚,2～3mm层间距;肩关节及髋关节采用管电流300～400mA,3～5mm层厚,3～5mm层间距;膝关节常规采用管电流300～400mA,常规为5mm层厚,5mm层间距;观察半月板则应采用1mm层厚,1mm层间距;踝关节及双足常规采用管电流260～300mA常规为2mm层厚,2mm层间距;以上扫描均采用标准算法。若观察骨骼的细微结构或细小骨折,可采用高分辨率算法(表3-30)。

表3-30 四肢骨关节及软组织CT扫描参数

| 扫描部位 | kV | mA | 层厚(mm) | 层间距(mm) |
|---|---|---|---|---|
| 双手 | 120 | 80～100 | 2～3 | 2～3 |
| 腕关节 | 120 | 80～100 | 2～3 | 2～3 |
| 尺桡骨 | 120 | 80～100 | 2～3 | 2～3 |
| 肘关节 | 120 | 100～200 | 2～3 | 2～3 |
| 肱骨 | 120 | 100～200 | 2～3 | 2～3 |
| 肩关节 | 120 | 200～300 | 3～5 | 3～5 |
| 骨盆 | 120 | 300～400 | 3～5 | 3～5 |
| 骶髂关节 | 120 | 300～400 | 3～5 | 3～5 |
| 髋关节 | 120 | 300～400 | 3～5 | 3～5 |
| 股骨 | 120 | 300～400 | 5 | 5 |
| 膝关节 | 120 | 300～400 | 5 | 5 |
| 膝关节半月板 | 120 | 300～400 | 1 | 1 |
| 胫腓骨 | 120 | 200～300 | 2 | 2 |
| 踝关节 | 120 | 200～300 | 2 | 2 |
| 双足 | 120 | 200～300 | 2 | 2 |

### (二)增强扫描

**1. 常规增强** 扫描骨关节及软组织的增强扫描,主要是了解肿瘤病变的血供情况以及周围血管动脉瘤的位置和形态,还可以显示骨骼、肌肉内肿块与邻近动静脉血管的关系。增强扫描常规用静脉内团注法,对比剂总量为60～80ml,流速2.0～2.5ml/s,动脉期扫描延迟时间为25～35秒,实质期延迟扫描时间为60～70秒。

**2. 四肢CT血管成像** 四肢CT血管成像检查常用于显示肢体血管病变,以及血管与软组织肿块的关系等。

（1）上肢CTA成像方法：

1）扫描前准备：①严格掌握适应证与禁忌证，详细询问受检者是否有过敏史；②签署对比剂过敏反应告知书；③去除扫描区域表面所有金属物与饰物；④嘱受检者扫描时保持体位不动，不配合受检者可采取适当镇静；⑤耐心向受检者做好解释，告知扫描所需时间，以消除受检者紧张心理，以配合检查；⑥针对受检者不同病理生理基础，选择适合的对比剂类型、注射总量及注射流速，实现个体化扫描；⑦制定完善的过敏反应抢救程序，备齐抢救药物及器械。

2）扫描体位：如果被检查者可以上臂上举，首先采用仰卧位，可将患侧上臂上举。如受检者无法上臂上举，需要将上臂自然置于身体两侧，双手掌心向上，身体置于检查床面正中。

3）扫描范围：扫描范围包含病变组织和一个相邻关节。

4）扫描参数：采用螺旋扫描，标准算法；层厚1～1.5mm，层间距0.7～1.2mm。通过设置球管的旋转时间及扫描螺距，将曝光时间控制在20～25秒，如需扫描图像方便浏览及排版打印，可重建出5mm厚层的图像。

5）扫描方法：①选择健侧的肘正中静脉，以避免注射针头产生的伪影和静脉血管内碘剂对动脉血管的影响。如需要检查双上肢，只能选择从足部静脉给药。②对比剂用肘静脉团注，对比剂含碘浓度300～370mg/ml，总量60～80ml，流速3～4ml/s。③双筒注射可使用生理盐水推注，20ml生理盐水用于试注射，30ml生理盐水用于注入对比剂后对手臂静脉血管内对比剂的冲刷，使对比剂在目标血管内保持高浓度和长时间，同时可避免上臂CTA扫描时静脉内高浓度碘剂的影响。④延迟扫描时间的经验值为23～25秒。⑤实时血流检测法（bolus-tracking），检测层面选择主动脉弓层面，监测区域选择主动脉弓，设阈值为100～150HU，扫描时需要注意扫描的方向，扫描方向必须是自血管的近端至血管的远端，即扫描方向一定是沿着目标血管的血流方向进行扫描。如果出现靶兴趣区置于组织外时，需密切观察CT透视扫描层面内血管亮度的变化，一旦血管变亮，立即启动CTA扫描。⑥静脉扫描需延迟时间到达相应静脉显影时间再进行扫描。⑦检查结束后，观察20分钟，若受检者无不适方可离开，若情况允许，嘱受检者多饮水，以利于对比剂的排泄。

（2）下肢CTA成像方法：

1）扫描前准备：同上肢CTA。

2）检查者体位：检查者仰卧，足先进，双上肢上举置于头部两侧或置于体部两侧，身体置于检查床面正中，双下肢需并拢，并保持对称。

3）扫描范围：自腹主动脉下端至足尖。

4）扫描参数：采用螺旋扫描，标准算法；层厚1～1.5mm，层间距0.7～1.2mm。通过设置球管的旋转时间及扫描螺距，将曝光时间控制在20～25秒，如需扫描图像方便浏览及排版打印，可重建出5mm厚层的图像。

5）扫描方法：①选择肘正中进行静脉团注，对比剂含碘浓度300～370mg/ml，总量80～100ml。②双筒注射可使用双流速对比剂方案：20ml生理盐水用于试注射，不建议使用生理盐水于注入对比剂后对手臂静脉血管冲刷，因为扫描范围内没有静脉对比剂的影响，通常使用对比剂推注，即双流速的方法。第一期3.0～4.0ml/s注射对比剂60ml，第二期2.0～3.0ml/s注射对比剂30ml～40ml，这样既能保证长时间扫描在下肢远端对比剂的团注效果，又能有效地控制对比剂使用的总量。③延迟扫描时间的经验值为30～35秒；④实时血流监测法（Bolus-Tracking）：检测层面选择腹主动脉髂动脉分叉以上层面，监测区域选择腹主动脉，设阈值为100～150HU，扫描启动延迟时间选7秒，扫描方向为自头侧至足侧，必须沿目标血管的血流方向进行扫描。如果出现靶兴趣区置于组织外时，需密切观察CT透视扫描层面内血管亮度的变化,一旦血管变亮,立即启动 CTA 扫描。⑤小剂量同层扫描时间 - 曲线测定法(Bolus-Test):自肘静脉以 20ml 小剂量注射碘对比剂,在腘动脉水平进行同层动态扫描,测量腘动脉的时间 - 密度曲线(Time-Density curve,T-D 曲线),曲线峰值时间即为扫描延迟时间。此方法对于循环障碍的受检者可以有效探测出强化时间,但测量花费的检查时间长,如果同时出现腘动脉栓塞的受检者,就无法计算出扫描延迟时间。⑥静脉扫描需延迟时间到达相应静脉显影时间再扫描。⑦检查结束后,观察 20 分钟,若受检者无不适方可离开,若情况允许,嘱受检者多饮水,以利于对比剂的排泄。

**3. 婴幼儿、少年儿童四肢骨关节及软组织 CT 扫描**　为了使受检者减少不必要的辐射损伤,又能够达到检查目的,在优化扫描参数的同时,应做到以下几点。

(1)受检者监护人签署 X 线电离辐射告知书。

(2)对于不配合者应采取必要镇静,尽量做到一次完成检查。

(3)依据受检者年龄及 BMI 指数适当调整扫描类型、扫描范围、管电压、管电流、螺距、层厚等参数。

(4)熟悉检查部位及其相邻组织解剖关系,精确制定扫描范围。

(5)对受检者检查部位之外区域采取必要的防护。

(6)增强扫描时严格控制适应证及禁忌证。

# 三、图 像 处 理

## (一)窗宽窗位

四肢骨关节及软组织的窗宽窗位应包括骨窗和软组织窗,根据扫描部位的不同和病变的情况选择合适的窗宽、窗位。软组织窗窗宽 200～400HU,窗位 40～50HU;骨窗窗宽1000～1500HU,窗位 300～400HU。图像排版打印时需有定位线和无定位线的定位像图像各一幅。

**1. 双手**　软组织窗窗宽 200～400HU,窗位 20～40HU;骨窗窗宽 2000～3000HU,窗位100～400HU。

**2. 腕关节**　软组织窗窗宽 200～400HU,窗位 20～40HU;骨窗窗宽 2000～3000HU,窗位100～400HU。

**3. 尺桡骨**　软组织窗窗宽 200～400HU,窗位 20～40HU;骨窗窗宽 2000～3000HU,窗位100～400HU。

**4. 肘关节**　软组织窗窗宽 200～400HU,窗位 20～40HU;骨窗窗宽 2000～3000HU,窗位100～400HU。

**5. 肱骨**　软组织窗窗宽 200～400HU,窗位 20～40HU;骨窗窗宽 2000～3000HU,窗位100～400HU。

**6. 肩关节**　软组织窗窗宽 200～400HU,窗位 20～40HU;骨窗窗宽 2000～3000HU,窗位100～400HU。

**7. 骨盆**　骨窗窗宽 2000～3000HU,窗位 200～500HU。

**8. 骶髂关节**　骨窗窗宽 2000～3000HU,窗位 200～500HU。

**9. 髋关节**　软组织窗窗宽 300～500HU,窗位 30～60HU;骨窗窗宽 2000～3000HU,窗位200～500HU。

**10. 股骨**　软组织窗窗宽 300～500HU,窗位 30～60HU;骨窗窗宽 2000～3000HU,窗位200～500HU。

**11. 膝关节**　软组织窗窗宽 300～500HU,窗位 30～60HU;骨窗窗宽 2000～3000HU,窗位200～500HU。

**12. 胫腓骨** 软组织窗窗宽 200～400HU,窗位 20～40HU;骨窗窗宽 2000～3000HU,窗位 100～400HU。

**13. 踝关节** 软组织窗窗宽 300～500HU,窗位 30～60HU;骨窗窗宽 2000～3000HU,窗位 200～500HU。

**14. 双足** 软组织窗窗宽 200～400HU,窗位 20～40HU;骨窗窗宽 2000～3000HU,窗位 100～400HU。

（二）图像常规重建

**1. 双手** 横切位 3mm 重建,冠状位 2mm 重建。

**2. 腕关节** 横切位 3mm 重建,冠状位 2mm 重建。

**3. 尺桡骨** 横切位 5mm 重建,冠状位 2mm 重建。

**4. 肘关节** 横切位 5mm 重建,冠状位 2mm 重建。

**5. 肱骨** 横切位 5mm 重建,冠状位 2mm 重建。

**6. 肩关节** 横切位 5mm 重建,冠状位 3mm 重建。

**7. 骨盆** 横切位 5mm 重建,冠状位 3mm 重建。

**8. 骶髂关节** 横切位 5mm 重建,冠状位 3mm 重建。

**9. 髋关节** 横切位 5mm 重建,冠状位 3mm 重建。

**10. 股骨** 横切位 5mm 重建,冠状位 3mm 重建。

**11. 膝关节** 横切位 5mm 重建,冠状位 3mm 重建。

**12. 胫腓骨** 横切位 5mm 重建,冠状位 3mm 重建。

**13. 踝关节** 横切位 5mm 重建,冠状位 2mm 重建。

**14. 双足** 横切位 5mm 重建,冠状位 2mm 重建。

（三）常规三维图像重组

四肢骨关节的检查通常需要进行三维图像重组,因为这项检查多数为外伤或肿瘤受检者检查,三维图像重组有利于显示病变的全貌,可以帮助诊断医生和临床医生对病变区建立良好的空间关系(图 3-121～3-127)。

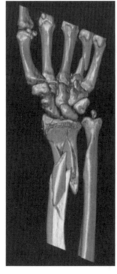

图 3-121　腕关节三维重组图

左桡骨远端粉碎性骨折、第 4 掌骨骨折

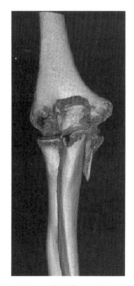

图 3-122　肘关节三维重组图

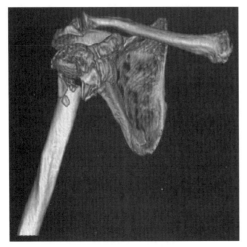

图 3-123 肩关节三维重组图

右肱骨头及肱骨外科颈粉碎性骨折,累及右肩关节面

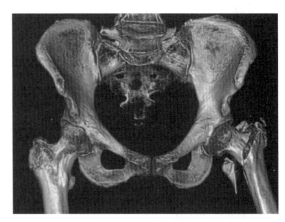

图 3-124 髋关节三维重组图

左股骨转子间粉碎性骨折、累及股骨颈基底

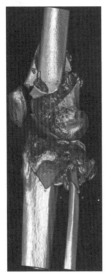

图 3-125 膝关节三维重组图

左股骨下端、胫骨上端及腓骨上端粉碎性骨折

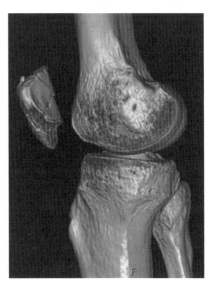

图 3-126 髌骨三维重组图

右髌骨粉碎性骨折

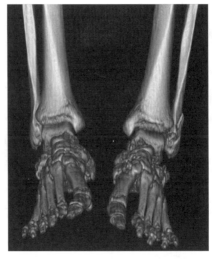

图 3-127 踝关节三维重组图

左腓骨远端骨折

### （四）CTA 三维图像重组

需进行 MPR、MIP、VRT 等二维和三维图像后处理。对于上肢和下肢动脉血管 CTA 需要进行保留骨骼的 VRT 图像，来有效地对血管进行定位；去除骨骼的 VRT 能更好地显示血管全貌，并且能够排除骨骼在部分位置的遮挡；去除骨骼的 MIP 图，能有效地显示血管的狭窄、钙化等病变（图 3-128）。

为了更有效地观察血管情况，在同一个位置保存 VRT 和 MIP 两幅图像进行对比观察。双下肢动脉血管 CTA 扫描的图像保存，尽量将后处理屏幕放大到最大进行保存，这样可以获得 1024 的图像矩阵，使图像更清晰。否则，接近 1m 的扫描范围图像矩阵只有 512×512，相当于进行 2.5mm 层厚重组的图像质量，会影响下肢血管特别是细小分支的观察效果。如果需要观察狭窄血管累计的范围和程度，可进行血管的 CPR 显示（图 3-129）。

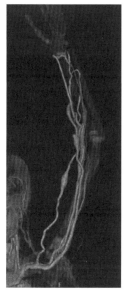 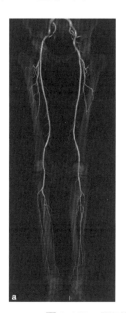 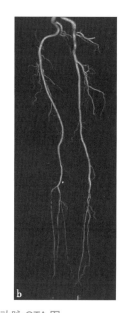

图 3-128　上肢动脉 CTA 图
左头静脉远端 - 桡动脉沟通，左头静脉及
贵要静脉瘤样扩张

图 3-129　双下肢动脉 CTA 图
a. 保留骨骼的 VRT 图；b. 去除骨骼的 MIP 图

### （五）注意事项

**1.** 四肢骨关节及软组织的图像采用骨窗与软组织窗重建，排版打印以横断位重建图像及冠状位重建图像为主要采集对象。

**2.** 四肢骨关节及软组织占位性病变部位需标注病变大小、位置、形态、测量相关径线。

**3.** 注意对扫描部位之外的区域进行必要防护，尤其应注意对婴幼儿、少年儿童、育龄期妇女及孕妇的防护。

**4.** 增强扫描时密切观察受检者反应，如出现过敏反应者立即停止检查，并按照对比剂过敏反应处理原则积极配合当班医师和护士进行抢救。

# 第十九节　CT 图像质量控制

## 一、图像质量控制内容

### （一）诊断学标准

诊断学标准（diagnostic standards）诊断学标准包括影像解剖学标准和物理学影像标准。影像解剖学标准必须满足临床提出的诊断学要求,这些标准可通过解剖特征的"可见度"和"清晰显示"来表述。对于以解剖学标准为依据的 CT 影像质量评价,还应考虑对病理改变的探查和检查区域的解剖结构与不同组织之间对比状况。物理学影像标准是采用客观方法对 CT 图像质量进行测试,CT 影像质量可用物理参数来表述,如一致性、线性度、层厚、空间分辨率、对比度分辨率、伪影和噪声等。它依赖于 CT 设备的技术性能和扫描参数。CT 影像质量可通过体模测试对以上参数进行量化测定,通过伪影的显现来评估。为了保证在整个使用期间 CT 设备性能的一致性,须对以上参数进行常规定期测试,同时还应对 CT 设备的 CT 值进行校准。

### (二)成像技术条件

CT 检查的成像技术条件(image technique conditions)包括层厚、层距、视野、扫描架倾斜角度、曝光参数、检查体积、重建方法、窗宽和窗位等参数。

### (三)临床和相关的性能参数

临床和相关的性能参数(clinical and relative function indexes)包括 CT 检查应回答临床的问题、受检者准备(包括合作、交流、禁食、体位、运动、对比剂的服用、防护屏蔽等)、检查技术方法、影像观察条件、照片打印等。临床和相关的性能参数在 CT 检查的正当化和成像最优化方面起着重要的作用。这些参数是为了确保 CT 检查正当的进行,并在合理的辐射剂量下提供满意的诊断质量。

### (四)受检者辐射剂量

CT 检查的辐射剂量(radiation dose)相对较高,故对受检者在 CT 检查中的辐射剂量控制应予以特别重视。在不影响单次检查的诊断价值的前提下,受检者的辐射剂量应低于正常参考值。

## 二、图像质量控制方法

### (一)提高空间分辨率

提高空间分辨率,即提高每厘米内的线对数。提高空间分辨率方法有:

**1.** 探测器的孔径要尽量窄,探测器之间的距离要尽量小,探测器的数量尽量多。

**2.** 在扫描视野不变的情况下,增加矩阵,减小层厚。

**3.** 在图像重建中采用特殊的滤波函数,如边缘增强或骨算法,使图像边缘更加清晰锐利。

### (二)增加密度分辨率

密度分辨率主要取决于每个体素所接受的 X 线光子的量,既探测器吸收的 X 线光子数。增加密度分辨率的方法有:

**1.** 增加 X 剂量。

**2.** 增大像素,增加层厚,使单位体积的的光子量增加。

**3.** 采用特殊的过滤方法,提高信噪比,相对降低噪声。

### (三)降低噪声

噪声大小受层厚、X 线剂量大小和重建算法等因数的影响。降低噪声的方法有:

**1.** 减小层厚,提高CT值得测量精度。

**2.** 提高 X 线的曝光条件,增加曝光量。

**3.** 增大像素,提高单位体积的光子质量。

**4.** 提高探测器的质量。

**5.** 采用恰当的滤波函数进行图像重建,如标准的数学算法或软组织算法。

### (四)消除伪影

伪影常见原因有系统硬件故障、相关部件性能衰变、数据采集及处理系统误差,以及人为因素等。消除伪影的措施有:

**1.** 探测器及电路的稳定性好,探测器的几何尺寸及间隙尽量小。

**2.** CT 设备安装好后,必须进行调试、空气校准以及定期维护保养。

**3.** 匹配的外部环境如专用稳压电源、合适室内温度、湿度等。

**4.** 人为因素造成的伪影,必须找到原因加以消除。

### (五)减少部分容积效应

部分容积效应容易造成疾病漏诊和误诊。通常,扫描层厚越薄,部分容积效应越小,扫描层厚为被扫病灶直径一半时,可以最大限度地避免部分容积效应的影响。

总之,图像质量的控制方法很多,X 线剂量、扫描层厚、扫描野、滤波函数等任意一个或多个参数的改变,图像质量也将随之改变,只有真正理解它们对图像质量的作用原理和导致结果,才能真正掌握图像质量控制的方法。

## 三、影响 CT 图像质量的因素

CT 作为一个复杂的成像系统,其图像质量影响因素众多,如图像质量参数、扫描技术参数、机器的安装调试与校准等,而这些因素又存在着相互影响的辩证关系。了解这些因素及其相互关系对提高图像质量非常必要。

### (一)图像质量参数

**1. CT 的分辨率** CT 的分辨率(CT resolution)分空间分辨率和密度分辨率,是判断 CT 性能和说明图像质量的两个重要指标。

空间分辨率(spatial resolution)指图像中可辨认的临界物体空间几何长度的最小极限,即对细微结构的分辨率,指密度分辨率>10% 时,影像中能显示的最小细节,空间分辨率是由像素大小决定的,像素越小,数目越多,空间分辨率越高,图像越清晰。

密度分辨率(contrast resolution)指图像中可辨认的邻接物质密度差别的最小极限,即对细微密度的分辨率。被检体的几何尺寸越大,信噪比越低,密度分辨率越差;反之被检体的几何尺寸越小,信噪比越高,密度分辨率越差好。

空间分辨率和密度分辨率二者是密切相关并相互制约的。提高空间分辨率势必然增加像素数量,而像素增多势必造成每个单位容积所获得的光子数量比例减少,使噪声加大,最终导致密度分辨率下降。

**2. 噪声** 是指 CT 影像中随机出现的亮度水平的波动,表现为图像的均匀性差,呈颗粒性,密度分辨率明显下降。其主要来源有:

(1)探测器:包括 X 的量、探测器的灵敏度、像素尺寸和准直器的宽度。

(2)系统元件:如电子线路原件和机械振动等。

(3)图像重建方法。

(4)X 线散射线:增加 X 线光子量可降低影像中亮度或密度的随机波动,使图像的噪声减低,密度分辨率提高。反之,减少 X 线光子量可增加影像中亮度或密度的随机波动,使图像的噪声增高,密度分辨率降低。

**3. 伪影** 是指 CT 图像上出现的非真实的图形,主要表现形式为同心圆形、直线形、栅格形、放射状或不规则形等。其主要来源有:

(1)机器固有。

(2)硬件系统故障,如球管、探测器、射线硬化效应等。

(3)人为因素,包括受检者运动、异物和扫描条件设置不当等。

减少机器伪影的产生,除对机器进行严格的性能测试外,CT 设备安装后还要进行调试和校准、定时维护和保养、使 CT 设备处于良好的运行状态,同时还必须保持周围环境的稳定。对于人为因素形成伪影,要分析原因并尽量采取措施加以消除。

**4. 部分容积效应和周围间隙现象**　部分容积效应（Partial Volume Effect）是指 CT 图像上各个像素的数值代表相应单位组织全体的平均 CT 值，它不能如实反映该单位内各种组织本身的 CT 值，CT 扫描中，凡小于层厚的病变，其 CT 值受层厚内其他组织的影响，所测出的 CT 值不能代表病变的真正 CT 值。减少部分容积效应的方法有：

（1）摆放体位要标准。

（2）较小病灶必须采用薄层扫描。

（3）测量 CT 值兴趣区要小，尽可能放置于病灶中心。

周围间隙现象是指在同一扫描层面上与层面垂直的两种相邻且密度不同的结构，测其边缘部的 CT 值也不准确，密度高者其边缘 CT 值小，而密度低者边缘 CT 值大，二者交界边缘也分辨不清，这是扫描线束在这两种结构的邻接处测量互相重叠造成的物理现象，是部分容积效应的一种特殊现象。主要是采用薄层扫描减少周围间隙现象。

**（二）扫描技术参数**

**1. X 线剂量**　在 CT 扫描过程中，应根据组织的厚度和密度选择不同的 X 线剂量。X 线剂量主要是由管电流和扫描时间决定的。减少 X 线剂量，则图像噪声加大，图像质量下降。反之，增加 X 线剂量，则图像噪声减少，图像质量变好。对于密度较大的组织或微小结构，必须增加 X 线剂量，以提高图像的密度分辨率和空间分辨率。

**2. 层厚**（Slice Thickness）　是指断层所代表的实际解剖厚度，它是影响图像质量的重要因素。层厚越薄，图像的空间分辨率越高，但是，由于探测器所获得的 X 线光子数减少，故 CT 图像的密度分辨率下降。增加层厚，则密度分辨率增加，但空间分辨率下降。对于小病灶或微小结构，必须采用薄层扫描或薄层加重叠扫描。

**3. 视野**（Field Of View，FOV）　即观察的范围，可分为扫描观察范围和显示观察范围。扫描观察范围即根据观察部位的大小选择合适的扫描野。显示观察范围根据病变位置、大小和性质决定，使重建的图像显示更清楚，能突出病灶的细微结构。重建像素在显示观察范围不变的情况下与矩阵成反比关系，在矩阵固定不变的情况下与显示观察范围成正比。

**4. 滤波函数**（Filter Function）　又称重建算法（Algorithm of Reconstruction），是图像重建是所采用的一种数学计算程序。在扫描和图像重建过程中，应根据不同组织病变的对比和诊断的需要选择合适的滤波函数，获得图像的最佳显示。CT 图像重建常采用标准数学算法、软组织数学算法和骨细节数学算法三种算法。

标准数学算法使图像的密度分辨率和空间分辨率相均衡，是为对分辨率没有特殊要求的部位而设定的重建算法，常用于脑与脊柱的重建。软组织数学算法更强调图像的密度分辨率，常用于密度差别不大的组织，使图像柔和平滑，如肝脏、脾脏、胰腺、肾脏和淋巴结等。骨细节算法强调图像的空间分辨率，主要用于骨细节和密度相差很大的组织显示，使图像边缘清晰锐利，如内耳、肺和骨盆的显示。

**（三）机器的安装、调试和校准**

机器的安装、调试和校准（machine installation and calibration）的好坏直接影响 CT 的图像质量。首先，CT 机房设计要严格按照防护原则设计射线防护，布局既要考虑发挥 CT 设备各部件的功能，又能合理利用有效的空间开展日常的检查工作。其次，还要有一个较好的机器工作环境。CT 机房和计算机房的温度控制在 18～25℃，湿度控制在 40%～65%。电源功率要足够大，工作频率要稳定。室内必须防尘，保持一个清洁的工作环境。再次，CT 机的安装必须注意：

**1.** 开箱时必须对照装箱清单的内容核对名称和数目，检查有无元器件的外表损伤。

**2.** 避免多次搬动造成损坏，各部件的放置尽量一次到位。

**3.** 必须检查电源电压、频率和功率是否符合设备的要求，电缆线和各连线的布排是否合理。

CT 机的调试和校准是用软件来完成的，内容包括 X 线的产生、探测器信号的输出、准直器的校准、检查床的运行、图像显示系统以及照相机的调试等。所有的调试内容完成后，再利用测试水模进行测试，目的是测试横断面照射野范围内射线剂量的均匀一致性和 CT 值得准确性。射线剂量一致性的测试由 CT 机的附带软件完成，要求在圆形水模的图像中心及离水模边缘 1cm 的 12 点钟、3 点钟、6 点钟和 9 点钟位置各设一个测试区。照射野范围内射线剂量不均一的产生原因是机架扫描圆孔的范围内处于中间部分的射线路径较长，导致扫描过程中 X 射线硬化。X 射线束的硬化通常由 CT 机内软件来校正。在摆放受检者体位时，尽可能将受检者置于机架扫描孔的中央。

（黄小华　周高峰　李文荣　宋登浩　綦维维　李鸿鹏）

## 第四章

# DSA 检查技术

数字减影血管造影（digital subtraction angiography，DSA）是通过人工的方法将对比剂注射到血管内，通过 X 线的照射，利用计算机处理数字化的影像信息，以消除骨骼和软组织的影像，使血管影像清晰显示的成像技术。

## 第一节　检查前准备

### 一、适应证、禁忌证及并发症

随着现代医学技术的发展，DSA 在临床上的应用越来越广泛，介入放射学的进展，进一步推动了 DSA 的临床应用及普及范围，不仅用于动脉及静脉系统成像，而且适合于全身各部位的血管疾病诊断与治疗，是目前诊断血管疾病最可靠的影像技术，是诊断血管疾病的金标准，它还是介入治疗不可缺少的影像工具。但 DSA 的检查与治疗具有创伤性，需要进行穿刺插管、注射碘对比剂，导管留置在血管内的时间比较长，在检查中可能出现出血、栓塞及梗死等现象，因此，为确保每次手术的成功，在进行 DSA 检查前要掌握其适应证、禁忌证，特别要注意其并发症的产生。

#### （一）适应证

**1. 血管性疾病**

（1）血管本身的病变：血管瘤、血管畸形、血管狭窄、血管闭塞、血栓形成等诊断；血管疾病的介入治疗；血管病变的术后复查。

（2）外伤所致血管病变：外伤致血管损伤有开放性的或闭合性的，尤其内脏血管的损伤采用开放性手术治疗既复杂，创伤面又大，预后差。DSA 可以确定出血的部位、原因和性质。在确诊了出血的部位和性质后，通过栓塞术可有效地对靶血管进行栓塞，或通过支架植入术进行腔内修复以达到治疗目的。

**2. 肿瘤性疾病**

（1）肿瘤病变的诊断与治疗：了解肿瘤的血供、范围及肿瘤的介入治疗；对微小肿瘤，DSA 可根据肿瘤对碘染色的情况判断肿瘤的大小、范围，有利于进一步栓塞治疗。肿瘤治疗的随访，通过 DSA 造影可了解治疗后的肿瘤大小、形态。尤其对肿瘤供血血管的了解更加明确，有利于指导下次治疗。

（2）肿瘤手术前的栓塞治疗：对一些血管丰富的肿瘤，直接行开放性手术，出血量大，易危及受检者的生命，在手术前进行肿瘤供血动脉的栓塞，减少受检者的出血，可提高手术的成功率。

**3. 心脏、冠状动脉疾病**

（1）心脏疾病的诊断与介入治疗：通过对主动脉、肺动脉及心房、室的造影，可对先天性心脏病及获得性心脏病进行明确诊断；也可通过封堵术及球囊扩张术进行心脏某些疾病的治疗。

（2）冠状动脉疾病的诊断与介入治疗：在冠状动脉造影的基础上发现冠状动脉的狭窄或某

分支的闭塞,可通过球囊扩张及支架的植入进行治疗。

## (二)禁忌证

**1.** 碘对比剂过敏者。

**2.** 严重的心、肝、肾功能不全者。

**3.** 严重的凝血功能障碍,有明显出血倾向者。

**4.** 高热、急性感染及穿刺部位感染者。

**5.** 恶性甲状腺功能亢进、骨髓瘤者。

**6.** 女性月经期及妊娠三个月以内者。

## (三)并发症

**1. 穿刺插管所致并发症**

(1)穿刺部位血肿:是 DSA 检查的常见并发症,主要是穿刺不当、反复穿刺致血管损伤或拔管后压迫止血不当,导致血液外渗至血管外的组织间隙。血肿累及盆腔、腹腔时,若包膜破裂,则出现大出血,严重时危及生命。

(2)动脉痉挛:多因导丝、导管反复刺激血管或在血管内停留时间过长所致。若在检查与治疗中产生,则影响手术的继续进行。应停止导管或导丝运动,或通过导管在痉挛的动脉处注射利多卡因或罂粟碱来解除痉挛。四肢血管痉挛会导致四肢发麻,严重的导致肢体缺血坏死,应及时处理。

(3)假性动脉瘤、动脉夹层、动静脉瘘的形成:由于操作不当或导管、导丝过硬致使有动脉壁粥样斑块的血管内膜受损,插入的导管或导丝进入血管内膜而导致假性动脉瘤或动脉夹层的形成;若穿破动脉进入邻近的静脉则形成动静脉瘘。

(4)动脉切割、血管破裂:①动脉切割:导管穿破血管进入非血管区,进行血管造影时靶血管消失;②血管破裂:因外界因素导致血管破裂,造影时对比剂进入血管腔外,一般为球囊扩张时由于扩张力或扩张球囊的大小超过本身血管的大小而导致血管破裂,若大血管的破裂,严重危及受检者的生命。

(5)异位栓塞、血栓、气栓的形成:①异位栓塞是栓塞剂通过其他渠道进入非靶血管或组织,对其进行栓塞。②血栓来自导管及导丝表面血液凝块、动脉斑块的脱落,因导管、导丝反复移动而致斑块脱落,脱落的血块、斑块随血流的运动进入某个血管而致血管栓塞,引起组织或器官的缺血坏死。若进入肺部产生急性肺栓塞而死亡。③气栓形成有两个方面因素,插管时导管及血管鞘未进行排气,另一方面为注射药液及对比剂时未排气或排气不充分使气体进入血管内,导致血管的闭塞,严重的气栓,可引起血管闭塞,若使脑血管闭塞则会引起脑梗死。

(6)导管在动脉内打结或折断:主要由于操作不当、导管的质量问题,或拔管时没有进行导丝的引导而直接拔管,导致导管折断。严格按介入操作规程进行操作,插入导管前,应先进导丝,再在导丝的引导下插入导管;退出导管时应在 X 线监控下退出。严格按国家要求使用一次性导管,严禁导管反复使用。

(7)严重的心律失常:冠状动脉造影及心脏各房、室的检查,由于导管进入心室刺激房室的异位起搏点导致心律失常。

**2. 对比剂过敏所致严重并发症**

(1)碘过敏反应或特异质反应:特异质反应就是我们常说的个体过敏反应,一般与使用剂量无关。主要为过敏性休克、荨麻疹、血管神经性水肿、喉头水肿、急性肺水肿、急性肾衰、横断性脊髓炎、癫痫和急性脑水肿。

(2)剂量依赖或物理化学反应:与对比剂用量、注入方式和速度有关。因对比剂具有高渗性、离子性和化学毒性,注射后会产生如恶心、呕吐、心动过速或心动过缓,甚至心搏骤停等一系列反应。

## 二、术前准备

DSA检查虽然是一种创伤性很小的手术,但仍是一种无菌手术,具有一定的并发症;操作技术对手术成败固然重要,但决定成败的另一重要因素还包括必要的术前准备。对可能发生的并发症要有充分的思想准备,并及时发现和处理并发症。具体准备包括受检者的准备、器械的准备和药品的准备。

### (一)受检者准备

**1.** 碘过敏和麻醉药过敏试验。

**2.** 检测心、肝、肾功能及出凝血时间、血小板计数。

**3.** 术前4小时禁食。

**4.** 穿刺部位备皮。

**5.** 向受检者和家属简述造影目的、手术过程,消除受检者的顾虑及紧张心理。同时告知术中、术后可能发生的意外情况和并发症,获得受检者家属理解,取得受检者的合作,并签署手术知情同意书或其他的相关的知情同意书。

**6.** 儿童及意识不清不能配合者施行全身麻醉。

**7.** 建立静脉通道,便于术中给药和急救。

### (二)器械准备

**1. 手术器械准备**　消毒手术包,手术器械包,穿刺针,导管鞘,导管,导丝,注射器等。

**2. 造影设备准备**　对DSA设备和高压注射器在术前检查运行状况,确保手术正常进行。备好心电监护仪、除颤器和吸引器等抢救设备。

### (三)药物准备

**1. 常规药物**　配备肝素、利多卡因、生理盐水及各类抢救药品。

**2. 对比剂**　浓度为60%～76%离子型或270～400mgI/ml非离子型对比剂。对比剂用量依据不同造影部位、目的、方式而不同。

# 第二节　DSA检查方式

DSA是利用计算机对数字影像信息进行处理,消除骨骼和软组织影像,使血管清晰显示的成像技术,是数字X线成像技术之一,对全身血管的检查具有较大优势,是检查血管疾病的金标准。根据成像方式分静脉DSA(IV-DSA)、动脉DSA(IA-DSA)和动态DSA。静脉DSA分外周静脉法和中心静脉法;动脉DSA分选择性动脉DSA和超选择性动脉DSA。现阶段随介入放射学的发展及广泛的临床应用,以选择性和超选择性动脉DSA为主。

## 一、静脉DSA

### (一)外周静脉法DSA

外周静脉法DSA是通过周围静脉注入对比剂,经过静脉回流至右心、肺循环再至全身的动脉、静脉,以此来获得心脏或靶血管形态。这种用静脉注射方式来显示动脉系统的DSA检查方法称为外周静脉法DSA。风险较小,它是最早应用的DSA检查。

采用外周静脉法需要注射大量的对比剂才能使较大的动脉、静脉系统显示,必须在短时间内使血管内对比剂的浓度达到一定的浓度,才能有效的显示靶血管。需要作对比剂的团注,所谓团注(bolus injection)是在单位时间内给血管内注入一定量的对比剂,其量略大于同期血管内的血流量,从而取代该节段血管内的血液。当这部分血流流经兴趣血管时,其中的对比剂稀释较少,仍保持较高的浓度,从而达到较高的对比。而静脉内团注的对比剂在到达兴趣动脉之前要经过心腔与肺循环，对比剂浓度将被稀释，稀释程度根据流量理论来评估。物质的浓度是指单位体积溶液中所含溶质物质的量，即稀释的碘在动脉的平均浓度（P）是所注射碘的总量（mg）除以造影团块通过的单位体积的血容量（ml）即：经肺循环后出左室的对比剂浓度：

$V \times P_1 = P_C \times R \times T$

$$P_1 = \frac{P_C \times R \times T}{V} \tag{4-1}$$

$P_1$ 为碘的平均动脉浓度；Pc 为对比剂浓度；R 为注射速率；T 为注射时间；V 为对比剂团块通过期间总血量（心输出量与流经肺循环的总时间）。

在外周静脉法中，对比剂离开左心室时需要 8 秒，假设 R 为 20ml/s，T 为 2 秒，心输出量为 100ml/s，将此值代入上式，则

$$p_1 = \frac{p_c \times 20ml/s \times 2s}{100ml/s \times 8s} = \frac{p_c}{20} \tag{4-2}$$

从以上计算内容可知，当对比剂从外周静脉注入，经肺循环到达动脉系统时，血液中碘的浓度为原来的平均碘浓度的 1/20。影响静脉 DSA 法动脉显示的因素有：

**1. 对比剂浓度的影响**　静脉团注的对比剂的碘浓度越高，靶动脉内碘浓度越高，显示效果越好。

**2. IV-DSA 时与注射对比剂的剂量有关**　一般要每次注射大剂量的对比剂，注射速率加大，注射时间长，单位体积的血管内碘浓度增加，靶动脉显示效果好。一次典型的 IVDSA 检查大约需要注射 40g 碘甚至更多。所以静脉给对比剂时，经心、肺循环后，动脉内的碘浓度大大降低，实际应用中 IVDSA 需要对比剂的量大而浓度高。

**3. IV-DSA 时**，动脉内碘浓度取决于所给予的碘总量，与注射速率无关。因为，对比剂团块必须流经体循环和肺循环，循环后的对比剂的流速与心输出有关，且循环路径长。在心血管的弹性限制和耐受范围内，对比剂的流率很难改变受检者原有的血流速度。

**4. IV-DSA 时与受检者的心功能有关**　心功能差的受检者，心输出量低，而中心血量高，单位时间到达靶血管的对比剂浓度降低。因此，心功能太差的受检者，不宜做 IVDSA，原因是大剂量的造影剂加重了受检者的负荷，高渗性的离子型造影剂也使血容量增加，图像质量差。

**5. IV-DSA 时与注射部位有关**　注射位置可行中心置管或外周注射对比剂，前者是指把导管顶端送到右心房或上、下腔静脉开口附近，对比剂流经心、肺循环的时间短；后者只需在肘部穿刺后使导管沿正中或贵要静脉上行 10cm 以上，对比剂注射速度相应较低，中心血容量较大。比如以 10ml/s 速度注射 40ml 对比剂，则注射时间已长达 4 秒，大致相当于肺循环时间。中心血容量为心输出量与平均通过时间的乘积，即对比剂在其中被稀释的血量。中心血容量增加导致对比剂浓度的峰值降低，血管显示差。

另外，还可以用指示剂稀释法或 Stewart-Hamilton 关系式来描述对比剂衰减的时间 - 浓度曲线，估计造影剂的稀释情况。

曲线的峰值碘密度∝注射碘总量 / 中心血容量

对比剂团曲线宽∝中心血容量 / 心输出量

Stewart-Hamilton 是对染料稀释技术感兴趣的生理学家，采用的染料在水流中的稀释的浓度关系。同样的原理，对比剂在血流中，当血流量大时，对比剂向前流动很快，分散也快；但血流量小时，对比剂拉的较长，移动也慢。IVDSA 也可以认为是对比剂在血液中稀释检查。中心血量是指注射部位与感兴趣区之间的所有血量，对比剂在此过程中被稀释。兴趣血管的显示还和显影峰值碘浓度及对比剂团曲线宽度有关。

综上所述，IV-DSA 中的外周静脉法，动脉显影的碘浓度是所注对比剂浓度的 1/20，对比剂团块特性曲线的峰值与注射碘的总量成正比，与心输出量成正比，与中心血量成反比。所以，

IV-DSA是一种高剂量的造影检查,每次检查需要多次注入大量造影剂,方能显示感兴趣区的血管全貌。

### (二)中心静脉法DSA

采用中心静脉法DSA,通过静脉导管注入造影剂,一般经过肘前静脉将导管插入上腔静脉、右心房、少数甚至右心室注射造影剂。即在上腔静脉或右心室注射对比剂,提高对比剂在血管中的浓度,由于通过肺循环,最终到达靶血管的对比剂量少,虽然比外周静脉DSA效果有所提高,但最终血管显示效果差。

静脉DSA虽然操作方便,可获得动脉造影图像,但检查区的大小血管同时显影,血管影像模糊且相互重叠,易产生运动性伪影,影像质量太差,几乎不能满足临床诊断的需要;造影剂用量较多,故临床应用少。不过在动脉插管困难或不适合做IA-DSA时可以采用。为了提高对比剂在所需血管的浓度,采用中心静脉法DSA,即在上腔静脉或右心室注射对比剂,由于通过肺循环,最终到达靶血管的对比剂量少,虽然比外周静脉DSA效果有所提高,但最终靶血管的显示效果还是差。因此,采用外周静脉法DSA和中心静脉法DSA观察动脉的方法目前已基本废弃,现在通过下肢静脉注射对比剂进行DSA检查,只用于下肢的深静脉造影。对于门静脉、腔静脉、髂静脉、肾静脉、逆行股深静脉等部位的疾病诊断和介入治疗可采用选择性静脉DSA。

## 二、动脉DSA

动脉DSA(IA-DSA)是经皮股动脉或桡动脉穿刺,将所需的导管插入相应的血管内进行造影,获取所需的DSA血管图像。IA-DSA分选择性动脉DSA和超选择性动脉DSA。它使用的对比剂浓度低,对比剂团块不需长时间的传输与涂布,并在注射参数的选择上有许多灵活性。同时,血管重叠少,图像清晰,质量高,图像质量受受检者的影响减小,对受检者的损伤也小。

动脉DSA的一个极为重要的特性,DSA显示血管的能力与血管内碘浓度和X线的曝光量平方根的乘积成正比。比如,欲使一直径2mm的血管及其内径1mm的狭窄,与一直径4mm的血管及其内径2mm的狭窄获得同样的显示效果,可采用两种方法:一是将血管内的碘浓度加倍;二是将曝光量提高到4倍。增加X线的曝光量,从设备的负荷与受检者的辐射剂量方面来说都是不可取的。只有从提高血管内的碘浓度来考虑,把碘对比剂直接注射到靶血管或在靶血管的附近注射,来提高血管显示的图像质量,由此出现了选择性和超选择性IADSA的方法。

进行IA-DSA时,将对比剂直接注射到兴趣动脉或在兴趣动脉附近处注射,对比剂不易被稀释。比如,在颈总动脉于1秒内注入8ml 15%(60%、292mgI/ml碘对比剂的稀释液)的对比剂(75mgI/ml),若血流速度为8ml/s,那么,由于注射的压力的作用,对比剂可很快地置换血流达1秒。动脉内的碘浓度在此期间会有50~70mgI/ml,相比用较高剂量,较高浓度注射的IV-DSA可在同一部位达到的碘浓度仍高约3~4倍,可明显提高细小血管的显示率。

由于DSA对于对比剂的碘很敏感,当血管内碘的浓度太高时,重叠血管就不易观察。对于IA-DSA时血管内碘含量的计算,可通过时间-视频密度曲线和时间-浓度曲线对感兴趣区进行测量与推算,可得到对比剂出现和消失的时间,对比剂在血管内循环过程及流率,对比剂时间-浓度曲线的波幅、波宽、斜率等。在实际工作中,对比剂的用量、注射速率、注射压力要根据兴趣动脉的位置、大小、造影导管头至靶器官的距离作适当的调整。同时,动脉DSA对血管的显示与所用导管形态、导管直径大小及导管所在血管的位置有关,与注射的对比剂的速率有关。DSA显示血管及病变的能力与血管内碘浓度与曝光量平方根的积成正比,而血管所需最低对比剂的量与血管的直径成反比;较高的注射速率可形成较密集的对比剂团块,提高细小血管内的碘浓度,提高细小血管的分辨率。

动脉DSA较静脉DSA具有较大的优势:①所需对比剂的浓度低,用量小;②显像清晰,能使直径0.5mm的小血管显示,血管相互重叠少;③运动性伪影发生几率大为减少;④放射辐射剂量减少；⑤成像质量高，诊断准确性增加，同时有利于介入治疗。

为了增加病变诊断和治疗的准确性，选择性、超选择性动脉 DSA 应用日益广泛，几乎取代了非选择性的静脉 DSA。IA-DSA 的操作是将导管插入动脉后，进行选择性和超选择性插管，导管在血管中停留的时间较长，为了防止导管凝血，经导管注入肝素 3000～5000u，行全身低肝素化，防止血栓对其他器官的影响。

DSA 主要用于外周血管的检查与治疗，对于心脏及冠状动脉的病变目前主要采用数字采集系统，可获得心脏、冠状动脉不同方位的数字化影像，对心脏病变的治疗提高了一个新台阶。

## 三、动态 DSA

虽然动脉 DSA 具有很大的优势，但 DSA 的影像是从蒙片像与造影像相减得来的。在造影过程中，由于肢体移动，就会出现蒙片与造影片配准不良，而产生运动性伪影的 DSA 图像。同时，常规 DSA 的影像为二维图像，对重叠的血管不能完全显示，通过动态 DSA 可解决以上问题。在 DSA 成像过程中，将 X 线管、人体和探测器进行有规律的运动，从而获得 DSA 图像的方式，称之为动态 DSA。

随着现代化技术的不断发展，DSA 系统设备性能不断改进，DSA 技术的不足得到改善，动态 DSA 在临床应用中发挥出巨大的作用。旋转 DSA 使成像部位重叠的血管，通过旋转式血管造影，获得多角度，非重叠的立体影像。通过 3D 及图像的后处理，使检查部位的血管及病变得到充分显示，可获得血管与病变关系的最佳显示角度，对于脑部血管病变的检查与治疗具有指导性意义。采用步进式摄影既可解决多次曝光、多次注药，也可以弥补因探测器面积小的问题，如下肢血管检查。采用遥控对比剂跟踪技术可在一次曝光过程中，观测全程血管结构。动态 DSA 通过改进高压发生器，使用超短脉冲快速曝光或采用数字技术脉冲方式曝光，可以减少运动部位成像及运动性伪影的产生，同时，X 线剂量接近减少一半。

## 四、减影方式

DSA 的成像基本原理是将受检部位没有注入对比剂和注入对比剂后的血管造影图像，分割成许多的小方格，做成矩阵化，形成由小方格中的像素所组成的数据图像，经对数增幅和模／数转换为不同数值的数字，形成数字图像并分别存储起来，然后通过计算机处理并将两幅图像的数字信息相减，获得的不同数值的差值信号，再经计算机处理，获得了去除骨骼、肌肉、软组织，只留血管影像的减影图像。根据数字减影方式的不同可分为三种，即时间减影、能量减影和混合减影。

### （一）时间减影

时间减影（temporal subtraction） 时间减影是 DSA 的常用方式，在注入的对比剂进入兴趣区之前，将一帧或多帧图像作蒙片（mask 像）储存起来，并与时间顺序出现的含有对比剂的充盈像（造影图像）一一进行相减。这样，两帧图像相同部分被消除了，只留下含有对比剂血管部分被显示出来。这种因造影图像和 mask 像两者获得的时间先后不同而获得的减影图像，称为时间减影。由于采集的蒙片的方式和减影的程序不同，其减影方式不同。具体有以下几种：

**1. 常规方式** 常规方式为选取 mask 像和充盈像各一帧进行相减，经处理获得减影图像。有手动方式和自动方式。

（1）手动方式：由操作者在曝光期根据显示器上显示的造影情况，先摄制蒙片 mask 像的尽可能选在血管充盈前的一瞬间；再选充盈像，尽量选取在血管内对比剂浓度最高时的图像，再把二者进行相减，获得减影图像。

（2）自动方式：由操作者根据导管头所在位置、受检者的血液循环时间、事先设定注药至 mask 像间的时间，以及注药到充盈像的时间。自动获取 mask 像和充盈像，再把二者进行相减，获得减影图像。

**2. 连续方式**　X线机连续发出X线，获得连续的X线图像，电视摄像机以25～50帧／秒同步摄取连续影像信号。以电视视频速度观察连续的血管造影过程，或以第一帧蒙片相减获得血管减影图像。这种方式的图像频率高，单位时间内图像帧数多，时间分辨率高。但X线剂量大，机器负荷大。适用于快速运动的部位，如心脏、大血管。

**3. 脉冲方式**　以脉冲方式选取mask像和充盈像各一帧进行相减，经处理获得减影图像的为脉冲方式。

（1）常规脉冲方式：每秒进行数帧的摄影，在对比剂未注入造影部位前和对比剂在靶血管充盈的过程中对X线图像进行采集和减影，最后得到一系列连续间隔的减影图像。X线的产生与采集脉冲同步，以一连串单一的曝光为其特点，脉冲频率低，1～7.5帧／秒。射线剂量较强，所获得的图像质量好，是一种普遍采用的方式。主要适用于脑血管、颈动脉、四肢动脉等活动较少的部位。

（2）超脉冲方式：超脉冲方式是脉冲频率高，在短时间内进行10～30帧／秒的X线脉冲摄像，然后逐帧高速重复减影，获得快速的动态减影图像。具有频率高、脉宽窄，具有动态显像的特点。主要适用于心脏、冠脉、主肺动脉等活动快的部位，图像的运动模糊小。

（3）时间间隔差方式：是一种以相隔一定数量的前一幅图像作为mask像，再与其后一定间隔的图像进行减影处理，从而获得一个序列的差值图像。其特点是mask像时时变化，边更新边重新减影处理，相减的两帧图像在时间上间隔较小，能增强高频部分，降低了由于受检者活动造成的低频影响，对于心脏等具有周期性活动的部位，适当地选择图像间隔帧数，进行时间间隔方式减影，能够消除相位偏差造成的图像运动性伪影。

（4）心电触发脉冲方式：为了避免心脏搏动产生的图像运动性模糊，采用心电触发X线脉冲进行采集蒙片与充盈像，它与心脏大血管的搏动节律相匹配，以保证系列中所有的图像与其节律同相位，释放曝光的时间随心脏搏动变化而不同，以便掌握最小的心血管运动时刻。主要用于心脏大血管的DSA检查。

**4. 路标方式**　又称血管图方式，主要用于选择性血管造影进行插管时指导导管或导丝的运行方向。具体操作是：在路标的模式下，在透视下先注入少许对比剂，观察对比剂在靶血管充盈到最佳状态时释放透视，形成一幅减影血管图像，作为一条轨迹显示在透视影像上。此时插入导管或导丝，就可以清楚地显示导管或导丝的走向和尖端的具体位置，使操作者顺利地将导管插入目的区域。这种方式的优点是可以减少医师操作时间，减少辐射剂量，减少对比剂的用量，提高工作效率。

**（二）能量减影**

能量减影（energy subtraction）也称双能减影、K缘减影。是利用X线通过碘与周围软组织间在不同能量下有明显衰减差异这一特性来减影的，即对兴趣区血管造影时，同时用两个不同的管电压（70kV、130kV）取得两帧图像，两种图像进行相减获得只含对比剂的减影图像。

碘在33keV时，碘原子在K层轨迹上的电子其衰减曲线具有锐利的不连续性，此临界水平称K缘。而软组织衰减曲线则是连续的，没有碘的特征，并且能量越大，其质量衰减系数越小。若将一块含骨、软组织、空气和微量碘的组织分别用略低于和略高于33keV的X线能量（若分别为70kV和120～130kV）曝光，则后一帧图像比前一帧图像的碘信号大约减少80%，骨信号大约减少40%，气体则在两个能级上几乎不衰减。若将这两帧图像相减，所得的图像将有效地消除气体影像，保留少量的软组织影像及明显的骨与碘信号。这使得能量减影难以消除骨骼影像，若减影前首先将130kV状态时采集的影像由1.33的因数加权，则减影处理后可以很好地消除软组织及气体影像，仅留下较少的骨信号及明显的碘信号，获得只含对比剂的减影图像。若通过合成再蒙片、匹配滤过及递推滤过等技术的处理，减影产生的不仅仅是单纯的两幅图像，而是多幅图像。

### （三）混合减影

混合减影（hybrid subtraction）是 1981 年 Bordy 提出的技术，将基于不同种物理变量的减影方法相互结合起来的减影技术称为混合减影。也是能量减影同时间减影技术相结合的技术。

基本原理是对注入对比剂以后的血管造影图像，先消除软组织，后消除骨组织，最后仅留下血管像。混合减影经历了两个阶段，先作高千伏及低千伏的双能量曝光及每个曝光对的能量减影，从而消除了软组织背景而保留碘及部分骨骼影。然后将能量减影过的蒙片与能量减影过的造影片再作一次时间减影，进一步消除骨骼影，最后仅留下血管像。混合减影对消除移动伪影及匹配不良很有效，但由于部分造影剂信号也被减除，故小血管显示欠佳。若能在能量减影后先行匹配滤过，将能量减影后的碘信号加权放大，再行时间减影，则可得到补救并改善图像质量。混合减影要求在同一焦点上发生两种高压，或在同一 X 线管中具有高压和低压两个焦点。所以，混合减影对设备及 X 线球管负载的要求都较高。

## 第三节　特殊 DSA 检查技术

### 一、旋转 DSA 技术

旋转 DSA（rotational DSA）技术是动态 DSA 技术的一种，是在 C 臂旋转过程中注射对比剂、进行曝光采集，获得一系列含造影剂的图像，经过计算机图像处理，得到一组可回放的不同角度的减影图像，达到动态观察的检查方法。实现了对于运动部位的动态数字血管图像以及减影数字血管图像。按机架运动的方式可分为单轴旋转和多轴旋转，按 C 臂的结构可分为单 C 臂旋转和双 C 臂旋转采集。

#### （一）单轴旋转

它利用 C 臂的两次旋转动作，第一次旋转采集一系列蒙片像，第二次旋转时注射对比剂，采集一系列充盈像，在相同角度采集的两幅图像进行减影，以获取序列减影图像。

基本原理是采用角度触发技术，在 C 臂旋转过程中每间隔一定的角度自动进行图像的采集，获得一系列图像数据，旋转速度由早期的 25°/s。发展到 60°/s，图像帧频为 8～75/s 可调，旋转幅度由 180° 发展 360°。最后取得动态的血管图像，或经两次旋转动作获得减影图像。其优势是只通过一次对比剂的注入就可以获得不同角度的多维空间血管造影图像，增加了影像的观察角度，能从最佳的位置观察血管的正常解剖和异常改变，提高病变血管的显示率，从而大大降低了射线剂量，为医生及受检者提供了最大程度的保护。但不足的是对头、足方向的观测不满意，需要进行 3D 重建，以获得整体血管的观察。

该技术在临床上主要应用于心血管以及头颈部血管性病变，尤其是颅内动脉瘤的诊断，应用实时旋转 DSA 技术可以做到多角度全面观察病变部位，并可清楚地显示出动脉瘤的形态、大小，更能显示动脉瘤的瘤颈及与载瘤动脉的关系，为治疗方案的选择和术后效果的评定提供了最直观的影像根据。

#### （二）多轴旋转

在一次造影剂注射的情况下，将 C 臂旋转和环内滑动的双轴旋转采集组合成一次完整的采集轨迹。系统会根据受检者的体型等信息自动设定运动轨迹，该轨迹会将靶血管常规二维投照角度无一例外的完美覆盖。换句话讲，其采集全程的影像信息比常规的二维投照信息更多，更有助于临床医生的诊疗效果。采集过程中的每一幅图像都被标明了曝光时的角度，非常好的用来确定最佳的投照角度，有利于指导治疗。它与单轴旋转比较，更能显示靶血管的空间形态。

旋转 DSA 技术实际上是对常规体位 DSA 检查的重要补充，只通过一次对比剂的注入就可以获得不同角度的多维空间血管造影图像，增加了影像的观察角度，能从最佳的位置观察血管的正常解剖和异常改变，提高病变血管的显示率；从而大大降低了射线剂量，减少了对比剂的用量，缩短检查时间，为医生及受检者提供了最大程度的保护。但不能观察靶血管造影的整个过程，不能显示血管腔内管壁、血栓情况，缺乏对病变血管实质期及静脉回流等血液动力情况的了解。

## 二、3D-DSA 技术

3D-DSA 技术（three dimensional digital subtraction angiography，3D-DSA）是对旋转 DSA 采集的横断面的投影图像，通过计算机进行三维数据重建的一项基本技术。利用采集到的旋转 DSA 图像进行实时运算分析，针对采集区域的像素立方体进行重建，得到三维立体的血管图像。三维血管成像可以更加形象的、立体的了解病变，对血管重叠的病变，特别是在细小动脉瘤的显示与诊断方面，有时起到决定性的作用。

在 3D 模式下进行旋转造影，将采集的数据送至具有三维后处理工作站，经计算机重建，获得 3D 图像，同时可以实现以下多项功能。

### （一）三维血管定量分析

在 3D 的图像上进行血管及动脉瘤的长度、角度、体积等数据测量；进行血管狭窄的分析，了解血管狭窄的长度及狭窄的程度；通过 3D 血管的旋转，充分展示瘤体与载瘤动脉的关系，为手术提供可靠的依据。

### （二）血管重建缩放

对各神经血管自动显示，还可对动脉瘤、肿瘤血管、动静脉畸形等目标血管进行局部显示。对重叠的细小血管可进行再重建，更能明确血管的细微结构，有利于指导血管病变的治疗。

### （三）实时 3D 路图

进入实时 3D 模式后，3D 图像跟随 C 臂的运动而同步，它能自动跟随 C 臂旋转，形成不同角度的血管图像，有利于对病变部位的血管，进行定位观察，更能明确病变与周围组织的关系。

### （四）血管内镜

选取目标血管，进行血管内镜成像，可以动态观察目标血管的内腔、内壁的情况，有效判断血管的通畅情况如血栓、粥样硬化等。

## 三、岁差运动 DSA 技术

岁差即年时间差，是天文现象。DSA 的岁差运动是岁差 - 等中心双向旋转 DSA 技术，也是多轴旋转造影，是旋转 DSA 技术的另一种运动形式。其原理是利用 C 型臂支架两个方向的旋转，精确地控制 C 型臂支架（Z 轴）转动方向的进度，形成了 X 线焦点在同一平面内的四周运动，探测器则在支架的另一端做相反方向圆周运动，从而形成岁差运动，在运动中注射对比剂并曝光采集图像，获得一系列减影像。它对于观察血管结构的立体关系十分有利。

岁差运动 DSA 技术在临床上主要用于观察腹部和盆腔重叠的血管，以显示血管的立体解剖图像。在肝肿瘤的治疗中，应用岁差运动可清晰显示肿瘤的供血动脉、肿瘤染色，并利于指导超选择性插管，而行肝段、亚肝段栓塞治疗。

## 四、实时模糊蒙片 DSA 技术

实时模糊蒙片（real-time smoothed mask，RSM）DSA 技术是检查床或 C 型臂在移动中采集图像数据，即蒙片和实时图像交替采集，利用间隔很短的两次曝光，第一次曝光时影像增强器适当散焦，获得一帧适当模糊的图像，间隔 33 毫秒再采集一帧清晰的造影图像，两者进行减影可以获得具有适当骨骼背景的血管图像。其特点是在 DSA 图像上保留浅淡的骨骼影像，可用于血管病变位置识别。它可以在运动中获得减影图像，免除了旋转 DSA 减影图像需要进行两次运动采集的麻烦，且避免了两次采集间受检者移动造成失败的可能。由于蒙片像随时更新，且相间仅为33毫秒，因此不会产生运动性伪影。对下列一些检查具有一定的优势：

**1. 胸部、腹部和盆部出血者** 受检者处于休克前期，不能屏气而需要进行 DSA 检查者。因其他特殊情况如高龄、婴儿等，不能自主控制而必须进行 DSA 检查者。

**2. 下肢血管性病变** DSA 检查室不能控制下肢抖动者。

**3.** 由它完成的 DSA 图像不受运动影响，可制作高性能高画质的旋转（三维）DSA，动态观察下肢全景式步进 DSA，而且使得放射剂量减小 1/3～2/3，对受检者及医生起到极大的保护作用。

## 五、步进 DSA 技术

步进式血管造影技术（angiography of step-translation technique/bolus chasing angiography, BCA）是一次性注射对比剂，通过自动跟踪造影获得整个下肢血管及分支的图像，解决了普通数字减影血管造影技术需要分段、多次采集才能达到的效果。依据图像数据采集的方式不同分为分段步进和连续步进 2 种方式。

### （一）分段步进

分段步进是以往常用的一种方式。X 线球管和探测器保持静止，导管床携人体匀速移动，或者是导管床与人体静止，X 线球管和探测器匀速移动。采用快速脉冲曝光采集图像，实时减影成像。具体方法是预先设定步进程序。当第一段曝光时序完成后，床面或 X 线管自动移动一定距离后停止，此时进入第二段曝光区域，再进行曝光。第三段、第四段以此类推。相邻两曝光区域有部分重叠。对于各区域段采集后的图像数据通过计算机处理进行剪接，获得血管全程减影像。步进时序的设定以对比剂在血管内的流速决定，曝光时的区域应是对比剂在血管内充盈最佳时段。此方式的缺点是步进及曝光时序难以与对比剂的充盈高峰相吻合。

### （二）连续步进

在脉冲曝光中，通过检查床面或 C 臂的自动移动，X 线管以脉冲曝光方式跟踪对比剂在血管内充盈高峰同步进行，利用窄 X 线束连续采集，跟踪对比剂在血管内充盈过程并连续获取造影图像，实时减影显示。对跟踪采集的图像数据，计算机按顺序自动进行连接，以此获得该血管的全程减影像。又可降低受检者的辐射剂量。因是连续跟踪采集，重建后的全程血管减影图像不出现剪接处的位移影，血管连续显示。在连续追踪采集的过程中，可以同时转动被检四肢，使重叠的血管分离显示。

导管床的移动速度是技术员通过调速手柄来控制的，使导管床的移动速度与造影剂在下肢动脉血管中的流动同步，因此，能否合理正确使用调速手柄是造影成功的关键。受检者移动是造影失败的另一个主要原因，多为造影剂刺激引起。一则是因大量的高渗性造影剂一次短时间内注入，双侧追踪造影一次造影剂用量达 80～100ml，可引起红细胞血管内皮及血-脑屏障的损害，引起抽搐或惊厥，一则是造影剂的高渗性带来的灼热感造成肢体的不自主的移动。因此，下肢动脉造影采用 Bolus 技术时，应尽量选用非离子型造影剂，并对下肢进行固定。对比剂的稀释或采用等渗对比剂进行造影，可以减少受检者的疼痛。

步进 DSA 技术的优势就是能在一次性注射对比剂的同时获得整个下肢的图像，减少了对比剂的用量，同时也减少了受检者接受的 X 线辐射，缩短了造影时间。其缺陷是对比剂的跟踪和采集速度难以协调，单次造影时间长，易产生运动伪影。

## 六、自动最佳角度定位技术

自动最佳角度定位技术利用计算机可根据正侧位或左右斜位的病变血管显示情况，分析并确定该病变血管的最佳显示角度，通过一键操作，机架可自动转到该角度进行造影，可以帮助操作者在短时间内找到感兴趣的血管实际解剖位置的最佳视图,即该血管病变的最佳显示角度。操作者只要确定任意一幅图像,然后按下自动角度按钮(Compas),机架将自动运动到相应的位置。Compas从两个投影角度大于30°的血管图像,计算出两条平行走向的血管在三维立体范围内的最佳展示投射角度,而在临床应用中可利用正侧位DSA图像,测算指出某一段迂曲走行血管的投照角度;一次可调整到显示此血管的最佳角度来显示此段血管,也可在3D工作站上,根据3D血管最佳观察角度自动定位机架位置,保证操作者得到想要的最佳角度。这项技术多用于冠状动脉或脑血管的造影。这样在临床上就可以清晰显示此段血管有无病变,若有狭窄性病变,可有助于制定施行球囊扩张术或内支架置入术。

## 七、类CT技术

类CT技术也称类CT功能、或血管CT,是继普通CT之后的一种新技术,是平板探测器DSA与CT技术相结合的产物。它在DSA系统中利用C臂的旋转,FPD的数据采集,进行容积扫描,再经计算机对采集来的数据进行重建,将二维投影图像变换成三维目标图像,获得CT图像。通过一次旋转,重建出多个层面的图像。由于平板探测器的像素小,采集的数据信噪比差,图像的密度分辨率低,不能进行CT值的测量,与常规CT相比具有一定的局限性。

在脑血管治疗中,有时会有动脉瘤的再次破裂、出血等意外情况的发生,在常规DSA的治疗中若出现此类事件的发生,必须把受检者送入CT室进行CT扫描,来确定出血程度及采取相应的治疗措施,甚至中断治疗。采用类CT功能,即可以在DSA检查或治疗中及时进行CT扫描,可快速获得结果,为治疗提供更大的保证。同时在每次治疗结束后,也可以进行CT扫描,确保治疗的安全性(图4-1)。

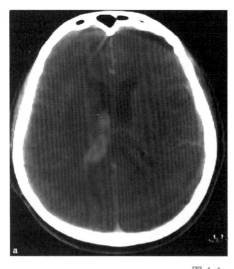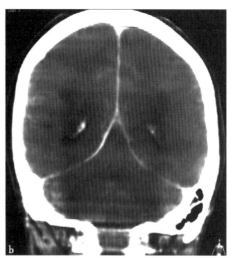

图4-1 类CT图
a. 类CT横断面;b. 类CT冠状面

类CT功能的应用既保证手术的安全又为并发症治疗赢得了时间,降低了并发症对脑组织的损害,是脑血管病变的介入治疗必须具备的功能。类CT技术能够不使用造影剂即可实现高质量的检查,除颅脑外还可以扩展到胸、腹部的操作如穿刺、引流和射频消融等检查与定位,为诊断和介入治疗提供帮助。

## 八、3D路径图技术

3D路径图(3D-Roadmap)技术是基于3D血管重建技术将容积数据与实时透视匹配,代替传统二维路图功能。在旋转血管造影的基础上对该部位血管进行重建,形成三维血管图像后,再进入 3D-Roadmap 模式,形成 3D 路图(图 4-2a),此时随着机架的转动,三维图像自动旋转。根据病变需要进行调整,达到所需的显示方向的角度。在透视下进入导管或导丝,这样使透视图像与三维图像重合;若有血管重叠处,可以转动机架,可以最大程度显示血管的立体分布,以利于指导导管或导丝顺利地进入到靶血管内。

最初的路径图(2D 路图)采用"冒烟"和峰值保持技术,将导管前端血管分布图像与连续透视图像重合,利于指导导管及导丝更容易地送入病变部位的血管内。但改变体位时则需要重新建立路图,反复操作。3D 路径图技术只需要一次造影,获得 3D 图像(图 4-2b),就能作为路图显示,能使导管或导丝更容易选择性进入病变部位,也能明确机架的工作位,且易显示病变形态;如颅内动脉瘤的形态、大小,瘤颈的大小及与载瘤动脉的关系。同时在不改变条件的情况下,可反复转动机架,观察病变的形态及与周边组织的关系,易于确定微导管进入瘤腔内的角度;可以指导体外对微导管前端进行弯曲塑型,使之更容易进入动脉瘤内。优点在于当医生更换感兴趣区时不必重复注射造影剂制作路图,节约对比剂,减少辐射,缩短手术时间。但 3D-Roadmap 与 C 臂旋转、床面升降及移动、FOV 改变等关联,在退出该模式时,任何机械的运动将会导致 3D 路径图的错误,需要重新建立 3D 模式。另外,对于动脉瘤后期的栓塞,不能明确栓塞的致密程度,还需要采用 2D 路图进行操作。

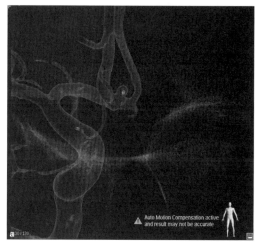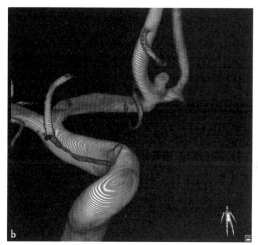

图 4-2　3D 路径图技术

a. 3D 路图;b. 3D 图

## 九、虚拟支架置入术

虚拟支架置入术是利用在 DSA 系统中进行的旋转血管造影采集的图像进行计算机血管 3D 成像,在 3D 工作站中对重建出来的动脉瘤及载瘤动脉,或者狭窄血管进行血管分析,根据测量数据及支架要求的数据进行虚拟支架置入,通过虚拟支架功能的运行,能形象地展示支架置入的效果,可清晰地模拟显示内支架置入后的情况,包括支架置入的位置、大小是否合适,支架贴壁情况,封闭部位是否合适等。

支架置入可使狭窄或闭塞的血管再通,在治疗血管病变方面也有很大的优势,创伤小,恢复快,并发症少,其治疗效果可与传统的外科手术相媲美。但要取得手术成功的关键是正确判断病变血管的情况,如血管的直径、病变部位的长度及置入支架的位置,选择合适的置入支架。对于大动脉的血管病变,一般根据 CT 测量的数据选择相应的支架,而头颈部动脉的狭窄性病变支架的选择则主要依据血管造影的测量结果,颅内血管一般采用 3D 图像进行测量。但不管是 CT 测量还是 DSA 血管造影的测量,都受到主观因素的影响,存在一定的误差,对支架的选择较困难。如何使得置入的支架更完美，虚拟支架置入系统应运而生。该系统可将进行支架置入的病变血管形象地展示出支架置入的效果（图4-3），可清晰地模拟显示内支架置入后的情况，包括支架置入的位置、大小是否合适，支架贴壁情况。封闭部位是否合适，如不合适可再次更换支架，直至欲置入支架满意为止；再选择同样支架置入体内，就会取得一个良好的治疗效果。颅内血管病变，血管狭窄、宽颈动脉瘤的治疗需要支架置入，在虚拟支架置入系统操作下，除了可以显示支架置入后的情况外，还可以利用工作站的处理，清晰显示支架置入后瘤腔的大小，这样可以确认置入弹簧圈的大小，不至于因为弹簧圈选得过小不能充分成篮，过大则挤压支架。颈动脉狭窄采用虚拟支架技术，有助于术者在颈动脉狭窄支架成形术中正确地选择合适类型的支架。因此，利用虚拟支架置入技术，可以预先对治疗效果作出初步判断，能更好的选择支架及置入的方式、位置，可达到事半功倍的效果。

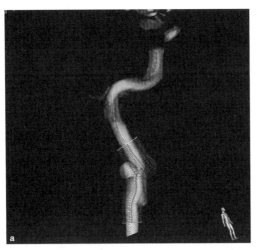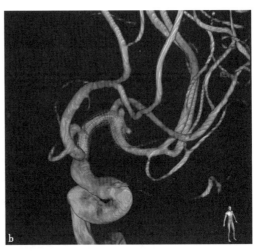

图 4-3　虚拟支架
a. 颈内动脉虚拟支架；b. 大脑中动脉虚拟支架

随着 DSA 技术的不断发展，电子工业的前进，相信会有更多的特殊功能产生。合理应用这些特殊技术，可以使 DSA 的检查更快捷、更安全，介入治疗效果也会更佳，更能促进介入放射学迅速地发展。

## 第四节　头颈部 DSA 检查技术

### 一、血管解剖

#### （一）动脉系统

头颈部的动脉系统起自主动脉弓，自右至左分别为头臂干（无名动脉）、左颈总动脉和左锁骨下动脉。头臂干发出右颈总动脉和右锁骨下动脉，锁骨下动脉发出椎动脉、胸廓内动脉、腋动脉等。

**1. 颈内动脉**　颈总动脉于甲状软骨水平（$C_4$ 水平）分为颈内动脉和颈外动脉，颈内动脉起自颈总动脉的分叉部，先居颈外动脉的后方，继而转向颈外动脉的后内方，经颈动脉孔入颅，穿过海绵窦，于前床突上方分为大脑前动脉和大脑中动脉。其行径以岩骨的颈动脉管外口为界分为颅外段和颅内段。颅外段没有分支，呈垂直方向走行。

新的分类根据邻近的结构及经过的解剖部位将颈内动脉分成 7 个解剖段：颈段（$C_1$）、岩段（$C_2$）、破裂孔段（$C_3$）、海绵窦段（$C_4$）、床突段（$C_5$）、眼段（$C_6$）和交通段（$C_7$），其中岩段又分为岩垂直和岩水平段。

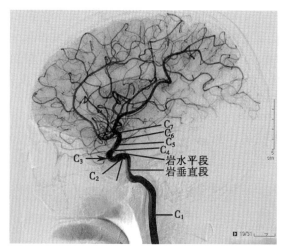

图 4-4　颈内动脉

在颈段没有分支，在岩段有些小分支，有颈鼓室动脉、翼动脉；海绵窦段的小分支有海绵窦支、脑膜垂体干。脑段有几个主要分支，即颈内动脉脑内段发出 5 支主要分支（图 4-5）。

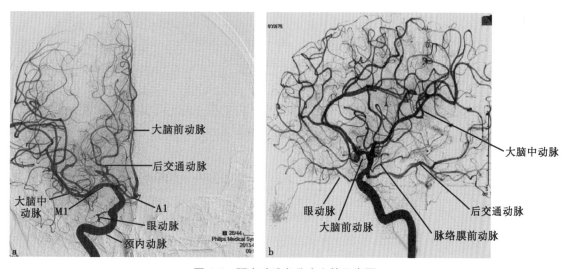

图 4-5　颈内动脉各分支血管示意图
a. 颈内动脉分支正位像；b. 颈内动脉侧位像

（1）眼动脉：是颈内动脉出海绵窦后的第一大分支，起自前膝段与床突上段之间，常发自颈内动脉床突段的内侧缘，向前进入眼眶，供应眼眶内结构血液。

（2）后交通动脉：起于颈内动脉的床突上段，向后与大脑后动脉近端吻合，构成 Willis 环的外侧面。

（3）脉络膜前动脉：起于颈内动脉的床突上段附近，后交通动脉以远 2～4mm，在鞍上池和脚间池内向后内方行走，从外向内跨过视束走向外侧膝状体，然后经膜络裂进入侧脑室下角向膜络丛供血。

（4）大脑前动脉：起自床突上远段，向前内侧行走，越过视交叉至头颅中线，这段为水平段（$A_1$）。向前发出前交通动脉和胼周动脉、胼缘动脉、眶顶动脉和额极动脉。主干在胼胝体沟内走行，发出分支分布到大脑半球的内侧面，顶枕裂之前和大脑半球外侧面的上缘。前交通动脉与对侧的大脑前动脉吻合，构成 Willis 环的外前面。

（5）大脑中动脉：是颈内动脉的直接延续，从颈内动脉分出后，向外侧到脑岛的前下方进入外侧裂，这段为大脑中动脉的水平段（$M_1$）。再向外侧横过前穿质向外，在蝶骨小翼附近进入大脑外侧裂，沿岛叶外侧面上行，并向后发出分支，然后转向后上沿脑表面后行。

**2. 颈外动脉** 颈外动脉是颈总动脉的另一终支，于甲状软骨水平（约 $C_4$ 水平）与颈内动脉分开，位于颈内动脉的前内侧，然后跨过其前方绕至前外侧上行，穿腮腺实质，达下颌颈高度分为颞浅动脉和上颌动脉两个终支。主要供应颈前部、面部及颅部（皮肤、颅骨和硬脑膜等）的血液，主要分支有8支，由近至远端分别为：（图4-6）

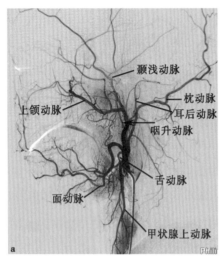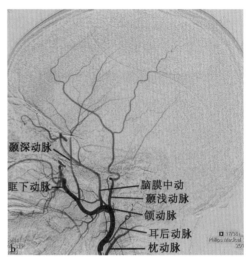

图 4-6　颈外动脉

a. 近端；b. 远端

（1）甲状腺上动脉：于颈外动脉起始处的前面发出，向前下方行于颈总动脉与喉之间，向前下方达甲状腺侧叶上端，分为前后2支，前支分布于侧叶前面，并有分支与对侧吻合，后支沿侧叶后缘下行，与甲状腺下动脉的升支吻合。

（2）咽升动脉：自颈外动脉起端的内侧壁发出，沿咽侧壁上升达颅底，分支至咽、腭扁桃体、颅底和颈部深层肌。由于动脉较细小，常规造影不易显影。

（3）舌动脉：平舌骨大角处，起自颈外动脉，经舌骨肌深面进入舌内，分支营养舌、腭扁桃体及舌下腺等。

（4）面动脉：在舌动脉稍上方起始，经下颌下腺深面至咬肌止点前缘绕过下颌骨体下缘到面部，又经口角和鼻翼外侧至内眦，易名为内眦动脉。面动脉行程迂曲，沿途分支至下颌下腺、面部和腭扁桃体等。

（5）枕动脉：发自颈外动脉后壁与面动脉同高度，向后上方行走，在斜方肌和胸锁乳突肌止点之间穿出至枕部皮下，分支分布于枕顶部。

（6）耳后动脉：在枕动脉的稍上方，向后上方行走，分布于枕耳后部、腮腺和乳突小房。

（7）上颌动脉：颈外动脉的另一终支，经下颌颈深面（腮腺内）入颞下窝，沿途分支分布于外耳道、中耳、硬脑膜、颊部、腭扁桃体、上颌牙齿和牙龈、下颌牙齿和牙龈、咀嚼肌、鼻腔和腭部等（图4-7）。

具体细小分支有：①下牙槽动脉；②脑膜中动脉是最大的脑膜血管，也是上颌动脉的最大分支，垂直向上经棘孔进入颅内，分额支和顶支；③脑膜副动脉。④颞深动脉；⑤颊动脉；⑥上牙槽后动

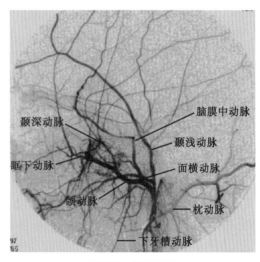

图 4-7　上颌动脉

脉；⑦眶下动脉。

（8）颞浅动脉：跨颧弓根至颞部皮下，分布于额、颞、顶部的软组织以及腮腺和眼轮匝肌等。

**3. 椎动脉**　椎动脉起自锁骨下动脉，经第六至第一颈椎横突孔上行，从枕骨大孔的椎动脉孔入颅，入颅后由延髓外侧转向腹侧走行，两侧椎动脉在脑桥下缘汇合成基底动脉。椎动脉在颈段发出脊髓支和肌支，比较细小，一般血管造影不能看到。椎动脉在颅内段的主要分支有脊髓前动脉、脊髓后动脉和小脑下后动脉。小脑后下动脉（posterior inferior cerebellar artery PICA），行走于延髓橄榄体下端向后绕行，至脑干背侧，末端分两支；一支至小脑下蚓部，一支至小脑半球下面（图4-8）。

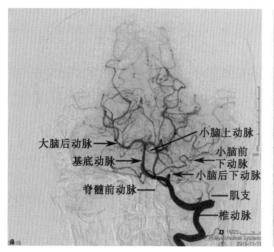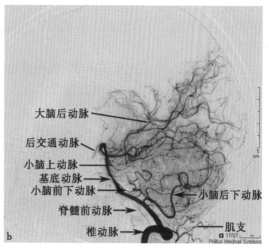

图4-8　椎动脉
a. 正位像；b. 侧位像

**4. 基底动脉**　基底动脉由双侧椎动脉在脑桥下缘汇合而成。主要分支有：小脑前下动脉、小脑上动脉和左、右大脑后动脉。在脑干腹侧面中线上行终于脚间池，末端分为两个终支即左、右大脑后动脉，它起自脑桥中缘附近、两侧动眼神经之间，发出分支分布于颞叶、顶叶、中脑、第三脑室和侧脑室的脉络丛及室管膜。小脑上动脉自基底动脉末端的稍下方发出，从中脑外侧绕大脑脚，再经小脑前缘至四叠体后部，分布于小脑蚓部上面和小脑背后侧。小脑前下动脉（anterior inferior cerebellar artery AICA）起于基底动脉下1/3，在脑桥腹侧沿展神经向下外行走，进入小脑角池，供小脑下部的血液。

基底动脉发出的左右大脑后动脉与前交通动脉、后交通动脉、颈内动脉颅内段、大脑前动脉构成一个基底动脉环（Willis环），当颅内某一血管发生病变时可以通过基底动脉环的血管形成代偿（图4-9）。

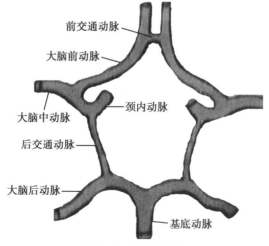

图4-9　基底动脉环

## （二）静脉系统

头部的静脉主要由颅内静脉、颅外静脉组成。脑及脑膜的静脉回流可分为板障静脉、脑膜静脉、硬脑膜窦、脑的深静脉和浅静脉。

**1. 板障静脉** 是由小而不规则的内皮覆盖的血管管道组成，行走于内外板之间，与颅外静脉系统、脑膜静脉、硬脑膜窦相通，造影不显影。

**2. 脑膜静脉** 存在于硬膜内，引流大脑镰、小脑幕、硬脑膜的静脉血流，走行于内板的静脉沟内，与硬脑膜窦或颅外面深部的翼丛、颈椎周围的椎静脉丛相通。

**3. 硬脑膜窦** 是内皮覆盖的管道，位于硬膜的两层之间，没有瓣膜，呈小梁结构，是收集颅内静脉的主要通道。主要包括上矢状窦、下矢状窦、直窦、横窦、岩窦、乙状窦、海绵窦。各静脉窦的回流情况：

（1）上矢状窦：位于大脑镰上缘，从鸡冠起向后直至窦汇。

（2）下矢状窦：位于大脑镰的游离缘之下，与上矢状窦平行，与大脑大静脉汇合成直窦入窦汇。

（3）直窦：由大脑大静脉与下矢状窦汇合而成，向后经窦汇至横窦。

（4）窦汇：位于两侧小脑幕游离缘之间，由上矢状窦与直窦在枕内隆凸处汇合而成，注入横窦。

（5）横窦：与上矢状窦呈 T 字相交。乙状窦是横窦的延续，向下经颈静脉孔与颈内静脉相近。

（6）海绵窦：位于鞍旁，两侧海绵窦经海绵间窦互相沟通，它前接眼静脉，两侧接大脑中静脉，后经岩上窦与横窦相通，经岩下窦与乙状窦或颈内静脉相通。

**4. 大脑的深、浅静脉**（图 4-10）

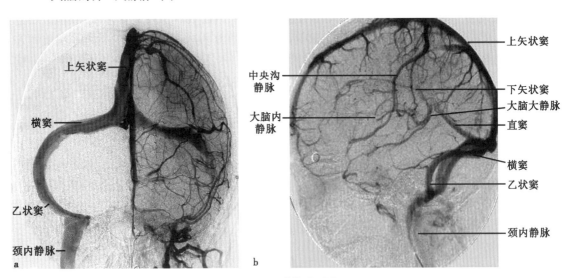

图 4-10　脑静脉回流
a. 颅内静脉回流正位；b. 颅内静脉回流侧位

（1）大脑深静脉：主要收集脑深部血液，包括丘脑纹状体表静脉、膈静脉、大脑内静脉、大脑大静脉和基底静脉。丘脑纹状体静脉接受丘脑、纹状体、胼胝体及侧脑室血液，在侧脑室侧壁尾状核和丘脑之间的沟内走向前、向下、向内走行，在室间孔后壁与膈静脉混合，转折后成为大脑内静脉。

左右大脑半球各一条大脑内静脉，沿第三脑室顶向后下，在胼胝体压部下汇合成大脑大静脉，大脑大静脉还接受四叠体、松果体和小脑上蚓的血液，其后方与下矢状窦汇合成直窦。基底静脉接受前穿质、基底节和岛叶的血液，沿大脑脚向后上汇入大脑大静脉。

（2）大脑浅静脉：主要收集大脑皮质血液。大脑上静脉每侧数条，经大脑表面注入上矢状窦。大脑中静脉由数分支汇合成一条，位于外侧裂，注入海绵窦。此外，还有大脑下静脉位于大脑底面，注入海绵窦和岩上窦。交通吻合静脉连接各种静脉之间。

（3）椎静脉：根据静脉引流的方向，后颅凹静脉可分为3个主要引流系统：

上组向上引流至 Galen 系统的那些静脉，其中小脑中央前静脉和上蚓静脉引流小脑上部和前部，中脑后静脉和中脑前静脉引流脑干。

前组引流至岩上窦的静脉，主要为岩静脉，它由引流小脑半球前部，以及引流脑桥和延髓前外面的多个尾支组成。

后组向后外引流入窦汇以及邻近直窦或侧窦的静脉，这组静脉引流小脑半球和扁桃体的后下面，主要为蚓下静脉和半球下静脉。

此外，天幕上组引流大脑后动脉及其分支供血的区域，并引流中脑、间脑的后部，侧脑室、枕叶、颞后叶和顶后叶，它连接 Galen 静脉、上矢状窦、直窦和侧窦。主要静脉有基底静脉、脉络膜丛和脉络上静脉、大脑内静脉和丘脑静脉。

（4）颅外静脉：主要有面总静脉、枕静脉、耳后静脉等。面总静脉中的面前静脉收集颜面大部分血流，面后静脉由颞浅静脉和上颌静脉汇合而成。枕静脉和耳后静脉都汇入颈外浅静脉，面总静脉注入颈内静脉，而颈外浅静脉则注入锁骨下静脉。

大脑静脉回流的总体情况：

大脑表浅静脉→大脑上静脉→上矢状窦→横窦→乙状窦→颈内静脉。

大脑深部静脉、丘脑纹状体表静脉、膈静脉、丘脑体静脉、纹状体、胼胝体、侧脑室静脉→大脑大静脉→下矢状窦→直窦→横窦→乙状窦→颈内静脉。

眼静脉、大脑中浅静脉、中央沟静脉、Lable 静脉→海绵窦→岩上窦（岩下窦）→横窦→乙状窦→颈内静脉。

## 二、造影技术

### （一）手术操作

**1. 颈动脉** 包括颈总动脉、颈内动脉、颈外动脉。

应用 Seldinger 技术行股动脉穿刺，将所选用的单弯导管插至升主动脉弓，常规先行右侧颈动脉及分支的造影。转动导管，使导管的尖端向上，缓慢地向后拉，使导管尖端抵达无名动脉开口处，然后旋转导管使导管尖端指向内侧，继续推进使其进入右颈总动脉。转动 C 臂，使颈部成侧位像，将导管顶端插至第 4～5 颈椎平面时，根据造影目的将导管送入颈外或颈内动脉，然后注入少量对比剂，证实导管在靶血管后，透视下行造影定位，确认无误后即可造影。左颈总动脉自主动脉弓发出，其主干与主动脉弓约呈锐角，旋转导管使其尖端向上，然后缓慢向后拉动导管，使导管先端进入左颈总动脉开口，并利用回抽和推动等操作技巧，使导管进入左颈总动脉，采用同样的方法将导管送入颈外或颈内动脉进行相应的造影。颈外动脉分支较多，常用超选择性插管进行造影。

**2. 椎动脉** 任何一侧椎动脉的造影均可获得椎-基底动脉血管像。左椎动脉的开口部与左锁骨下动脉的上行段平行，导管容易进入左椎动脉，也是常用左椎动脉插管造影的原因。将导管推进至主动脉弓部，使导管尖端指向外上方，直指左锁骨下动脉，略向上推进，并旋转导管180°，使其尖端指向内上方进入左椎动脉，继续向前插进 3～4cm，注射对比剂后证实为椎动脉，再进行造影位置的定位，即可造影。

右椎动脉因插管困难而较少应用，若有动静脉畸形或烟雾病者，或当左侧椎动脉狭窄、闭塞时，则行右椎动脉插管造影。导管经主动脉弓进入无名动脉后，转动导管使其尖端指向外上方插入右锁骨下动脉，再转动导管使其头端向上，略向后拉导管，使导管头端进入右椎动脉开口，注射对比剂后证实为椎动脉,继续向前插进3～4cm,再进行造影位置的定位,即可造影。

### (二)造影参数选择

对比剂常规选用300～370mgI/ml非离子型对比剂,也可使用浓度为50%～60%离子型对比剂。主动脉弓造影时,造影参数为:对比剂总量30～35ml,流率15～18ml/s,压限600～900PSI;颈总动脉造影,对比剂用量8～10ml,流率6～7ml/s,压限300～400PSI;颈内动脉造影时,对比剂用量6～8ml,流率4～6ml/s,压限150～200PSI;颈外动脉造影时,对比剂用量5～6ml,流率3～4ml/s,压限150～200PSI;超选择性颈外动脉分支造影时,对比剂用量3～5ml,流率2～3ml/s。椎动脉造影时,对比剂用量6～8ml,流率3～4ml/s,压限150～200PSI。考虑有海绵窦瘘者造影参数应加大,造影参数为:对比剂总量12～15ml,流率10～12ml/s,压限200～300PSI;旋转造影参数:颈内动脉造影参数为:C臂在头位对比剂总量18～24ml,流率3～4ml/s,压限150～200PSI;对比剂延时时间为2秒;椎动脉造影参数为:对比剂总量2～3ml,流率10～15ml/s,压限150～200PSI,对比剂延时时间为2秒。若采用侧位旋转造影时,其他参数不变,延时4秒。

### (三)造影体位

颈总、颈内动脉造影常规摄取头颅侧位和头位(汤氏位15°～20°),必要时加左、右前斜位。侧位为水平侧位,使两外耳孔重合,前颅底骨重叠;汤氏位,透视下观察要使双侧岩骨与眼眶内上缘重叠。颈外动脉造影取正、侧位,必要时加左、右前斜位。椎动脉造影的常规体位是标准侧位和汤氏位。若在侧位上,颈内、外动脉开口处不明显,可采用15°～30°斜位来显示颈内、外动脉的根部。若要了解主动脉弓、颈动脉及椎动脉的起始点分布情况,可采用主动脉弓造影,即左前斜位45°～60°斜位,可使主动脉弓、头臂干、左颈总动脉及椎动脉显示清晰。

## 三、图像处理与重建

### (一)图像处理

**1. 窗口技术** 通过对DSA图像进行窗宽、窗位的调节,提高图像的清晰度,有效的使细小血管清晰显示,病变及周围组织显示充分。

**2. 再蒙片或像素位移** 因受检者的运动DSA图像减影不干净,质量下降。通过再蒙片或像素位移,改变减影对,更正减影影像中的移动伪影,提高图像质量。

**3. 骨性标记** 能在减影的影像上添加一定的背景解剖的应用,减影与非减影的转换,提高血管的解剖定位,明确血管病变的部位、走向及病变的范围,为治疗提供明确的方向。

**4. 图像感兴趣区的处理** 为了更仔细的显示病变部位或作定量分析,需要作以下处理:

(1)局部放大:对获得的减影图像中感兴趣区进行局部放大,以便观察细微结构,必要时进行再重建,提高诊断准确率。

(2)测量分析:对获得的减影图像中感兴趣区的血管进行测量,病变血管的直径、狭窄的长度及狭窄的程度。

### (二)图像重建

旋转造影后利用三维重建技术对血管进行重建获得3D图像,能提高动脉瘤的诊断准确性,特别是对瘤体形态、大小、瘤颈及与载瘤血管关系的显示优于2D-DSA和旋转DSA,同时也提高动脉瘤、动脉狭窄和动静脉畸形在治疗时的准确性、安全性,缩短手术时间,减少受检者和操作者的X线辐射剂量。3D-DSA的主要重建技术有:

**1. 最大密度投影(MIP)** MIP可360°全方位旋转,血管影像清晰,原始信息丢失较少,主要用于血管直径和动脉瘤直径测量,可以较精确的显示血管之间的解剖关系,不会使微弹簧圈产生伪影,因此,对弹簧圈大小、形态的选择,尤其对第一个弹簧圈选择有重要意义,同时MIP还可以显示动脉瘤微弹簧圈栓塞后形成的钢圈与血液的界面,确认栓塞的程度与效果。

**2. 表面阴影成像(SSD)** 在MIP重建的基础上,设置适当的图像阈值而形成的立体感较强的图像,主要用于整体血管三维重建,但若图像阈值设置不恰当,则会使细小的血管消失,使某些血管影像模糊;也有可能丢失一些重要的小血管或重建一些原来不存在的解剖关系,同时也有可能使弹簧圈产生伪影。选择适当的图像阈值,可以提高图像细节的能力。

**3. 容积再现**(VRT)　它是血管壁在一定程度上透明化,使血管表面与深部结构同时立体地显示,血管图像清晰、逼真。可以发现血管内壁上的硬化斑块及透视出血管壁上动脉瘤或其分支的开口。

**4. 仿真内镜**(VE)　根据 3D 图像,选取病变血管,通过仿真内镜,可以观察血管腔内情况,显示动脉瘤瘤颈在载瘤动脉的开口,有无动脉瘤瘤腔内起源的正常动脉及其某些动静脉瘘的瘘口(图 4-11)。

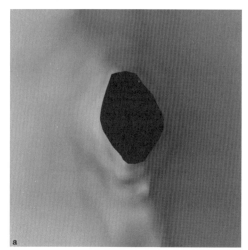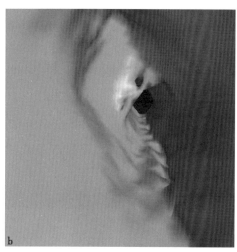

图 4-11　仿真内镜

**5. 其他**　图像重建还有彩色容积重建、梯度重建及 SUM(求和)重建等。图像处理技术有剪切技术、覆盖技术和融合技术等。

# 第五节　胸部 DSA 检查技术

## 一、血管解剖

### (一)动脉系统(图 4-12)

**1. 胸主动脉**　胸主动脉起自心脏左室流出道,自主动脉口向右上升为升主动脉,约于第二胸肋关节(胸骨角平面)高度移行于主动脉弓。主动脉弓的凸面向上,自右至左分别发出头臂干、左颈总动脉和左锁骨下动脉。再向左下行走至第四胸椎水平移行于降主动脉,穿过膈肌裂孔后即为腹主动脉。正常人体的升主动脉、主动脉弓、降主动脉其外径:男性,分别为 31.2±0.5mm、28.5±0.5mm、22.0±0.4mm;女性,分别为 28.2±0.5mm、25.1±0.4mm、21.1±0.3mm。

**2. 肺动脉**　肺动脉属于肺的功能性血管。肺动脉在左侧第二胸肋关节水平起自右心室,斜向左后上方行走,在主动脉弓下方,气管隆嵴的前方分出左、右肺动脉,全长 3～4cm。右肺动脉近似水平走行,位于升主动脉、上腔静脉后方,右气管的前方,主动脉弓的下方,全长约 5cm。随后分出右肺动脉上、下干。右肺动脉下干再分出右中叶肺动脉和右下叶肺动脉。左肺动脉向左后上方行走,跨过左上叶支气管,全长约 3cm。分出左上叶肺动脉和左下叶肺动脉。远端的各级分支与相应的支气管伴行,支配相应的肺组织。

**3. 支气管动脉**　支气管动脉属于肺的营养性血管。起自胸主动脉的脏支,数目及开口变异很大,右侧多为1支,左侧多为2支。也有部分发自肋间动脉、锁骨下动脉和腹主动脉等。其开口大部分在胸椎4、5水平,相当于气管隆嵴处。

**4. 肋间动脉**　起自胸主动脉的壁支,节段性对称性分布,共有9对,分布于第3~11肋间隙。

**5. 胸廓内动脉**　胸廓内动脉也叫内乳动脉。起于锁骨下动脉第一段下缘,于第6肋间隙水平分为膈肌动脉和腹壁上动脉两终支。

### (二)静脉系统

**1. 肺静脉**　左右各两支,分别为左肺上静脉和左肺下静脉,右肺上静脉和右肺下静脉。起自肺门,止于左心房。

**2. 支气管静脉**　经支气管动脉流经肺部的血液回流主要有以下两个途径:

(1)肺外围部分的血液:在支气管壁内的静脉丛收集,汇集成较大的静脉干,进入肺静脉或直接回流到左心房。

(2)肺内侧中央部分的血液:经较细小的支气管静脉回流到奇静脉、上腔静脉或半奇静脉,最上肋间静脉,最后到左心房。

**3. 上腔静脉**　接收来自头颈部和上肢各静脉的血,由左右无名静脉合成于右侧第一肋软骨水平,下行进入右心房。

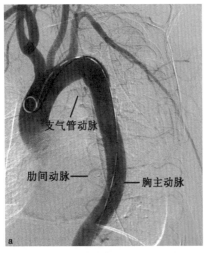
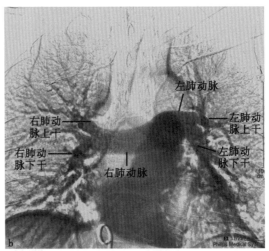
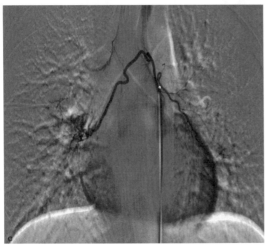
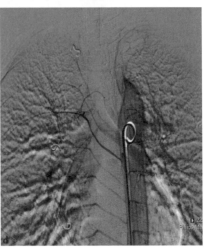

**图 4-12　胸部血管**

a. 胸主动脉;b. 肺动脉;c. 支气管动脉右侧增粗;d. 部分肋间动脉

## 二、造影技术

### （一）手术操作

**1. 胸主动脉造影**　应用 Seldinger 技术行股动脉穿刺，在正位透视下，将所选用的猪尾导管经腹主动脉插至胸主动脉，然后转成左前斜位，继续推动导管至升主动脉的升部。

**2. 肺动脉造影**　经股静脉穿刺插管，导管随导丝经下腔静脉至右心房达右心室。或经肘静脉或颈内静脉穿刺插管，导管随导丝经上腔静脉至右心房达右心室。导管前端可置于肺动脉主干或左右肺动脉分支，或右室流出道。

**3. 支气管动脉造影**　在常规局部消毒后，应用 Seldinger 技术行股动脉穿刺插管，选用 cobra 导管并将导管插到胸主动脉，于第 5～6 胸椎水平，缓慢地上下移动，寻找支气管动脉开口。当有嵌顿或挂钩感时，可能已插入支气管动脉，即用手推碘对比剂 0.5～1.0ml，在透视下确定支气管动脉显示，确认没有与脊髓动脉共干后，注射对比剂进行造影。

**4. 肋间动脉和胸廓内动脉造影**　肋间动脉造影方法与支气管动脉造影大致相同。胸廓内动脉一般行股动脉穿刺，选用 4～5F 的相应导管，进入主动脉弓，转动导管使导管头进入左或右锁骨下动脉，用导丝引导使导管头向后滑入胸廓内动脉，进行超选择性造影。

**5. 上腔静脉造影**　可应用穿刺法，穿刺头臂静脉或贵要或肘正中静脉。也可经股静脉穿刺插管，导管随导丝经下腔静脉至上腔静脉。采用猪尾导管进行造影。

### （二）造影参数选择

对比剂浓度为 300mgI/ml～370mgI/ml 的非离子型对比剂，也可以使用 50%～60% 离子型对比剂。胸主动脉造影，对比剂用量为 30～40ml，流率 18～22ml/s，压限 600～900PSI；肺动脉主干造影时，对比剂用量为 15～20ml，流率 10～12ml/s，压限 300～600PSI；一侧肺动脉造影，对比剂用量 10～20ml，流率 6～8ml/s，压限 300～600PSI；支气管动脉造影，对比剂用量 3～4ml，流率 1～2ml/s，压限 250～300PSI，或手推对比剂；锁骨下动脉及腋动脉造影，对比剂用量 8～10ml，流率 3～4ml/s，压限 300～400PSI；胸廓内动脉及肋间动脉造影，对比剂用量 3～4ml，流率 1～2ml/s，压限 300～450PSI 或手推对比剂；上腔静脉造影，对比剂用量 15～20ml，流率 10～12ml/s，压限 400～600PSI；下腔静脉造影，对比剂用量 20～30ml，流率 12～15ml/s，压限 400～600PSI。

### （三）　造影体位

**1.** 胸主动脉造影常规取左前斜位 45°～60°，必要时加照正位或右前斜位，特殊情况采用侧位。

**2.** 肺动脉造影常规取正位成像，必要时加照斜位或侧位。

**3.** 支气管动脉造影常规取正位成像，必要时加照斜位或侧位。

**4.** 肋间动脉和胸廓动脉造影常规取正位成像，必要时加照斜位或侧位。

**5.** 上腔静脉造影常规取正位成像，必要时加照斜位或侧位。

## 三、图 像 处 理

### （一）补偿滤过

由于肺部的密度不一致，在做心脏检查时，肺部的透亮度增加，图像的背景亮度加大，影响图像质量。在采集图像时，在肺野内加入一些密度相对低的物质，或使用光谱滤过器，使 X 线在被照射区衰减接近均匀，防止饱和伪影的产生。

### （二）呼吸性移动对策

为防止因呼吸产生的伪影，在采集图像时使受检者屏气，或采取短暂的停止呼吸，减少运动伪影的产生。

# 第六节　心脏与冠状动脉 DSA 检查技术

## 一、血　管　解　剖

### （一）心脏解剖（图 4-13）

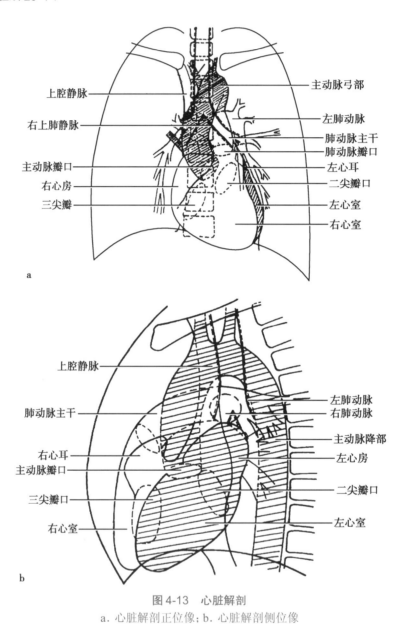

上腔静脉
右上肺静脉
主动脉瓣口
右心房
三尖瓣

主动脉弓部
左肺动脉
肺动脉主干
肺动脉瓣口
左心耳
二尖瓣口
左心室
右心室

a

上腔静脉

肺动脉主干

右心耳
主动脉瓣口
三尖瓣口
右心室

左肺动脉
右肺动脉
主动脉降部
左心房
二尖瓣口
左心室

b

图 4-13　心脏解剖
a. 心脏解剖正位像；b. 心脏解剖侧位像

**1. 心的位置**　心位于胸腔中纵隔内。2/3 位于正中线左侧，1/3 位于正中线右侧。心的前面大部分被肺和胸膜所遮盖，只有一小部分借心包与胸骨下部和左侧 4～6 肋软骨相邻，此区称心包裸区。临床心内注射应选择胸骨左缘第 4 肋间处进针，可不伤及肺和胸膜。

**2. 心的外形**　心呈倒置圆锥形，长轴约与正中矢状面成 45°角向左下倾斜。心的外形可归纳为一尖、一底、两面、三缘、三沟。

（1）心尖：指向左前下方，在第 5 肋间隙、左锁骨中线内侧 1～2cm 处可触及心尖的搏动。

（2）心底：指向右后上方，连有出入心的大血管。

（3）两面：①前面：与胸骨和肋软骨相邻，称胸肋面；②后面（下面）：与膈相邻，称膈面。

（4）三缘：①左缘：主要由左心室构成；②右缘：主要由右心房构成；③下缘：主要由左心室构成。

（5）三沟：①冠状沟：心表面的环形沟，是心房和心室的心表分界；②前室间沟：左、右心室在心前面的分界线；③后室间沟：左、右心室在心后面的分界线。

**3. 心腔的结构**　心有四个腔，分别是左、右心房和左、右心室。心房间有房间隔，心室间有室间隔。

（1）右心房：位于心的右上份，腔大壁薄，主要结构有右心耳、梳状肌、卵圆窝等。入口有三个，即上、下腔静脉口和冠状窦口，分别导入上、下半身和心本身的静脉血。出口一个，即右房室口，通向右心室。

（2）右心室：位于右心房左前下，分流入道和流出道。流入道：入口为右房室口，口周有纤维环，环上附三片瓣膜，称右房室瓣（三尖瓣）。瓣膜借腱索与乳头肌相连，作用为防止进入右心室的血液再返流入右心房。流出道：是右心室向左上延伸的部分，呈漏斗形又称动脉圆锥。出口为肺动脉口，口周纤维环上附有三个半月形的袋状瓣膜，称肺动脉瓣，作用是防止进入肺动脉的血液再反流回右心室。

（3）左心房：构成心底的大部，主要结构有左心耳等。入口：共四个，即左、右各二个肺静脉口，分别导入左、右肺的静脉血。出口：一个，即左房室口，通向左心室。

（4）左心室：也分为流入道和流出道。流入道：有一入口，即左房室口，口周有纤维环上附二片瓣膜，称左房室瓣（二尖瓣）。瓣膜借腱索与乳头肌相连，作用为防止进入左心室的血液再反流回左心房。流出道：有一出口为主动脉口，口周纤维环上也附有三个半月形的袋状瓣膜，称主动脉瓣，作用是防止进入主动脉的血液再反流回左心室。

**（二）冠状动脉解剖**（图 4-14）

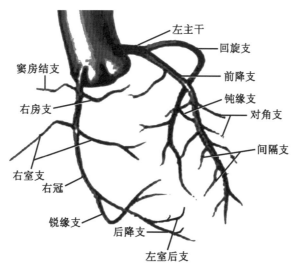

图 4-14　冠状动脉分支图

冠状动脉是供应心肌血、氧的血管，它的解剖形态颇多变异。在正常情况下冠状动脉分出两大主枝，为左冠状动脉（left coronary artery，LCA）和右冠状动脉（right coronary artery，RCA），分别开口于升主动脉的左、右冠状动脉瓣窦。左冠状动脉主干（LM）约径 4～5mm，长度约 0.5～2cm，从升主动脉发出后，在肺动脉总干后方向左下方行走，在肺动脉总干和左心耳之间沿左侧房室沟向前向下分为前降支（LAD）和回旋支（LCX）。前降支为左冠状动脉主干的延续，沿前室间沟下行,再绕过心尖切迹到达心脏后壁,在后室间沟下 1/3 处与右冠状动脉的后降支相吻合。前降支向左侧发出数支对角支、向右侧发出数支平行而细小的间隔支等分支,供血区域有主动脉和肺动脉总干根部,部分左心房壁,左心室前壁,部分右心室前壁,大部分心室间隔(上部和前部),心尖区和前乳头肌等。回旋支从左冠状动脉主干发出后,沿左房室沟前方紧贴左心耳底部,向左向后行走,再经心脏左缘下行到达膈面。回旋支发出的分支颇多变异,主要分支有数支钝缘支,心房支。回旋支的供血区域有左心室侧壁和后壁,左心房,有时还供血到心室膈面、前乳头肌、后乳头肌,部分心室间隔,房室结、房室束和窦房结。右冠状动脉自右冠状动脉瓣窦发出后贴近右心耳底部,沿后房室沟向外向下行。右冠状动脉的主要分支有右房支、窦房结支、右室支、锐缘支、后降支和左室后支等。右冠状动脉供血区域包括右心房、窦房结、右心室流出道、肺动脉圆锥、右心室前壁、右心室后壁、心室间隔下 1/3 和房室结。右冠状动脉占优势的受检者尚供血到部分左心室和心尖部。

### (三)冠状静脉解剖

多伴行相邻的冠状动脉,如心大静脉也称左冠状静脉,心中静脉亦称右冠状静脉。常由心大、心中和心小静脉汇入冠状静脉窦,最后注入右心房。

## 二、造 影 技 术

### (一)心脏大血管造影

心脏大血管造影(cardio-angiography)是临床诊断心血管疾病金标准之一。目前临床主要应用选择性心、血管造影,它能直接显示造影部位的血管病变情况,对心大血管疾病的诊断、治疗起决定性作用。

**1. 手术操作** 选择性右心房、右心室及肺动脉造影,是经股静脉穿刺插入 5~7F 猪尾巴导管或右心造影导管,按造影目的分别将导管置于右房中、右室流出道、肺动脉主干或左右分支等处进行造影。左心房造影可在右心房、右心室或肺动脉内注射对比剂,经肺循环使左房显影,也可用穿刺房间隔的方法将导管送入左心房造影;左心室造影从股动脉、桡动脉或肱动脉穿刺并插入"猪尾形"导管进入左心室进行造影。

**2. 摄影体位**

(1)长轴斜位:探测器置左前斜 LAO35°~65° 角,同时向头侧倾斜 CRA25°~30° 角(图 4-15)。此位置主要显示主动脉窗,室间隔前半部及二尖瓣环常呈切线位,左室流出道拉长显示,肺动脉主干及左下肺动脉延续部展开等。适用于选择性左、右心室造影。

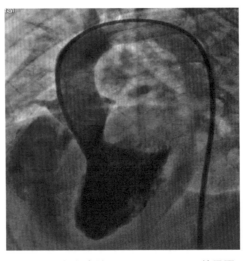

图 4-15 左室造影 LAO55°+CRA25° 效果图

（2）四腔位：又称肝锁位。取身体长轴向右斜与台面中线成 20°～30° 角，探测器置 LAO40°～50° 角，同时 CAU45° 角。此时，整个房间隔和室间隔的后半部呈切线位，四个房室互相分开，房室瓣也分开且呈正面观。适用于房室通道型室间隔缺损（如心内膜垫缺损）、二尖瓣骑跨及单心室等的选择性左心室造影；三尖瓣骑跨或三尖瓣闭锁时的选择性右心房造影；三尖瓣关闭不全、单心室或右室双出口的选择性右心室造影等。

（3）半坐位：又名肺动脉轴位。受检者取正位，将胸部垫高，使探测器置 CRA45°～55° 角。让肺动脉分叉部基本与 X 线垂直，以显示肺动脉瓣、主干、分叉及左右肺动脉分支，此时主、肺动脉也分开。适用于法洛氏四联症、肺动脉狭窄或异位肺动脉等的选择性右心室和肺动脉造影；或假性动脉干及主、肺动脉间隔缺损时的主动脉造影等。

（4）延长右前斜位：探测器置于右前斜 RAO30°～35° 角，同时头倾 CRA20°～30° 角。让 X 线与右室流出道及肺动脉几乎垂直，展开主、肺动脉的前后关系，充分显示右室流出道、肺动脉瓣、肺动脉主干及其右侧分支。适用于选择性右心房、右心室和肺动脉造影。

（5）右前斜位：通常取右前斜 30° 角，可观察左心功能、心室壁病变及二尖瓣功能（图 4-16）。

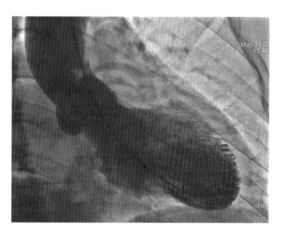

图 4-16　左室造影 RAO30° 效果图

（6）正位：标准前后位。

（7）侧位：仰卧水平（左、右）侧位（图 4-17）。

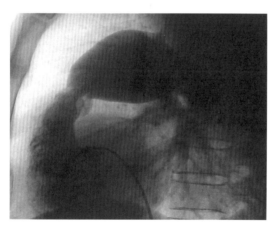

图 4-17　右室造影侧位效果图

（8）其他：LAO20°～35° 加 CRA20°～30° 体位可显示房间隔及室间隔后部；RAO30°～45° 体位可观察二尖瓣反流等等。对于先天性心脏病，需灵活设计某些复合倾斜角度的摄影体位，以清晰地显示病变解剖部位。

**3. 摄影参数选择** 对比剂选用浓度为 300mgI/ml～370mgI/ml 非离子型对比剂,用量:成人主动脉及左心室造影每次 35～40ml,流率 18～20ml/s 连续注射;右心室和或肺动脉主干造影每次 25～30ml/,流率 14～16ml/s。左、右心房造影每次 20～25ml,流率 10～12ml/s;儿童以 1.25～1.5ml/Kg 体重计算,流率 10～16ml/s 连续注射。注射压力选用 600～900PSI。以 15～30 帧/s 连续采集影像。

### (二)选择性冠状动脉造影

选择性冠状动脉造影术(selective coronary arteriography)是诊断冠心病的"金标准"。它不仅能准确地判断冠状动脉内病变的程度与范围,还能通过发现受损血管数目和受损心肌范围,而准确地判断预后;可作为各种冠状动脉血管成形术和重建手术前后的评价与预后判断。

**1. 手术操作** 冠状动脉造影常用血管径路为股动脉或桡动脉穿刺插管(图 4-18),将导管分别选择性插入左、右冠状动脉口部,试注对比剂证实导管在冠状动脉口内,先进行冠脉口内压力检测,避免导管嵌顿入冠状动脉口内,如压力正常即可以行冠状动脉造影。一般情况下,先做左冠状动脉造影,后做右冠状动脉造影。有时冠脉开口变异,难以找到的情况下,可先行左心室造影,了解左室功能、冠状动脉开口及主动脉形态等情况,便于选择冠脉造影导管型号和指导插管。

(1)股动脉入路:动脉穿刺成功后,选用冠状动脉造影导管(Judkins 导管),引入左冠状动脉导管,当导管尖端达到升主动脉时,左冠状动脉导管抵住升主动脉右壁,将管尖抵住升主动脉左侧壁慢慢下滑,导管尖即可顺利进入左冠状动脉口。以 1～2ml 对比剂先行试验推注,及观察冠脉内压力正常,确认插管位置恰当,然后手推对比剂约 8～10ml/次,以 15～30 帧/s 数字录像多体位投照进行造影检查,左冠状动脉造影结束后,在左前斜位透视下,右冠状动脉导管抵达升主动脉右冠窦底,轻轻提拉和旋转导管头端使其转向右侧,轻轻上下滑动,一般都可顺利进入右冠状动脉口。以 1～2ml 对比剂先行试验推注,及观察冠脉内压力正常,确认插管位置恰当,然后手推对比剂,每次 6～8ml。右冠状动脉开口变异较多,因此插管较为困难,操作者应轻柔、耐心。

(2)桡动脉入路:经皮桡动脉穿刺插管时,选用桡动脉多功能造影管 Sones 导管,可避免因更换导管而造成桡动脉痉挛的发生。在透视下,将导管经桡动脉送至主动脉窦底部,使其前端成形,操纵导管使其头端位于左冠状动脉开口附近,轻轻提拉和旋转导管头端即可以进入左冠状动脉开口。以 1～2ml 对比剂先行试验推注,及观察冠脉内压力正常,确认插管位置恰当即行多体位造影,左冠状动脉造影结束后,在左前斜位透视下,将导管头端移至主动脉瓣缘水平窦底处,管头向前,轻送并旋转至右侧,轻轻上下滑动,即可以进入右冠状动脉口。

(3)经桡动脉冠脉介入技术:桡动脉入路优点:手部的双重循环,减少手部的缺血,穿刺部位骨面扁平无骨突,减少穿刺部位出血,穿刺部位无主要神经血管走行,无神经损伤的风险. 减少穿刺点并发症,减少受检者术后观察时间,进而降低受检者的费用,使受检者提前下床活动,改善受检者术后的下肢活动能力,使受检者感到舒适。为股动脉条件不佳的受检者提供了另外一种选择,减少手术器械费用(不需要血管缝合器),改善受检者在病床上的活动,便于受检者接受其他治疗安排。

桡动脉入路缺点:桡动脉较细,容易发生痉挛,穿刺插管有一定的失败率,术后有部分受检者可出现狭窄甚至闭塞。由于手掌有桡动脉和尺动脉双重供血,即使桡动脉闭塞一般也不会有感觉。极个别化受检者可发生骨筋膜室综合征、手臂神经损伤等严重并发症。

Allen 试验(图 4-19):检查手部的血液供应,桡动脉与尺动脉之间的吻合情况。用来评价桡动脉穿刺插管的成功率。方法:①术者用双手同时按压桡动脉和尺动脉。②嘱受检者反复用力握拳和张开手指 5～7 次至手掌变白。③松开对尺动脉的压迫,继续保持压迫桡动脉,观察手掌颜色变化。若手掌颜色 10 秒之内迅速变红或恢复正常,即 Allen 试验阴性,表明尺动脉和桡动脉间存在良好的侧支循环;相反,若 10 秒手掌颜色仍为苍白,Allen 试验阳性,这表明手掌侧支循环不良。阳性严禁从桡动脉入路做介入手术。

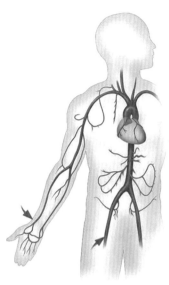

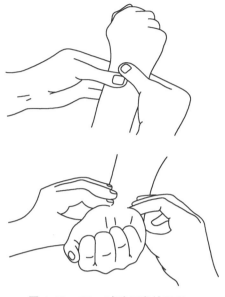

图 4-18　冠状动脉造影常用血管径路效果图　　　　图 4-19　Allen 试验示意效果图

（4）桡动脉的入点（图 4-20）：在桡侧腕屈肌和肱桡肌之间触摸到的桡动脉搏动点，如果桡动脉的血供被阻断，手部的血供可由尺动脉代偿（图 4-21）。

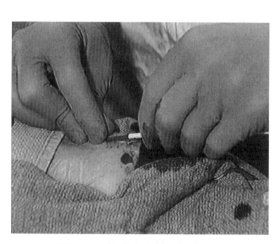

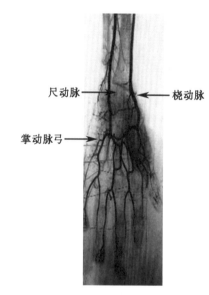

尺动脉　　　　桡动脉

掌动脉弓

图 4-20　桡动脉穿刺示意效果图　　　　图 4-21　前臂和手部的血管造影效果图

经桡动脉介入的技术要点：先进行局部浸润麻醉，麻醉成功后，用 19-21G 的细针进行动脉穿刺，穿刺成功后，将 1 根直径 0.018-0.025 英寸的短导丝沿穿刺针插入血管中，并使导丝长出针的头端，之后撤出穿刺针，将短导丝保留在血管中，沿短导丝插入桡动脉鞘后撤出短导丝，此时注射"鸡尾酒"（即经过稀释的利多卡因、肝素和硝酸甘油混合剂）可能有助于减少血管痉挛的发生。将造影导管沿锁骨下动脉插入升主动脉，有些情况下，锁骨下动脉会引导导丝直接进入降主动脉，为克服这一点，应将造影导管插到锁骨下动脉和主动脉的结合处，然后导丝就会直接进入升主动脉。

**2. 摄影体位（图 4-22）**

（1）左冠状动脉主干：摄影体位通常为左前斜（LAO）45°加头位（CRA）25°～30°或左前斜 45°加足位（CAU）15°～20°（即蜘蛛位横位心时采用）。在此两方位可以观察到左冠状动脉主干及前降支，回旋支的开口处；正位加头位30°可显示左冠状动脉主干远端；如左主干较短时，右前斜位加足位可观察左主干；右前斜位（RAO）30°及加头位或者足位也可以较好地展示左主干。

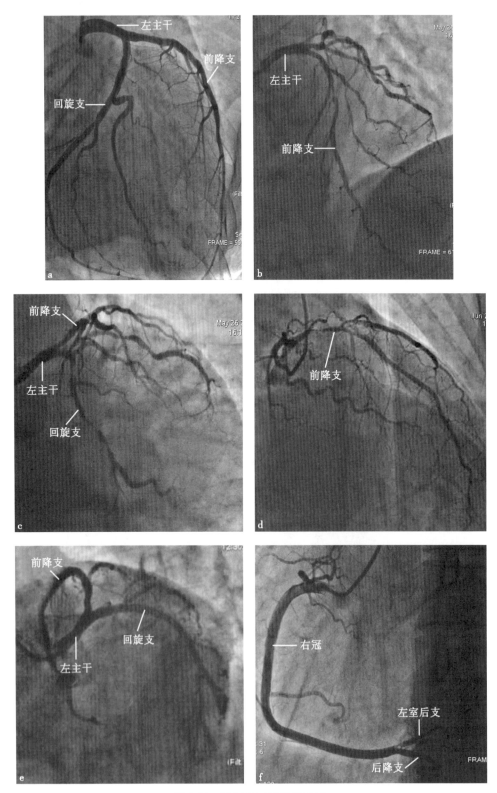

图4-22　选择性冠状动脉造影

a．冠脉造影RAO30°+CAU25°效果图；b．冠脉造影CRA30°效果图；c．冠脉造影RAO50°+CRA20°效果图；d．冠脉造影CAU30°效果图；e．冠脉造影LAO45°+CAU25°效果图；f．冠脉造影LAO45°效果图

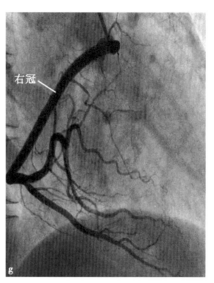

图 4-22　选择性冠状动脉造影（续）
g. 冠脉造影 RAO30° 效果图

（2）左前降支：摄影体位通常为左前斜位 30°～45° 加头位 20°～25° 可对左前降支近端和中段以及角支和室间隔穿支开口部位清晰观察，右前斜 35°～55° 加向头位 15°～25° 或加足位 25° 也是显示左前降支近段较好的投照角度；正位加向头位 30°～35° 为左前降支中段、远段显示的最佳摄影体位。

（3）回旋支：摄影体位通常为右前斜位 30° 加足位 15°～25°、正位加足位 25°～30°、左前位 45° 加足位 25° 能清晰显示左回旋支。

（4）右冠状动脉：摄影体位通常为左前斜位 45°，能对右冠状动脉起始部至后降支的血管节段作清晰显示；右前斜位 30° 加足位 15°～20° 亦是较好显示右冠状动脉主干的体位；左前斜位 45° 加头位 15°～20° 可显示右冠状动脉后降支和左室后支；前后位加头位 20°～25° 亦可较好显示后降支和左室后支的体位。

**3. 摄影参数选择**　对比剂选用非离子型对比剂，浓度为 300～370mgI/ml，左冠状动脉每次 8～10ml，右冠状动脉每次 6～8ml，手推对比剂 1～2 秒内匀速推完，以每秒 15～30 帧连续采集影像。

**（三）旋转冠状动脉造影**

选用冠状动脉造影导管（Judkins 导管），采用股动脉或桡动脉穿刺插管，将导管分别选择性插入左、右冠状动脉口部，为获得较好的旋转采集序列，首先需要将受检者置于等中心位，即在后前位和侧位透视下使感兴趣区都在视野的中心。然后在非透视下进行常速旋转轨迹测试，以确保机架运动过程不会遇到障碍。准备好高压注射器推注对比剂。按下旋转采集键后机架即开始按设定轨迹高速旋转采集。对比剂完全显示整个冠状动脉，通常在旋转运动停止延迟数秒钟后，停止采集。应注意的是对比剂注射在旋转前开始，在旋转结束后终止，准备的对比剂总量应用超过 4ml/ 秒乘以旋转时间。旋转采集的机架旋转角度左冠为右前斜 30°＋头位 25°（RAO30°＋CRA25°）至左前斜位 50°＋头位 25°（LAO50°+CA25°）；右冠为左前斜位 60°（LAO60°）至右前斜 30°（RAO30°）。根据每例受检者冠脉血流的特征及影像采集所需要时间的调整造影剂用量及注射速率。一般用法是右冠旋转采集用 12ml 对比剂，每秒注射 3ml，左冠旋转采集用 16ml 造影剂，每秒注射 4ml。所有造影采集都采用 30 帧 / 秒。

旋转冠状动脉造影主要优点是应用较少的对比剂及射线辐射量即能显示大量的冠脉病变信息。旋转冠状动脉造影对比剂的应用减少了近 1/5，辐射量左冠及右冠均明显减少。旋转冠状动脉造影减少了辐射量且没有损失完整冠脉造影的影像信息优势。旋转冠状动脉造影实际上比标准冠脉造影提供了更多的冠脉影像信息，尤其是开口病变，分叉病变，及明显偏心病变；为术者冠脉三维重建提供了视觉效果，减少了术者寻找最佳投射角度对技术熟练的依赖程度。

## 三、图像处理与重建

### （一）图像显示

包括透视图像和采集图像。

**1. 透视图像**　透视图像一般采用大视野，小视野，低脉冲，前后及左右倾角，以及缩光器组合使用，操作简单，不但保证了图像质量，受检者与介入医师的辐射剂量也大大降低。透视时焦点与影像平板的距离尽可能的远，受检者与影像平板的距离尽可能的近，可通过放大摄影，来减少噪声，减少散射线，使图像更加清晰。插管过程及治疗中，采取间断脉冲透视，缩小透视野，应用静态分屏路标技术及窗口技术，可充分显示血管的开口及其走行，有利于导丝及导管超选择性的插入，在保证整个造影、治疗质量的前提下，缩短手术时间，提高手术效果和成功率，减少医患双方的放射损伤。超选时应用高脉冲或连续脉冲透视以得到优质的透视影像。

**2. 采集图像**　心脏冠脉与左室造影可应用 15F/S 或 30F/S 多角度全方位观察心血管情况，避免漏诊。另外，高压注射器的应用至关重要，注射延迟、X 线延迟、流量（注射速度 ml/s）、注射总量（ml）、注射压力（PSI）等均应根据不同部位精心设计。在介入治疗时应将受检者的空曝区及肺部区域应用滤板技术进行遮挡，增加图像均匀性、减少噪声等。

### （二）图像处理

通过对图像窗宽窗位调节、放大及多幅显示，测量、打印排版、感兴趣区选择等，进行校正后存储、刻录与打印。3D 图像可通过三维重建软件对 3D 图形通过切割，导航引导等在全方位旋转状态下同步观察，选择最佳血管解剖状态进行图像的存储、打印与刻录。

**1. 左心室造影心功能分析**　经外周动脉（股动脉、桡动脉）经皮 Seldinger 穿刺，动脉穿刺成功后，放入血管鞘，经血管鞘引入 6F 或 7F 猪尾巴导管至左心室造影，采用右前斜 30° 角度投照，对比剂选用非离子型对比剂，浓度为 300～370mg/ml，用量：成人一般 35～40ml，每秒 18～20ml 连续注射；儿童以 1.25～1.5ml/Kg 体重计算，每秒 13～16ml 连续注射。以每秒 25～30 帧连续采集影像，以观察心室壁的的收缩功能及室壁运动情况。利用心功能分析软件，首先进行导管校正，校正因子为导管外径和图像中的导管外径之比。避免造影时导管刺激引起的早搏期，选取舒张末期心室容积（EDV）和收缩末期心室容积（ESV），采用 Simpson 法测定左心射血分数（LVEF），EF=EDV-ESV ／ EDV。射血分数是目前临床上最常用的心脏功能指标，它是心室每搏量与心室舒张末期容积的比值。

射血分数的正常值及变异范围：成人正常的左室射血分数（LVEF）为 60%±7.0%，通常认为，静态 LVEF<50% 即为心室功能降低。但事实上，由于各实验室所使用的仪器和检查方法的不同，如核素减除本底的程度不同，感兴趣区设置不同，EF 的正常值也有差异。临床上可根据各实验室的条件及方法，建立自己的正常范围。健康人运动高峰时 EF 的升高应增加 5.0%；如等于或降低 5.0% 即为运动试验异常，表示心脏功能降低。

心室射血分数的影响因素：EF 主要是反映心肌的收缩力，因此它受前负荷、后负荷、心肌抑制药如奎尼丁、乙胺碘呋酮、普罗帕酮、维拉帕米等，酸中毒和心肌缺血等影响。所以评估心脏功能时，需要结合受检者的临床情况。

**2. 定量冠状动脉狭窄分析**　常规多体位分别做左、右冠状动脉造影，选取冠脉狭窄显影最佳体位，首先，进行导管校正，校正因子为导管外径和图像中的导管外径之比。选取冠脉狭窄段截取其近端及远端正常血管直径为参考血管直径,与病变处血管直径之比,自动分析靶血管病变的长度、直径、狭窄处最小直径、狭窄率、参考血管直径、分叉病变夹角。

**3. 自动角度投照分析系统**(Compart 软件)　冠状动脉造影(CAG)是目前确诊冠状动脉粥样硬化性心脏病最有价值的检查手段,也称之为"金指标",但由于投照体位的不当,冠状动脉显影影像质量较差,造成误诊或漏诊,不能满足临床影像诊断需要。Christiaens 和 Dumay 把感兴趣血管段假设成直线段,通过在两幅不同角度(两角度之间角度差大于 30 度以上)的造影图像上分别选取血管段的始点和末点,利用向量间的几何关系来获得最佳造影角度。Compart 分析软件基于同样的原理。

冠状动脉造影术是利用导管对冠状动脉解剖进行放射影像学检查的一种介入性诊断技术,又是一种有创伤性的诊断技术,要求操作熟练,造影投照体位把握准确,要求能清楚地暴露冠状动脉的主支和分支血管的全貌及血管开口处的情况。通过 Compart 软件(自动角度投照分析系统),冠状动脉显影的最佳投照体位与心脏位置类型(横位心、垂位心等)的特异性关系,尽量做到 X 线的投照方向与冠状动脉走行垂直,在该角度下的造影图像中感兴趣血管段具有最小投影缩短和被其他血管最小遮盖。最佳造影角度下的血管狭窄百分比测量能显著提高其定量分析的精度。从而为冠心病诊断提供可靠的解剖和功能信息,为介入治疗或冠状动脉搭桥术方案的选择奠定科学依据。

**(三)图像存储**

**1. 光盘存储**　光盘图像根据机器配置的不同有多种刻录速度可供选择,通常有 16×、24×、48× 刻录。因刻录速度提高的同时,坏盘几率也随之提高,如对速度无特殊需要,常规使用 24× 即可达到使用要求。有条件时可编制受检者数据库以便查询。随着光存储设备的发展,DVD 刻录机的应用日渐增多。和 CD-ROM 刻录机相比,DVD 刻录机具有容量大、保存方便等优点。

**2. PACS存储**　通过内部网络上传至 PACS 系统,以利于其他科室对影像资源的共享。

# 第七节　腹部 DSA 检查技术

## 一、血管解剖

**(一)动脉系统**

胸主动脉经膈肌的主动脉裂孔(约胸 12 椎体平面)进入腹腔,改名为腹主动脉,在脊柱的左前方行走,至腰 4 椎体平面分为左、右髂总动脉,其直径约 20mm。腹主动脉的分支包括脏支和壁支。脏支有腹腔动脉、肠系膜上动脉、肠系膜下动脉、肾动脉、肾上腺动脉和精索内(或卵巢动脉)。壁支有膈下动脉、腰动脉和骶正中动脉。(图 4-23)

**1. 腹腔动脉**　腹腔动脉起自腹主动脉的腹侧,在胸 12 椎体下部或胸 12～腰 1 椎体间发出,主干向右、前、下方走行,末端发出分支供应上腹部脏器。腹腔动脉通常分为 3 支:胃左动脉、脾动脉和肝总动脉。胃左动脉较细,在胃小弯的幽门处与胃右动脉吻合,沿途分支至胃小弯附近的前后面。脾动脉来自腹腔动脉的左支,为三支中最粗大的一支,沿胰的上缘左行,经脾肾韧带达脾门,分数支入脾,脾动脉沿途发出许多胰支,分布于胰体和胰尾。肝总动脉一般起源于腹腔动脉右侧,沿胰头上缘向右方前行走,至十二指肠上缘分出胃、十二指肠动脉后,改名为肝固有动脉。在肝门处分左、右肝动脉和胃右动脉。胃右动脉沿胃小弯左行与胃左动脉吻合,供应幽门、胃小弯及十二指肠,有时肝右动脉起源于肠系膜上动脉,肝左动脉起源于胃左动脉。肝右动脉入肝前发出一支胆囊动脉,入肝后分为肝前叶动脉和肝后叶动脉,之后又各自分出上段和下段动脉。肝左动脉较肝右动脉稍细,末端分出肝内叶动脉和肝外叶动脉,肝外叶动脉又分出上段和下段动脉。有时还有肝中动脉,主要供应肝方叶,或肝尾叶和胆囊。

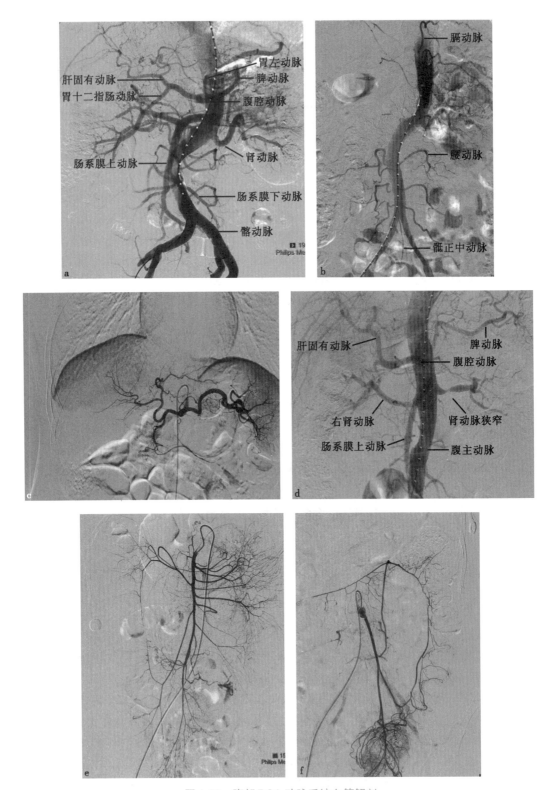

图4-23 腹部DSA动脉系统血管解剖

a. 腹部血管 b. 腹部细小血管 c. 腹腔动脉 d. 肾动脉 e. 肠系膜上动脉 f. 肠系膜下动脉

**2. 肠系膜上动脉** 肠系膜上动脉自腹主动脉的侧壁发出，开口处相当于胸12～腰1椎体间隙或腰1椎体的上部平面，位于腹腔动脉的开口下方，约0.5～2.0cm处。其主干向右下方斜行，并呈凸向左侧的弓形，末端至右髂窝。

肠系膜上动脉向右侧发出胰十二指肠下动脉，末端分为前后两支，前支与胰十二指肠前上动脉吻合成胰十二指肠前弓,后支与胰十二指肠后上动脉吻合成胰十二指肠后弓,发出的分支到胰头和十二指肠。空肠动脉和回肠动脉起自肠系膜上动脉的左侧,其数目为6~20支,上部为空肠动脉,下部为回肠动脉,分别分布空肠和回肠。中结肠动脉起自肠系膜上动脉的右前缘,开口于胰十二指肠下动脉下方约1cm。其主干向上走行,分左右两支. 左支向结肠脾区,与右结肠动脉吻合,右支向肝区,与右结肠动脉吻合。回肠动脉是肠系膜上动脉的终支,斜向右下走行,发出结肠支、盲肠支和阑尾动脉。

**3. 肠系膜下动脉** 在腰3椎体水平自腹主动脉前壁偏左发出,开口距肠系膜上动脉约3cm。分支有左结肠动脉、乙状结肠动脉、直肠上动脉,供养左半结肠及直肠。左结肠动脉为其第一分支,发出后向左横行,末端分为升支、水平支和降支。升支向结肠脾曲上行,与横结肠动脉的左支吻合;水平支和降支与乙状结肠动脉吻合,供应降结肠。乙状结肠动脉有2~3支,向左下方斜行,各分支互相吻合成动脉弓,仅向上发出分支与左结肠动脉吻合,供应乙状结肠。直肠上动脉是肠系膜下动脉的终支,在第3骶椎平面分为两支,走行于直肠两侧,供应直肠的乙状线以上部分。

**4. 肾动脉和肾上腺动脉** 在腰1~腰2椎间盘高度起自腹主动脉,于肾静脉的后上方横行向外,经肾门入肾。因腹主动脉偏左,右肾动脉较长;受肝的影响,右肾低于左肾1~2cm。肾动脉的分支为叶间动脉,穿行于肾柱内,上行至皮质与髓质交界处,形成与肾表面平行的弓状动脉。肾上腺动脉有上、中、下三支,分布于肾上腺的三个部分,肾上腺上动脉起自膈下动脉,肾上腺中动脉起自腹主动脉,肾上腺下动脉起自肾动脉。

**5. 睾丸(卵巢)动脉** 起自腹主动脉的前外侧壁,肾动脉稍下方,在腹膜后间隙斜向外下方越过输尿管。睾丸动脉经腹股沟管环进入腹股沟管供应睾丸的血液,卵巢动脉在小骨盆上缘处进入卵巢悬韧带,供应卵巢的血液。

**6. 膈下动脉** 腹主动脉于胸12椎体处发出膈下动脉,向上分布于膈的腰部。膈下动脉起始点、支数有变异,有时可见同一起始点。

**7. 腰动脉** 起自腹主动脉的后壁,通常有4对,分别经第1~4腰椎体前面或侧面,在腰大肌的内侧面分出背侧支和腹侧支。

**8. 骶正中动脉** 起自腹主动脉的分叉处的后上方,经第4~5腰椎、骶骨、尾骨的前面下行,向两侧发出腰最下动脉。

**(二)静脉系统**

**1. 下腔静脉** 下腔静脉为单一的大静脉,收集膈肌以下的腹、盆部和下肢的静脉血液。左、右髂总静脉在第5腰椎平面汇合成下腔静脉,沿脊柱右旁上行,经膈肌的腔静脉裂孔进入胸腔达右心房。其上行途中接纳腹、盆腔内脏和腹、盆壁组织的各支静脉的血液回流。

**2. 肝脏静脉系统** 包括肝左静脉、肝中静脉和肝右静脉,分别接受肝左、中、右叶的血液。肝左静脉与肝中静脉通常汇合成干,肝静脉在肝脏后部斜向下腔静脉方向走行,在下腔静脉窝上端注入下腔静脉,此处为第二肝门。在下腔静脉窝下端,有来自肝右叶的副肝静脉和尾状叶的几支小静脉注入下腔静脉,此处为第三肝门。

**3. 门静脉系统** 由肠系膜上静脉和脾静脉在腰1~2椎体平面汇合而成,主干向右上走行入肝门。门静脉主干分左,右支,再经5~6级分支终于肝窦。门静脉主干长约6cm,近肝端宽度约1.9cm,远肝端宽约2.3cm。收集脾静脉、胃冠状静脉、肠系膜上静脉和肠系膜下静脉的血液。脾静脉在脾门处由3~5支小静脉汇合而成,沿途收集胰静脉末端静脉、胃网膜左静脉;胃冠状静脉引流食管下部胃体小弯及贲门附近的静脉血,汇入脾静脉或门静脉;胃冠状静脉的食管支与奇静脉的食管支吻合,形成食管静脉丛;肠系膜上静脉由来自升结肠、横结肠和小肠的静脉血汇合而成,由下向上走行,与脾静脉汇合成门静脉;肠系膜下静脉由直肠、乙状结肠和左侧结肠的小静脉汇合而成,向上行在脾静脉与肠系膜上静脉汇处的左侧注入脾静脉。

# 二、造影技术

## （一）手术操作

**1.** 动脉系统采用 Seldinger 技术，行股动脉或肱动脉穿刺插管。对不同器官、不同检查目的采用不同的造影导管进行相应的插管，行选择或超选择性动脉造影。

**2.** 下腔静脉采用 Seldinger 技术，行股静脉或肘正中静脉、颈内静脉穿刺插管。对不同器官进行相应的插管，行选择或超选择性静脉造影。

**3.** 门静脉系统采用经皮肝穿刺或经颈静脉进入肝静脉穿刺门静脉造影。也可以采用动脉造影即在腹腔动脉或肠系膜上动脉进行动脉造影至门静脉期，间接显示门静脉。

## （二）造影参数选择

对比剂使用相应浓度的非离子型对比剂，如 320mgI/ml 的碘佛醇注射液、370mgI/ml 的碘普罗胺注射液等或浓度为 50%～60% 的离子型对比剂。腹主动脉造影：对比剂用量 30～35ml，注射流率 15～20ml/s，压限 600～900PSI；腹腔动脉造影：对比剂用量 18～25ml，流率 6～7ml/s，压限 300～500PSI；肝动脉造影：对比剂用量 15～18ml，流率 5～6ml/s，压限 300～500PSI。造影程序：采集速率 3～6 帧/s，注射延迟 0.5 秒，屏气状态曝光至肝内毛细血管期。腹腔动脉或肠系膜上动脉造影，间接观察门静脉者，曝光持续 15～20 秒，直至门静脉显示。

肠系膜上动脉造影：对比剂用量 15～20ml，注射流率 5～7ml/s，压限 200～300PSI；肠系膜下动脉造影：对比剂用量 9～12ml，注射流率 3～4ml/s，压限 200～300PSI；胃十二指肠动脉造影：对比剂用量 8～10ml/s，注射流率 3～4ml/s，压限 200～300PSI；胃左或胃右动脉、胰十二指肠动脉及肠系膜上、下动脉分支的造影：对比剂用量 6～8ml，注射流率 2～3ml/s，压限 200～300PSI；肾动脉造影：对比剂用量 10～15ml，注射流率 5～6ml/s，压限 200～300PSI；肾内动脉超选择性造影：对比剂用量 6～8ml，注射流率 2～3ml/s，压限 200～300PSI；选择性肾上腺动脉造影：对比剂用量 4～6ml，注射流率 2～3ml/s，压限 200～300PSI；膈动脉造影：对比剂用量 4～6ml，注射流率 2～3ml/s，压限 200～300PSI。

下腔静脉造影：对比剂用量 25～30ml，注射流率 10～15ml/s，压限为 500～600PSI。

直接门静脉造影：对比剂用量 10～15ml，注射流率 7～8ml/s，压限为 200～300PSI。

## （三）造影体位

腹主动脉、腹腔动脉和肝动脉造影均采用正位，对于动脉瘤或血管主干相互重叠者，可选用左或右前斜位，或其他不同角度的体位，以使病变充分显示；选择性肾动脉造影在正位的基础上，加摄同侧倾斜位，角度约为 10°～15°，以使肾动脉完全显示；肾上腺动脉造影取正位，必要加摄同侧倾斜位，角度约为 15°～20°，以利于显示该侧肾上腺动脉；胰腺供养动脉造影、脾动脉造影及胆系供养动脉造影一般用正位；对于血管性病变，如动脉瘤、动静脉瘘、动静脉畸形，需要显示病变全貌，则加摄不同角度斜位；下腔静脉造影常规正位，根据病变显示情况加摄左、右斜位和侧位。

# 三、图像处理

## （一）补偿过滤器

腹部在侧腹部及肝的横隔膜处，以及消化道内的气体过多容易产生饱和状伪影，应作对应的密度补偿过滤，可用铅、含铅丙烯、增感纸、粘土、树脂等各种材料。

## （二）呼吸移动性对策

腹部 DSA 检查由于腹式呼吸，以及肠管的蠕动，容易产生运动性伪影，使得减影图像模糊。此时可以训练受检者屏气，或注入以抑制肠蠕动的药物。训练呼吸状态，使其在屏气状态下采集图像。

### （三）清洁肠道，减少异物伪影

在腹部 DSA 的检查中，尽量做好清洁肠道或清除膀胱的尿液工作。在受检者进入检查前应去除受检者身体上的金属异物及对图像质量有影响的物品，同时也要防止一些监护设备的连接线进入采集图像区，以避免对图像质量影响。

# 第八节　盆腔 DSA 检查技术

## 一、血管解剖

### （一）动脉系统

腹主动脉在腰 4 椎体平面分成左、右髂总动脉，于骶髂关节平面处分成髂内和髂外动脉。髂内动脉从髂总动脉分出后即分为脏支和壁支，脏支供应盆腔内各脏器血液，其分支有膀胱上动脉、膀胱下动脉、子宫动脉、阴部内动脉以及直肠下动脉，其中阴部内动脉常是髂内动脉的延续支；壁支主要供应臀部肌肉血液，它分出髂腰动脉、骶外侧动脉、臀上动脉、臀下动脉和闭孔动脉等。髂内动脉有丰富的吻合支，当髂内动脉闭塞后可见以下侧支循环形成：直肠上、下动脉沟通；直肠中、上动脉沟通；腹壁下动脉与闭孔动脉、骶中动脉、骶外侧动脉沟通；腰动脉与髂腰动脉、股动脉的旋股支及其穿支沟通；两侧子宫动脉、卵巢动脉的沟通等等。髂外动脉在骶髂关节前方自髂总动脉分出后，斜向下、外行走，主要分支有腹壁下动脉和旋髂深动脉两支。髂外动脉沿腰大肌内侧缘下降，经腹股沟韧带的深面至股前部，移行为股动脉（图 4-24）。

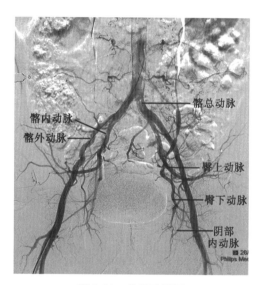

图 4-24　盆腔动脉图

### （二）静脉系统

髂静脉是盆腔和下肢静脉血液回流的主干，双侧髂总静脉约于第 5 腰椎体平面的右侧，汇合成下腔静脉，沿脊柱右侧上行最终注入右心房。右髂总静脉位于骶髂关节前方，于同名动脉后方，几乎成直线与下腔静脉连续；左侧髂总静脉较长，在腰 5 椎体前方类似直角注入下腔静脉。髂内静脉起自坐骨大孔上方，至骶髂关节前与髂外静脉汇成髂总静脉。髂内静脉通常无瓣膜，接纳盆腔脏器和盆壁的静脉血，其属支与同名动脉伴行。髂外静脉延伸为股静脉，起自腹股沟韧带下缘的后方，沿小骨盆入口边缘与同名动脉伴行。右侧髂外静脉初始走行位于动脉的内侧，向上逐渐转至动脉背侧；左侧髂外静脉全程位于动脉的内侧。

## 二、造　影　技　术

### （一）手术操作

**1. 动脉造影**　常用的方法是经皮股动脉穿刺插管,采用 Seldinger 技术,将导管插入腹主动脉,在腹主动脉远端(约腰 4 椎体上缘)进行造影,显示两侧髂总动脉及其分支,再行单侧髂总动脉造影及髂内或髂外动脉造影。

**2. 静脉造影**

（1）顺行性静脉造影:经皮穿刺下肢静脉或表浅静脉注射对比剂进行造影。

（2）逆行性静脉造影:采用 Seldinger 技术经皮股静脉穿刺插管,将导管置于患侧髂静脉注射对比剂进行造影。

### （二）造影参数选择

对比剂采用相应浓度的非离子型对比剂,如 320mgI/ml 的碘佛醇注射液、300mgI/ml 的碘普罗胺注射液等。腹主动脉远端造影:对比剂用量为 20～25ml,流率 15～18ml/s,压限 600～900PSI;髂总动脉造影:对比剂用量为 18～20ml,流率 8～10ml/s,压限 600～900PSI;髂内和髂外动脉造影:对比剂用量为 10～12ml,流率 5～6ml/s,压限 300～500PSI;髂内和髂外动脉的分支造影(子宫动脉、膀胱动脉及卵巢动脉):对比剂用量为 6～8ml,流率 2～3ml/s,压限 200～300PSI。

静脉造影因采用的造影方式不同,其参数不同。顺行性静脉造影采用为 50～60ml,流率 1ml/s,压限 100PSI;逆行性静脉造影、髂静脉造影:对比剂用量 10～15ml,流率 8～10ml/s,压限 200～300PSI。

### （三）造影体位

常规采用正位,必要时加摄斜位。观察髂总静脉与下腔静脉关系,采用标准侧位。

## 三、图　像　处　理

由于呼吸运动及肠道的蠕动、腹腔内的气体及高密度物质均对图像质量有很大的影响,在行 DSA 检查前应清洁肠道,手术前排空膀胱,必要时进行导尿,防止大量的尿液(含有大量对比剂的尿液)对图像质量的影响。去除受检者身体上的金属异物及物品,也同时防止一些监护设备的连接线进入图像采集区,避免影响图像质量。

# 第九节　四肢 DSA 检查技术

## 一、血　管　解　剖

### （一）上肢血管

**1. 上肢动脉**(图 4-25)　双侧上肢动脉都是锁骨下动脉的延续。左锁骨下动脉起自主动脉弓,右侧起自无名动脉。锁骨下动脉向上出胸廓上口并沿第一肋骨上缘向外下方走行,至第一肋骨外侧缘改名为腋动脉。锁骨下动脉自近至远分别发出椎动脉、胸廓内动脉、甲状颈干、肋颈干和腋动脉。

（1）椎动脉:为锁骨下动脉向上,发出第一分支动脉,沿颈椎横突孔向上,双层椎动脉在脑桥下缘汇合成基底动脉。椎动脉在颈段发出脊髓支和肌支,在颅内段发出小脑下后动脉和脊髓前动脉等。

（2）胸廓内动脉:开口与椎动脉对应,向下经胸廓上口入胸腔,经第 1～6 肋软骨后面下行(距胸骨外侧缘约 1cm 处),供应肋间、乳房、膈肌、胸膜、心包、胸大肌等的血液。

（3）甲状颈干:锁骨下动脉的另一分支,发出分支血管有甲状腺下动脉、颈升动脉和颈横动脉等。

（4）肋颈干：起自锁骨下动脉第二段，走行向后越过胸膜顶，分为颈深动脉和最上肋间动脉，前者上行与枕动脉降支吻合，后者在胸膜顶后方降入胸廓，分布于第1、2肋间隙后部。

（5）腋动脉：来自锁骨下动脉，其分支有肩峰动脉，胸外侧动脉，直接乳房支，旋肱前、后动脉等，出腋窝后改为肱动脉。

腋动脉位于腋窝深部，系从第一肋外侧缘至肱骨外科颈之间的动脉段，出腋窝后改名为肱动脉。腋动脉主要分支有胸肩峰动脉、胸外侧动脉、肩胛下动脉等。

肱动脉于肱骨前内侧走行至肘窝中点分为桡动脉和尺动脉两大支，分别沿桡骨和尺骨走行并发出分支，最后在腕部，桡动脉末端与尺动脉的掌深支构成掌深弓，尺动脉末端与桡动脉的掌浅支构成掌浅弓，再由深、浅两弓分出掌心动脉、掌背动脉和掌指动脉。

**2. 上肢静脉**　上肢的浅静脉变异较大，深静脉的分支、走行与同名动脉伴行。深、浅静脉均有静脉瓣。头静脉自前臂的背侧桡侧转入前臂掌侧，经上臂在锁骨下进入腋静脉或锁骨下静脉。贵要静脉沿前臂后面尺侧上行再沿上臂内侧走行，进入肱静脉或腋静脉。肘正中静脉连接自头静脉和贵要静脉，接受前臂正中静脉。

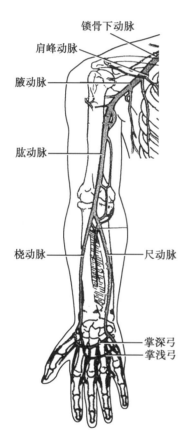

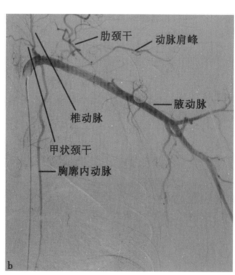

图 4-25　上肢动脉
a. 上肢动脉示意图；b. 上肢动脉造影图

### （二）下肢血管

**1. 下肢动脉**（图 4-26）　髂外动脉出腹股沟续为股动脉，分支动脉有股动脉和股深动脉（旋髂浅动脉、旋股外动脉、穿支动脉等），股动脉在腘窝处改名为腘动脉，主要分支有膝上、中、下动脉、胫前动脉和胫后动脉。胫前动脉下行延续为足背动脉，末端形成足背动脉弓和足底深支；胫后动脉为腘动脉的直接延续，主要分支有腓动脉、胫骨滋养动脉、足底外侧动脉等。其中，足底外侧动脉与胫前动脉的足底支吻合成足底动脉弓。

**2. 下肢静脉** 主要有浅静脉、深静脉和交通静脉。浅静脉位于皮下组织和深筋膜外,深静脉与同名动脉伴行,深、浅静脉之间有交通静脉连接。浅静脉主要由小隐静脉和大隐静脉构成:小隐静脉起自足背外侧缘静脉,沿外踝后方上行,在膝关节注入腘静脉;大隐静脉起自足背内侧缘静脉,沿大腿内侧上行注入股静脉。下肢静脉均有静脉瓣。

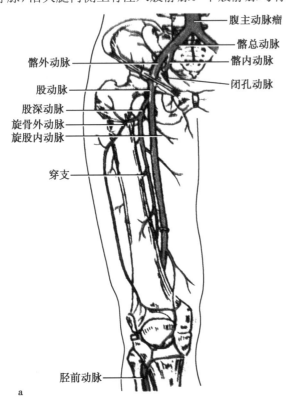

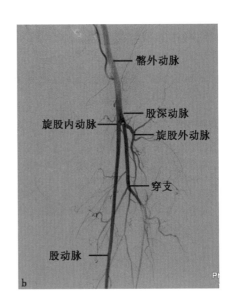

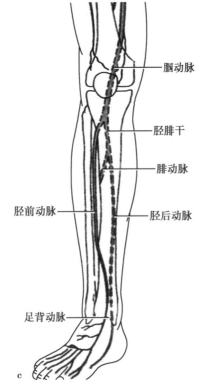

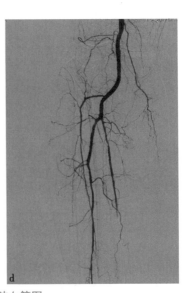

图 4-26 下肢血管图

a. 下肢血管示意图;b. 下肢血管造影图;c. 胫、腓动脉示意图;d. 胫、腓动脉造影图

## 二、造 影 技 术

### （一）手术操作

**1. 动脉造影** 四肢动脉造影大多采用股动脉穿刺，部分采用肱动脉或桡动脉穿刺，应用 Seldinger 插管技术，根据不同的部位，把相应导管插入靶血管进行造影。

**2. 静脉造影**

（1）顺行性静脉造影：经皮穿刺下肢静脉或表浅静脉注射对比剂进行造影。

（2）逆行性静脉造影：采用 Seldinger 技术经皮股静脉或肘正中静脉穿刺插管，将导管置于患侧股静脉或肘正中静脉注射对比剂进行造影。

### （二）造影参数选择

**1. 动脉造影**

（1）上肢动脉：相应浓度的非离子型对比剂，如 320mgI/ml 的碘佛醇注射液、300mgI/ml 的碘普罗胺注射液等，或浓度为 40% 的离子型对比剂。根据导管头所在位置，采用不同的造影参数。锁骨下动脉造影：对比剂用量 12～15ml，流率 5～6ml/s，压限 300～400PSI；腋动脉造影：对比剂用量 10～12ml，流率 3～4ml/s，压限 250～300PSI。观测掌弓造影应延时，造影至远端血管显示清晰。

（2）下肢动脉：对比剂同上肢动脉。髂总动脉造影：对比剂用量 20～25ml，流率 12～15ml/s，压限 500～600PSI；髂外动脉：对比剂用量 10～12ml，流率 5～6ml/s，压限 500～600PSI；股动脉造影：对比剂用量 10～12ml/ 次，流率 5～6ml/s，压限为 300～400PSI；选择性下肢动脉造影将导管置于股动脉上段进行小腿动脉和足背动脉造影：对比剂用量 10～12ml/ 次，流率 4～6ml/s，压限 300～400PSI。注意应用曝光延时，造影至远端血管显示清晰。

**2. 静脉造影** 顺行静脉造影时，采用非离子型对比剂如 320mgI/ml 的碘佛醇、370mgI/ml 的优维显，按 1:1 稀释后使用，对比剂用量 60～80ml/ 次，注射流率 1～1.5ml/s，注射压力 100PSI。注药曝光时，当对比剂流入髂静脉时，嘱受检者闭气，做 Valsala 功能试验，观察下肢静脉瓣的功能情况。逆行静脉造影时，采用相应浓度的非离子型对比剂或 40% 的离子型对比剂，根据穿刺点不同，造影参数不同。股静脉穿刺，对比剂用量 10～15ml，注射流率 6～8ml/s，压限 300～400PSI。

上、下肢动静脉造影均可选用 DSA 脉冲方式成像，采集速率为 2～3 帧 /s。曝光采集至毛细血管期显示为止。

下肢动脉造影应注意注射延迟还是曝光延迟，延迟的时间为多少。选择何种延迟、延迟时间多少，则应根据不同病变而定。不同类型的血管病变，对动脉血流的影响很大，例如有动 - 静瘘者，血流速度明显加快，采集时间应提前即注射延迟；下肢动脉闭塞症者，血流速度明显减慢，采集时间应适当延迟即曝光延迟。正常对比剂在下肢动脉内流动速度约 5～15cm/s，根据正常下肢的血液灌注时间，可大致确定不同部位的最佳采像时间。

在实际工作中，因病变的程度、范围不同，导管头所在血管的位置不同，注射对比剂的时间则不同，应根据具体的情况而定。对于下肢动脉阻塞性病变者，造影时应注射对比剂后进行曝光采集，延时时间要长，具体多少则应根据具体的情况而定。采用步进式血管造影、对比剂跟踪血管造影技术，对于下肢动脉造影的成像质量有帮助。

### （三）造影体位

上肢血管造影常规取正位，必要时加侧位和斜位，上肢外展，尽量使上肢中心与探测器中心一致。

下肢血管造影常规取正位，必要时加侧位和斜位。足底部的血管应采用头位加斜位，展示整个足底血管情况。双下肢同时造影，使双下肢并拢，足尖向上，双足间加密度补偿器，同时进行肢体上、下端的固定，提高图像质量。

# 三、图像处理与重建

## （一）步进式血管造影技术

步进式血管造影技术（angiography of step-translation technique/bolus chasing angiography，BCA）是一次性注射对比剂，通过自动跟踪造影获得整个下肢血管及分支的图像，解决了普通数字减影血管造影技术需要分段、多次采集才能达到的效果。其优势就是能在一次性注射对比剂的同时获得整个下肢的图像，减少了对比剂的用量，同时也减少了受检者接受的 X 线辐射，缩短了造影时间。其缺陷是对比剂的跟踪和采集速度难以协调，单次造影时间长，易产生运动伪影。

其方法是：先固定肢体，对肢体造影范围进行测定，防止遗漏。通过控制导管床移动速度的调速器和曝光手闸，先选择近端起始点，进行蒙片采集直至远端。再回到起点，一边注射对比剂一边进床，使对比剂流速与床移动的速度相同，注射对比剂进行跟踪造影，同时采集图像，再做减影处理，获得实时减影图像。也可以先注射对比剂跟踪造影后进行蒙片采集进行减影处理。导管床的移动速度是技术员通过调速手柄来控制的，使导管床的移动速度与对比剂在下肢动脉血管中的流动同步，因此，能否合理正确使用调速手柄是造影成功的关键。而受检者移动是造影失败的另一个主要原因，多为对比剂刺激致肢体疼痛所致。一则是因大量的高渗性对比剂一次性短时间内注入，当双侧追踪造影一次对比剂用量达 80～100ml，可引起红细胞、血管内皮细胞及血 - 脑屏障的损害，引起抽搐或惊厥；一则是造影剂的高渗性带来的灼热感造成肢体的不自主的移动。因此，下肢动脉造影采用 Bolus 技术时，应尽量选用非离子型对比剂，并对下肢进行固定。对比剂的稀释或采用等渗对比剂进行造影，可以减少受检者的疼痛。

## （二）图像拼接技术

图像拼接技术（image mosaics）就是将数张有重叠部分的图像（可能是不同时间、不同视角或者不同传感器获得的）拼成一幅大型的无缝高分辨率图像的技术（图4-27）。图像的拼接主要包括以下 4 个步骤：

**1. 图像的预拼接** 即确定两幅相邻图像重合的较精确位置。

**2. 特征点的提取** 即在基本重合位置确定后，找到待匹配的特征点。

**3. 图像矩阵变换及拼接** 即根据匹配点建立图像的变换矩阵并实现图像的拼接。

**4. 图像的平滑处理** 通过图像拼接技术，能将单次采集的多段造影的下肢动脉图像拼接成一幅下肢动脉的全程图像。对下肢血管病变能进行直接的完整的观察，有利于临床的诊断与介入治疗。

## （三）图像优化的措施

由于四肢形状不同、粗细长短不一，尤其下肢，X 线成像区域密度相差很大，容易造成 DSA 成像中饱和性伪影，造成成像区域的图像缺失。因此，必须使用密度补偿，使成像区域的 X 线强度分布趋于一致，以便获得优质的图像。下肢血管造影时，在下肢插入与肢体厚度相反的补偿器（采用均质橡胶），同时对肢体上、下端的进行固定，既可以减少运动伪影，也可以减少饱和伪影，提高图像质量。

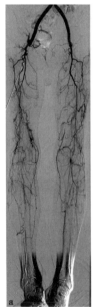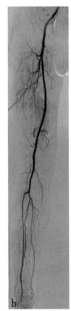

图 4-27　下肢拼接图
a. 双侧下肢拼接图；b. 单侧下肢拼接图

# 第十节　DSA 图像质量控制

## 一、影响 DSA 图像质量的因素

DSA 的图像质量是 DSA 检查与诊疗的关键，而 DSA 图像形成经过复杂的成像链才能获得，其中不可避免要丢失部分信息或产生伪影而降低影像质量。较高的 DSA 图像质量能给诊断提供有力的证据。检查中医师、技师及相关人员间的密切配合、对设备操作的熟练程度、受检者的配合程度等对图像质量有一定影响。但从技术本身角度来看，图像采集的角度与体位、对比剂注射的速率、总量、注射压力以及造影血管的充盈情况等都有很大影响。影响 DSA 图像质量的主要因素有设备、成像方式、操作技术、造影方法及受检者本身等因素。

### （一）设备因素

DSA 图像的形成与设备的参数、性能及整个影像链的工作状态有关，包括硬件和软件。硬件如 X 线球管、影像探测器、数字成像系统及显示系统等，软件系统如图像数字处理系统、后处理系统等。

**1. X 线球管**　X 线球管是 DSA 设备的关键部件，为 DSA 提供优质的 X 线源。DSA 的图像在以每秒几帧至几十帧速度采集，这就要求具有产生高剂量、短脉冲和恒定输出的高压发生器和大容量的 X 线球管，并配置功能完善的遮线器和 X 线滤过装置。若 X 线管功率过小，不能产生脉冲较窄的短脉冲，对快速运动器官的图像采集具有很大的影响。若 X 线的线质不均匀，则易产生硬化伪影。

**2. 影像探测器**　DSA 的影像探测器有影像增强器（image intensifier，II）和数字平板探测器（flat panel detector，FPD）2 种，它是决定图像质量的主要部件。应具有较高的影像分辨率和最小的失真度，较高的量子检出率（DQE），理想的光敏度，较高的图像刷新率，每秒 30 帧以上的显像能力，适应不同部位使用的可变输出野。电视摄像系统其电视摄像管应具有较高的影像分辨率和最适宜的图像合成时间，确保 II 输出屏的影像能无遗漏地采集到。系统动态范围大，每帧图像的水平稳定度差异要小于 1%，防止图像信息递减丢失，从而获得精确的影像信息。

**3. 数字成像系统**　有较高的动态范围，获得较好的对比度和层次丰富的图像。快速的影像链，使得高分辨率的图像快速重建，处理速度快；图像数据传输快，也可以快速获得高质量的后处理图像。

**4. 显示系统**　DSA 图像质量最终通过显示系统来表达，它的质量对图像的影响是不可忽视的。要求配备主频频率高、分辨率高，屏幕大的高清晰的显示屏。

### （二）成像方式

目前 DSA 设备一般采用脉冲方式来获取蒙片和充盈像，用于实时减影的成像方式有脉冲成像、超脉冲成像、连续成像和时间间隔差成像四种方式。各种方法有各自的优势，正确使用能有效地提高 DSA 的图像质量。采用脉冲方式，每帧减影的影像间的时间长（约 0.15 秒），单位时间内摄影帧频低，且每帧图像接受的 X 线剂量大，曝光脉冲宽度大（约 0.1 秒），图像信噪比高，图像对比分辨率较高，主要用于活动较缓慢的部位，如头颈部、四肢等。采用连续方式则恰相反。超脉冲成像在短时间内进行 10～30 帧/秒的 X 线脉冲摄像，然后逐帧高速重复减影，获得快速的动态减影图像，具有频率高、脉宽窄、动态显像的特点，这种方式主要用于心脏、肺动脉及冠状动脉等。时间间隔差方式主要用于快速运动的脏器，能够消除相位偏差造成的图像运动性伪影。因此，造影时应根据受检部位和诊断要求选择相应的成像方式，以获取优质的减影像。

### （三）噪声

噪声包括系统噪声（X 线源、探测器）、量子噪声（电子线路及 A/D 转换）、散射线噪声及其他噪声。噪声的增加，影像的清晰度下降，严重者直接影响图像观看。提高信噪比可以提高图像质量，如增加X线剂量，可以减少噪声；采用积分技术可在剂量不增加的情况下减少噪声。

### （四）操作技术因素

**1. 检查医师的因素** DSA检查主要为血管造影，目前大部分的血管造影采用穿刺插管，即采用Seldinger技术进行股动脉插管，再将造影导管选择性插入靶血管。若导管位置不正确，或导管不能进入靶血管，则靶血管的对比剂量不足，造成的图像质量欠佳。操作医师对图像的质量意识不够，如图像显示的中心、范围及靶血管的显示达不到要求，严重影响DSA质量。

**2. 技术人员的因素**

（1）伪影：伪影是指病变及机体自身之外的高密度物质，影响DSA的图像质量，甚至诊断。这些高密度物质分为体内物质和体外物质。体内物质如胃、肠道的内容物质；金属固定材料如钢板、金属缝合器等。体外物质如受检者体外的异物，监护用的设施如心电监护仪、呼吸机等。在DSA检查中，尽量避免这些伪影对图像质量的影响。

（2）摄影条件：DSA设备的曝光参数常设有"自动曝光"和"手动曝光"两种，目前以自动曝光为主。对密度高且体厚的部位选用自动条件比较理想，而对密度低且体薄的部位采用手动条件，适宜的曝光条件，可避免过度曝光或曝光不足。现在DSA多采用数字化采集，根据不同部位、不同状态选择不同的采集速率，如心脏、冠状动脉采用25帧/s，四肢可采用3帧/s。对于不合作的受检者，为了减少运动伪影，可增加采集速率。

（3）摄影体位：DSA图像不仅要有很好的密度分辨率，还要有合适的体位，根据血管的形态选择不同的体位。DSA检查技术中常规把正、侧位作为基本体位，再加左右斜位，必要时加上一些特殊体位。

（4）其他摄影技术因素：合理应用遮光器和密度补偿装置以使影像密度均衡，减少饱和失真；正确选择照射野、焦点至人体距离、人体至探测器距离和焦点至探测器距离，可防止图像放大失真和模糊；采用一定的滤过技术，可减少受检者接受的辐射剂量，同时提高图像质量。

（5）后处理技术：充分利用再蒙片、图像配准、图像合成、边缘增强和窗口技术等多种后处理技术来消除伪影、减少噪声、提高兴趣区信噪比，以改善DSA图像质量。

### （五）造影方法和对比剂因素

**1. 造影方法** 动脉法DSA可明显减少对比剂浓度和用量，提高影像密度分辨率和空间分辨率，缩短曝光时间，获取高信噪比、无血管重叠清晰的图像。其中，以选择性IA-DSA和超选择性IA-DSA成像尤佳。

**2. 导管的选择** 不同部位其血管的走向不同，所选导管头的形态不同。正确选择目的血管的造影导管，有利于对比剂短时达到靶血管，使血管的对比剂浓度增加，使血管快速充盈提高图像质量。如较大血管的造影应采用有多侧孔的猪尾导管，四肢血管采用单弯导管。

**3. 对比剂的影响** 对比剂浓度和用量与DSA图像质量直接相关。造影时，应根据不同的造影方法和部位、注射速率、注射总量、注射压力以及导管的大小与先端位置等情况选择所用对比剂的注射参数，尤其对四肢血管的造影，延时参数的选择更为重要。

### （六）受检者因素

在DSA检查过程中，受检者自主和不自主的移动，心脏跳动，吞咽、呼吸或胃肠蠕动等，可形成运动性伪影。为此，在检查前应与受检者进行沟通，争取受检者的配合；对意识差或无意识的受检者，应给予镇静剂或适当麻醉；造影前对受检者要进行呼吸训练，减少运动伪影的影响；对于不自主的移动、心脏跳动，应采用采集速率高的序列方式进行造影；对一些易活动的受检部位施行附加固定等，并正确把握曝光时机，以避免DSA图像模糊。

## 二、图像质量控制内容

DSA设备不断更新换代，技术的不断发展，对技术人员的操作提出更高的要求，对图像质量要求更高。对DSA图像进行质量控制和质量保证，能极大地发挥DSA机器本身的性能，能使微小病变、微小血管等得到清楚显示，为医师提供优质的图像，降低受检者对比剂的用量，缩短检查时间，减少医师和受检者不必要的辐射等有非常重要的使用价值。DSA图像的质量控制应从以下几个方面进行。

**（一）DSA设备运行进行质量控制**

**1. 设备条件** DSA设备是一个比较贵重的医疗设备，对外部环境要求较高，必须提高合格的电源配置和良好的接地要求。同时，DSA是一个电子产品，环境的干扰对DSA的成像有很大的影响。

**2. 设备环境** 对DSA设备的内部环境应保持一定的温度，尤其是设备控制室的温度应在22℃左右，湿度应在45%～60%。DSA设备也是X线辐射装置，也应按辐射防护的要求对机房、操作室进行有效的辐射安全防护。

**3. 机器的维护与保养** DSA的检查是一种有创的检查，机器能否正常运行是受检者检查的基础。一般要求技术人员在行手术之前必须检查设备的运行情况，发现问题及时报告，并停止检查。设备要有专人负责，定期对设备进行维护与保养，建立设备的维修保养制度，建立维修档案与日志。

**（二）设备操作的质量控制**

**1. 技术人员知识结构** DSA的操作具有一定的专业特点，技术人员必须是放射技术的专业人员，掌握一定的X线设备、X线摄影及计算机等相关知识。同时应有医学影像诊断的基础和DSA检查的专业知识。

**2. 熟悉设备性能、操作流程及注意事项** DSA设备比较复杂，功能较多，每一次不准确的操作都会影响整个检查的顺利完成，因此，技术人员必须对设备性能进行了解，对各功能操作准确掌握，才能保证检查的质量。熟悉操作流程及注意事项，时刻保证设备的安全运行。

**3. 附属设备的正确使用** 附属设备是与DSA设备运行密切相关的，准确的使用能确保DSA检查的顺利进行，使图像质量得到保证。DSA的附属设备有很多，其主要的有高压注射器、后处理工作站、激光相机等。

**（三）人员操作的质量控制**

**1. 规范化操作是受检者安全的核心** DSA检查是一种创伤较小的手术，整个检查需要医师、技术人员及护理人员的共同配合才能完成，但总体的思想是以受检者为中心。每个工作人员必须具有相应的资质才能上岗。

**2. 辐射防护是检查的根本** DSA检查是一种X线检查，尤其是检查的医师必须在机房内进行操作，辐射防护尤为重要，在检查前必须做好自身的辐射安全防护，同时，DSA的检查又是一种时间较长的检查，受检者接受的辐射剂量相对较多，对受检者的防护也应值得重视。

**3. 严谨的操作确保图像质量** 操作人员必须按规范化进行操作，根据不同的部位、检查目的及检查要求进行相应的操作。充分做好检查前的准备工作，发挥设备的最大功能，缩小照射野，减少辐射剂量，合理使用对比剂，缩短检查时间，提高工作效率。

## 三、图像质量控制方法

DSA的图像质量受成像链中各项因素影响，改善DSA图像质量必须从DSA成像链中的可变因素着手。合理利用某些机械设备，同时运用DSA技术，探讨DSA图像质量对临床的诊断与治疗影响。通过对数字减影血管造影图像质量分析及各项技术要素优化，使得DSA图像质量得以控制,保证临床诊断、治疗的准确性,为医疗、科研、新技术提供可靠的依据。

### (一)建立影像质量保证工作小组

小组成员应包括高年资影像诊断医师、DSA技师、影像设备维修人员、护理人员及相关专业工程技术人员,一般由5～7人组成。

### (二)工作人员准入要求

1. 从事DSA检查的医师和技术人员应经上岗培训,取得相应资质的工作人员证。

2. 从事DSA检查的医师应有执业医师资格。技术人员应有中专及以上学历,或已取得技师资格。

3. 从事DSA检查的医师、技术人员和其他相关人员应经放射防护知识培训合格,取得放射工作人员证。

### (三)各种设备日常保养,责任落实到人

科室主任负责影像质量保证方案的全面实施,组织定期和不定期的核查。影像质量保证工作小组成员中,影像设备维修人员负责影像设备正常运行,保证影像设备运行稳定,参数准确,发生设备故障及时检修,DSA技师负责DSA检查过程的质量控制,医师负责造影手术的技术操作,手术后的处理,影像诊断的质量控制。

### (四)检查技术人员必须按操作规程进行工作

1. 首先按顺序开机,检查设备是否完好;仔细核对申请单、检查目的和要求,若有不清时主动与医师联系。完成检查后选择符合临床要求的影像,提供给医师进行影像诊断。

2. 术前与受检者说明检查过程和注意事项,争取受检者术中相应配合,尽可能地减少运动性伪影的产生。

3. 根据X线摄影学原理和诊断要求,选择最佳摄影体位。

4. 根据病变血管的特点,选择恰当的造影检查方式和注射参数。

5. 正确使用遮线器、密度补偿器以减少空间对比,防止饱和伪影的产生。

6. 合理应用采集序列,减少不必要的照射。

7. 充分利用DSA设备的图像后处理功能,使影像符合诊断要求。

8. 正确匹配相机,并定期检测。

### (五)DSA质量评价标准

1. 被检查的血管能清晰显示。包括动脉期、实质期及静脉期,血管走向清晰,细小血管能清晰辨认,图像能满足诊断和治疗要求。

2. 图像的诠释齐全、无误,左右标志、检查号、检查日期、检查医院、被检查者姓名、性别、年龄,图像采集序列、图像放大、图像测量、图像参数及辐射剂量等信息完整。

3. 检查部位影像标准、图像照射野大小控制适当。

4. 减影图像清晰,整体画面布局美观,影像无失真变形。

5. 无伪影。

6. 对辐射敏感的组织和器官应尽可能的遮蔽。

### (六)电子文档、数字影像资料做好双备份

1. 每一检查做好资料保存,做好备份。

2. 检查资料的上传,以备临床科室的查阅。

（罗来树　林建华　刘义军）

# 第五章

# 磁共振检查技术

## 第一节 磁共振检查临床准备

### 一、适应证与禁忌证

#### （一）适应证

MRI 检查适用于人体的任何部位：包括颅脑、耳、鼻、咽、喉、颈部、心脏、肺、纵隔、乳腺、肝、胆、胰、脾、胃肠道、肾及肾上腺、膀胱、前列腺、子宫及附件、卵巢、四肢骨关节及软组织、脊柱、脊髓、外周血管及神经等。

MRI 适用于人体多种疾病的诊断：包括肿瘤性、感染性、结核性、寄生虫性、血管性、代谢性、中毒性、先天性、外伤性等疾病。

MRI 在中枢神经系统颅脑、脊髓的应用最具优势。对于肿瘤、感染、血管性病变、白质病变、发育畸形、退行性病变、脑室系统及蛛网膜下腔病变、出血性病变均优于 CT。MRI 具有不产生骨伪影的优点，对后颅凹及颅颈交界区病变的诊断具有独特的优势。目前，MRI 在中枢神经系统的应用，已扩展到分子水平的研究。

MRI 具有软组织高分辨特点及血管流空效应，可清晰显示咽、喉、甲状腺、颈部淋巴结、血管及颈部肌肉，对颈部病变诊断具有重要价值。

纵隔内血管的流空效应及纵隔内脂肪的高信号特点，形成了纵隔 MRI 图像的良好对比。MRI 对纵隔及肺门淋巴结肿大，占位性病变的诊断具有特别的价值。根据 MRI 成像原理，MRI 信号强度与质子含量有关，肺为含气器官，相等体积 MRI 成像肺组织质子含量相对少，信号弱，又因呼吸运动伪影的影响，肺的 MR 成像质量相对较差，如钙化及小病灶的检出常不如 CT。

根据心脏具有周期性搏动的特点，运用心电门控触发技术，MRI 可对心肌、心腔、心包病变、某些先天性心脏病作出准确诊断，且可对心脏功能做定量分析。MRI 的流空效应及电影白血技术，可直观地显示主动脉瘤、主动脉夹层等大血管疾患。

MRI 多参数技术及快速和超快速序列在肝脏病变的鉴别诊断中具有重要价值，对典型病例不需用对比剂即可通过 $T_1$ 加权像和 $T_2$ 加权像直接鉴别肝脏良、恶性病变。磁共振胰胆管造影（MR Cholangiopancreatography；MRCP）应用 MRI 水成像技术，不需用对比剂即可获得造影效果，对胆囊、胆道及胰腺疾病的诊断有很大的价值。

肾与其周围脂肪囊在 MR 图像上形成鲜明的对比，肾实质与肾盂内尿液形成良好对比。MRI 对肾脏疾病地诊断具有重要价值，MRI 可直接显示尿液造影图像（MR urography；MRU），对输尿管狭窄、梗阻具有重要价值。

由于胰腺周围脂肪衬托，MRI 可显示出胰腺及胰腺导管，MRCP 对胰腺疾病亦有一定的帮助，在对胰腺病变的诊断中 CT 与 MRI 两者具有互补性。

MRI 多方位、大视野成像可清晰地显示盆腔的解剖结构。尤其对女性盆腔疾病具有重要诊断价值,对盆腔内血管及淋巴结的鉴别较容易,是盆腔肿瘤、炎症、子宫内膜异位症、转移癌等病变的最佳影像学检查手段。

对四肢骨髓炎、软组织内肿瘤及血管畸形有良好的显示效果。MRI 可清晰显示软骨、关节囊、关节液及关节韧带,对关节软骨损伤、半月板损伤、关节积液等病变的诊断具有其他影像学检查无法比拟的价值。在关节软骨的变性与坏死诊断中,早于其他影像学方法。

MRI 利用特殊的成像技术和序列,能简便、无创地实施 MR 血管造影和 MR 水成像。

### (二)禁忌证

由于 MRI 是利用磁场与特定原子核的磁共振作用所产生信号来成像的,MRI 系统的强磁场和射频场有可能使心脏起搏器失灵,也容易使各种体内金属性植入物移位,在激励电磁波作用下,体内的金属还会因发热而造成伤害。因此,MRI 检查具有绝对和相对禁忌证。

**1. 绝对禁忌证** 指受检者进入磁孔后,会导致生命危险或伤害的情况:

(1)装有心脏起搏器、心脏磁性金属瓣膜、冠脉磁性金属支架者。

(2)电子耳蜗者。

**2. 相对禁忌证** 指受检者进入磁孔后,可能被导致潜在伤害的情况:

(1)检查部位有金属置入物,如血管止血夹、人工关节,固定钢板等。

(2)带有呼吸机及心电监护设备的危重受检者。

(3)体内有胰岛素泵等神经刺激器的受检者。

(4)妊娠三个月以内的早孕受检者。

投射或导弹效应:是指铁磁性物体靠近磁体时,因受磁场吸引而获得很快的速度向磁体方向飞行。可对受检者和工作人员造成灾难性甚至致命性伤害。因此,应禁止将磁性氧气活塞、推车、担架、剪刀、镊子等非 MRI 兼容性急救设备、监护仪器、呼吸器以及钥匙、硬币、发夹、手机、手表等金属物体带入扫描室内。

对 MRI 检查的安全性,操作者一定要重视。检查前必须详细询问,弄清楚是否在禁忌范围,严禁将磁性金属物品带入扫描室,以确保人身安全及图像质量。

## 二、检查前准备

由于 MRI 设备的特殊性,因此 MRI 检查需做相应的检查前工作:

**1.** 认真核对 MRI 检查申请单,了解病情,明确检查目的和要求。对检查目的、要求不清的申请单,应与临床申请医师核准确认。

**2.** 确认受检者没有禁忌证,并嘱受检者认真阅读检查注意事项,按要求准备。凡体内装有磁性金属置入物者,应严禁 MRI 检查。

**3.** 进入扫描室前,嘱受检者及陪同家属除去随身携带的任何金属物品(如手机、手表、刀具、硬币、钥匙、发卡、别针、磁卡、推床、轮椅等)并妥善保管,严禁带入检查室。

**4.** 给受检者讲述检查过程,消除恐惧心理,争取检查时的合作。告知受检者所需检查时间、扫描时机器会发出较大噪声;嘱受检者在扫描过程中不要随意运动;按检查部位要求,训练受检者呼吸、闭气;告知受检者若有不适,可通过配备的通讯工具与扫描室外工作人员联系。

**5.** 婴幼儿、烦躁不安及幽闭恐惧症受检者,应给适量的镇静剂或麻醉药物(由麻醉师用药并陪同),以提高检查成功率。

**6.** 急危重受检者,必须做 MRI 检查时,应由临床医师陪同观察,所有抢救器械、药品必须备齐在扫描室外就近,受检者发生紧急情况时,应迅速移至扫描室外抢救。

# 第二节 磁共振特殊成像技术

## 一、磁共振血管成像

磁共振血管成像（magnetic resonance angiography，MRA）已经成为 MR 检查的常规技术之一。与 DSA 相比，具有无创、简便、费用低、一般无需对比剂等优点。与其他血管成像手段不同的是，MRA 技术不但提供血管的形态信息，还可提供血流的方向、流速、流量等定量信息。

### （一）成像原理

MRA 技术的基本原理是利用血液的流动效应来成像的，即常规 SE（包括 TSE）和 GRE 序列中常见的流空效应（flowing void effect）和流入增强效应（inflow enhancement effect）。加快扫描速度，变快速流空现象为相对慢速增强，利用相位效应增加血流与周围静止组织的对比度，抑制噪声和伪迹，即可以获得一幅明亮的断层血管影像，将许多断层血管像进行叠加压缩，就可重建成清晰完整的血管影像。MRA 是通过时间飞越效应和相位效应三维数据采集，以及后处理技术等过程重建血管影像的。

如果血流方向垂直于或基本垂直于扫描层面，同时所选用的 TR 比较短，这样在扫描层面已部分饱和的血液，其质子群由于能量未完全释放，不能充分接受下一个 90° 脉冲所给予的能量，因而 MR 信号较低。同样层面内周围静止组织的质子群因没有足够的时间发生充分的纵向弛豫，出现饱和现象，不再接受新的脉冲激励，因而信号发生衰减。而对于新流入扫描层面的血液，由于其质子群已经完全弛豫，所以能更充分接受新的 90° 脉冲的激励，并释放出更多的能量而出现较强信号，与静止组织相比表现为高信号。也就是说，成像区的血液因流入充分弛豫的质子群而形成较强的 MR 信号。把这种超过静止组织并与流入有关的信号增强称为流入增强效应（图 5-1）。流入增强效应常出现在梯度回波序列，也可以出现在自旋回波序列。

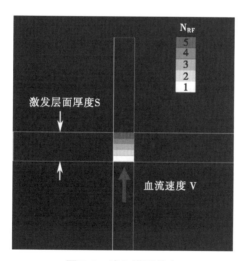

图 5-1 流入增强效应

如果血流方向垂直于或接近垂直于扫描层面，当施加 90° 射频脉冲时，层面血管中的血流和周围静止组织同时被激励，当施加 180° 聚焦脉冲时（TE/2），层面内静止组织受到激励发生相位重聚而在 TE 时刻产生回波；被 90° 射频脉冲激励过的血液在 TE/2 时间内已经离开受激励层面，不能接受 180° 脉冲，不产生回波；而此时层面内快速流入的新血液没有经过 90° 脉冲的激励，仅接受 180° 脉冲的激励也不产生回波，因此血管腔内没有 MR 信号产生而表现为"黑色"，这就是流空效应（图 5-2）。在一定范围内，TE/2 越长，流空效应越明显。采用快速扫描序列，使血流的激励与检测在同一层面进行,从而获得该层面的血流信号,称为时间飞越效应(time of flight effect TOF)。相位效应(phase effect PC)是指血流中的氢质子流过梯度磁场时失去相位一致性,而使信号减弱乃至消失,静止组织中的氢质子相位仍保持一致而使信号较强,于是血流与静止组织之间形成了对比。此外,利用预饱和技术可使流动的血液呈低信号,从而能辨别血管结构。

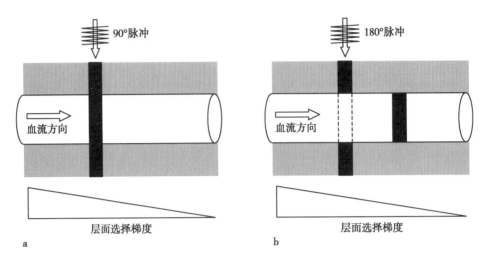

图 5-2　流空效应

## (二)成像方法

目前,临床常用的 MRA 方法有三种:时间飞越法(time of flight,TOF)、相位对比法(phase contrast,PC)及对比增强 MRA(contrast enhanced MRA,CE-MRA)。

**1. 时间飞越法**　时间飞越法技术基于血流的流入增强效应,一般采用 TR 较短的快速扰相 GRE $T_1WI$ 序列进行采集,是利用梯度运动相位重聚(GMR)技术,突出流入性增强效应,减少相位移动对图像影响的血管成像方法。它采用快速扫描技术,选择适当的 TR 与翻转角使静止组织处于稳定状态,几乎不产生 MR 信号。刚进入成像容积的血流尚没达到稳定状态,因而吸收射频脉冲能量发出很强的 MR 信号。如果血流速度足够快,在整个成像容积内会显示血管的高信号影。

TOF MRA 技术可分为二维 TOF MRA(2D-TOF MRA)和三维 TOF MRA(3D-TOF MRA),两者各有优缺点。

(1)2D-TOF MRA:是利用 TOF 技术进行连续的对单一层面一层接一层地激励和数据采集,然后将整个扫描区域以连续多层方式进行图像数据处理。2D-TOF MRA 一般采用扰相 GRE $T_1WI$ 序列,它对流动高度敏感,可通过设置 RF 脉冲对不需显示的血管进行预饱和处理,同时还可以达到仅显示动脉或静脉的目的。

2D-TOF MRA 的优点:①扫描速度较快,采集时间短;②由于采用较短的 TR 和较大的反转角,因此,背景组织信号抑制较好可进行大容积成像;③由于是单层采集,层面内血流的饱和现象较轻,有利于静脉慢血流的显示,对颅内小血管和矢状窦显示比 3D-TOF 好。

2D-TOF MRA 的缺点:①对于与采集层面平行方向流动的血流不敏感,采集过程中患者运动可引起信号空间编码错位,可能夸大血管狭窄程度;②后处理重建的效果不如三维成像;③由于层面方向空间分辨力相对较低,体素较大,流动失相位较明显,特别是受湍流的影响较大,容易出现相应的假象。

(2)3D-TOF MRA:是将整个容积分成几个层块进行激励和数据采集,然后利用最大密度投影(MIP)处理获得的数据(图 5-3a)。3D-TOF MRA 一般也采用扰相 GRE $T_1WI$ 序列。

3D-TOF MRA 的优点:①信号可在更大的体积内采集,具有较高的信噪比,信号丢失少;

②具有较高的空间分辨力；③由于体素较小，流动失相位相对较轻，受湍流的影响相对较小，适用于动脉瘤、动脉狭窄等病变；④后处理重建的图像质量较好。

3D-TOF MRA 的缺点：①对于慢速血流不敏感，不利于慢血流的显示；②静脉解剖显示不可靠；③扫描时间相对较长；④背景组织的抑制效果不如二维 TOF MRA。

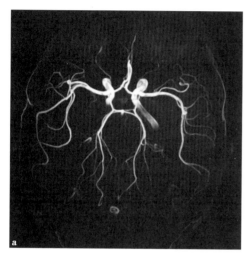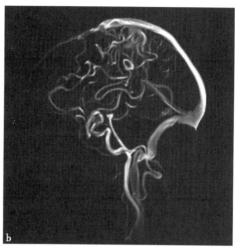

图 5-3　时间飞跃法和相位对比法血管成像
a. 3D-TOF MRA；b. 3D-PC MRA

**2. 相位对比法**　相位对比法也是采用快速扫描技术，是利用流动所致的宏观横向磁化向量（Mxy）的相位发生变化来抑制背景、突出血管信号的一种方法（图 5-3b）。相位编码采用双极梯度场对流动进行编码。双极脉冲第一部分为负向，第二部分为正向。运动的氢质子在负向期进动较慢，在正向期进动较快，净相位改变为正值。因此，运动质子与静止组织产生一定的相位偏移，并与它的速度成正比，这就是 PC 法血流如何与静止的组织相区别。采用较小的双极流动编码梯度就足以使快血流成像，而慢血流成像则需采用大的双极流动编码梯度。

PC 法中流动质子的流动方式与信号强度密切相关。匀速前进的血流，相位位移集中，发出强信号；血液出现加速度或涡流等现象时，则相位位移分散，信号降低。

PC MRA 一般需要 3 个基本步骤，即：成像信息的采集、减影和图像的显示。

（1）2D-PC：可显示血管狭窄、颅内动静脉畸形和动脉瘤；可进行血流方向和流速定量分析；可用于评估门静脉和肝静脉状态等。

2D-PC 的优点：扫描时间短，信号强度直接与血流速度相关。缺点：仅提供二维血管影像，不能进行血管结构多视角的观察。

（2）3D-PC：可用于评估血管狭窄、颅内动静脉畸形、动脉瘤；显示颅内静脉畸形和静脉闭塞；进行全脑大容积血管成像；评估外伤后的颅内血管损伤；还可用于显示肾动脉。

3D-PC 的优点：对快速血流和慢速血流均敏感，有利于慢血流的显示，适用于静脉的检查，血管周围静止组织信号的抑制效果好，有利于小血管的显示，经 MIP 重建的血管像可从多视角进行观察，大容积成像时血管显示仍清楚，进行增强扫描时动、静脉结构显示更清楚，可以产生相位图。缺点：扫描时间较长，流速值的确定影响血管的显示。

**3. 对比增强 MRA**　对比增强 MRA 是利用顺磁性对比剂的超短 $T_1$ 作用使血液的 $T_1$ 值明显缩短，短于周围其他组织，然后利用超快速且权重很重的 $T_1WI$ 序列来记录这种 $T_1$ 弛豫差别的成像方法。CE-MRA 显示血管的原理不同于前述 MRA 利用 MR 的流动效应，而主要取决于血管内钆对比剂的 $T_1$ 特性。该技术依赖于高性能梯度技术的进步及团注对比剂到达兴趣血管精确时间的选择。静脉团注顺磁性对比剂采用成像进行非常快速的梯度回波序列，实现在钆剂迅速缩短血液 $T_1$ 的一过性峰值时间内的成像。与 TOF-MRA 技术不同，CE-MRA 成像平面常与血管走行方向一致（通常采用冠状面），而前者成像平面常垂直于兴趣血管的走行方向。采用这种成像方式可以在保持最大空间分辨率的情况下，增大扫描范围。由于此技术主要依赖于 $T_1$ 特性而不是流动效应，因此它对在其他技术中所常见到的失相位伪影并不敏感，具有非常好的信噪比（图 5-4）。目前用于 CE-MRA 的序列多为三维扰相 GRE $T_1$WI 序列。

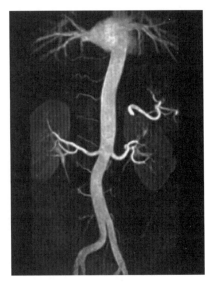

图 5-4　CE-MRA 腹部血管成像

技术要点：CE-MRA 的成像原理比较简单，在实际操作时需要掌握几个关键技术。

（1）对比剂的应用：对比剂的应用是 CE-MRA 的关键技术之一。通常采用的对比剂为细胞外液非特异性离子型对比剂 Gd-DTPA。根据不同的检查部位、范围和目的，对比剂的入路、用量和注射流率应做相应调整。

一般的 CE-MRA 多采用肘前区浅静脉或手背部浅静脉作为入路。对于下肢静脉、髂静脉或下腔静脉的检查最好采用足背部浅静脉为入路，利用止血带扎在踝部阻断浅静脉血流，使对比剂经深静脉回流，对比剂需用生理盐水稀释 6～10 倍，最好从双侧足背静脉同时团注稀释的对比剂。

单部位的动脉成像如肾动脉 CE-MRA 等，采用单倍剂量（0.1mmol/kg）或 1.5 倍剂量即可，注射流率一般为 2～3ml/s。多部位的动脉成像如一次完成腹主动脉、髂动脉和下肢动脉的检查，由于完成整个检查所需时间相对较长，则通常需要 2～3 倍剂量，注射流率为 1.5～2ml/s。进行肾静脉、颈静脉、门静脉等血管检查时，则需要 2～3 倍剂量，注射流率提高到 3～5ml/s 效果较好。

对比剂的注射可采用 MR 专用高压注射器。由于 Gd-DTPA 黏度较低，利用人工推注的方法也能达到很好的效果。

（2）成像参数的调整：成像参数的调整对于保证 CE-MRA 的质量至关重要。成像参数主要有 TR、TE、激发角度、容积厚度和层数、矩阵、FOV 等。TE 应选择最小值。TR 和激发角度将决定 $T_1$ 权重，在 1.5T 扫描机上如 TR 为 5 毫秒，则激发角度以 30°～50° 较为合适，如果 TR 延长则激发角度应适当加大以保证一定的 $T_1$ 权重。扫描容积厚度和 FOV 决定采集的范围，在保证涵盖目标血管的前提下容积厚度越小越好，减少容积厚度可缩短扫描序列的采集时间（TA），或可在保持 TA 不变的前提下缩小层厚而提高空间分辨率。TR、矩阵和层数将决定 TA 的长短，在体部 CE-MRA 时需要通过调整这些参数来缩短 TA 以便屏气扫描，而在颈部或下肢等没有呼吸运动的部位则允许适当延长 TA，从而提高空间分辨率。

（3）扫描时机的掌握：扫描时机的掌握是 CE-MRA 成败的关键。扫描序列启动的过早或过晚都会严重影响 CE-MRA 的质量，甚至导致检查的失败，决定图像对比的是填充 K 空间中心区域的 MR 信号。扫描序列何时启动的原则是"在目标血管中，对比剂浓度最高的时刻采集填充 K 空间中心区域的 MR 信号"。

决定扫描时刻前需要了解的关键参数有：①循环时间，即对比剂开始注射到目标血管内对比剂浓度达到峰值所需的时间；②扫描序列的采集时间（TA）；③扫描序列的 K 空间填充方式，这里主要是指 K 空间是循序对称填充还是 K 空间中心优先采集。如果 K 空间是循序填充，则 K 空间中心区域的 MR 信号采集是在序列开始后 TA 的一半时间，如果序列的 TA 为 20 秒，则 K 空间最中心的 MR 信号采集是在序列启动后 10 秒。K 空间中心优先采集是指序列启动后先采集填充 K 空间中心区域的 MR 信号。综合考虑上述三个参数，扫描时刻的决定目前主要有三种方法。

1）循环时间计算法：循环时间常通过经验估计或试注射对比剂的方法获得。一般成人从肘静脉注射，对比剂到达腹主动脉需 12～20 秒，平均约 15 秒。试注射对比剂是从静脉推注小剂量（一般为 2ml），同时启动二维快速梯度回波序列对目标血管进行单层连续扫描，观察目标血管的信号变化，从而获得循环时间，决定从开始注射对比剂到启动扫描序列的延时时间。

2）透视监控技术：该技术无需考虑循环时间，采用 K 空间中心优先采集技术。它是在开始注射对比剂后，同时启动超快速二维梯度回波序列，对目标血管进行监控。当发现对比剂已经进入目标血管时，立刻切换到 CE-MRA 序列并启动扫描。从二维监控序列切换到三维 CE-MRA 序列并启动一般仅需要 1 秒。目前多采用此方法。

3）自动触发技术：在目标血管处设置一个感兴趣区，并事先设置信号强度阈值，启动超快速二维梯度回波序列动态探测感兴趣区的信号强度变化。当信号强度达到阈值时，MR 扫描机将自动切换到 CE-MRA 序列并开始扫描。

（4）后处理技术：利用三维 CE-MRA 序列采集到的只是各个单层的原始图像，这些图像需要通过计算机的后处理功能重建取得三维立体图像。目前常用的后处理技术主要是最大密度投影（MIP）和多平面重建（MPR），也可采用 VR、SSD、仿真内镜的技术进行图像重建，其中 MIP 和 MPR 更为常用。

（5）抑制脂肪组织的信号：尽管注射对比剂后血液的 $T_1$ 值明显缩短，而且利用权重加强的 $T_1WI$ 序列进行采集，其他组织的信号被有效抑制。但由于脂肪组织 $T_1$ 值也很短，利用该序列并不能很好抑制脂肪组织的信号，脂肪信号的存在将降低重建图像的质量。

因此，抑制或消除脂肪组织的信号对于提高 CE-MRA 的质量非常重要。CE-MRA 抑制脂肪组织信号的方法主要有：①采用频率选择脂肪饱和技术或频率选择反转脉冲进行脂肪抑制；②采用减影技术，在注射对比剂前利用 CE-MRA 序列先扫描一次获得蒙片，注射对比剂后再扫描一次。两次扫描参数完全相同，把注射对比剂后的图像减去注射对比剂前的蒙片，背景组织包括脂肪组织的信号可基本去除，留下的主要是增强后目标血管中血液的信号。

（6）CE-MRA 的优缺点：CE-MRA 主要利用对比剂实现血管的显示，与利用血液流动成像的其他 MRA 技术相比具有以下优点：①对于血管腔的显示比其他 MRA 技术更为可靠；②出现血管狭窄的假象明显减少，血管狭窄的程度反映比较真实；③一次注射对比剂可完成多部位动脉和静脉的显示；④动脉瘤不易遗漏；⑤成像速度快。缺点：①需要注射对比剂；②易受时间的影响可能产生静脉的干扰；③不能提供血液流动的信息。

**（三）临床应用**

CE-MRA 的临床应用主要集中在以下几个方面。

**1.** 脑部或颈部血管可作常规 MRA 的补充，以增加可信度。CE-MRA 可清晰显示颅底动脉环（Willis 环）及其分支、椎基底动脉、颈部椎动脉、颈总动脉分叉及颈内动脉等，主要用于颈部和脑部动脉狭窄或闭塞、动脉瘤、血管畸形等病变的检查。

**2.** 肺动脉主要包括肺动脉栓塞和肺动静脉瘘等，对于肺动脉栓塞可很好显示亚段以上血管的栓塞；对于肺动静脉瘘可显示供血动脉和引流静脉。

**3.** 主动脉主要用于主动脉瘤、主动脉夹层、主动脉畸形等病变检查。

**4.** 肾动脉主要用于肾动脉狭窄、动脉瘤等的检查。

**5.** 肠系膜血管和门静脉主要用于肠系膜血管的狭窄或血栓、门静脉高压及其侧支循环的检查。

**6.** 四肢血管主要用于肢体血管的狭窄、动脉瘤、血栓性脉管炎及血管畸形等病变的检查。

# 二、磁共振水成像

## （一）成像原理

MR 水成像技术的原理主要是利用水的长 $T_2$ 特性。由于人体所有组织中水样成分如脑脊液、尿液、胆汁、淋巴液、胃肠液等的 $T_2$ 值远远大于其他实质性脏器，在采用扫描序列时重点突出组织的 $T_2$ 特性，使水成分由于 $T_2$ 值延长而保持较大的横向磁化向量，而其他含水成分少的组织横向磁化向量几乎衰减为零，所采集的图像信号主要来自于水样结构（图 5-5）。所有该技术称为水成像技术。实际上长 TR 主要是为了取得 $T_2$ 效果，特长 TE（如 500 毫秒以上）是为了增强 $T_2$ 效果，水的 $T_2$ 值（300～500 毫秒）大于体内其他器官，因此，含水量少的邻近器官信号被压低，形成暗的背景，使含水信号更加突出，从而达到水成像的效果。

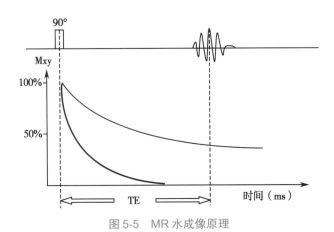

图 5-5　MR 水成像原理

早期的水成像技术多采用梯度回波类序列，目前临床上常采用 TSE/FSE 或单次激发 TSE/FSE $T_2$WI 序列以及 Balance-SSFP 类序列，MR 水成像具有以下优点：

**1.** 无创性技术，无需插管，也无操作的技术等问题。

**2.** 安全可靠，不用对比剂，无对比剂副作用问题。

**3.** 可获得多层面、多方位图像。

**4.** 适应证广。

## （二）临床应用

近年来，随着 MR 设备硬件及软件的发展，成像时间缩短，成像速度加快，信噪比提高，使 MR 水成像技术得到较为广泛的应用。下面介绍临床较为常用的水成像技术。

**1. MR 胆胰管成像**　MR 胆胰管成像（MR cholangiopancreatography，MRCP）是目前临床上最常用的水成像技术。主要适应证包括胆道结石、胆道肿瘤、胆道炎症、胰腺肿瘤、慢性胰腺炎、胆胰管变异或畸形等。常用的 MRCP 方式有二种（图 5-6）。

（1）三维容积采集：多采用长 ETL 的 FSE/TSE 或 SS-FSE/HASTE 序列，配合呼吸触发技术进行三维容积采集，获得多层连续的薄层图像，利用 MIP 进行重建。该方法的优点在于可获得薄层原始图像，有助于管腔内小病变的显示；图像可进行各种后处理，且重建图像效果好。缺点在于扫描时间相对较长，如果患者呼吸运动不均匀，则图像质量更差。

（2）二维厚层块投射扫描：对厚度为 2～10 厘米的容积进行厚层块激发和采集，一次扫描得到一幅厚层块投影图像。该方法的优点在于扫描速度快，一幅图像仅需要 1 秒到数秒钟，管道结构的连续性较好，一般不出现阶梯样伪影。缺点在于图像不能进行后处理，不能获得薄层原始图像，容易遗漏小病变。

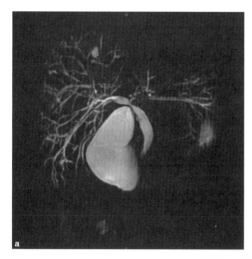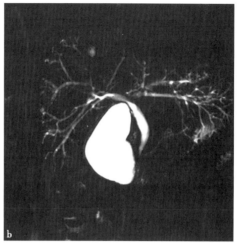

图 5-6　MRCP 成像

a. 3D-MRCP；b. 2D-MRCP

上述二种 MRCP 方法各有优缺点，在临床检查中最好两种以上方法结合应用，注意原始薄层图像的观察，并与肝胆胰脾常规 MRI 相结合。

**2. MR 尿路成像**　MR 尿路成像（MR urography，MRU）与其他 MR 水成像技术一样，都是通过重 $T_2$ 加权图像突出显示泌尿收集系统内液体（即尿液），同时抑制周围软组织的信号，在不使用对比剂和逆行插管的情况下就可以显示尿路的情况（图 5-7）。

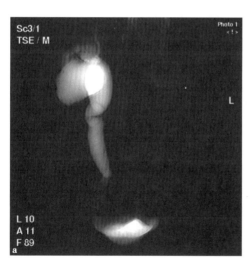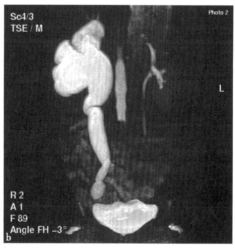

图 5-7　MRU 在尿路的应用

a. 2D-MRU 尿路成像；b. 3D-MRU 在尿路肿瘤中的应用

MRU 检查仍然会受到腹部运动伪影的影响，但相对于 MRCP 影响要小。目前绝大多数 MRU 在屏气条件下进行，也可采用呼吸门控技术。检查序列与 MRCP 类似，目前多采用 3D FSE/TSE 序列或 SS-FSE/HASTE 序列。绝大多数患者特别是对于泌尿系统有梗阻的患者，检查前只需要适当憋尿即可进行。而对于部分无尿路梗阻或程度较轻者，可考虑使用利尿药或在腹部使用腹带压迫，有利于输尿管的显示。但检查过程中要注意，长时间憋尿容易增加患者痛苦，部分患者可能因此而不能坚持检查。

MRU 对尿路梗阻性病变的梗阻部位、程度的判断具有很高的敏感性和特异性，特别是对于因肾功能差造成静脉肾盂造影中尿路不能显影者,具有较高的临床应用价值。MRU 对尿路梗阻性病变的定性诊断有一定帮助,但通常需要结合常规 MR 图像。对于输尿管膀胱入口处梗阻,常需要多方位成像才能更清楚显示梗阻端形态,要避免梗阻部位被充盈的膀胱所掩盖(图 5-8)。

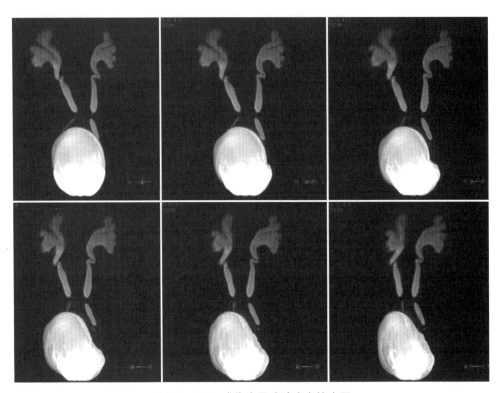

图 5-8 MRU 成像在尿路肿瘤中的应用

**3. MR 内耳水成像** 内耳膜迷路由膜半规管、蜗半规管、椭圆囊和球囊组成,其内含有内淋巴液,外有骨迷路包绕,内耳道内充满脑脊液。采用重 $T_2$ 加权 MR 水成像技术,突出膜迷路内淋巴液和内耳道内脑脊液的信号,使之呈高信号,而骨性结构如螺旋板、蜗轴则呈低信号,这样可突出膜迷路和内耳道的影像。经 MIP 三维重组后还可多方向、多角度地观察这些细小复杂的解剖结构。由于内耳本身是微小的结构,因此成像要求进行薄层和高空间分辨力的扫描。多采用 FSE/TSE(图 5-9)或双激发 Balance-SSFP 序列进行维采集。MR 内耳水成像使耳显微外科疾病的诊断更加直观、科学,可以清晰显示内耳膜迷路与内听道的精细结构和解剖位置关系,可显示先天性的发育异常,了解内耳发育不良的程度和部位,如 Michel 畸形、耳蜗导管扩张及耳硬化症等;直接显示内淋巴囊,对迷路炎、迷路积水及梅尼尔病的诊断有帮助;可在术前为内耳显微外科手术提供可靠的解剖信息。但因为磁共振本身禁忌的因素,不适合耳蜗移植术后的复查。

**4. 其他水成像技术** 水成像技术除了在前面所述部位的应用以外,较常用的部位还有椎管与涎腺的水成像。其原理、所用序列和扫描方法与前述其他水成像技术类似。其中椎管的水成像也被称为磁共振脊髓造影显像(magnetic resonance myelography,MRM),可显示椎管与神经根鞘内的脑脊液形态(图 5-10),对于椎管梗阻范围、硬膜囊受压的程度和脊髓膨出有一定的诊断价值。水成像技术也可应用于全身其他部位,显示该部位的液体,如应用于头部的脑脊液,显示脑室系统的形态与梗阻情况。

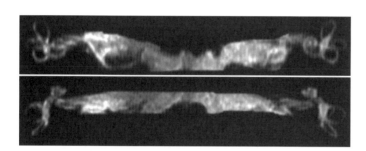

图 5-9　MR 内耳水成像

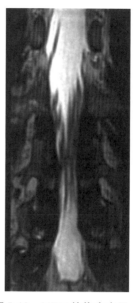

图 5-10　MRM 的临床应用

## 三、磁共振功能成像

磁共振功能成像（functional magnetic resonance imaging，fMRI）是近十余年来在常规磁共振成像基础上迅速发展起来的一种新的成像技术。理论上讲，以反映器官功能为成像目标的磁共振成像技术都称之为 fMRI。

fMRI 是相对于 MR 形态学而言，具有较广泛的含义，包括扩散加权成像、灌注加权成像、皮层活动功能定义及 MR 波谱成像等。其中脑 fMRI 或称磁共振脑功能定位图（functional brain mapping）的研究是目前开发应用最广泛的领域之一。

### （一）弥散成像

弥散成像又称为扩散加权成像（diffusion weighted imaging，DWI），是研究水分子微观运动的成像方法。与传统的 MRI 技术不同，它主要依赖于水分子的运动而非组织的自旋质子密度、$T_1$ 值或 $T_2$ 值，为组织成像对比提供了一种新的技术。它利用对扩散运动敏感的脉冲序列检测组织的水分子扩散运动状态，并用 MR 图像的方式显示出来。扩散运动是分子无规律的布朗运动（brown motion），又称分子的热运动，其运动方向是随机的，产生一个以运动轨迹为密度的"密度空间"。这个"密度空间"的范围在各个方向会逐渐增大，在一定方向上，其增大的距离（扩散距离）与相应扩散的时间的算术平方根之比为一个常数，这个常数即为扩散系数 D。在均匀介质中，任何方向的 D 值都相等，这种扩散称为各向同性扩散（isotropic diffusion）；在非均匀的介质中各方向的 D 值不同，这种扩散称为各向异性扩散（anisotropic diffusion）。

**1. 成像技术**　常规 MRI 序列中水分子扩散运动对信号的影响非常微小。DWI 是在常规 MRI 序列的基础上，在 X、Y、Z 轴三个互相垂直的方向上施加扩散敏感梯度，从而获得反映体内水分子扩散运动状况的 MR 图像。其计算公式为：

$$A=\exp(-bD) \tag{5-1}$$

A 代表扩散运动引起的 MR 信号衰减；D 为扩散系数（diffusion coefficient），反映扩散运动的快慢，单位为 $mm^2/s$；b 为扩散因子，单位为 $s/mm^2$，低 b 值（小于 $1000s/mm^2$）对快速扩散运动敏感，b 值与施加的扩散敏感梯度场强、持续时间和间隔、幅度、形状等有关。在 DWI 中通常以表观扩散系数（apparent diffusion coefficient，ADC）描述组织中水分子扩散的快慢，而不直接采用扩散系数。其原因是 DWI 所观察到的扩散效应除反映水分子自身扩散运动之外，还与使用的 b 值、患者呼吸、脉搏等运动的影响有关。ADC 的计算公式为：

$$ADC=(\ln S_1/\ln S_2)/(b_2-b_1) \tag{5-2}$$

$S_1$、$S_2$ 分别代表两个扩散加权的信号强度，$b_1$、$b_2$ 为两个不同的扩散因子。通常 $b_1$ 值为 0，$b_2$ 值多为 $1000s/mm^2$，b 值为 0 时相当于 $T_2WI$，具有较大 b 值的序列是较强扩散加权，因而引起较大的信号衰减。将每一像素的表观扩散系数值进行自然对数运算后即可得到 DWI 图，因此同一像素在表观扩散系数图和 DWI 图中的信号强度通常相反，即扩散运动快的像素，其 ADC 值高，在 DWI 上呈低信号，反之亦然。但是 DWI 的信号强度除反映 ADC 值的大小以外，还受组织的 $T_2$ 弛豫时间和质子密度的影响，这种现象称为透过效应（shine through）。

**2. 临床应用**　DWI 在临床上最初用于颅脑疾病的诊断和研究，近期在其他方面得到了进一步应用。

（1）缺血性脑梗死的早期诊断：DWI 已被临床广泛接受，取得了较满意的效果。急性脑梗死早期没有形态学变化，常规 MRI 为阴性，但由于大量细胞外水分子进入细胞内，引起细胞内水分子增加、细胞外水分子的减少，细胞外间隙扭曲变形，引起水分子扩散受限，DWI 上可表现为高信号（图 5-11），而 ADC 图上为低信号。

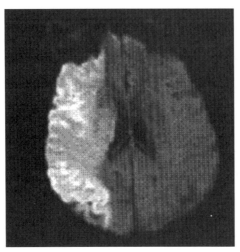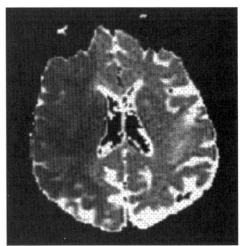

图 5-11　脑扩散加权成像

（2）其他疾病的诊断和鉴别诊断：DWI 可根据信号强度和 ADC 值的变化来鉴别各种肿瘤成分，有助于判断肿瘤囊实性。依据液体与实性组织的扩散特性之间的差异，DWI 有助于肿瘤及一些囊性病变的鉴别诊断，如脓肿与肿瘤囊变坏死、胆脂瘤与蛛网膜囊肿等之间的鉴别。

（3）在体部如前列腺疾病、肝胆胰脾疾病、乳腺疾病、肾缺血性疾病、胃肠道等病变的诊断及鉴别诊断中也有较多的应用和研究。

随着 MR 软硬件技术的进步，近年来全身 DWI（如类 PET）技术逐渐在临床上得到应用（图 5-12/ 文末彩图），并成为 MRI 技术的研究热点之一，主要用于血液系统肿瘤的评价及恶性肿瘤全身转移的疗效评价。

全身 DWI 需要进行全身或体部全长的横断面扫描，通常采用 IR 技术进行背景脂肪信号的抑制，最后对图像进行三维重组拼接，并采用图像翻转技术（黑白互换），最后的图像肉眼观有点像 PET（正电子发射体层摄影），因此也被称为"类 PET"技术。

全身 DWI 需要进行多段扫描，扫描一段后，床自动移到下一段进行扫描。在 GE 公司和飞利浦公司的设备上，全身 DWI 通常采用体线圈采集信号；而在配有 Tim 技术的西门子设备上，全身 DWI 可以采用 Tim 相控阵线圈采集信号。全身 DWI 扫描时有几点要注意：①各段扫描时，其层厚、层间距、FOV、视野、矩阵、TR、TE、b 值持一致；②为保证重建图像的连续性，相邻的两段之间应该有一定的重叠；③各段预扫描时最好能手动把各段的中心频率设为同一数值，这样各段图像之间的配准较好，有利于提高三维重建图像拼接的质量。

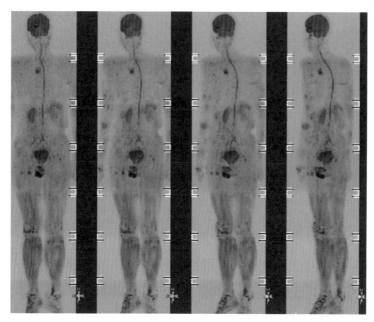

图 5-12 全身 DWI

## （二）灌注成像

灌注加权成像（perfusion weighted imaging，PWI）是建立在流动效应基础上的成像方法。它可以描述血流通过组织血管网的情况，通过测量一些血流动力学参数，来无创地评价组织的血流灌注状态。目前临床上在全身多数脏器都有 PWI 的研究，但最常用的是脑部 PWI。

**1. 成像技术**

（1）对比剂首过法：利用团注顺磁性对比剂，当血 - 脑屏障完整时，首过的对比剂仅位于血管内，不向血管外间隙扩散，符合单室模型。位于血管内的对比剂产生强大的、微观上的磁敏感梯度，引起周围组织局部磁场的短暂变化，这种局部磁场的变化可以通过 MR 图像上信号强度的变化测得。快速的成像技术如 EPI 和螺旋成像技术，有足够高的时间分辨力，可以准确测量这种团注对比剂造成的组织信号的快速变化。在一定范围内，组织对比剂浓度与 $T_2$（或 $T_2^*$）弛豫率的改变大致呈线性关系，应用梯度回波 EPI（GRE-EPI）序列，信号强度与横向弛豫率呈指数关系，通过公式可将信号强度 - 时间曲线转化为组织对比剂浓度 - 时间曲线。公式为：

$$Ct(t) = -k.\log[S(t)/S(t0)]/TE \tag{5-3}$$

式中 $Ct(t)$ 为某时间点上组织中对比剂的浓度；$S(t)$ 为注射对比剂后某时间点上组织的信号强度；$S(t0)$ 为注射对比剂前组织的信号强度；k 为常数；TE 为回波时间。

团注对比剂经过脑组织的时间很短，通常 18 秒左右，为了监测团注对比剂在脑组织的首过效应，PWI 序列必须足够快速。临床上脑部 PWI 通常采用 EPI 的 $T_2(T_2^*)$ 加权序列。SE-EPI 序列获得的是 $T_2$ 加权对比，GRE-EPI 序列获得的则是 $T_2^*$ 加权对比。能减少脑组织 - 骨和脑组织 - 气交界面的伪影，对小血管（如毛细血管）中的顺磁性对比剂引起的信号变化较敏感但对大血管（如皮质静脉）不敏感，而且 SE-EPI 序列需要更大量的对比剂，通常是标准剂量的 1.5～2 倍；GRE-EPI 序列几乎对所有管径血管中的对比剂引起的信号变化均敏感，因此，GRE-EPI $T_2^*$WI 是目前脑部首过法 PWI 最常用的序列。

脑部 PWI 常用的参数为脑血容量（CBV）、脑血流量（CBF）和平均通过时间（MTT）。

（2）动脉自旋标记法：动脉自旋标记（arterial spin labeling，ASL）技术无需引入外源性对比剂，是一种利用血液作为内源性示踪剂（动脉自旋标记技术）的磁共振 PWI 方法。在这种技术中，流入动脉内的自旋被射频脉冲扰乱，这些被扰乱的自旋流入层内引起的图像强度改变可被检测到。ASL 技术中把感兴趣的层面称为扫描层面，而扫描层面的血流上游需要进行流入血液标记的层面称为标记层面，流入的动脉血可被连续或间断标记，ASL 根据标记方法不同分为两类，连续性 ASL（continuous ASL，CASL）和脉冲式 ASL（pulsed ASL，PASL）。由于需要进行多次采集、信号平均，成像时间较长，而且图像信噪比较差。但随着机器硬件和软件的不断提升，ASL 灌注成像技术日臻完善，且无需对比剂，采用自身血液作为内源性示踪剂，越来越广泛地应用于临床。

**2. 临床应用**　PWI 技术在脑血管病和一些其他疾病的诊断和治疗中成为很重要的手段，用于评价急性卒中后仍有缺血危险的脑组织、肿瘤、变性疾病，还可用于评价这些疾病的疗效。

（1）脑卒中：在急性脑血管闭塞造成组织坏死后的几分钟至几小时内，评价脑组织是否存活可挽救很重要。在慢性可逆的缺血时，判断脑组织存活对治疗方法的选择至关重要。目前对于脑卒中评价多采用对比剂首过法 PWI（图 5-13），由于 ASL 扫描时间长的限制很少应用。在梗死后早期，准确地区分可恢复的及不可逆梗死的脑组织，不仅可以帮助选择最合适的治疗方法，还可预测患者是否能从晚期再通或神经保护治疗中收到疗效。

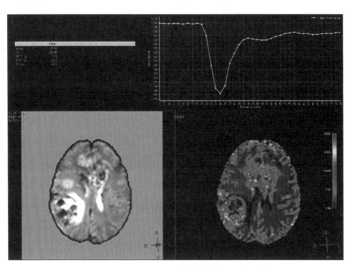

图 5-13　PWI 用于急性脑梗死的评价

（2）脑肿瘤：肿瘤的血管特性通常用 CBV 来反映，MR 灌注可估计胶质瘤的分级，通常高级别胶质瘤较低级别有更高的 CBV 及通透性；MR 灌注有助于指导立体定位活检；MR 灌注可用于鉴别放射损伤或肿瘤复发。

（3）脑功能研究：许多研究应用 ASL 测量神经活动改变引起的局部血流的变化。一般来说，ASL 技术检测到的信号变化只有血氧合水平依赖（BOLD）技术的一半，因此大部分脑功能的研究仍应用 BOLD 技术。

（4）其他应用：PWI 方法还用于评价癫痫、Alzheimer 病（AD）等疾病。

**（三）脑功能成像**

从广义上讲，脑功能磁共振成像包含很多技术，从狭义上讲，主要的是基于血氧合水平依赖（blood oxygenating level dependent effect，BOLD）效应的脑功能磁共振成像（functional MRI，fMRI）技术。是利用与脑活动生理过程中，脑血流、脑血流容积、血液氧含量等微弱的能量代谢过程来成像。

**1. 主要检查技术**　近年来的研究表明，大脑的神经元活性时，相关部位的局部脑血容积发生改变，对此可以用 fMRI 进行定位。

（1）成像原理：人体各种生理活动都有相应的大脑皮层控制，脑活动是快速的神经元生理和生化变化，是大量消耗能量的过程，脑组织不能储存能量，几乎只能从葡萄糖中获取，通过脑灌注到达毛细血管床供给活动的神经元。因此,区域脑活动的增加将伴随脑局部灌注和代谢的增加,脑组织血流、血流容积以及血氧消耗均增加,血流量增加超出了氧耗量的增加。这种差异导致脑活动区域静脉血氧合血红蛋白增加,脱氧血红蛋白相对少。脱氧血红蛋白主要缩短 $T_2$ 弛豫时间,引起 $T_2$ 加权像信号减低。当浓度减低时则导致 $T_2^*$ 或 $T_2$ 时间延长,在 $T_2^*$ 或 $T_2$ 加权像上信号增强,使脑功能成像时启动区表现为高信号。

(2)成像技术:fMRI 需要高场强结合高梯度场及快速梯度切换率的 MR 设备,目前临床科研多用 3.0T(1.5T 也可以)MR 机。此外,要求高性能计算机系统进行图像重建、数据传输和 fMRI 图像处理,需要选择对磁化率变化最敏感的扫描序列。常用序列为 GRE 结合 EPI 成像技术(GRE-EPI),优点是时间分辨力高、运动伪影少,可在几分钟内完成一次 fMRI 试验,并获得较高的空间分辨力。fMRI 信号强度与矩阵大小、翻转角、TR、TE、层厚等有关,选择合适的 fMRI 序列参数能获得脱氧血红蛋白诱发的磁化敏感的最佳对比,得到最佳的 fMRI 结果。

进行 fMRI 时,成像的步骤可分为确定实验系统、优化扫描序列、制定刺激方案、定位像扫描、功能像采集和数据的获取、数据处理和受激发区可视性显示等。通过外在有规律的刺激或内在执行某种认知任务与对照状态交互进行,将同一状态下反复获得的多幅图像叠加平均得到的图像,称为均值图像,两种状态下产生的均值图像进行匹配减影,获得功能图像,再应用图像动态处理功能,将功能图像叠加在解剖图像上,得到脑功能活动定位图,使解剖与功能定位达到统一。

实验资料的处理和分析是 fMRI 研究的关键,可以使用一些软件系统来对图像进行预处理及对一个实验进行统计分析。常用的数据处理软件有 SPM 和 AFNI。预处理包括层面采集时间校正、运动校正、结构-功能图像对齐、空间位置标准化和空间过滤平滑处理等过程。统计分析通常包括两个步骤:对单个受试者的一般线性模型分析及根据整个实验样本对总体进行统计推论。

**2. 临床应用**

(1)神经外科学:最大程度切除肿瘤而同时使感觉、运动、语言等重要的功能区得以保留,延长患者的生存时间并提高生存质量是外科手术的最终目的。fMRI 已能对初级感觉运动皮层、辅助运动区、运动皮层、语言运动中枢等功能区做出准确判定,可显示肿瘤对功能区的侵犯及肿瘤周围功能区发生的变形和移位。可在术前行 fMRI 检查协助神经外科医师制定手术计划,避免术中损伤皮层。术后 fMRI 可显示病侧功能区残留和对侧功能区代偿情况,对功能恢复提供参考。

fMRI 在癫痫手术中的应用已较成熟,在致癫性放电时 fMRI 可发现异常活动脑区。fMRI 能准确定位癫痫灶和周围的功能区皮层,指导癫痫手术方式及癫痫灶的切除范围。

fMRI 还可应用于脑动静脉畸形、海绵状血管瘤等颅内血管畸形和结节性硬化症等手术前后功能定位。

(2)神经病学:fMRI 对神经病学研究相对较多。多发性硬化累及顶叶运动皮层导致肢体运动障碍,受累肢体运动时双侧运动皮层活动区域增加,而神经炎患者活动皮层的范围减小。fMRI 可用于评价脑卒中患者的中枢损害及功能重组情况,在指导康复治疗中起重要作用。

(3)精神病学:fMRI 在精神病学领域的应用开展的较少,对疾病的早期诊断和鉴别诊断、皮层功能重组的观察、治疗和预后研究可能有重要作用。

## 四、磁敏感加权成像

磁敏感加权成像(susceptibility weighted imaging,SWI)是新近发展起来的成像技术。实质上,SWI 是一个三维采集,完全流动补偿的、高分辨率的、薄层重建的梯度回波序列,它所形成的影像对比有别于传统的 $T_1WI$、$T_2WI$ 及 PDWI,可充分显示组织之间内在的磁敏感特性的差别，如显示静脉血、出血（红细胞不同时期的降解成分）、铁离子等的沉积等。

### （一）基本原理

与传统的梯度回波采集技术不同，SWI 运用了分别采集强度数据（magnitude data）和相位数据（phase data）的方式，在此基础上进行数据的后处理，可将处理后的相位信息叠加到强度信息上，更加强调组织间的磁敏感性差异，形成最终的 SWI 图像。

**1. 与 SWI 相关的组织磁敏感性特点**　物质的磁敏感性是物质的基本特性之一，可用磁化率表示，磁化率越大物质的磁敏感性越大。某种物质的磁化率是指该物质进入外磁场后的磁化强度与外磁场的比率。反磁性物质的磁化率为负值，顺磁性物质的磁化率为正值，但一般较低，铁磁性物质的磁化率为正值，比较高。

（1）血红蛋白及其降解产物的磁敏感性：血液及其氧合程度的不同表现出不同的磁特性，完全氧饱和的血液呈反磁性，而静脉血呈顺磁性，这与血红蛋白的结构有关。血红蛋白是血氧的主要携带者，有四个蛋白亚单位（球蛋白）组成，每一个蛋白亚单位内含一个亚铁（$Fe^{2+}$）血红素分子，周围环以卟啉环。当 $Fe^{2+}$ 与氧结合时，没有不成对的电子存在，因此氧合血红蛋白为反磁性。当氧从血红蛋白上解离形成脱氧血红蛋白（deoxygenated hemoglobin）时，其分子结构发生变化，带有 4 个不成对的电子，表现为顺磁性。血红蛋白的第三种状态是正铁血红蛋白（methemoglobin），含有 5 个不成对的电子，具有较强的顺磁性，其磁敏感性较弱。血红蛋白降解的最后产物是含铁血黄素（hemosiderin），具有高度顺磁性。在血红蛋白的四种状态中，以脱氧血红蛋白和含铁血黄素表现的磁敏感性较强。

（2）非血红蛋白铁及钙化的磁敏感性：组织中另一个能引起明显磁敏感性改变的来源是非血红素铁。铁在体内不同的代谢过程中可以有不同的表现形式，以铁蛋白（ferritin）常见，为高顺磁性。正常人随着年龄的增长，铁在脑内的沉积增加，但在某些神经变性疾病中，如帕金森病、亨廷顿病及阿尔茨海默病等，铁的异常沉积被认为与疾病的病理机制有关。

无论是顺磁性还是反磁性的物质，只要能改变局部磁场，导致周围空间相位的改变，就能产生信号去相位，造成 $T_2^*$ 减小。去相位的结果不取决于物质是顺磁性还是反磁性，而取决于物质在一个体素内能多大程度地改变磁场。如钙在脑内的结合状态是弱反磁性物质，但大多数情况下它可以产生局部磁场，导致信号去相位，造成 $T_2^*$ 缩短，信号减低。

**2. SWI 序列的采集处理及参数设置**　SWI 采用三维采集，空间分辨率明显提高。选择薄层采集，明显降低了背景场 $T_2^*$ 噪声的影响。在所有方向上进行了完全的流动补偿，去除小动脉的影响。在采集原始数据时，将强度的数据与相位的数据分开重新排列，采集结束时可得到两组图像即强度图像和相位图像。此后可在工作站上进行资料的进一步后处理，对相位数据进行高通（highpass）滤波，中心矩阵常选择 96×96 或 64×64，形成校正的相位图像，用校正的相位图像作为相位加权因子也称为相位蒙片（phase mask），叠加在强度数据上（如进行 4 次加权），形成最终的 SWI 图像，更加强调组织间的磁敏感性差异。

外磁场越大，磁化率伪影越重，同样 SWI 所形成的对比也是场强依赖性的。目前 SWI 可在 1.5T 及 3.0T 的磁共振成像系统上实现，3.0T 上所获得的 SWI 的对比好于 1.5T。由于外磁场强度的不同，在 1.5T 与 3.0T 磁共振上 SWI 选用的成像参数有所不同，需要根据不同的目的调整成像参数。

### （二）成像方法

**1. 设备的选择**　由于 SWI 为场强依赖性技术，外加静磁场越高的磁共振成像设备，理论上 SWI 的信噪比和分辨率越好。目前临床上 SWI 只能在 1.5T 及以上场强的磁共振成像设备上实现，且需要特殊的软件支持包括序列的设计和后处理软件。

**2. 线圈的选择**　正交头线圈及多通道相控阵线圈均可用于 SWI，相应的后处理算法有所不同。与正交头线圈采集相比，采集相同层厚及范围的 SWI，多通道相控阵线圈获得的数据量大，图像后处理所需时间长,图像的信噪比更好。

**3. 受检者的情况**　与常规头部MRI检查要求一致,患者在成像过程中要保持头部一直不动。患者头部的金属异物会严重影响图像质量,造成图像扭曲变形。

**4. 成像方位与相位编码方向**　采用横断面扫描,可选择矩形FOV或正方形FOV,相位编码方向一般选择左右方向。由于SWI为三维采集,可以进行最小密度投影(minimum intensity projection,MinIP)重建,以显示脑部整体的小静脉情况(图5-14)。

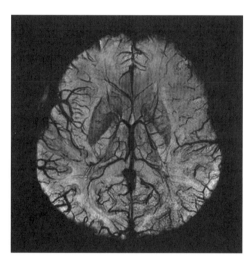

图5-14　SWI成像

**5. 层厚及范围的选择**　在神经核团的结构观察上,应首先考虑更好的空间分辨率,可选择更薄的层厚(1～1.5mm),其他病变的检出均应更多地考虑充分的覆盖范围,因此在层厚与层数及采集时间上需要具体做权衡选择(可选择2.5～3mm层厚)。

**(三)临床应用**

用于SWI对脱氧血红蛋白等顺磁性成分敏感,因此在小静脉的显示上有其独到的优势。目前临床上主要应用于中枢神经系统,包括脑创伤的检查、血管畸形尤其是小血管及静脉畸形的检查、脑血管病、退行性神经变性病以及脑肿瘤的血管评价等。

# 五、磁共振波谱成像

磁共振波谱(magnetic resonance spectrum,MRS)成像是利用质子在化合物中共振频率的化学位移现象,测定化合物组成成分及其含量的检测技术。随着高场强MR设备的应用及相关技术的快速发展,MRS在活体应用日渐广泛,成为目前唯一无创性检测活体器官和组织代谢、生化、化合物定量分析的技术。

**(一)成像原理**

MRS与常规磁共振成像(MRI)的基本原理大致相同,都遵循Larmor定律,即不同的具有奇数核子的原子核具有不同的旋磁比,在外加静磁场中,其进动频率是不同的,如$^1H$、$^{31}P$、$^{23}Na$、$^{13}C$、$^7Li$、$^{19}F$等均可以产生MRS信号。由于氢质子($^1H$)的旋磁比最大(42.58MHz/T),在生物体内最丰富,因此产生的MRS信号最强,且与常规MRI所有的激发及接收频率一致,因此临床应用技术最成熟、最方便、最广泛。化学位移是MRS成像的基础,自旋耦合现象是原子核之间存在共价键的自旋磁矩相互作用形成的耦合,化学位移和自旋耦合两种现象形成了波谱的精细结构。

MRS需要良好的磁场均匀性,要求短的射频脉冲以激励原子核,且需要一段采集信号的时间,再将收集到的自由感应衰减信号(FID)通过傅立叶变换变成波谱。由于化学位移,不同化合物中相同原子的进动频率不同,在MRS频率编码不同位置形成不同的峰(图5-15)。又由于原子核的共振频率与外加磁场有关，同一原子核在不同的外加磁场下其共振频率不同，故化学位移一般不以频率作单位。然而，原子核的共振频率与外加磁场强度的变化有一定的规律性，化学位移如果以外加磁场运行频率的百万分（parts per million，ppm）来作单位，同一原子核在不同的外加磁场强度下其化学位移的 ppm 值相同。因而，化学位移一般采用磁场强度运行频率（MHz）除以化合物共振频率（Hz）的 ppm 为单位。不同的化合物可以根据在 MRS 频率编码上共振峰的不同加以区别。

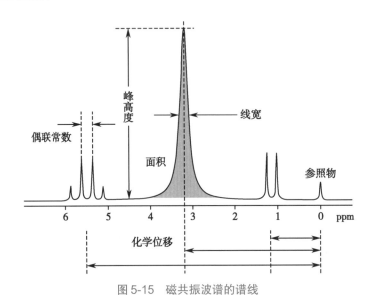

图 5-15　磁共振波谱的谱线

### （二）成像方法

**1. MRS 成像技术**　目前，临床研究多采用 3T（或 1.5T）的 MRI/MRS 一体化装置。目前最常应用于临床的是 ¹H-MRS。在 ¹H-MRS 技术中，影响 H 质子在不同化合物中磁共振频率的因素包括以下几种。

（1）化学位移（chemical shift）：质子在不同分子中或在相同分子中的不同空间位置上受外电子的影响，其共振频率略有差异。因此，在外磁场不变的情况下，相同的原子核在不同分子中具有不同的共振频率，这就是"化学位移"。一般质子的化学位移为数十至数百赫兹。利用化学位移原理获取成像容积中单一化学成分的图像称为化学位移成像。

（2）自旋耦合（spin coupling）或 J- 耦合（J coupling）：由于 H 质子存在高能级与低能级的自旋方式，加之多个 H 质子不同能级的组合方式不同，自旋耦合可在原共振频率上产生分裂，造成双峰、三峰甚至更多的锯齿峰。自旋耦合与化学位移不同，它的大小与外磁场强度无关，而与参与自旋耦合的共价键数目成正比。在大多数情况下，自旋耦合产生的频率变化要远小于化学位移产生的频率变化。尽管如此，自旋耦合的作用可使波形中的波峰发生融合，常需要采用去耦合技术来得到较好的谱线。去耦合技术可利用自旋方式的快速变化来消除自旋方式不同造成的影响。

（3）与时间相关的影响因素：

1）弛豫（relaxation）：在 MRI 中，不同的弛豫时间与图像中组织的对比度相关，而在 MRS 中，弛豫过程与定量分析组织的化合物浓度密切相关，可通过选择不同的弛豫时间选择抑制相应的信号而简化谱线。H 质子的弛豫过程包括 $T_1$ 和 $T_2$ 弛豫，$T_1$ 弛豫主要涉及 TR 时间的选择。为了减少饱和效应，选择较长的 TR 时间，使 H 质子弛豫过程中 J- 耦合相应不受180°射频脉冲的影响。

2）化学交换（chemical exchange）：当处于两种分子或 H 质子环境时，两种分子内的 H 质子彼此的环境发生改变或发生碰撞，使自旋状态发生改变。交换过程的速度与 MRS 的结果直接相关，可影响发生交换物质的共振频率和波峰宽度。交换发生较慢时，两种物质的波峰彼此接近，波峰变宽。当交换足够快时，两种物质只产生一个波峰。当交换速度加快时，峰宽变窄。

**2. MRS 空间定位技术**　准确的空间定位技术，即准确采集感兴趣容积（volume of interest，VOI）体素内的信号，而不被 VOI 以外的信号污染，是 MRS 成功的关键前提，空间定位技术是将产生 MR 信号的组织控制在一定容积的兴趣体内，将 MRS 信号限定在一个理想的体积内被称为定位（localization）。目前临床应用比较广泛的在体 MRS 定位技术有深部分辨表面线圈波谱分析法、在体成像选择波谱分析法、激励回波探测法、点分辨波谱法、化学位移成像定位方法等。在体磁共振波谱的空间定位技术一般分为单体素技术和多体素技术。

（1）单体素技术：基本原理是应用三个互相垂直的层面选择脉冲，而采集的仅为与三个层面均相交的点（体素）内的回波信号（图 5-16）。目前常用的单体素（single voxel，SV）空间定位技术包括活体影像选择波谱（image selected in-vivo spectroscopy，ISIS）、激励回波采集模式（stimulated echo acquisition mode，STEAM）和点分辨波谱（point resolved spectroscopy，PRESS）三种，ISIS 主要用于磷谱，STEAM 主要应用于氢谱。

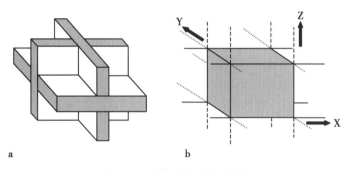

图 5-16　单体素波谱空间定位

（2）多体素技术：多体素采集技术可测量所选择兴趣区内多个邻近体素的磁共振信息，也称化学位移成像（chemical shift imaging，CSI）或磁共振波谱成像（MRSI），可分为二维及三维的多体素采集。其优点是一次采集覆盖的范围较大，在选定的空间分布中，可以得到多个体素的代谢物谱线，比单体素的方法效率更高，不过，用于采集范围大，更容易受到磁场不均匀的影响，谱线的质量及稳定性不如单体素技术可靠，谱线的校正也更复杂，对硬件和软件的技术要求更高。与 MRI 相类似的是，其空间定位采用相位编码梯度，但在数据采集时无频率编码梯度。

**（三）临床应用**

MR 波谱是利用自旋磁矩由于所处化学环境不同，所产生的化学位移现象在 MR 波谱上的差异，探测自旋磁矩所处化学环境的物质结构。

在许多疾病过程中，代谢改变先于病理形态改变，而 MRS 对这种代谢改变的潜在敏感性很高，故能提供早期病变检测信息。虽然 MRI 和 MRS 都基于相同的原理，但两者之间还存在许多差异。对于临床来说最大的差别就是 MRI 得到的是解剖图像，MRS 提供的是定量的化学信息，一般以数值或图谱来表达。磁共振波谱成像（MR spectroscopic imaging，MRSI）则以图像形式提供代谢信息。

MRS 目前多应用于神经系统、前列腺和乳腺疾病的诊断，在其他系统器官如肝脏、肾脏、心脏、肌肉等也正在开展和研发。

## 六、磁共振组织抑制技术

在 MR 成像中，为了更好地显示感兴趣区，经常采用一些特殊的方法使某一局部组织的信号减小或消失，最常使用的方法就是饱和技术。饱和技术包括局部饱和技术、磁化传递饱和技术、幅度选择饱和技术、化学位移频率选择饱和技术、频率选择反转脉冲脂肪抑制技术、选择性水或脂肪激发技术、化学位移水-脂反相位饱和成像技术、Dixon 技术。

### （一）局部饱和技术

局部饱和技术是最常用的饱和技术，其原理是，在成像脉冲施加前，在梯度场的配合下，利用 90°脉冲对某一个或多个选定的区域进行选择性激发，使该选定区域的组织在成像脉冲射施加时已经被饱和而不能产生 MR 信号。

这种技术常用于垂直于层面的流动信号的饱和。如腹部横断面成像时，需在成像区上下加预饱和而不产生流动伪影。在 MRA 中，常在静脉流入端加预饱和来显示动脉造影像，显示静脉时则在动脉流入端加预饱和带。还可以减少运动伪影和卷褶伪影。

### （二）磁化传递饱和技术

磁化传递（magnetization transfer, MT）是一种选择性的组织信号抑制技术，又称磁化传递抑制（MTS），由 MT 技术产生的图像对比称为磁化传递对比（MTC）。在 MRI 成像过程中通过 MT 技术可以有目的地增加图像对比，也可以通过磁化对比图像来获得更多的组织结构信息。

人体组织中存在着两种不同状态的水分子，磁共振成像技术中称其为自由池（free pool）和结合池（bound pool）。自由池质子的磁共振波谱频带窄，幅度高（$T_2$ 弛豫时间长），所以只有自由池质子才能直接产生 MR 信号。而结合池质子的磁共振波谱频带宽（非常短的 $T_2$ 弛豫时间），幅度低，通常不能直接产生 MR 信号。但是，在两个池的组织中，两个池的质子通过"偶极-偶极交换作用"，可产生一个稳定速率的磁化交换作用，使两个池间的磁化保持在一个平衡状态。如果一个池间的磁化被饱和，则平衡态被打破，通过磁化交换作用使另一个池出现部分饱和，从而形成一种新的对比，使小分子与大分子的对比更大。这个过程就像将后者的磁化传递给了前者，所以称为磁化传递。

MT 技术通常是在射频脉冲激发前，使用一个中心频率与拉莫频率相差数百至数千赫兹的偏振 MT 饱和脉冲，使结合池质子的磁化被饱和，通过 MT 作用，自由池质子的磁化被部分饱和，所产生的 MR 信号幅度稍有下降（图 5-17）。

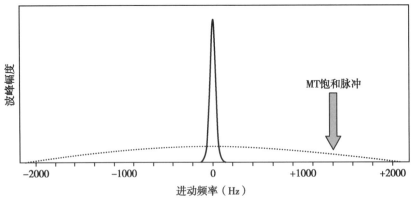

图 5-17　MT 原理图

MT 效应对脑脊液、脂肪组织、骨髓及流动的血液无明显饱和效应。目前 MT 技术主要应用于脑部 3D TOF MRA 及对比增强扫描中，通过 MT 技术使血管和增强组织与脑组织产生更大的对比。

### （三）幅度选择饱和技术

幅度饱和技术是一种选择性饱和技术，它是针对不同组织具有不同的纵向弛豫时间，在 180°磁化反转脉冲作用下，所有组织的纵向磁化都被转移至 Z 轴负向，脉冲停止后，各种组织的纵向磁化开始弛豫，负向磁化逐渐缩短，并向 0 值接近，通过 0 值后进一步向 Z 轴正向增长。

如果当某组织的纵向磁化矢量到 0 值时刻给予 90°脉冲激发，则该项组织由于没有宏观纵向磁化矢量，因此没有横向磁化矢量产生，该组织就不产生信号。利用这一特点可以选择性抑

制一定 $T_1$ 值的组织信号,可用作脂肪抑制(STIR 序列,采用短 TI,抑制短 $T_1$ 值的脂肪组织信号)或水抑制(FLAIR 序列,采用长 TI,抑制长 $T_1$ 值的水信号)。

### （四）化学位移频率选择饱和技术

同一元素的原子由于化学结构的差异,在相同强度的磁场中其拉莫频率不同,这种频率的差异称为化学位移。如水分子中的氢原子与脂肪分子中的氢原子其化学位移为 3.5ppm,在不同场强的磁场中其频率相差不同,化学位移的程度与主磁场强度成正比。

化学位移饱和技术就是利用这种频率的差异,在信号激发前,预先发射具有高度频率选择性的预饱和脉冲,使一种或几种单一频率的信号被饱和,而只留下感兴趣组织的纵向磁化,这是化学位移成像技术的基本原理,且广泛应用于脂肪抑制技术中。

### （五）频率选择反转脉冲脂肪抑制技术

频率选择脂肪抑制技术需要利用连续的脉冲对脂肪组织进行预饱和,脉冲在 TR 间期占据的时间约需要 12～20 毫秒。STIR 技术需要在 TR 间期占据的时间更长(1.5T 时需要 150 毫秒左右)。因此大大减少能够采集的层数,或需要延长 TR 从而增加 TA。而且在超快速梯度回波序列时,由于 TR 很短(往往小于 10 毫秒),利用上述两种技术进行脂肪抑制显然是不现实的。

近年来在三维超快速梯度回波成像序列(如体部三维屏气扰相 GRE $T_1$WI 或 CE-MRA)中,推出一种新的脂肪抑制技术,即频率选择反转脉冲脂肪抑制技术。该技术既考虑了脂肪的进动频率,又考虑了脂肪组织的短 $T_1$ 值特性。其方法是在真正射频脉冲激发前,先对三维成像容积进行预脉冲激发,这种预脉冲的带宽很窄,中心频率为脂肪中质子的进动频率,因此仅有脂肪组织被激发。同时这一脉冲略大于 90°,这样脂肪组织将出现一个较小的反方向纵向磁化向量,预脉冲结束后,脂肪组织发生纵向弛豫,其纵向磁化向量将发生从反向到零,然后到正向并逐渐增大,直至最大值(平衡状态)。由于预脉冲仅略大于 90°,因此从反向到零需要的时间很短,如果选择很短的 $T_1$(10～20 毫秒),则仅需要一次预脉冲激发就能对三维扫描容积内的脂肪组织进行很好的抑制,因此采集时间仅略有延长。

该技术的优点在于:

1. 仅少量增加扫描时间。

2. 一次预脉冲激发即完成三维容积内的脂肪抑制。

3. 几乎不增加人体射频的能量吸收。

缺点在于:

1. 对场强的要求较高,在低场扫描机上不能进行。

2. 对磁场均匀度要求较高。

频率选择反转脉冲脂肪抑制技术一般用于三维快速 GRE 序列。但如果在 SITR 技术中采用的 180° 反转脉冲是针对脂肪中质子的进动频率,则该技术也可用于 $T_2$WI,这种技术可以增加 STIR 技术的脂肪组织抑制的特异性。

### （六）选择性水或脂肪激发技术

选择性水或脂肪激发技术可以选用水激发或脂肪激发,水激励属于选择性水或脂肪激发技术的一方面。选择性激发技术通常采用频率和空间选择的二项脉冲,这种脉冲实际上是偏转角和偏转方向不同的多个脉冲的组合。如一个 90° 的二项脉冲可以由一个 22.5°、一个 45° 和一个 22.5° 脉冲组合而成。

下面就以这种组合模式的二项脉冲来介绍水激发技术的原理。第一个 22.5° 脉冲激发后水和脂肪的宏观磁化向量 M 处于同相位,由于这两种成分中的氢质子进动频率存在差别,两者相位差逐渐增大;当两者处于反相位(相差 180°)时,施加 45° 脉冲,这样这两种宏观磁化向量 M 又在同一平面且处于同相位,但他们与主磁场的交角不同,脂肪的 M 为 22.5°,水的 M 为 67.5°;过了一段时间后,这两种宏观磁化向量又处于反相位,这时给予第二个 22.5° 脉冲,这个脉冲把脂肪的 M 打回到主磁场方向,因此没有信号,而把水的 M 打到 XY 平面,因此只有水的信号可以采集到,这样就完成了脂肪抑制的水激发。

这种选择性激发技术可以用于 SE、FSE 及梯度回波序列中,既可以用于 2D 采集模式,也可用于 3D 采集模式,要求磁场均匀度很高,所以需要匀场。

### (七)化学位移水 - 脂反相位成像技术

由于化学位移效应,水质子较脂肪质子的进动频率稍快,若干时间水质子与脂肪质子进动相位就会出现在相反的方向上,这种状态称为水 - 脂反相位。水 - 脂反相位时采集的 MR 信号,水信号与脂信号相互抵消,因此含有水和脂的组织信号被饱和,表现为低信号。这种技术常被用于诊断肝脏的脂肪浸润(图 5-18)。

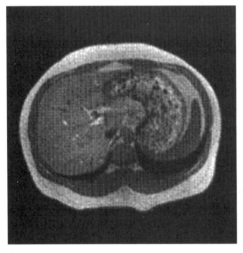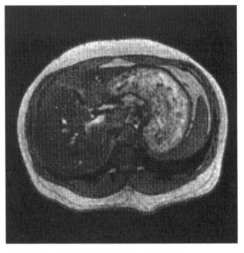

图 5-18 化学位移水 - 脂反相位饱和成像技术在肝脏脂肪浸润中的应用

### (八)Dixon 技术

Dixon 技术是一种水脂分离成像技术,通过对自旋回波序列 TE 的调整,获得水脂相位一致(同相位)图像和水脂相位相反(反相位)的图像。通过两组图像信息相加或相减可得到水质子图像和脂肪质子图像。把同相位图像加上反相位图像后再除以 2,即得到水质子图像;把同相位图像减去反相位图像后再除以 2,将得到脂肪质子图像(图 5-19),近年来又在 Dixon 的基础上推出最小二乘估算法不对称回波水脂分离迭代 Dixon 技术,称为 Ideal(iterative dixon water-fat separation with echo asymmetry and least-squares estimation,Ideal)技术,并广泛应用于临床。

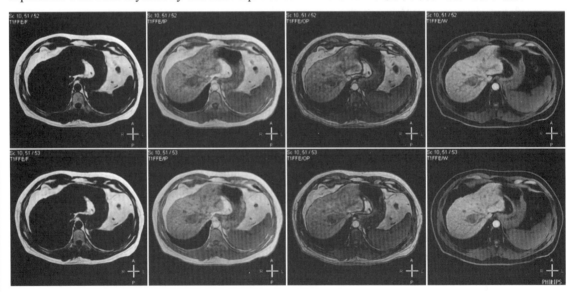

图 5-19 Dixon 成像

## 七、磁共振辅助成像技术

在 MR 成像中，为了达到理想的成像效果，经常使用一些特殊的技术在特定部位辅助成像，可获得优良的图像效果。

### （一）磁共振电影成像技术

磁共振电影（MR cine）成像技术是利用磁共振快速成像序列对运动的脏器实施快速成像，从而达到"冻结"运动的目的，并产生一系列运动过程的不同时段（时相）的"静止"图像。将这些"静止"图像对应于脏器的运动过程依次连续显示，即产生了运动脏器的电影图像。

对于具有固定周期运动的脏器，将其运动周期平均分成若干时段，每一时段又称为一个时相，每个时相产生同一个层面的一幅图像，全部时相对应的图像呈连续显示，即为电影图像。

运用梯度回波序列，可在一个运动周期内的每个时相采集多行 K 空间数据（一个 K 空间段），从而提高成像速度，这种方法又称节段电影技术（图 5-20）。这种方法的心脏电影成像在心功能评价、心瓣膜病变、先天性心脏病诊断中具有重要价值。

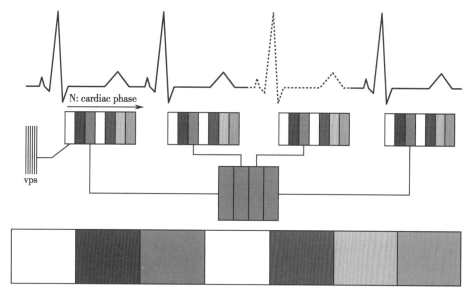

图 5-20　磁共振心脏节段电影原理

对于无固定周期运动的脏器，如膝关节、颞颌关节等，其电影成像的方法是将其运动的最大范围分成若干相等的空间等份，然后按照一定的顺序，每次运动一个等份。在每一个等份点采集一幅图像，直至所有图像采集完毕。然后将每个空间位置的图像放在一个序列内连续显示，即成为关节运动功能的电影图像，这种方法的成像时间很长。随着超快速序列的发展，磁共振实时成像技术将使运动功能的显示成为常规。

### （二）磁共振生理同步采集技术

**1. 心电门控技术（ECG gating）**

（1）基本知识：心电门控技术包括回顾性心电门控和前瞻性心电门控。前者在整个心动周期 MR 射频激发和信号采集都在进行，同时把心电信息融入 MRI 系统中，用每个心动周期中相似时相的 MRI 信号重建一幅图像，明显减少了运动伪影；后者又称心电触发技术，其在 R 波波峰被探测后，经过一个延时，相当于进入心室舒张中期时刻，MR 序列被触发启动，直到下一次心室收缩前被暂停。

（2）心电图导联的安放：心电电极放置有多种方式，有胸前导联和胸后导联，这里主要介绍胸前导联的准备方式，放置方式如图（图 5-21），基本原则是最大程度获取心电信号和减少干扰，局部皮肤清洁，避免将电极放置在阻抗较高的组织如肋骨和乳腺体，避免将白色电极放置在主动脉走行区域以降低水磁效应带来的高 T 波干扰，各电极之间不要大于 15 厘米以减少磁场切变带来的噪声干扰等。4 个电极分别放置左锁骨中线第 5 肋间隙（Red）和第 2 肋间隙（Black），胸骨左缘第 5 肋间隙（Green）和第 2 肋间隙（White）。

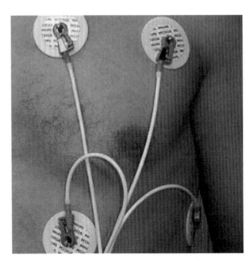

图 5-21　心电电极安放位置

（3）参数设定：序列参数与心动周期或频率必须协调，否则影响成像质量及成像时间。

$$心动周期（HP）=60×1000/心动频率（HF） \tag{5-4}$$

触发延迟时间 TD，即 R 波至开始采集的间隔时间，在 $T_1$ 加权成像时，有效 TR 为一个 HP，序列 TR 一般应设定为较 HP 小于 10% 左右，防止心律失常。在 $T_2$ 加权成像时，TR 应为两个或三个心动周期。TD 则应根据欲观察心脏的运动时相而设定。

（4）应用：心脏大血管的 MR 成像，肺及纵隔 MR 成像，PC-MRA，流量分析技术。

**2. 脉搏门控技术**（pulse trigger）　脉搏门控与心电门控相似，所不同的是，前者一般利用指脉探测夹或指套来探测脉搏随心动周期的变化波，作为门控信息来取代心电门控。

**3. 呼吸门控技术**

（1）基本知识：呼吸门控技术包括呼吸补偿技术（respiratory compensation）和呼吸触发技术（respiratory triggering）。前者在整个呼吸周期中，MR 信号采集一直在进行，对呼吸周期中相似时间点的 MR 信号采用相似的相位编码。这样原来呼吸运动引起的随机相位偏移，因与呼吸信号整合并进行相位重新编排后变成规律性变化；后者属于前瞻性呼吸门控技术。其一般以呼气末为触发点开始采集，至下一次吸气前停止采集，这样信号采集发生于呼吸运动相对停止的平台期，呼吸运动伪影明显减少。

（2）呼吸感应器的安放：呼吸感应器用于感应呼吸状态产生呼吸运动幅度的波。由于男女的呼吸方式不同，男性应将呼吸感应器安放于上腹部，感应器两端围绕患者腹部的系带的松紧度要适中，过紧、过松都会导致感应信号被变形。女性患者则应安放在下胸部。

**4. 导航回波技术**（navigator echo）

（1）基本知识：导航回波技术可采用一维、二维或三维采集，目前临床上应用较多的是二维导航回波技术。导航回波是膈面位置随呼吸运动变化的信息，其波形正好与呼吸门控得到的曲线相反,最高点为呼气末,最低点为吸气末。信号采集则同呼吸门控一样,在呼气末以后的相对平台期进行。

（2）导航条的放置：使用导航回波技术时,导航条的放置非常重要。其长轴方向垂直于膈面,上下径的中点放置在膈面水平,这样导航条上半截位于右肺,下半截位于肝脏（图5-22）。

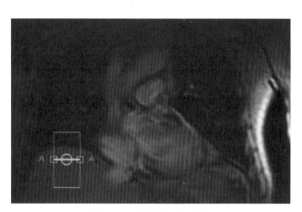

图 5-22　导航条的放置

（3）临床应用：导航回波技术目前在临床上主要有两个用途,一是自由呼吸的心脏成像特别是冠脉成像；二是自由呼吸的上腹部成像,作用相当于呼吸触发。

## 八、磁共振介入与分子影像学

### （一）MRI介入

介入MRI（interventional MRI）是应用MRI引导器械,以达到诊断或治疗作用的新技术。

**1. 介入MRI系统磁体设计**　目前MRI系统磁体设计有各种各样的开放式系统,如"马蹄"形、"面包圈"样等设计,以满足临床介入MRI的需要。一般使用超短或较超短的磁体,标准磁体最大缺陷是与患者接触差,优势在于其磁体磁场强度较高,有利于实时成像。

**2. 介入器械的可视化**　介入器械的可视化（instrument visualization）是介入MRI的关键问题之一。常规介入工具和外科器件是由塑料制成的,在MRI中观察不到；如果是由金属制作的,会导致严重的甚至是无法接受的金属伪影。MRI介入器械要求：

（1）被动可视化：使用较微弱的顺磁性穿刺针或附带有稀有金属的工具,介入器械通过由磁化率效应所产生的微小金属伪影来识别。

（2）仿真内镜显示（virtual reality visualization）：涉及光学三角系统,通过识别固定在支架上的发光二极管实施。

（3）MR示踪技术：在介入器械顶部或其周缘安装一个或多个微小的MR接收线圈,由于它能对线圈附近的自旋质子成像,从而明确介入器械的位置。

（4）天线示踪技术：是一种优良的示踪方法,又称"MR profiling",它采用直环天线作为信号接收装置,对诸如导丝这样很薄的的结构也能清晰显示。

（5）外科辅助设备：除了介入操作时在成像观察野内所运用的工具外,还有许多辅助设备需在此种环境下顺利工作。首先是患者麻醉和监测设备,其他工具（如射频切除装置、激光加热原、内镜设备等）均需能在磁场下正常工作。

**3. 介入MRI的临床应用**　介入MRI的临床应用主要表现以下几个方面。

（1）应用MRI的良好软组织对比和在线（online）多层成像优势,对一些复杂活检操作提供引导。

（2）对热消融外科手术进行控制,因为MRI是唯一对程度较轻组织温度变化敏感的影像学显示技术,在此程度的温度变化下,蛋白质变性和组织破坏尚未发生。

（3）引导内镜操作，直接观察所进入管腔的周围区域。

（4）引导经腔道或经皮腔介入治疗，优势是综合运用形态学和流动灌注信息，可与血管内线圈结合使用，使介入治疗取得最佳效果，可对治疗进行实时随访。

### （二）分子影像学

分子影像学（molecular imaging）是分子生物学和医学影像学高速发展并高度融合的产物，是分子生物学和医学影像学两者各取所长并相互渗透的结晶。

**1. 分子影像学的概念**　分子影像学就是活体状态下在细胞和分子水平应用影像学对生物过程进行定性和定量研究。它从生理生化水平认识疾病，阐明病变组织生物过程的变化、病变细胞基因的表达、代谢活性的高低、病变细胞是否存活以及细胞内生物活动的状态等，为临床早期诊断、治疗疾病提供分子水平信息。

**2. 分子影像学的技术方法**　显示分子信息的关键在于运用高特异性的成像专用探针、相应的放大技术和敏感高效的图像检出系统。分子显像的过程如下：分子探针用核素、顺磁性物质或荧光素标记后与靶目标结合，经合适的扩增方法将信息放大，然后由成像系统（如 PET、MRI）或光学成像技术发现信息。

（1）分子显像探针：要检测某一种样品或基因组中特定的 DNA 序列或基因片段，首先必须有相应的探针。探针通常要用核素或非核素物质进行示踪标记。在显示分子信息的几个关键因素中，分子显像探针的研究最为重要，它是进行分子影像学研究的先决条件。

（2）分子影像学成像技术：

1）核医学成像：主要由 SPECT 和 PET 把有明确生物学效应的示踪剂送入体内，让它参加体内生物活动，再用 SPECT 或 PET 加以探测和显示，由此反映体内的特定的生物活动。

2）MR 成像：目前用 MRI 技术进行的基因表达显像主要包括两个方面，即传统的 MRI 技术和 MRS 分析技术。传统的 MRI 技术中目的基因的扩增方法是采用多种标记基因，并利用不同的对比剂增加其信号来完成。MRS 通过评价特异标记底物代谢水平的改变来发现基因的表达。

利用 MRI 进行基因表达显像与 PET 相比有如下优点：① MRI 的空间分辨率高，可达到或接近显微镜的分辨率（几十微米范围）；②能同时获得生理和解剖信息，能够进行小动物的生理和分子标记物的分析。相对于 PET 来说，MRI 基因表达显像的扩增信号要弱得多，需要有强大的扩增系统。MR 分子成像目前主要用于基因表达传递成像、肿瘤血管生成以及细胞分子水平的功能成像等。

## 第三节　颅脑 MRI 成像技术

### 一、颅脑 MRI 成像技术

#### （一）适应证

**1. 颅脑外伤**　尤适用于 CT 检查阴性者。

**2. 脑血管性疾病**　脑梗死、脑出血、脑血管畸形。

**3. 颅内占位性病变**　良恶性肿瘤、囊肿等。

**4.** 颅内感染与炎症。

**5.** 脑部退行性病变。

**6.** 脑白质病变。

**7.** 颅脑先天性发育异常、脑积水、脑萎缩。

**8.** 颅骨骨源性疾病。

## （二）检查技术

【线圈及体位】

**1. 线圈**　头单通道线圈、头多通道线圈、头正交线圈、头相控阵线圈以及头颈联合线圈等均适用。

**2. 体位**　仰卧，头先进，头部置于线圈内，眉间线对线圈中心，定位线对线圈中心标线及眉间线。锁定定位线，将定位中心送进磁体扫描中心。MRI 对体位摆置的要求，一般较宽松，以舒适为主，以便适应较长时间的检查。

【成像方位】

首先采用 3plan 快速定位成像序列同时扫出横、矢、冠状三平面定位像，再在三平面定位像上设置不同方位的成像。

**1. 横断面成像**　在矢状面定位像上设置横断面扫描层面，一般使横断面扫描层面平行于前—后联合连线，在冠状面定位像上使横断面扫描层面平行于两侧颞叶底部连线，在横断面定位像上调整视野范围。横轴面成像范围包含鼻咽、小脑至颅顶。可在扫描层面范围下方设置预饱和带，消除血流搏动伪影（图 5-23）。

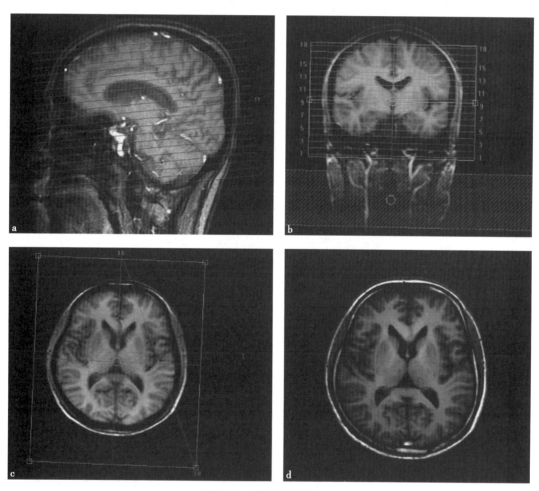

图 5-23　颅脑横断面 MRI

a，b，c. 横断面扫描定位，在扫描野下方设预饱和带，以减少血管搏动伪影；d. 横断面 $T_1WI$ 像

**2. 矢状面成像**　在横断面图像上设置矢状面成像，使成像层面与大脑正中矢状裂平行，在冠状位定位像上与大脑正中矢状裂、脑干及延髓平行，在矢状位定位像上调整视野范围。矢状面成像范围视病情包含病灶或全脑（图 5-24）。

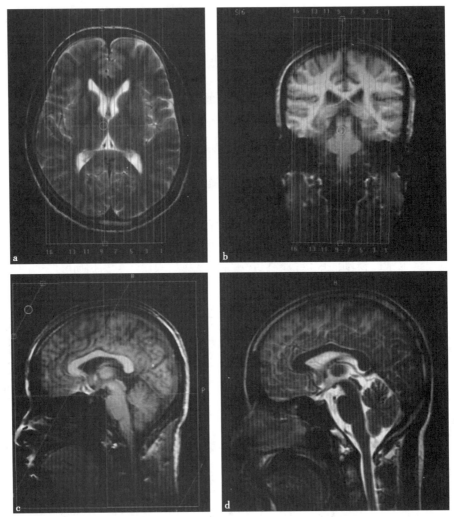

图 5-24　颅脑矢状面 MRI

a,b,c. 矢状面扫描定位；d. 矢状面 T_2WI 像

**3. 冠状面成像**　在横断面图像上设置冠状面成像，使成像层面与大脑正中矢状裂垂直，在矢状位像上使冠状成像层面与脑干大致平行（要求较宽松），在冠状位定位像上调整视野。冠状面成像范围视病情包含病灶或全脑（图 5-25）。

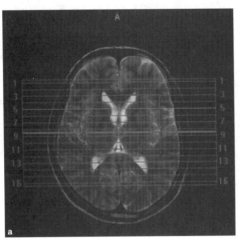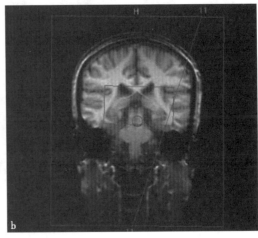

图 5-25　颅脑冠状面 MRI

a,b,c. 冠状面扫描定位

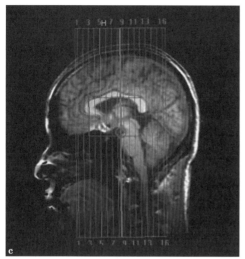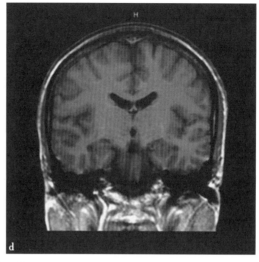

图 5-25　颅脑冠状面 MRI（续）

d. 冠状面 $T_1$WI 像

【成像序列及参数】

**1. 基本序列**　常规序列组合一般选择横断面（Tra）$T_1$WI、$T_2$WI、$T_2$W-FLAIR，及矢状面（Sag）$T_2$WI 或 $T_1$WI 或冠状面（Cor）$T_1$WI。必要时加做 $T_2^*$WI、SWI、DWI 序列扫描及脂肪抑制技术。

$T_2$WI 及 $T_1$WI 为首选序列，$T_2$W-FLAIR 序列为抑制自由水信号的 $T_2$ 加权序列，它可以获得脑脊液为低信号的 $T_2$ 加权像，对病灶更敏感，并能检出被脑脊液掩盖的病灶，如蛛网膜下腔出血。因此，常规应用此三个序列作颅脑成像。

**2. 特征序列**　$T_2^*$WI 对急性脑出血较敏感。$T_2$W-FLAIR 及 DWI 序列对脑梗死较敏感，尤其 DWI 对早期脑梗死最敏感。对 $T_1$WI 及 $T_2$WI 序列均显示为高信号的，应加用脂肪抑制技术的 $T_1$ 加权成像，以鉴别高信号病灶成分是否为脂肪。

**3. 基本参数**　因场强、机型等而有所不同。基本参数：FOV 200～250mm，层厚 5～6mm，层间隔为相应层厚的 10%～20%，矩阵 128～400×256～512。序列参数：SE-$T_1$WI 序列 TR 300～800 毫秒，TE 5～30 毫秒；SE-$T_2$WI 序列 TR 2000～4000 毫秒，TE 80～120 毫秒；$T_2$-FLAIR 序列 TR 2000～9000 毫秒，TE 80～120 毫秒，TI 1500～2500 毫秒；$T_1$-flair 序列 TR 1000～1500 毫秒，TI 700～1000 毫秒，TE 5～30 毫秒。相位编码方向：横断面成像取左右向，矢状面成像取前后向，冠状面成像取左右向。

**4. 增强扫描**　Gd-DTPA 对比剂增强扫描，采用 $T_1$WI 序列作横断面、矢状面及冠状面扫描。由于 $T_1$WI 像上脂肪及 Gd-DTPA 增强区域均为高信号，因此 GD-DTPA 增强 $T_1$WI 序列根据具体病变性质及部位加用脂肪抑制技术，以抑制脂肪高信号。

常用对比剂 GD-DTPA，常规剂量为 0.1mmol/kg 体重，以 0.5～1ml/S 速度静脉注射后，做横、矢、冠状面 $T_1$WI+ 脂肪抑制成像。扫描层面保持与平扫一致。

【技术要点】

**1.** 常规扫描方案以横轴位（Tra）$T_1$WI、$T_2$WI、$T_2$W-FLAIR，及矢状面（Sag）$T_2$WI 或 $T_1$WI 或冠状面（Cor）$T_1$WI 组合为主。必要时加根据病情及病变需要加作相应的优势序列。

**2.** 扫描参数与序列对应。

**3. 相位编码方向**　由于相位编码方向与图像重建 K- 空间填充有关，设置原则为尽量取成像平面 K- 空间编码方向短的一边或能避开血管搏动伪影、运动伪影的一边，例如横断面成像颅脑左右径短于前后径，相位编码方向取左右向可以节省 K- 空间填充时间，从而节省扫描时间，同时可避免眼球运动伪影前后方向叠加于脑区。其余类推。

**4.** 增强扫描序列为 $T_1WI$，施加脂肪抑制技术可提高增强组织与背景组织的对比度，并可鉴别脂肪信号。

【图像后处理】

颅脑常规 MRI 一般不需要特殊后处理，如采用 3D 序列可行 MPR 多方位重建。

## 二、颅脑 MRA 成像技术

### （一）适应证

可用于显示脑动脉瘤、脑血管狭窄和闭塞、脑动—静脉畸形及其供血动脉和引流静脉；可以显示脑血管内动脉期、毛细血管期和静脉期；可显示肿瘤血管的血供情况及肿瘤压迫邻近血管结构并使之移位的情况，为外科手术方案的制订提供更多的信息。

### （二）检查技术

颅脑 MRA 可采用 3D/2D-TOF-MRA、3D/2D-PC-MRA 及 3D-CE-MRA 技术成像。

**1. 3D-TOF-MRA**　主要用于流速较快的动脉血管成像。

【线圈及体位】

（1）线圈：各种头线圈及头颈联合线圈均适用。

（2）体位：同颅脑 MRI。

【成像方位】

（1）基本成像方法：在矢状面定位像图像上设置 3D-TOF-MRA 横断面扫描块，层面与多数颅内动脉走行垂直或成角，或与前 - 后联合连线平行，在冠状面像上与两侧颞叶底部连线平行，在横断面像上调整视野。成像层数根据 MRI 图像所示病情而定。可单个 3D 块，也可多个 3D 块重叠衔接扫描。预饱和带设置在颅顶，以饱和矢状窦及其引流静脉血流。运用流动补偿技术，以增强血流信号及消除流动伪影（图 5-26）。对动静脉畸形病例，取消预饱和带，可同时显示动静脉畸形的动脉、畸形血管及引流静脉（图 5-27）。

（2）辅助成像技术：3D-TOF-MRA 层面设置，一般尽量使层面与成像部位中多数血管相垂直，以使血流达到最高信号强度。3D 块的厚薄及位置应尽量包含病变血管范围。由于受 TR、翻转角及流速的影响，血流流经一定距离后，逐渐产生饱和效应，信号逐渐减弱。因此，3D 块越厚，血管远程及分支信号则越弱。可通过以下几种方法改善这种状况：

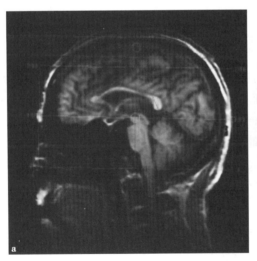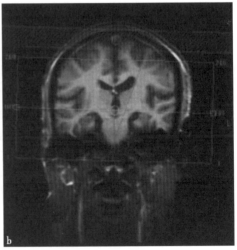

图 5-26　颅脑 3D-TOF-MRA

a，b. 3D-TOF-MRA 的 3D 块定位，在 3D 块上方设置预饱和带，以饱和矢状窦及其引流静脉

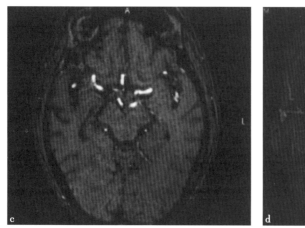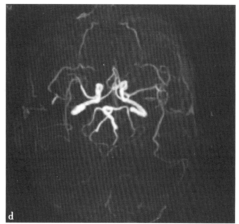

图 5-26　颅脑 3D-TOF-MRA（续）

c：3D-TOF-MRA 原始图像；d. 原始图像经 MIP 重建后的血管造影像

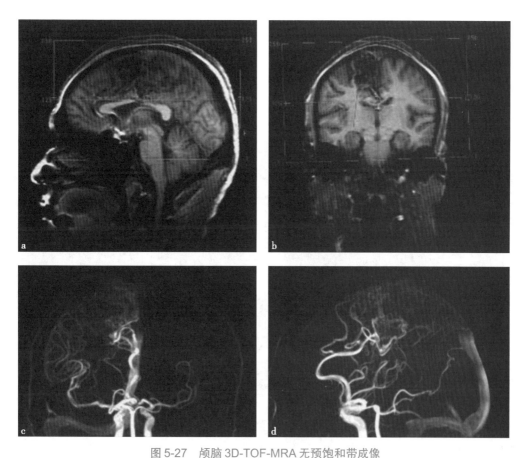

图 5-27　颅脑 3D-TOF-MRA 无预饱和带成像

a，b：3D 块定位，不设预饱和带，以使静脉显影；c，d：MIP 后三维血管像，显示正常动脉、右侧 AVM 畸形血管、粗大的引流静脉及矢状窦、乙状窦

　　1）信号等量分配技术：在成像过程中逐渐加大翻转角，接近流入方向部分，流入效应较强，血流质子多未饱和，可用小的翻转角激励，逐渐向流出方向，血流质子逐渐饱和，需逐渐加大翻转角，以产生较大的信号，此技术又称倾斜优化无饱和激励（tilted optimized nonsaturating excitation，TONE）。

　　2）多薄块重叠血管造影技术（multiple overlapping thin slab angiography，MOTSA）：对较大的扫描范围用多个相对小的 3D 块在衔接处重叠采集。

　　3）磁化传递（magnetization transfer，MT）：该技术可抑制背景静止组织信号，从而提高血管高信号与周围静止组织信号的对比。

4）运用三维部分 K- 空间技术和层面选择方向内插技术，可提高成像速度及层面选择方向的分辨率。

【成像序列及参数】

（1）序列：3D-TOF-FLASH 快速梯度回波序列。

（2）参数：因场强、机型等而有所不同。TR=20～40 毫秒，TE= 最短。例如，3.34～10 毫秒，FOV 200～220mm，层厚 0.5～2.5mm，层间隔 0，毫秒覆盖层面（overlap）1～2mm，矩阵 128～400×256～512，激励角 20°～30°。

【技术要点】

（1）注意扫描层面尽量与大多数动脉血管走向垂直或成角。

（2）扫描参数与序列对应。

（3）单块 3D 块扫描厚度不宜过厚，太厚易出现流出端血管信号衰减严重。

（4）尽量施加多种技术提高血管信号与背景组织之间的对比度及改善血管信号均匀度、分辨率等。

【图像后处理】

将所得原始图像进行最大强度投影（MIP）重建产生三维血管解剖图。重建后 MIP 图可作任意方位、角度旋转重建；亦可对兴趣区进行靶 MIP（targeted MIP）重建，减少背景噪声，提高兴趣区血管病变的检出率（图 5-28）。

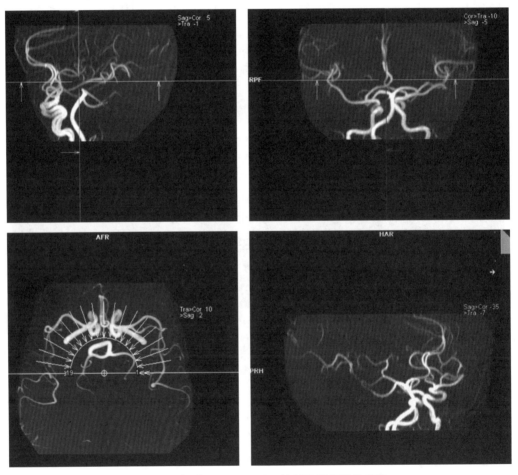

图 5-28　颅脑 3D-TOF-MRA 的 MIP 图多视角旋转

图示颅脑 3D-TOF-MRA 经 MIP 重建后，在轴位像上绕颅脑上下轴旋转半周，获取多角度血管 MIP 像

**2. 2D-TOF-MRA** 主要用于矢状窦、乙状窦的静脉血管成像。

【线圈及体位】 同 3D-TOF-MRA。

【成像方位】

取颅脑斜矢状位（图 5-29）或冠状位成像（图 5-30），斜矢状位扫描扫描范围比冠状位小（颅脑左右径比前后径小），可节省扫描时间。在横轴位定位像上设置 2D-TOF-MRV 斜矢状面扫描层面，与颅脑正中矢状面大约成 15 度角，这样能使成像层面最大限度地与尽量多的颅内静脉成角，扫描范围在横轴位及冠状位定位像上包含左右侧乙状窦外缘，在矢状位定位像上调正 FOV，在 FOV 下方设置预饱和带，消除动脉血流影像。

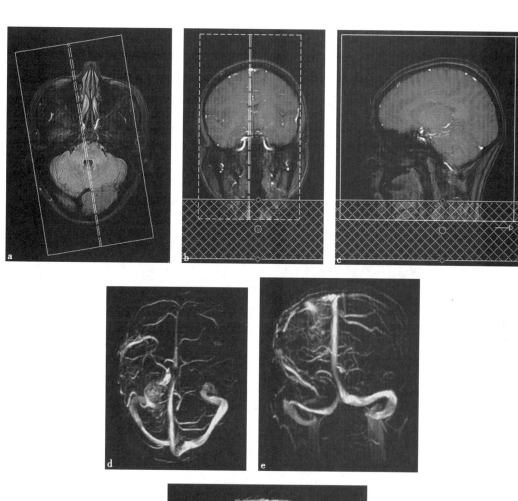

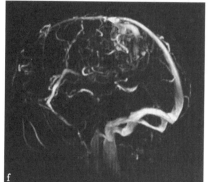

图 5-29 颅脑 2D-TOF-MRV 斜矢状面成像

a，b，c. 2D-TOF-MRA 斜矢状面扫描定位；d，e，f. 2D-TOF-MRV 的 MIP 图

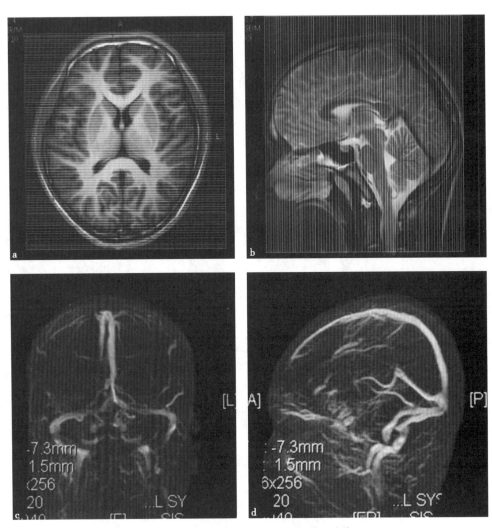

图 5-30　颅脑 2D-TOF-MRV 冠状面成像

a, b. 2D-TOF-MRA 冠状面扫描定位；c, d. 2D-TOF-MRA 的 MIP 图

【成像序列及参数】

（1）序列：2D-TOF-FLASH- 快速梯度回波序列。

（2）参数：因场强、机型等而有所不同。TR= 最短（设备允许的最小值，例如 10～20 毫秒），TE= 最短（3～6 毫秒），激励角 50°～70°。FOV 200～220mm，层厚 0.5～2.0mm，层间隔 0 或 overlap -20%～50%（重叠覆盖层厚的 20%～50%，矩阵 192～256×256～512，激励次数 1～2 次。

因场强、机型等而有所不同。TR= 最短，例如，20～40 毫秒，TE= 最短，例如 4.9～10 毫秒，FOV 200～220mm，层厚 1.5～2.0mm，层间隔 0，矩阵 128～400×256～512，激励角 40°～60°。

【技术要点】

（1）注意扫描层面尽量与大多数动脉血管走向垂直或成角，因此，一般采用颅脑斜矢状面或冠状面扫描。

（2）扫描参数与序列对应。

（3）由于是 2D 扫描，因此，无 3D 块扫描的末端血管信号低于起始端血管信号的不均匀现象。与 3D-TOF-MRA 比较，2D-TOF-MRA 流入饱和效应小，可采集较大范围，流动 - 静止对比好，对慢速血流、血流方向一致的血管显示好，3D-TOF-MRA 流入饱和效应明显，成像块厚受血流速度制约，信噪比好；2D-TOF-MRA 层面厚，空间分辨力差，相位弥散强，弯曲血管信号有丢失，3D-TOF 层厚较薄，空间分辨力高，对复杂弯曲血管的信号丢失少；相同容积 2D-TOF-MRA

较 3D-TOF-MRA 成像时间短。

【图像后处理】

与 3D-TOF-MRA 相同。

### 3. 3D-PC-MRA

【线圈及体位】　同 3D-TOF-MRA。

【成像方位】

取矢状面或冠状面扫描,矢状面扫描范围比冠状面少(颅脑左右径比前后径短),扫描时间短,因此,一般取矢状面扫描:在横断位和冠状位定位像上设置矢状面扫描,层面与大脑正中矢状裂平行,范围包含全颅外缘。在矢状位定位像上调整视野(图 5-31)。

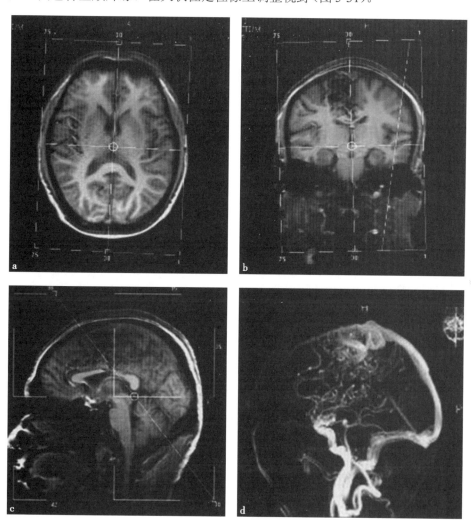

图 5-31　颅脑 3D-PC-MRA

a,b,c. 3D-PC-MRA 矢状面扫描定位;d. 3D-PC-MRA 的 MIP 图,示异常血管团及引流静脉入矢状窦

【成像序列及参数】

(1)序列:采用 3D-PC 相位对比梯度回波序列。

(2)参数:因场强、机型等而有所不同。TR=20～60 毫秒,TE= 最短,例如,4.6～10 毫秒,FOV 200～250mm,层厚 0.5～2.0mm,层间隔 0,矩阵 128～400×256～512,激励角 10°～20°。PC Velocity 流速编码值,应根据兴趣区血流速度设定,例如颅脑静脉一般取 10～30cm/s 动脉一般取 75cm/s,颅脑。比默认值流速高的血流产生高信号,比默认值流速低的血流信号降低或消失。

【技术要点】

（1）成像方位取颅脑矢状面或冠状面均可。

（2）参数应与序列对应。正确设置靶血管流速编码值。

（3）3D-PC-MRA的特点：①仅血流呈高信号，背景抑制优于3D-TOF法；②空间分辨力高；③成像容积内信号均匀一致；④有很宽的流速敏感范围，可显示动脉与静脉；⑤能定量和定性分析，但成像时间较长。可用于分析可疑病变区的细节，检查流量与方向，大量血肿未吸收时，观察被血肿掩盖的血管病变。

【图像后处理】 同TOF-MRA。

**4. 2D-PC-MRA**

【线圈及体位】 同3D-TOF-MRA。

【成像方位】 取冠状面扫描，范围可视兴趣血管而定。

【成像序列及参数】

（1）序列：2D-PC相位对比梯度回波序列。

（2）参数：因场强、机型等而有所不同。TR=20～40毫秒，TE=最短，例如，4.6～10毫秒，FOV 200～250mm，层厚40～100mm，矩阵128～400×256～512，激励角10°～20°，1次激励。PC Velocity流速编码值，可根据估计兴趣区血流速度设定，例如10～40cm/s。

【技术要点】 2D-PC-MRA具有仅血流成高信号及采集时间短的特点，可用于显示需极短时间成像的病变，亦可用于筛选流速成像，作为3D-PC-MRA的流速预测。对欲行3D-PC-MRA的靶血管作2D-PC-MRA，在短时间内可预测其大致流速，然后再行3D-PC-MRA。多用于静脉系成像。

【图像后处理】 直接获得血管造影像，无需特殊处理。

**5. 3D-CE-MRA** 主要用于颅脑大面积血管病变。可在不同时相观察到动脉或静脉病变，亦可作减影显示病变。

【线圈及体位】 同颅脑MRI。

【成像方位】 取矢状面或冠状面扫描均可，定位方法同颅脑MRI，扫描范围包含全颅外缘。

【成像序列及参数】

（1）序列：采用快速动态采集3D-FLASH梯度回波序列。

（2）参数：因场强、机型而有所差异。一般：TR选最短，如5.1～10毫秒，TE选最短，1.5～2.0毫秒。FA=30°～40°，层厚0.5～2mm，层间隔0或覆盖重叠扫描。FOV=400～440mm，矩阵110～192×400～512。0.5或1次激励。

【技术要点】

（1）以19G静脉滞留针建立肘静脉通道，以1.2m三通连接管分别连接50ml生理盐水及剂量为0.2mmol/kg体重的Gd-DTPA。

（2）先行矢状面3D快速扫描（蒙片），受检者体位不变，快速团注剂量为0.2mmol/kg体重的Gd-DTPA（亦可采用高压注射器），并进行连续2次以上的动态多期扫描（动脉期和静脉期）。扫描开始时间是CE-MRA成败的关键。

（3）计算扫描开始时间的方法有：

1）按公式计算：Ts=Tt-1/4Ta。Ts是扫描开始时间，Tt为对比剂通过时间，即达峰时间，Ta为数据采集时间。预先用2ml对比剂试验获得Tt时间后用该公式计算出Ts。

2）根据正常颅内血管生理循环时间估算。

3）采用透视扫描目测触发扫描：在透视序列扫描过程中，推注对比剂，目测观察到颈内动脉起始段有对比剂显影后，即刻转入CE-MRA序列扫描。

4）智能感应触发序列：应用智能感应触发序列，预设对比剂感应兴趣区于颈内动脉起始段，注射对比剂并启动智能感应序列，程序自动启动序列转入数据采集扫描。

5）超快速序列动态扫描：超快速序列扫描时间极短（3-5 秒／期），注射对比剂即开始超快速连续多期动态扫描，可获得几乎实时的动态图像，无需预算开始扫描的时间。

【图像后处理】

将注射对比剂后的多期扫描图像对应减去注射对比剂前的图像（蒙片），即得到只有对比剂高信号的血管影像，再将其进行 MIP 重建即可以产生连续的三维血管造影像。

# 三、鞍区 MRI 成像技术

## （一）适应证

垂体微腺瘤和垂体腺瘤，鞍区肿瘤及感染性疾病、血管性病变、骨源性疾病，外伤等。

## （二）检查技术

【线圈及体位】　同颅脑 MRI。

【成像方位】

鞍区 MRI 常规采用高分辨、薄层 Sag-T$_1$WI、Cor-T$_1$WI、Cor-T$_2$WI 扫描。矢状面、冠状面层面分别平行并经过垂体柄长轴（图 5-32，图 5-33）。

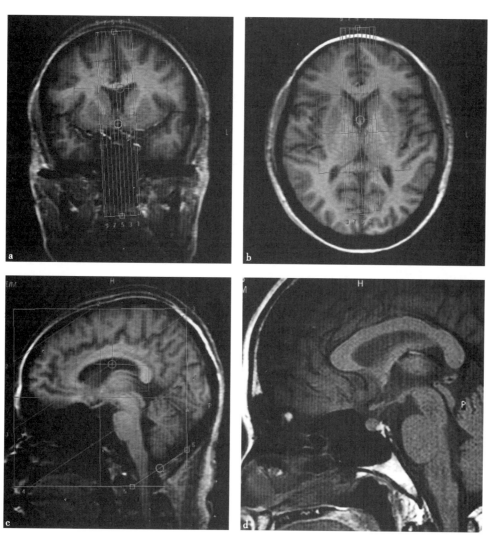

图 5-32　垂体矢状面 MRI

a，b，c. 垂体矢状面扫描定位；d. 垂体矢状面 T$_1$WI 像

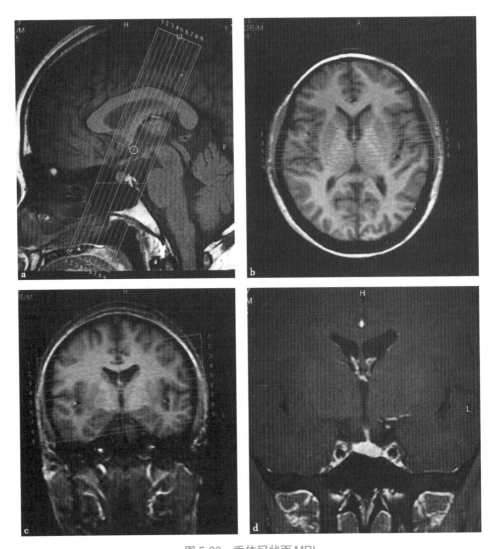

图 5-33　垂体冠状面 MRI

a,b,c. 垂体冠状面扫描定位;d. 垂体冠状面 $T_1WI$ 增强像,图示垂体柄偏歪,提示垂体微腺瘤可能

【成像序列及参数】

1. **序列**　以矢状面 $T_1WI$、冠状面 $T_1WI$ 及 $T_2WI$ 为主。如需鉴别鞍区病变的出血或脂肪成分,则需加做 $T_1WI$-FS 序列。

2. **参数**　小视野及薄层扫描。因设备场强、机型不同,具体参数参考如下:FOV 160～200mm,过样采集,以消除小 FOV 产生的卷褶伪影。层厚 2～5mm(微腺瘤 2mm),层间隔为 0 或为层厚的 10%～20%,矩阵 128～256×256～448。$T_2WI$ 序列:TR=2000～4000 毫秒,TE=90～120ms,激励角 150°～160°,激励次数 1～2。$T_1WI$ 序列:TR=300～700 毫秒,TE=10～30 毫秒,激励角 150°～160°,激励次数 2～4,$T_1WI$ 动态扫描序列(梯度回波):TR=40～60 毫秒,TE=5～10 毫秒,激励角 60°～80°,激励次数 1～2。

【技术要点】

1. 薄层、高分辨率扫描。

2. **垂体动态增强扫描**　垂体微腺瘤以及小于 1cm 的垂体瘤常需作动态增强扫描,即多时相采集,冠状面或矢状面 $T_1WI$-fs 序列快速动态连续成像 6～10 次时相不等,单次采集时间 30 秒以内,因设备性能不同而异,在保证图像信噪比前提下时间越短,时间分辨率越高,动态效应越好,第一时相采集后,立即静脉快速团注 GD-DTPA 对比剂,注射速率 2～3ml/s,连续采集全部时相。

**3. 鞍区普通增强扫描** 垂体大于 1cm 以上的病变或鞍区病变可做普通增强扫描，采用 Sag-$T_1WI$ 和 Cor-$T_1WI$ 加脂肪抑制，与平扫同层面，必要时作横断面扫描。

【图像后处理】 对动态增强扫描所获原始图像，可进行 $T_1$ 灌注时间 - 信号强度曲线分析（图 5-34）。

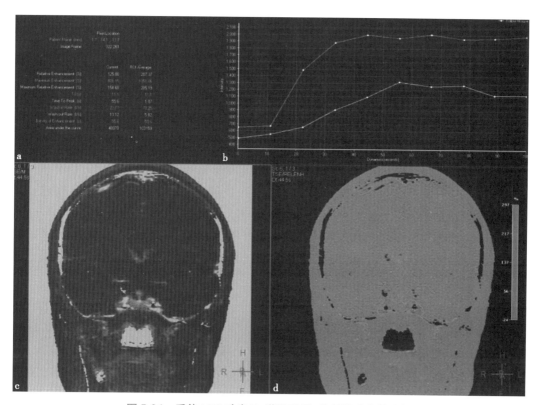

图 5-34 垂体 MRI 动态 $T_1$ 增强时间 - 信号强度曲线分析

a. 分析结果数据显示；b. T1 灌注时间 - 信号强度变化曲线显示，横轴为扫描动态周期（秒），纵轴为信号强度；c. T1 动态增强原始图像；d. 强化峰值通过时间图（TTP 图）

## 四、脑桥小脑角区 MRI 成像技术

### （一）适应证

脑桥小脑角区病变、面听神经颅内段病变、内听道病变、颞岩骨病变等。

### （二）检查技术

【线圈及体位】 同颅脑 MRI。

【成像方位】

横轴面平行于前颅底窝，矢状面平行于头颅矢状面，冠状面平行于头颅冠状面及 / 或脑干、延髓上下长轴线（如图 5-35）。

【成像序列及参数】

**1. 序列** 常规平扫可行薄层横轴面 $T_2WI$、$T_1WI$、$T_2W$-FLAIR 序列及矢状面、冠状面 $T_1WI$/$T_2WI$ 序列扫描。必要时（如胆脂瘤）加脂肪抑制技术。需观察神经与血管毗邻关系者，可进行横轴面 3D-$T_1WI$-MRA、3D-$T_2WI$- 水成像序列成像。观察内听道病变，可进行 3D-$T_2WI$ 水成像序列成像。

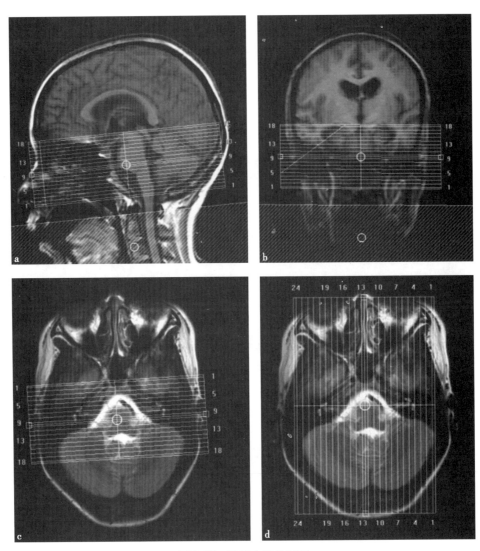

图 5-35 脑桥小脑角 MRI

a、b. 横断面扫描定位，扫描野下方设预饱和；c. 冠状面扫描定位；d. 矢状面扫描定位

**2. 参数** FOV 200～250mm，层厚 2～5mm，层间隔为相应层厚的 10%～20%，矩阵 128～256×200～300 以上。3D-$T_1$WI 及 3D-$T_2$WI 为三维扫描，层厚 0.3～2mm 不等，层间隔为 0 或重叠覆盖扫描，具体参数因不同设备场强及性能而有差异。增强扫描按常规剂量静脉注射 Gd-DTPA 对比剂后，进行 $T_1$WI-FS 序列横、矢、冠状面扫描，与平扫尽量保持同层同方位。

【技术要点】

**1.** 薄层、高分辨率扫描。

**2.** 根据病变选择优势序列成像，例如 3D-$T_1$WI-MRA 序列、3D-$T_2$WI- 水成像序列。

【图像后处理】

2D 序列无需特殊后处理。3D-$T_1$WI-MRA 序列原始图像可进行血管与神经的 MIP 和 MPR（multiple-plan reconstruction；MPR）重建（图 5-36）；3D-$T_2$WI 水成像序列原始图像可进行内耳膜迷路水成像 MIP 重建（图 5-37）。

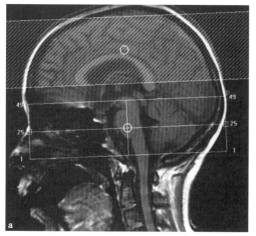
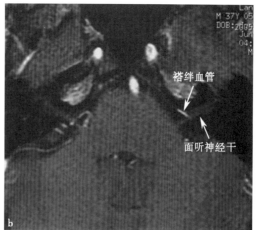

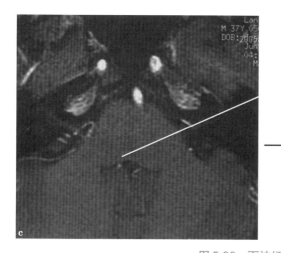
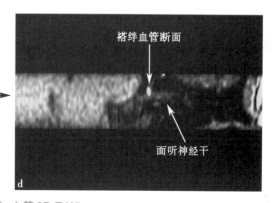

图 5-36 面神经干、血管 3D-T₁WI

a. 3D-T₁WI 横轴面扫描定位；b. 3D-T₁WI 选择厚度 MPR 重建图，示小血管褡绊、跨越面听神经干；c. MPR 重建方向（白色线条）平行于面听神经干的斜矢状面重建；d. 经过面听神经干的斜矢状面 MPR 重建（c）后图像，示褡绊血管断面（箭头）接触面听神经干（箭头）

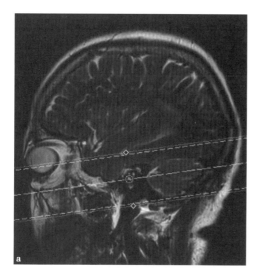
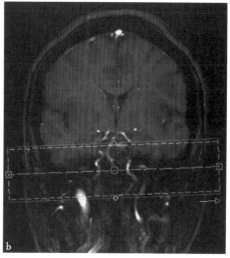

图 5-37 3D-T₂W 水成像

a，b. 内耳水成像 3D-T₂W 横轴位扫描定位示意图

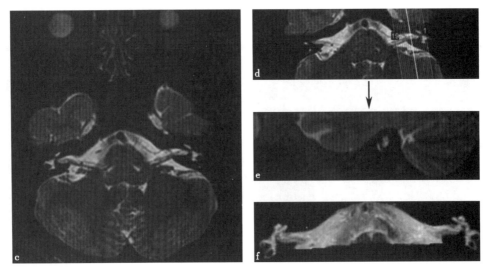

图 5-37　3D-T$_2$W 水成像（续）

c. 3D-T2W 原始图像，示面听神经纤维低信号，神经纤维周围的脑脊液为高信号；d. 示 MPR 斜
矢状面重建方向垂直于面听神经干；e. 经斜矢状面 MPR 重建（d）后的图像，示位听神经蜗根前
庭根的断面；f. 经 MIP 重建后的内耳迷路、半规管及面听神经干管的三维立体像

## 五、MR 脑扩散加权成像技术

扩散加权成像是通过两个以上不同扩散敏感梯度值（b 值）的扩散加权像，反应分子扩散敏
感梯度方向上水分子的布朗运动状况。根据不同的成像技术获取不同的参数指标。

### （一）扩散加权成像（diffusion-weighted imaging，DWI）

通过 DWI 计算出扩散敏感梯度方向上水分子的表观扩散系数（ADC 值）。ADC 值反映了水
分子的扩散运动能力，ADC 值越高表示水分子扩散能力越强，ADC 值越低，表示水分子扩散能
力越弱，从而间接反映脑细胞的功能。

**1. 适应证**　脑 DWI 对早期、超早期脑梗死的诊断、脑肿瘤恶性级别的评估、脑转移瘤的鉴
别诊断等具有非常重要的临床意义。

**2. 检查技术**

【线圈及体位】　同颅脑 MRI。

【成像方位】

一般采用颅脑横轴面扫描。可适当倾斜层面以避开颅底骨的磁敏感伪影。视病变部位的需
要尚可设定矢状面及冠状面扫描（例如脑干病变）。

【成像序列及参数】

（1）序列：EPI-DWI 序列。

（2）参数：FOV 200～250mm，层厚 5～8mm，层间隔为相应层厚的 10%～20% 或为 0，矩
阵 77～128×112～128 或以上。TR=6000-8000 毫秒，TE=90-100 毫秒，选择 2 个以上扩散加权系
数，即 b 值，通常为 0 和 1000/mm$^2$，亦可进行多个 b 值及高 b 值成像。X，Y，Z 三轴方向均加扩
散梯度成像。相位编码方向取前 - 后向。

【技术要点】

扫描参数与序列对应，b 值 2 个以上，相位编码方向取前 - 后向可最大限度减少磁敏感伪影。

【图像后处理】

2 组 b 值的原始图像经 DWI 后处理软件处理，可生成 ADC 图像及 / 或 EADC 图像
（图 5-38）。

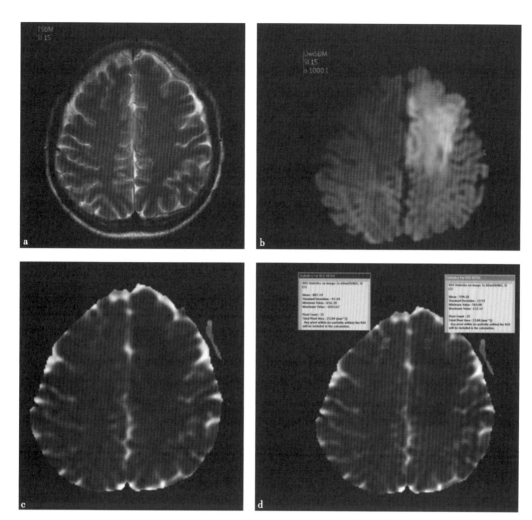

图 5-38 超急性脑梗死 DWI

男, 55 岁, 连续劳累一周后, 感觉头晕、恶心 4 小时作脑 MIR 检查 a: 常规 T2WI 像, 未见异常; b: b 值 =1000s/ mm² 的扩散加权像, 示左侧脑实质区片状异常高信号; c: 表观扩散系数 ADC 图, 示左侧脑实质病灶(梗死)区低信号; d: ADC 值测量。梗死区 ADC 值为 (887.19±97.24)×10⁻⁶ mm²/s, 比对侧相同区域正常值 (594.10±12.52)×10⁻⁶ mm²/s 低

### (二)弥散张量成像(diffusion tensor imaging, DTI)

在均质介质中水分子的运动是无序随机运动的, 其向各个方向运动的几率即扩散程度是相同的, 即具有各向同性(isotropy)的特征。然而, 在人体组织中, 由于受到组织细胞结构的影响, 水分子在各个方向的扩散程度是不同的, 具有方向依赖性, 即具有各向异性(anisotropy)的特征。由于 DWI 序列只在 X、Y、Z 轴三个方向上施加扩散敏感梯度脉冲, 不能完全、正确地反映不同组织中水分子在三维空间内各个方向上不同的扩散情况, 组织的各向异性程度被低估。为了更正确地定量分析组织内各个方向上水分子不同的扩散程度的特性, 引入了张量 D 的概念, 通过至少在 6 个不同方向上施加弥散敏感梯度及采集 1 个不施加弥散敏感梯度(即 b 值为 0)的图像, 由 6 个弥散加权像分别和非弥散加权像的信号强度衰减差异中得到 6 幅表观扩散系数 ADC 图, 将这些数据进行六元一次方程组的数学模式处理, 求得每个体素的有效弥散张量 D 值。施加的弥散敏感梯度方向越多, 则 DTI 数据越准确。目前的 MRI 设备技术最多可实现 128 个不同方向的成像。

### 1. 适应证

(1)大脑发育不良及衰老:DTI 可定量分析不同部位脑组织的各向异性程度, 显示大脑的发育过程及衰老。

(2) 脑肿瘤: DTI 可定量分析肿瘤组织的特征以鉴别肿瘤的级别,鉴别正常脑白质纤维、水肿及肿瘤区域。测量肿瘤周围水肿的平均 ADC 值和 FA 值,以分析鉴别转移瘤和胶质瘤,但目前这些研究尚未取得一致结论。显示脑白质纤维和肿瘤的相互关系,这对指导外科手术具有重要的临床价值。

(3) 脑梗死: DWI 有助于临床诊断早期、超早期脑梗死的及时诊断,而 DTI 在检测脑梗死后皮质脊髓束损伤有着显著优势。

(4) 脑白质变性疾病:应用 DTI 随访追踪脑白质变性疾病的病理变化过程,如多发性硬化(MS)、缺血性白质疏松(LA)、肌萎缩性侧索硬化症(ALS)、阿尔茨海默氏病(AD)。

(5) 其他:如精神分裂症、慢性酒精中毒、弥散性轴索损伤等,应用 DTI 参数评估,均有一定价值。

**2. 检查技术**

【线圈及体位】 同颅脑 MRI。

【成像方位】 DTI- 横轴位,3D-$T_1$WI- 矢状位。

【成像序列及参数】

(1) 序列: EPI-DTI、3D-$T_1$WI。3D-$T_1$WI 主要用于后处理与 DTI 图作解剖影像融合。

(2) 参数:仅供参考。FOV 200~250mm,层厚 2~5mm,层间隔为 0,矩阵 192×192。TR=6000~10 000 毫秒,TE=90~100 毫秒,激励次数 2~6 次,2 个 b 值 =0 和 1000~1500,选择 6 个以上弥散加权梯度方向,最多可达 128 个方向。

【技术要点】

扫描参数与序列对应,6 个或 6 个以上弥散加权梯度方向。

【图像后处理】

利用 DTI 后处理软件,将 3D-$T_1$WI 图像与 DTI 图融合。在 DTI 图像上可获取以下量化指标:

(1) 平均弥散系数(average diffusion coefficient, ADC)或称 MD:成像体素内各个方向弥散程度的平均值。值越大,说明水分子扩散能力越强。

(2) 部分各向异性指数(fractional anisotropy, FA):指弥散的各向异性部分与弥散张量总值的比值。反映了各向异性成分占整个弥散张量的比例。取值 0-1 之间。0 代表了最大各向同性的弥散,比如在完全均质中的水分子弥散,1 代表了假想下最大各向异性的弥散。

(3) 相对各向异性(relative anisotropy, RA)和容积比(volume ratio, VR):RA 为各向异性和各向同性成分的比例。VR 等于椭球体的体积与半径为平均扩散率的球体体积之比。两者的范围均在 0-1 之间,RA 的意义与 FA 相似,越接近 1 说明水分子的各向异性程度越高。而 VR 越接近 1 说明水分子的弥散越趋向于各向同性。

(4) DTI 的彩色弥散张量图:根据体素弥散的最大本征向量的方向决定白质纤维走行的原理,通过将 X、Y、Z 轴方向的主要本征向量分别配以红、绿、蓝三种颜色,得到 DTI 彩色弥散图(图 5-39)。

(5) 白质纤维束示踪像:利用最大本征向量对应纤维束传导方向将大脑中枢神经纤维束轨迹描出来,实现直观地查看和研究活体中枢神经以及周围神经系统的神经通路的连接和连续性走行。方法:从一个设置的种子位置开始追踪,直到遇到体素的 FA 值小于 0.2,即可描出由该种子开始的神经纤维束走行的通路及形态(图 5-40/ 文末彩图)。

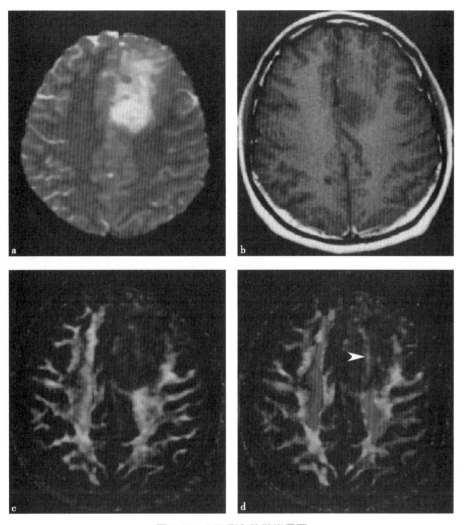

图 5-39　DTI 彩色弥散张量图

a. DWI 序列弥散图，示病灶区域弥散受限高信号影；b. T1WI 序列病灶显示为低信号；
c. DTI 序列 FA 值图，示病灶区域 FA 值较对侧低；d. DTI 序列彩色弥散张量图

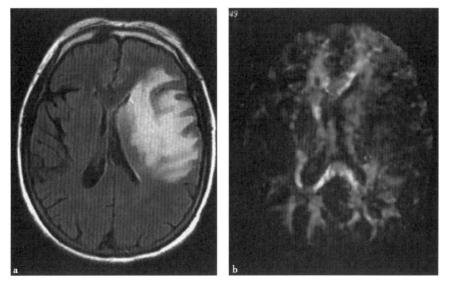

图 5-40　DTI 神经纤维束追踪图

a. 示 FLAIR-T2W 序列像，左侧大脑半球占位病变；b. 示 DTI 序列彩色弥散张量图

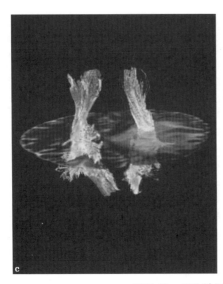
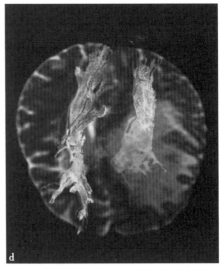

**图 5-40 DTI 神经纤维束追踪图（续）**

c, d. 示 DTI 序列后处理神经纤维束追踪，病灶区域神经纤维束走行移位、部分中断

DTI 虽然在临床应用具有以上价值，但它的局限性也是显然的，首先，存在"证实"问题：如何在证实 DTI 所追踪描出的白质纤维走行的精确度与人体是否符合，是当前待研究解决的关键问题。其次，结果准确性问题：DTI 结果分析尚受后处理操作因素的影响，例如选取分析兴趣区的大小、位置、FA 阈值、采用的算法以及对神经解剖学知识的熟知程度等均影响示踪成像结果的准确性。

## 六、MR 脑灌注成像技术

MR 脑灌注成像（perfusion weighted imaging，PWI）分两大类，一类是依赖于外源性示踪剂的动态磁敏感对比成像（dynamic susceptibility contrast，DSC），一类是内源性示踪剂即动脉自旋标记（arterial spin labeling，ASL）灌注成像。

### （一）动态磁敏感对比成像

**1. 适应证** DSC 利用外源性示踪剂钆对比剂的动态磁敏感效应进行成像。脑灌注成像适用于观察颅脑血管微循环的血流灌注情况，如脑梗死、脑出血、脑肿瘤等。

**2. 检查技术**

【体位及线圈及选择】 同颅脑 MRI。

【成像方位】 一般取颅脑横轴面扫描，可先作弥散加权成像，作为诊断及病变定位图像。

【成像序列及参数】

（1）序列：可选用 EPI- 自旋回波序列（EPI-SE），EPI- 梯度回波序列（EPI-GRE），EPI- 自由衰减序列（EPI-FID），即 GRE-EPI-$T_2^*$ 加权快速成像序列。

（2）参数：DWI 序列通常选各向同性的弥散加权序列，$b_1=0$；$b_2=1000$。灌注扫描序列 TR=1500 毫秒，TE=30 毫秒，激励角 90°，FOV 230～250mm，矩阵 128×128，层厚 3～5mm，层间隔为层厚的 10%～50%，激励次数 1。按设备允许的最大扫描层数（4～20 层）包含兴趣区，连续动态扫描 40～60 期，每期 1～2 秒内或更短（设备性能允许的情况下）扫完所设层面，对比剂在启动扫描 1～2 期后开始快速静脉团注，注射速度 3～5ml/s。

【技术要点】

（1）在满足图像质量要求前提下扫描时间越短组织灌注效果越好。

（2）高压注射对比剂。

【图像后处理】

在工作站用信号强度 - 时间变化曲线分析软件,分析血流灌注过程,并计算 $T_2^*$ 图像信号变化率,根据 $T_2^*$ 变化率计算出局部相对脑血容量(rCBV),局部血流平均通过时间(MTT)和局部脑血流量(rCBF)等参数(图 5-41)。

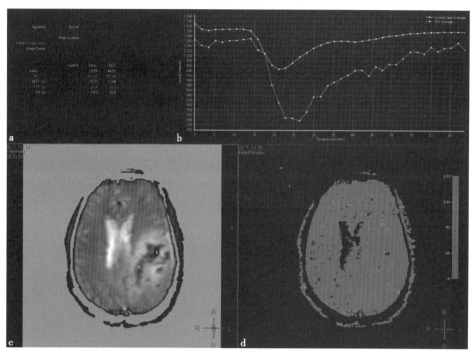

图 5-41　MR 脑灌注强度 - 时间变化曲线分析

a. 分析结果数据显示;b. 脑 $T_2^*$WI 灌注时间 - 信号强度变化曲线,图示 c 图层面的平均灌注曲线(浅支)及 c 图兴趣区的灌注曲线(深支);c. $T_2^*$WI 负增强原始图像;d. TTP 图

**(二)动脉自旋标记灌注成像**

**1. 适应证**　ASL 不使用对比剂,利用自身动脉血中的水分子作为内源性示踪剂来获取组织微循环的灌注信息,对人体完全无害,而且,水分子能自由扩散,因此,ASL 的灌注结果准确性高。目前,3D-ASL 已被广泛应用于临床,如脑血管疾病(脑缺血、脑梗死、脑出血、脑血管畸形、儿童甚至胎儿的脑血管疾病),脑肿瘤及肿瘤恶性分级,感染或炎症性疾病、癫痫等的研究。

**2. 检查技术**

【线圈及体位】　同颅脑 MRI。

【成像方位】　取横轴面扫描,范围可涵盖全脑。

【成像序列及参数】

(1)序列:3D-ASL 或 2D-ASL 序列。可在 GRE 或 FSE 序列上进行采集。

(2)参数:1.5 秒 1000 次标记脉冲激励,螺旋式 K 空间填充。两次采集(标记组及非标记组),TR=2500~4000 毫秒,TE=10~20 毫秒,激励角 90°,FOV=220~250mm,矩阵 64×64,层厚 4~8mm,标记延迟时间 PLD 1~2.5 秒。

【技术要点】

(1)2D-ASL:对流入动脉血液的标记脉冲为脉冲式,二维激励,基于梯度回波序列采集。理论上可获得脑血流量 BF(用于临床定量指针)、脑血容量 BV(科研理论)及平均通过时间 MTT(科研理论)。

(2)3D-ASL:对动脉血液的标记为连续式,三维全脑激励,基于快速自旋回波序列采集。

【图像后处理】

用 ASL 处理软件获取脑血流量 CBF、脑血容量 CBV、血流平均通过时间 MTT 参数(图 5-42)。

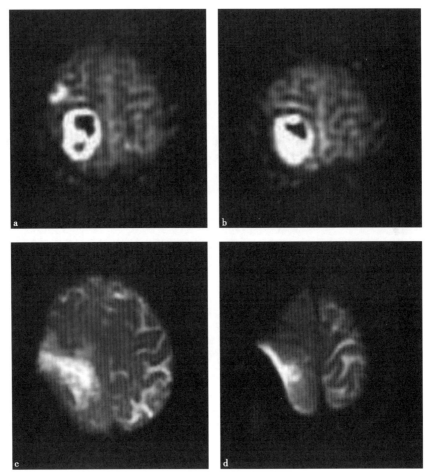

图 5-42　颅脑 3D-ASL 与 DSC 的对比

a, b. 3D-ASL 基于 FSE 序列成像, 磁敏感伪影少, 完整显示病灶; c, d. DSC 是基于 $T_2^*W$ 序列, 磁敏感伪影严重, 扭曲变形, 掩盖病灶

# 七、MR 脑活动功能成像技术

脑功能 MR 成像(function MRI, fMRI), 广义上包括脑扩散加权成像、灌注成像、血氧水平依赖(blood oxygen level dependent, BOLD)测定, 以及 MR 波谱分析(magnetic resonance spectroscopy, MRS), 狭义上指 BOLD。

## (一) 适应证

BOLD-fMRI 主要用于功能皮层中枢的定位, 包括视觉、运动、听觉、感觉、语言等皮层中枢的定位研究, 这对于指导临床外科手术定位及术后随访评估预后具有重要的参考意义; fMRI 的应用目前已扩展至类似于记忆等认知功能的研究领域; fMRI 还应用于手术前定位、化学刺激研究以及癫痫的评价等。

## (二) 检查技术

BOLD-fMRI 成像需作特殊的准备

**1.** 根据所观察活动中枢配备适当的刺激工具。

**2.** 与受检者充分讨论检查过程, 使受检者熟悉刺激过程, 并作出正确的反应。

**3.** 注意将受检者头部尽量靠近磁场中心, 头前后径小的受检者应将颅后加垫, 使头颅前后径中心与正中冠状面一致, 因 EPI 成像无中心偏置, 用束带固定器将受检者头固定, 保持受检者头部无运动。

【线圈及体位】　同颅脑 MRI。

【成像方位】　取横轴面成像。

【成像序列及参数】

**1.** 序列 BOLD-FID-EPI-T$_2^*$ 加权序列；SE-T$_1$W 序列作为基础解剖图像，用于后处理时与功能图像叠加融合。

**2.** 参数

（1）SE-T$_1$WI 序列：层厚 2～6mm，扫描范围 10～20 层包含兴趣区或包含全脑。

（2）BOLD-FID-EPI-T$_2^*$ 加权序列：具体扫描参数视场强、机型而异。TR=2000～3000 毫秒，TE=20～30 毫秒，激励角 90°，FOV 200～250mm，矩阵 64×64，层厚 3～5mm。激励次数 1 次。扫描层面与基础解剖像一致，如层面位置、FOV、层厚、层间隔、激发顺序、相位编码方向等。

【技术要点】

设置 60～80 个扫描时相，延迟时间 3 秒，每 5 个时相为一组，共分 12 组。1、3、5、7、9、11 组为刺激活动组（A），2、4、6、8、10、12 组为休息组（N）。两组交替扫描，每组扫描作出正确反应，直至全部时相扫描完成。

【图像后处理】

**1. 功能图像的产生** 将刺激活动的平均像与休息平均图像对应相减，产生每一层的功能图像。

在后处理分类计算中，通常只需要将刺激活动组与休息组分类，其余统计计算工作由计算机自动完成，并最终产生功能图像。在此过程中，常常涉及一个 Z 分数阈值的设定，通常 Z 分数阈值设定为最大 Z 值的一半或最大 Z 值减去 0.5～1，标准的 Z 分数阈值设定为 2。

**2. 功能图像与解剖图像的叠加** 运用图像动态处理功能，将功能图像对应叠加在相应功能层面的基础解剖图像上，使解剖关系与活动功能关系达到统一。

**3. 信号的统计比较** 统计动态曲线分析功能，选取一个有明显信号改变的功能区为兴趣区，将全部时相扫描按时间顺序依次作时间—信号强度曲线，可见 MR 信号呈交替波动曲线（图 5-43）。

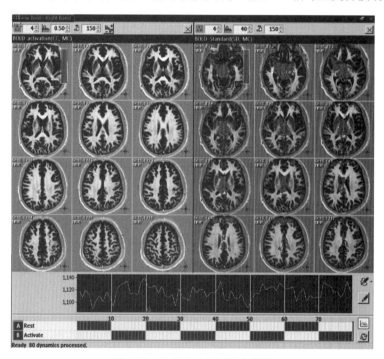

图 5-43　BOLD-fMRI 脑功能图

## 八、MR 脑波谱成像技术

### （一）适应证

临床主要用于评价脑发育成熟程度、脑瘤代谢、感染性病变、脱髓鞘病变、缺血性病变等。

## （二）检查技术

【线圈及体位】 同颅脑 MRI。

【成像方位】

一般需要先做横轴位、矢状面及冠状面 $T_2W$ 平扫，在此三个方位的图像上精确设置 MRS 采集区。

【成像序列及参数】

**1. 序列** 可根据需要选择点解析波谱技术（point-resolved spectroscopy，PRESS）或激励回波技术（stimulated-echo acquisition mode，STEAM）成像。

STEAM 序列，信噪比较低，对运动较敏感，TE 时间短，适用于观察短 $T_2$ 的代谢产物；PRESS 序列信噪比较高，对运动不敏感，对匀场和水抑制的要求不如 STEAM 严格，但是 TE 时间较长（一般 135~270 毫秒），难以发现短 $T_2$ 的代谢产物。

**2. 参数** 扫描体素 20mm×20mm×20mm，TR=2000ms，TE=35 毫秒（STEAM 序列）或 135-270ms（PRESS 序列）。

【技术要点】

**1. 定位技术** 为更集中地采集到病变所在部位的病理生理信息，精确的定位技术非常关键。先做平扫，然后根据平扫所得到图像进行空间定位波谱成像。

**2. 感兴趣区大小的选择** 原则上感兴趣区太小，扫描时间长，所得信号相对低；反之，感兴趣区过大，则易受所测组织之外脂肪、骨骼及液体的污染，谱线变形。目前，$^1H$ 谱感兴趣区（VOI）最小可达 1mm。

**3. 抑水** 是专用于质子波谱的技术，波谱的信号强度与所测物质的浓度成正比。

**4. 匀场** 波谱的信号和分辨率部分决定于谱线线宽，谱线线宽受原子核自然线宽及磁场均匀度的影响，内磁场的均匀度越高，线宽越小，基线越平整光滑。新一代的磁共振扫描仪都是自动匀场和具有抑水功能。

【图像后处理】

获得波谱后主要进行：①选择感兴趣波段；②过滤杂波；③基线、相位校正；④测量各代谢物的峰下面积，进行分析评价（图 5-44）。

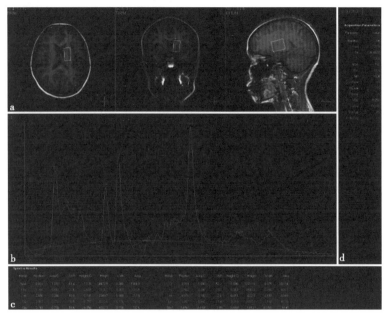

图 5-44 脑 MRS

a. 谱线扫描兴趣区定位显示；b. 兴趣区物质谱线显示，横轴为谱线位置 ppm，纵轴为峰高 c. 分析结果数据显示，包括各物质的谱线位置、峰高、半高宽、峰下面积、含量等 d. 序列主要扫描参数显示

# 第四节　五官及颈部 MRI 成像技术

## 一、眼部 MRI 成像技术

### （一）适应证

适用于眼眶壁及其周围组织、包括眼球、视神经、视网膜等在内的眶内组织的检查,检查病变主要包括占位性病变、外伤、炎症等。

### （二）检查技术

【线圈及体位】

**1. 线圈**　虽然各种头颅线圈均适用于眼部的扫描,但以头颅多通道相控阵线圈和环型表面线圈为佳。使用环形线圈时应尽量将线圈贴近眼部,但注意不能使线圈和患者皮肤直接接触。

**2. 体位**　患者取头先进、仰卧位平躺于扫描床,双手自然放置于身体两侧,双眼自然闭合,眼球保持平视前方。线圈中心及定位中心对准鼻根部。

【成像方位及序列选择和扫描参数】

**1. 横轴位 $T_2WI$、$T_1WI$**　以矢状位和冠状位作为定位参考像。在矢状位定位像上扫描基线平行于视神经眶内段,冠状位定位像上扫描基线平行于两侧眼球晶状体中点连线,范围包含眼眶上、下壁(图 5-45)。T2WI 通常需要附加脂肪抑制技术以抑制眶内的高信号脂肪,通常采用频率抑脂法,当抑制效果不佳时可以采用反转法抑脂(STIR)。图 5-46 即为眼部化学抑脂横轴位 $T_2WI$ 图像。

**2. 斜矢状位 $T_2WI$、$T_1WI$ 序列**　以横轴面作为定位参考像,双侧眼球分别进行单独扫描。扫描基线在横轴位定位像上平行于该侧视神经眶内段,扫描范围包括眼眶内、外侧壁(图 5-46)。$T_2WI$ 常规加脂肪抑制。

**3. 冠状位 $T_2WI$、$T_1WI$ 序列**　以横轴位和矢状位为定位参考像。在横轴位定位像上,扫描基线平行于两侧眼球晶状体中点连线(图 5-47),在矢状位定位像上则使扫描基线垂直于视神经。调节扫描视野以保证左右眼球对称。

**4. 增强扫描**　根据病变具体情况在注射对比剂前先行至少一个体位的频率抑脂 $T_1WI$,注射对比剂之后分别进行横断位、矢状位和冠状位的脂肪抑制 $T_1WI$ 增强扫描。

【技术要点】

**1.** 采用层厚不大于 3mm 的薄层扫描,层间隔控制在层厚的 20% 以内,视野大小则以恰好覆盖两侧眼部为标准,采集矩阵在 256×224 左右。

**2.** 在扫描过程中可能出现眼球运动而产生的伪影,因此需要根据病变的位置来调节或改变频率编码的方向,以减小伪影对病灶的影响。

**3.** 如球后病灶,扫描斜矢状位时可将频率编码设置为前后方向,则眼球运动产生的伪影就处于上下方向而不影响病灶的观察。

**4.** 在采用小视野扫描或者改变频率编码方向时,需要考虑相位方向上图像可能出现的卷褶现象,此时往往需要通过加用反卷褶技术或者过采样技术来解决。

**5.** 脉络膜黑色素瘤在 $T_1WI$ 上表现为高信号而 $T_2WI$ 为低信号,对于临床疑为该疾病的患者则在平扫时加扫 $T_1WI$ 压脂序列,而 $T_2WI$ 可以不加脂肪抑制。

【图像后处理】

所有采集的图像一般不需要进行后处理。

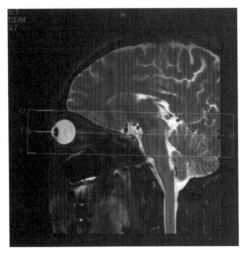

图 5-45　眼部横轴位定位

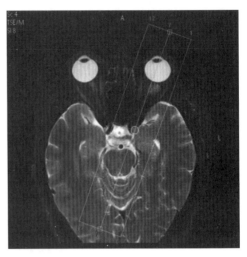

图 5-46　眼部斜矢状位定位

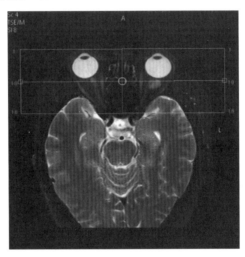

图 5-47　眼部冠状位定位

## 二、鼻及鼻窦、鼻咽部、颌面部 MRI 成像技术

### （一）适应证

适用于鼻腔、鼻甲、上颌窦、筛窦、额窦、蝶窦、鼻咽及颌面等部位的病变的检查，包括鼻窦炎、鼻息肉、鼻窦囊肿、鼻咽癌、腮腺肿瘤等。

### （二）检查技术

【线圈及体位】

**1. 线圈**　采用头颅线圈或者头颈联合线圈，以多通道相控阵线圈为佳。

**2. 体位**　患者取头先进、仰卧位平躺于扫描床，双手自然放置于身体两侧，双眼自然闭合。线圈中心及定位中心对准眉间。

【成像方位及序列选择和扫描参数】

**1. 横轴位 $T_2WI$、$T_1WI$ 以矢状位和冠状位作为定位参考像**。扫描基线基本平行于硬腭，扫描范围上自额窦、下至软腭下缘，但应该根据患者实际病变情况进行调整（图 5-48）。扫描 $T_2WI$ 通常需要附加频率法的脂肪抑制技术，当抑制效果不佳时可以采用反转法抑脂（STIR）。

**2. 矢状位通常为 $T_2WI$ 序列**　以横轴位和冠状位图像作为定位参考像，扫描基线在横轴位定位像上平行于大脑中线结构，冠状位上则与硬腭平面垂直，扫描范围从一侧颞骨到另一侧颞骨或根据实际病变调整（图 5-49）。

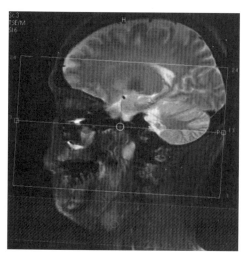

图 5-48 鼻窦、鼻咽横轴位定位

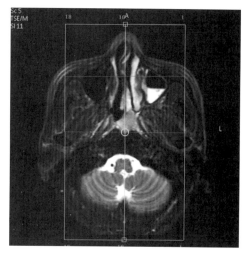

图 5-49 鼻窦、鼻咽矢状位定位

**3. 冠状位 $T_2WI$、$T_1WI$ 序列** 以横轴位和矢状位图像作为定位参考像，扫描基线在矢状位定位像上垂直于硬腭平面，并在横轴位进行调节以保证左右对称（图 5-50）。常规扫描范围从鼻尖到枕骨大孔前缘，对于鼻咽部特别是怀疑鼻咽癌的患者，冠状位扫描范围应覆盖颈部，以有利于观察颈部淋巴结的情况。

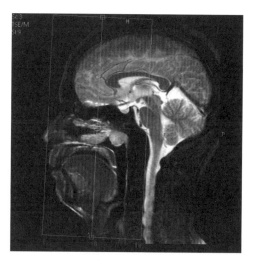

图 5-50 鼻窦、鼻咽冠状位定位

**4. 横轴位弥散序列** 定位方法和扫描范围与常规序列横轴位相同。

**5. 增强扫描** 根据病变具体情况在注射对比剂前先行至少一个体位的频率抑脂 $T_1WI$，例如采用横轴位。根据病变的显示状况，注射对比剂之后至少进行横断位和冠状位的脂肪抑制 $T_1WI$ 增强扫描。

【技术要点】

1. 层厚不大于 5mm，层间隔控制在层厚的 20% 以内，视野大小 200～250mm，采集矩阵 256×224 左右。

2. 由于该部位结构复杂，特别是当患者有金属义齿时，局部磁场的不均匀会使频率抑脂效果明显受到影响。因此在频率抑脂时需附加局部容积匀场技术，或者采用反转抑脂（STIR）的方法才能获得理想的图像。

3. 对于鼻咽癌等占位性病变，弥散是一个非常重要的序列，但同样由于磁场均匀性的原因，图像质量受到影响，表现为脂肪抑制不佳、图像变形等。除了容积匀场技术以外，采用 IR 的 EPI

序列而不是常规的 SE-EPI，也是一个改善图像质量的选择。

**4.** 同样对于鼻咽癌，冠状位 $T_2WI$ 像对于观察颈部淋巴结的转移状况是一个非常重要的手段，必须保证足够的覆盖范围，如果频率抑脂效果不佳时可以采用 STIR。

【图像后处理】

采集的常规图像一般不需要进行后处理，但弥散图像需要进行后处理以测定病灶区和正常对照区的表观弥散系数，以利于判断病变的性质。

## 三、咽喉部及颈部 MRI 成像技术

### （一）适应证

适用于口咽、喉咽、气管、甲状腺、甲状旁腺、颈部肌肉、软组织以及颈部淋巴结的检查，包括喉癌、淋巴瘤等肿瘤性病变以及相关组织的炎症性病变等。

### （二）检查技术

【线圈及体位】

**1. 线圈**　采用颈部专用表面线圈或者多通道头颈联合线圈。

**2. 体位**　患者取头先进、仰卧位平躺于扫描床，双手自然放置于身体两侧，双眼自然闭合。线圈中心及定位中心对准喉结或者颈部中点，嘱患者在检查过程中保持平静呼吸，自然闭口并尽力避免吞咽或咳嗽动作。

【成像方位及序列选择和扫描参数】

**1. 横轴位 $T_2WI$、$T_1WI$**　以矢状位和冠状位作为定位参考像。扫描基线在矢状位定位像上垂直于喉及气管长轴，扫描范围根据检查要求及实际病变情况而具体确定，如覆盖口咽、喉咽、甲状腺或整段颈部等，保持图像左右对称（图 5-51）。$T_2WI$ 通常需要附加频率法的脂肪抑制技术，当抑制效果不佳时可以采用反转法抑脂（STIR）。

**2. 矢状位通常为 $T_2WI$ 序列**　以横轴位和冠状位图像作为定位参考像，扫描基线在横轴位图像上位于气管中心，并在冠状位图像上平行于咽喉、气管的长轴，扫描范围根据要求可为覆盖整个咽喉或整个颈部（图 5-52）。

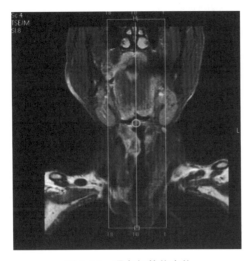
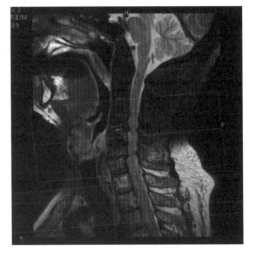

图 5-51　咽喉矢状位定位　　　　　　　　　　图 5-52　咽喉横轴位定位

**3. 冠状位 $T_2WI$、$T_1WI$ 序列**　以横轴位和矢状位图像作为定位参考像，扫描基线在矢状位定位像上平行于咽喉、气管的长轴，并在横轴位图像上进行调节以保证左右对称（图 5-53）。颈部冠状位扫描时，范围应覆盖全部颈部，以有利于观察颈部淋巴结的情况。

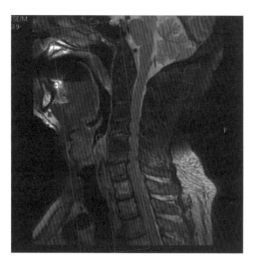

图 5-53 咽喉冠状位定位

**4. 横轴位弥散序列** 定位方法和扫描范围与常规序列横轴位相同。

**5. 增强扫描** 根据病变具体情况在注射对比剂前先行至少一个体位的频率抑脂 $T_1WI$，然后在注射对比剂之后分别进行横断位、矢状位和冠状位的脂肪抑制 $T_1WI$ 增强扫描。

【技术要点】

**1.** 咽喉部的扫描层厚一般不应大于 3mm，间隔为 0.5mm；如果扫描重点为颈部淋巴结或者颈部肌肉、软组织等，则层厚可以采用 5mm，以保证全颈部的覆盖范围。

**2.** 扫描视野 200×180mm 左右，采集矩阵 256×224。由于颈部血管丰富，常规在上下两个方向施加空间预饱和带。

**3.** 头颈联合线圈通常可以有单独头部，单独颈部和头颈联合等不同的线圈设置方式。当采用头颈联合线圈进行小范围的甲状腺或者喉的横断位扫描时，应该避免大线圈小视野的扫描模式，可以在线圈设置中单独选择颈部线圈，使线圈的覆盖范围和扫描视野尽可能完全的匹配，这有利于脂肪抑制效果，改善图像质量。当进行颈部淋巴结扫描时则采用头颈联合的大线圈设置，以保证大范围扫描的图像质量。

【图像后处理】

除了弥散图像需要进行表观弥散系数的后处理以外，其他图像一般不需要进行后处理。

## 四、耳部及内听道 MRI 成像技术

### （一）适应证

适用于耳部各种炎症性、肿瘤性病变及先天发育异常，包括中耳炎、迷路炎、听神经瘤、耳蜗先天发育异常以及人工耳蜗植入术前检查。

### （二）检查技术

【线圈及体位】

**1. 线圈** 采用多通道头颅线圈、多通道头颈联合线圈或者双侧环形表面线圈。

**2. 体位** 患者取头先进、仰卧位平躺于扫描床，双手自然放置于身体两侧，双眼自然闭合。线圈中心及定位中心对准眉间。

【成像方位及序列选择和扫描参数】

**1. 横轴位** $T_2WI$、$T_1WI$ 以矢状位和冠状位作为定位参考像。扫描基线在矢状位定位像上平行于头颅前后联合连线（AC-PC 线），冠状位上平行于两侧颞叶底部连线，保持两侧对称（图 5-54）。扫描范围包括蝶窦和双侧乳突结构。对于炎症性、占位性病变，$T_2WI$ 常规脂肪抑制。

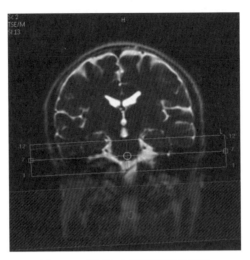

图 5-54 耳部、内听道横轴位定位

**2. 冠状位 T₂WI、T₁WI** 以横轴位和矢状位作为定位参考像。扫描基线在矢状位定位像上平行于大脑脑干，在横轴位上定位线与大脑中线结构垂直并平行于两侧面听神经干连线，保持两侧对称，扫描范围包括蝶窦和双侧乳突结构（图 5-55a）。

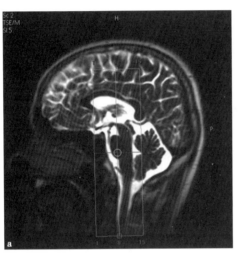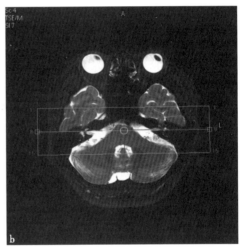

图 5-55 耳部、内听道定位图

**3. 横轴位 3D 重 T₂WI** 根据机型不同可以为 Fiesta 序列、CISS 序列或者 b-FFE 序列，亦可采用 3D-SPACE 序列，主要用于内耳迷路的成像。内耳迷路富含液体，采用 3D 重 T₂WI 序列的目的是使内耳迷路的高信号与周围低信号的骨质结构形成鲜明的对比度，也即为内耳迷路水成像。该序列通常在前述内耳成像的基础上进行，常规取横轴位扫描，在矢状位和冠状位图像上进行定位。在矢状位图像上扫描基线设于内耳水平，冠状位像上则平行于两侧面听神经干的连线，保证左右两侧的绝对对称。

**4. 增强扫描** 对于耳蜗先天发育异常及人工耳蜗植入术前检查，一般不需增强扫描。其他病变则进行横轴位和冠状位的脂肪抑制 T₁WI 增强扫描。

【技术要点】

1. 常规序列扫描层厚一般小于 3mm，视野 180～200mm。横轴位 3D 重 T₂WI 则采用更薄的层厚 0.5～1mm 的无间隔扫描，扫描矩阵 256×224 左右，加用层面方向内插技术以提高图像空间分辨率，有利于后处理。

**2.** 由于内耳迷路的 3D 重 $T_2WI$ 序列为稳态梯度回波，对局部磁场均匀性的要求极高，因此在扫描中一般常规加容积匀场技术。若采用 3D-SPACE 序列成像效果大为改善。

【图像后处理】

3D 重 $T_2WI$ 序列的原始图像需要进行最大密度投影（MIP）、多角度重建（MPR）的后处理，以多角度显示耳蜗三维立体的解剖结构（图 5-56）。其他图像一般不需要进行后处理。

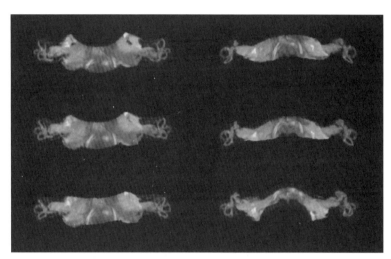

图 5-56 Fiesta 序列重建后的耳蜗三维立体解剖结构

# 五、颈部 MRA 成像技术

## （一）适应证

显示颈总动脉、颈内动脉、颈外动脉、椎动脉、基底动脉以及基底动脉环等，适用于动脉狭窄、闭塞等动脉病变的检查。

## （二）检查技术

【线圈及体位】

**1. 体位** 采用多通道头颈联合线圈。

**2. 线圈** 患者取头先进、仰卧位平躺于扫描床，双手放置于身体两侧，双眼自然闭合。线圈中心及定位中心对准颈部中点。

【成像方位及序列选择和扫描参数】

**1. TOF 法** 有 2D TOF 和 3D TOF 两种，两者的不同之处在于 2D TOF 采用连续扫描的方式，而 3DTOF 则采用分段的扫描方式。不管哪种方式，均采用横断位、薄层扫描，同时必须以自上而下逆血流的扫描顺序进行。在横断位上，颈部血管大致与扫描平面垂直，流入增强效应最佳，而自上而下逆血流的扫描顺序则可以使该效应达到最大。TOF 法是利用流入增强效应达到血管成像的结果，因此该方法无需注射磁共振对比剂。

**2. PC 法** 亦有 2D PC 和 3D PC 两种。2D PC 一般取矢状位扫描，所获图像作为 3D 颈动脉冠状位成像的定位参考像。3D PC 采用冠状位成像，在矢状位 2D PC 图像上进行定位，与血管平行并保证覆盖全部颈部血管。PC 法同样无需注射对比剂。

**3. 3d ce-MRA** 利用钆类对比剂显著降低血液 $T_1$ 的效应使血管成像。扫描定位的方法和 3D PC 相同，以 2D PC 矢状位图像作为定位像，保证冠状位成像范围覆盖颈部血管（图 5-57）。

【技术要点】

**1. 2D** TOF 层厚小于 2mm，零间隔。3D TOF 层厚小于 2mm，由于其采用分段的扫描方式，因此分段间需有足够层面的重叠。2D TOF 的图像具有很好的背景抑制，与之带来的缺点是与扫描平行的血流同样会受到抑制,如椎动脉横向走形的血管段。3D TOF 图像的信噪比高,适用于流速快的血流,但背景抑制效果不如 2D TOF。3D PC 的血管成像需要预先设定血流速度,如设定流速 100cm/s 以使动脉能够更好地显示,20cm/s 显示静脉。

**2. 3D** ce-MRA 是临床最常采用的颈部血管检查方法,图像信噪比和空间分辨率均很高,成像结果可靠,诊断假阳性率低(图 5-58)。常规以 0.1~0.2mmol/kg 的剂量注射钆类对比剂,注射速度≥3.0ml/s,对比剂注射完毕后以同样流速注入等量的生理盐水。为了避免图像受到静脉显影的污染,扫描时间的控制是成功的关键。通常采用透视触发的方式,即在注射对比剂的同时以冠状位的方式连续采集类似于透视的图像,实时观察注射对比剂后血管的信号增强变化,在对比剂到达颈部动脉时即刻启动 3Dce-MRA 序列。

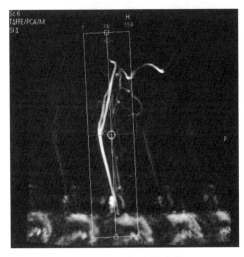

图 5-57　颈部血管定位

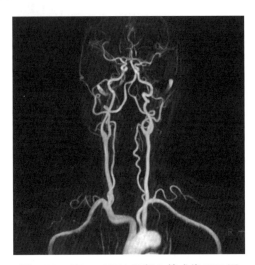

图 5-58　3D ce-MRA 颈部血管成像 MIP 图

【图像后处理】

所有方法获得的原始图像均需进行 MIP、MPR 重建,以便从不同视角观察颈部动脉的显示状况。

# 第五节　胸部 MRI 成像技术

## 一、纵隔 MRI 成像技术

### (一)适应证

MRI 对纵隔疾病的诊断优势主要在于软组织分辨力高,成像参数多,任意层面成像,不需注入对比剂即可以显示血管结构。纵隔 MRI 检查的适应证包括:① CT 扫描难以确定病变的性质,或患者对碘过敏而无法进行 CT 增强;②确定病变的范围,如是否累及血管、椎体、骨髓等;③纵隔淋巴瘤治疗后残存 / 复发与放疗后纤维化的鉴别;④纤维性纵隔炎与纵隔肿块的鉴别;⑤胸腺瘤及胸腺增生的鉴别;⑥纵隔囊性病变的诊断。

### (二)检查技术

【线圈及体位】

**1. 线圈**　纵隔 MRI 扫描一般使用多单元相控阵表面线圈,线圈中心位于乳头水平胸骨中心。

**2. 体位**　患者仰卧位,双手一般上举置于头颈部两侧,如果患者手臂无法上举时,可将双臂置于身体两侧,此时需要注意左右卷褶伪影,必要时采用左右卷褶抑制技术。

【成像方位】

纵隔部 MRI 扫描方位常规使用轴位、冠状位,根据需要加扫矢状位及斜位。一般情况下,纵隔横断位扫描采用矩形 FOV。扫描层厚 5～8mm，根据病变大小调节，至少有一个序列包全整个胸部。

**1. 定位像**　一般采用快速梯度回波序列做 3 平面成像，即采集横轴位、冠状位及矢状位图像。

**2. 横轴位**　在冠状面上设置横轴位成像，包全整个纵隔，如果病变在颈胸部或者跨越横隔，应该包全病变。层厚视病变大小而定，一般 8～10mm。在冠状定位相上调整定位线，使所得图像左右对称。

**3. 冠状位**　在横轴位上设置冠状位扫描，一般横轴位已经发现病变，所以冠状位扫描包全病变即可，层厚根据病变大小调节，一般为 5～8mm。

**4. 矢状位**　一般前纵隔病变需要加扫矢状位，可在横轴位及冠状位设置矢状位扫描，扫描范围包全病变即可，层厚一般为 5～8mm。

【序列选择和扫描参数】

**1. 基本序列**　纵隔 MRI 成像一般需要获得 $T_1WI$、$T_2WI$ 及脂肪抑制序列。可以采取 SE 类序列、GRE 类序列和具有翻转恢复（IR）预脉冲的 MRI 序列。

$T_1WI$ 及 $T_1WI$ 脂肪抑制序列可由 SE 类序列及 GRE 类序列获得，常规 SE 序列由于扫描时间相对较长，目前在中、高场强的磁共振机上已经很少使用。目前使用较多的是快速自旋回波序列（FSE/TSE），ETL=2～6。由于扫描时间较长，不适用于下纵隔及肺部中下野等受呼吸运动较大的病变。而在上纵隔及肺尖部病变，由于受呼吸运动影响较小，可以应用（图 5-59）。GRE 类序列 $T_1WI$ 由于扫描速度较快，可以在胸部成像中应用，目前最常用的胸部 $T_1WI$ 序列就是短 TE 的二维 GRE 序列（图 5-60）。胸部增强和灌注序列常用三维容积内插快速 GRE 序列（图 5-61）。

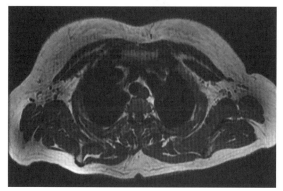

图 5-59　肺尖部 FSE $T_1WI$ 序列，ETL=3，TR=660，TE=15，扫描时间 1 分 36 秒，由于肺尖部受呼吸运动影响较小，图像清晰

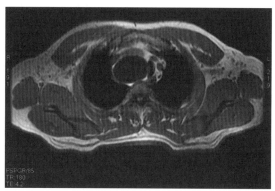

图 5-60　FSPGR $T_1WI$ 序列，TR=180，TE=4.2，扫描时间 23 秒

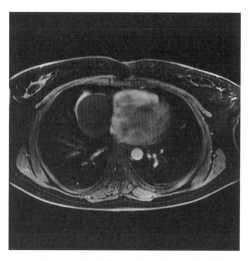

图 5-61　LAVA 序列，TR=3.8，TE=1.7

$T_2WI$ 及 $T_2WI$ 脂肪抑制序列可由 SE 类序列及 GRE 类序列获得，但是由于 SE 类序列 $T_2WI$ 分辨力较高，并且可以施加呼吸门控，所以可以不受呼吸运动影响，所以应用广泛（图 5-62）。还有一类长回波链 FSE 类序列，多为重 $T_2WI$，常需要屏气扫描，图像运动伪影较轻，利于检测肺内病变（图 5-63）。而 GRE 类 $T_2WI$ 由于分辨力较低，所以不常用。

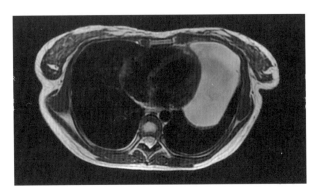

图 5-62　FrFSE 序列，加呼吸门控，ETL=28，有效 TE=80

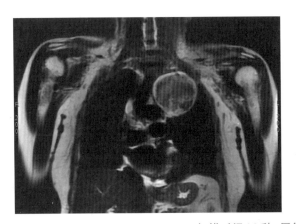

图 5-63　SSFEF 序列，TR=1200，TE=81.3，扫描时间 30 秒，屏气扫描

**2. 扫描参数**　因场强、机型等而有所不同。基本参数：FOV 300～350mm，层厚 5～8mm，层间隔为相应层厚的 10%～20%，矩阵 128～400×256～512。序列参数：根据各扫描序列及检查要求而定。相位编码方向：横轴面成像取前后方向，矢状面成像取前后方向，冠状面成像取左右方向。

**3. 增强扫描**　常用对比剂 GD-DTPA，常规剂量为 0.1mmol/kg 体重，以 0.5～1ml/s 速度静脉注射后，作横、矢、冠状面 $T_1WI$+ 脂肪抑制成像。扫描层面保持与平扫一致。

【图像后处理】　常规成像一般不需要特殊后处理。

## 二、肺部 MRI 成像技术

### （一）适应证

目前，肺部病变的影像学检查方法以 CT 为主，肺部 MRI 检查的适应证仅为对肺部肿块性质的辅助诊断。但是对肺尖部病变，由于受呼吸运动影响小，CT 检查时肩部骨质影响较大，而 MRI 检查因为软组织对比度高，成像参数多，可以任意方向成像等特点，所以具有一定优势。

### （二）检查技术

肺部 MRI 检查的患者准备、线圈及体位选择同纵隔 MRI 检查类似，扫描方位以横轴位为主。

成像序列选择也和纵隔检查类似，但是应该注意，由于肺组织氢质子密度比较低，其实质信号十分微弱，要获得理想的肺脏 MRI 图像比较困难。另外，由于肺内含有大量含气的肺泡，导致肺内磁场不均匀性增加，造成肺组织内局部磁敏感性差异很大，加快了像素内质子群的相位离散，使肺组织的 $T_2^*$ 值明显缩短。所以在肺部 $T_1$WI 序列选择时，无论是 FSE 序列，还是 GRE 类序列，应该尽量缩短 TE 时间。DWI 序列在鉴别肺部肿块性质方面具有一定价值，一般 B 值设为 1000 或 800（图 5-64）。

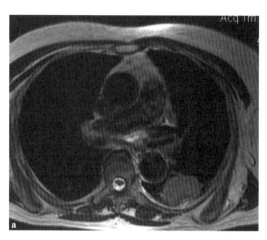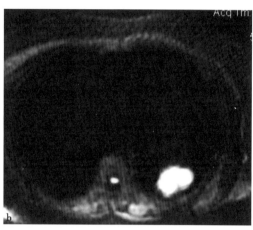

图 5-64　肺部 MRI 图像

a. 左下肺鳞癌，FrFSE $T_2$WI 图像示左下肺占位，等信号；b. DWI 序列，左下肺占位呈高信号

# 三、乳腺 MRI 成像技术

## （一）适应证

传统的乳腺影像学检查包括钼靶 X 线摄影及 B 超检查，但有一定的局限性，MRI 以其软组织分辨率高、多参数多方位成像的优势，成为乳腺影像学检查的一项重要手段。其适应证为乳腺良、恶性肿瘤的诊断和鉴别诊断，对乳腺癌分期、肿瘤血管生成评估及术后随访。增强检查采用动态增强序列，通过对病灶时间 - 信号强度曲线的分析可提高对疾病诊断的准确性。

## （二）检查技术

【线圈及体位】

**1. 线圈**　乳腺 MRI 扫描一般使用双侧乳腺专用相控阵线圈（图 5-65）。

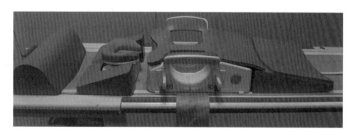

图 5-65　相控阵乳腺线圈

**2. 体位**　患者俯卧位，头先进，双臂弯曲前伸支撑身体伏于乳腺线圈和坡垫上，身体长轴与床面长轴一致，使患者体位舒适。乳腺应悬吊于线圈内，不应受到任何挤压。如使用呼吸门控，则应将感压器置于患者背部并固定。调整乳腺位置，使乳头正对线 - 圈外壁上的垂直标志线。

【成像方位】

乳腺 MRI 扫描方位常规使用轴位、矢状位。

**1. 定位像** 一般采用快速梯度回波序列做 3 平面成像，即采集横轴位、冠状位及矢状位图像。

**2. 横断位** 在冠状面上设置横断位成像，包全整个乳腺及前胸壁，如果病变较大应该包全病变。层厚视病变大小而定，一般 4～6mm。在冠状定位相上调整定位线，使所得图像左右对称。

**3. 矢状位** 在横轴位及冠状位设置矢状位扫描，扫描范围包全病变即可以，层厚一般为 4～6mm。

【序列选择和扫描参数】

**1. 基本成像序列** 乳腺 MRI 成像多采用 SE、FSE 和 STIR 序列。因为乳腺富含的脂肪组织，$T_1WI$、$T_2WI$ 均呈高信号，严重干扰平扫和增强时对病灶的观察，因此乳腺 MR 多采用脂肪抑制技术。脂肪抑制技术主要有频率选择法和 STIR。研究表明，STIR 可以区分不同肿块的信号特征，尤其是浸润性导管癌（IDC）、纤维腺瘤（FA）和乳腺囊肿间信号均匀度有显著差异。

一般乳腺 MR 检查分两部分：平扫和增强，平扫一般为脂肪抑制 $T_2$、$T_1$、STIR 及弥散序列。增强检查多用动态增强扫描，以便绘制时间 - 信号强度曲线，分析病变性质（图 5-66）。可采用 2D 或 3D 序列。增强扫描使用的对比剂多为 Gd-DTPA，剂量为 0.1～0.2mmol/kg，注射速率 2～3ml/s，静脉团注。在注射前后扫描 $T_1$ 脂肪抑制序列，多为 GRE 序列，由于 3D 成像技术可以进行薄层、无间隔扫描，任意角度重建，空间分辨力高，所以现在多用 3D 序列扫描。

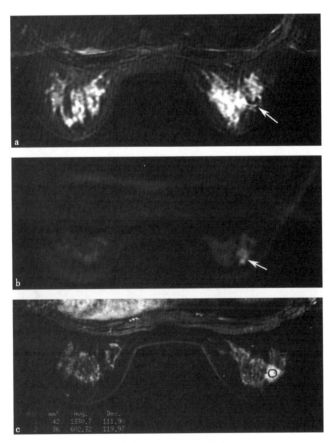

图 5-66 乳腺 MRI 成像

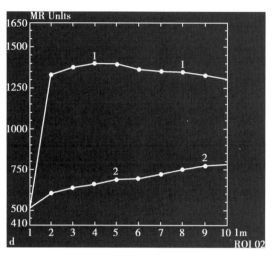

图 5-66　乳腺 MRI 成像（续）

a. 轴位 STIR 可见乳腺呈略高信号，未见明显异常信号，箭头所示部位为肿瘤，但平扫与正常腺体不易区别；b. 轴位 DWI 序列可见肿瘤相对周围腺体呈高信号；c. 动态增强扫描图像可见肿瘤明显强化，增强速度及强度均大于正常腺体组织；d. 为肿瘤及正常乳腺强化曲线

**2. 乳腺 MRS**　MRS 检查对乳腺肿瘤良恶性的鉴别具有重要价值，有报道其敏感性可达 83%，特异性可达 85%。用 $^1$HMRS 观察乳腺癌的的特征性代谢物为胆碱。其在谱线的位置在 3.2ppm 处。因为乳腺腺体内含有大量的脂肪组织，可以在 MRS 谱线见到宽大的脂峰（图 5-67）。在扫描技术上注意，现在多以乳腺相控阵线圈进行数据采集，行单体素 MRS 扫描。为保证足够的信噪比，体素体积不宜过小，通常不小于 2cm×2cm×2cm。在不同厂家的扫描仪上，后处理过程不完全相同。

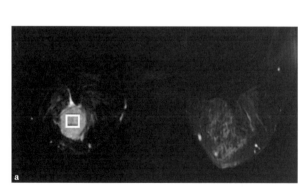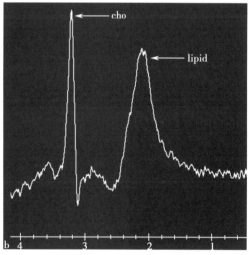

图 5-67　乳腺波谱成像

a：为乳腺癌 MRS 的定位图及兴趣区 b：为其谱线，其中可见位于 3.2ppm 的胆碱峰和其左侧的宽大脂峰

**3. 扫描参数**　因场强、机型等而有所不同。基本参数：FOV 300～350mm，层厚 4～6mm，层间隔为相应层厚的 10%～20%，矩阵 128～400×256～512。序列参数：根据各扫描序列及检查要求而定。相位编码方向：横断面成像取前后方向，矢状面成像取前后方向。

【图像后处理】

常规成像一般不需要特殊后处理，多期相增强扫描可以利用特定软件得到病变增强的时间信号强度曲线（图 5-68/ 文末彩图）。

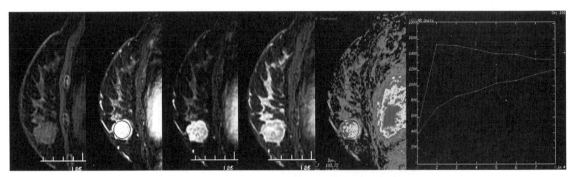

图 5-68 乳腺动态增强时间 - 信号强度曲线

# 第六节 心脏大血管 MRI 成像技术

## 一、心脏大血管形态学 MRI 成像技术

### （一）适应证

心脏大血管疾病了解心肌及其周围血管的解剖及组织特征，如缺血性心肌病，非缺血性心肌病，心肌炎，心脏占位，先天性心脏病等。

### （二）检查技术

【线圈及体位】

**1. 线圈** 采用包裹式心脏表面线圈、体部相控阵线圈或柔性线圈。

**2. 体位** 受检者仰卧位，头先进或足先进。心电门控或心电向量门控电极粘贴于胸前导联相应位置，脉搏门控感应器夹于手指或脚趾。呼吸门控感应器，将其绑于或用腹带加压于受检者腹部或胸部随呼吸动作起伏最明显的部位。线圈覆盖于胸前，长轴与人体及检查床长轴一致，并适度绑紧。定位线对线圈中心及两侧锁骨中线第五肋间水平连线。

【成像方位】

包括常规磁共振成像方位和心脏专用成像方位。

常规成像方位：横断位、冠状位及矢状位。

心脏专用成像方位：两腔心、三腔心、四腔心、短轴、左室流出道、右室两腔心、右室流出道、主动脉瓣、肺动脉瓣、二尖瓣、三尖瓣。

**1. 横断面成像** 在冠状位定位像及矢状位上设定横断面成像层面，与人体长轴垂直。扫描范围包含主动脉弓至心尖。相位编码取前 - 后方向。

**2. 冠状面成像** 在横断面像及矢状像上设定冠状面成像层面，与受检者前 - 后轴垂直。相位编码取左 - 右向。

**3. 矢状面成像** 在横断面像及冠状像上设定矢状面成像层面，使之与受检者前 - 后轴平行。相位编码取前后方向。

**4. 两腔心（平行于室间隔的左室长轴位或称垂直长轴位）成像** 在最佳显示左右心室及室间隔的横断面图像上，设定扫描层面与二尖瓣中点和心尖连线平行。相位编码取前后方向。该方位可观察左心房、左心室、二尖瓣（图 5-69）。

**5. 四腔位成像**（或称水平长轴位） 先作垂直长轴位成像，在其显示心尖及二尖瓣的层面上设定成像层面，扫描线平行心尖和二尖瓣中点连线。可显示左、右心房、心室。结合电影技术用于显示房间隔、室间隔缺损及二尖瓣、三尖瓣疾患以及左右心室和心房占位性病变（图 5-70）。

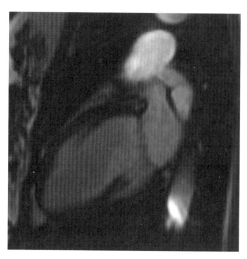

图 5-69　心脏两腔心位

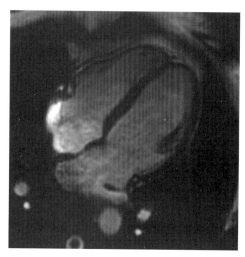

图 5-70　心脏四腔心位

**6. 左室短轴位**　先作垂直长轴位和平行长轴位成像,以其为定位像,使成像层面垂直于垂直长轴位,同时平行二尖瓣和三尖瓣连线。主要显示后侧壁、室间隔、乳头肌,适用于心肌血供的评价及心功能分析(图 5-71)。

**7. 三腔心位**(或称左室流入、流出道位)　在短轴位同时显示左心室和主动脉瓣的基底层面,扫描线通过左室和主动脉瓣中点并通过主动脉,同时扫描线平行于二尖瓣中点与心尖连线。显示左室流入、流出道,即显示主动脉瓣和二尖瓣的情况,同时可显示左心室最大长轴径线(图 5-72)。

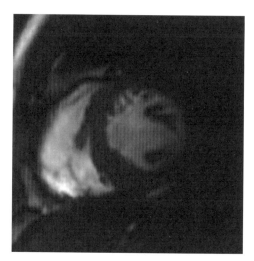

图 5-71　心脏短轴位

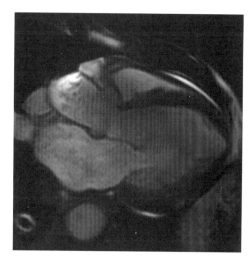

图 5-72　心脏三腔心位

**8. 主动脉瓣位**　在横轴面成像显示主动脉窦的层面,同时垂直于左冠状面及左室流出道并通过主动脉瓣,主要显示左室、左室流出道及主动脉瓣和升主动脉情况。

**9. 主动弓位**　在横轴面成像中同时显示升和降主动脉的层面,作斜矢状面,扫描线尽可能同时通过升主动脉、主动脉弓和降主动脉。显示主动脉弓全程的情况,用于主动脉疾病,如主动脉夹层的显示。

**10. 肺动脉瓣位**　在横轴面成像显示肺动脉主干的层面,扫描线平行肺动脉主干并通过右室流出道。主要显示右室及其流出道和肺动脉瓣的情况。

【成像序列及参数】

心脏大血管 MRI 形态学成像序列包括黑血成像和亮血成像。基础序列包括自旋回波和梯度回波；配合心电（或脉搏）触发；K 空间填充采用节段填充和单次激发填充。

**1. 黑血成像**　黑血成像包括 $T_1$ 加权和 $T_2$ 加权，黑血成像通常利用双反转来抑制血液信号，在双反转的基础上加上脂肪抑制为三反转。$T_1$ 加权用于观察解剖结构、鉴别脂肪与周围结构，特别是在致心律失常右室心肌病，了解右室有无脂肪浸润。$T_2$ 加权鉴别脂肪和水肿。用于心肌炎和急性心肌梗死。

**2. 亮血成像**　亮血成像基础序列为梯度回波，包括真实稳态自由进动和毁损梯度回波序列。真实稳态自由进动利用心肌和血池 $T_2/T_1$ 比值不同形成的血池高信号，心肌低信号进行成像；毁损梯度回波利用血液流入增强效应形成的血池较高信号，心肌低信号进行成像。

$T_1$ 加权的黑血成像常用层厚为 5mm，抑制或不抑制脂肪，根据受检者的心率、心功能调整重复时间（TR）及反转时间，达到很好的黑血效果。$T_2$ 加权层厚为 10mm，通常进行脂肪抑制，为保证脂肪抑制效果，常采用局部匀场。结构成像通常采用前瞻性心电门控，需根据受检者的心率实时调整采集时相。

【技术要点】

**1.** 训练受检者吸气 - 呼气后闭气。嘱受检者在检查过程中保持不动。

**2.** 黑血成像的重复时间（TR）根据心电图 R-R 间期实时进行调整，$T_1$ 加权常为每 1 个 R-R 间期触发采集；$T_2$ 加权常为每两个 R-R 间期触发采集。在进行采集时须实时探测心电 R-R 间期。

**3.** 黑血成像进行脂肪抑制时，局部匀场能提高脂肪抑制的均匀性。高场（大于等于 3.0T）$T_2$ 加权脂肪抑制采用翻转恢复图像更好。

**4.** 对于镇静的受检者进行黑血成像时，可以适当增加激励次数以提高信噪比。

【图像后处理】

形态学成像一般不需要特殊后处理。

## 二、磁共振成像心功能分析技术

### （一）适应证

各种心脏疾病的心功能评估。

### （二）检查技术

【线圈及体位】

**1. 线圈**　包裹式心脏表面线圈、体部相控阵线圈或柔性线圈。

**2. 体位**　受检者仰卧位，头先进或足先进。心电门控或心电向量门控电极粘贴于胸前导联相应位置，脉搏门控感应器夹于手指或脚趾。呼吸门控感应器，将其绑于或用腹带加压于受检者腹部或胸部随呼吸动作起伏最明显的部位。线圈覆盖于胸前，长轴与人体及检查床长轴一致，并适度绑紧。定位线对线圈中心及两侧锁骨中线第五肋间水平连线。

【成像方位】

通常为短轴位，范围从心底到心尖。加扫长轴位（二、三、四腔心位）。

【成像序列及参数】

**1. 成像参数**　功能成像（电影成像）采用亮血技术，配合回顾性心电门控（或脉搏门控）采集。K 空间填充采用节段 K 空间填充。基础序列为梯度回波，包括真实稳态自由进动和毁损梯度回波。真实稳态自由进动利用心肌和血池形成稳态后的对比，毁损梯度回波利用其流入增强效应。功能成像主要用于心脏功能、容积评估。

**2. 序列参数**　扫描层厚 6～8mm，间距 2～4mm 或 0 间距。扫描视野根据受检者的体型，一般为 300～400mm。范围从心底即二尖瓣口至心尖包全左右室（图 5-73）。如需进行心房功能评估，层厚采用5～6mm，等层厚等间距成像。功能成像采用节段性k空间填充时，需根据受检者的心率调整k空间的节段数，要求时间分辨率不大于45毫秒。呼吸的控制包括屏气和自由呼吸。

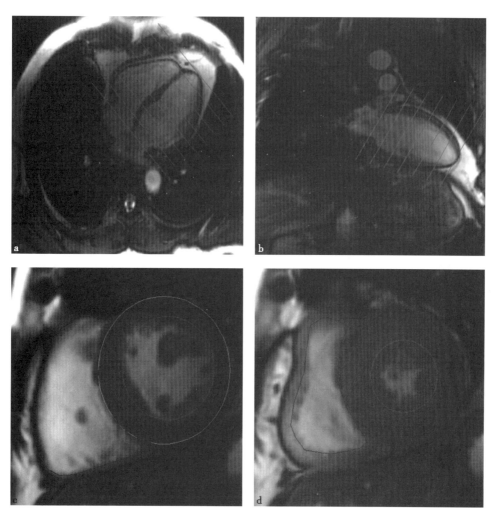

图5-73　左心功能定位及后处理分析图

a，b. 同时在四腔心和两腔心设定左心功能成像范围；c，d. 通过后处理软件勾勒心肌内外膜行心功能分析

【技术要点】

**1. 训练受检者吸气-呼气后闭气。** 嘱受检者在检查过程中保持不动。

**2. 伪影的处理**

（1）心律失常产生伪影的对策：a. 采用放射状K空间填充的Radial采集；b. 实时成像Real time采集；c. 压缩感知成像CV Sparse采集；d. 对于较为规律的室早，可以采用前瞻性心电门控。采用前瞻性门控不能对舒张功能进行较准确的评估。

（2）呼吸运动伪影的对策：①采用放射状K空间填充的Radial采集；②实时成像Real time采集；③压缩感知成像CV Sparse采集；④对于镇静后的婴幼儿，可以采用增加激励次数来减少呼吸运动伪影。

（3）偏共振中心伪影的对策：①更均匀的磁场，如高阶容积匀场；②调整中心频率，使偏共振中心频率移出兴趣区；③缩短TR；④真实稳态自由进动序列伪影较重时，采用毁损梯度回波序列进行心功能成像。

**3.** 短轴功能扫描基线在四腔心平行于二尖瓣和三尖瓣口的连线，在左室两腔心尽量垂直于二尖瓣中点和心尖的连线,包全左右室在舒张期的最大容积。

【图像后处理】

心脏磁共振的功能分析包括左心功能和右心功能。心功分析需要在专业的软件平台如 SIEMENS 公司的 Argus 软件平台。因心房较心室形态不规则且心肌血池不易分辨,所以在临床工作中多对心室功能进行定量分析。

心室的全心功能是指心室的泵功能,由心肌的收缩能力和负荷状态决定。功能图像多采用 6~8mm 无间距短轴扫描,自二尖瓣至心尖,最基底层面应位于长轴图像舒张末期房室交界处。

电影序列调入处理软件后软件会自动识别收缩末期和舒张末期,有时需要手动确认期相的选择。在收缩末期和舒张末期两个期相的不同层面图像上,手动勾画左心室的内膜-血池边界、外膜-周围组织边界和右心室的内膜-血池边界(如图)。最后通过软件计算得到功能参数。

功能参数包括射血分数(EF)、每搏输血量(SV)、收缩末容积(ESV)、舒张末容积(EDV)、舒张末左室心肌品质(myocardial mass at ED)等。

## 三、磁共振成像心肌活性评价

### (一)MRI 心肌灌注成像

**1. 适应证**  心肌血供及心肌活性的评估。

**2. 检查技术**

【线圈及体位】

包裹式心脏表面线圈、体部相控阵线圈或柔性线圈。受检者仰卧位,头先进或足先进。心电门控或心电向量门控电极粘贴于胸前导联相应位置,脉搏门控感应器夹于手指或脚趾。呼吸门控感应器,将其绑于或用腹带加压于受检者腹部或胸部随呼吸动作起伏最明显的部位。线圈覆盖于胸前,长轴与人体及检查床长轴一致,并适度绑紧。定位线对线圈中心及两侧锁骨中线第五肋间水平联机。

【成像方位】

灌注成像一般扫描短轴位 3~4 层,即基底、心尖、及左室中间。部分机器可以同时灌注短轴和长轴,一般长轴一层,短轴三层。

【成像序列及参数】

**1. 成像序列**  灌注成像检查利用顺磁性造影剂首次通过心肌血管床导致的弛豫增强效应形成的信号变化判断心肌的血流灌注状态通常包括:静息灌注(首过灌注)和负荷灌注。灌注是毛细血管床水平微观运动过程,反映毛细血管床的血流状况,如心肌梗死区域心肌已经死亡,则无灌注;而低灌注区在冠状动脉搭桥或者介入治疗之后功能可以恢复。灌注成像识别局部可诱发缺血的区域,此区域通常只在应力条件下发生,故灌注扫描应该包括负荷灌注和静息灌注。静息灌注在正常生理状态下进行,负荷灌注在药物或运动负荷下扫描。

现多采用磁化准备梯度回波 T1W 灌注序列,一般在两个 RR 间期完成 4~6 个层面采集,图像畸变和伪影较少,通过并行采集技术提高时间和空间分辨率。心肌灌注中造影剂给药方式十分重要,建议一般按 0.1mmol/kg 给药,在 5~8 秒内注射完毕,然后以 15~20ml 生理盐水冲洗,以保证在单次循环内完成造影剂注射。毁损梯度回波(或平衡式稳态自由进动)(用或不用平面回波技术),更短的 TR,TE,层面选择或非选择 90° 饱和恢复脉冲(图 5-74)。

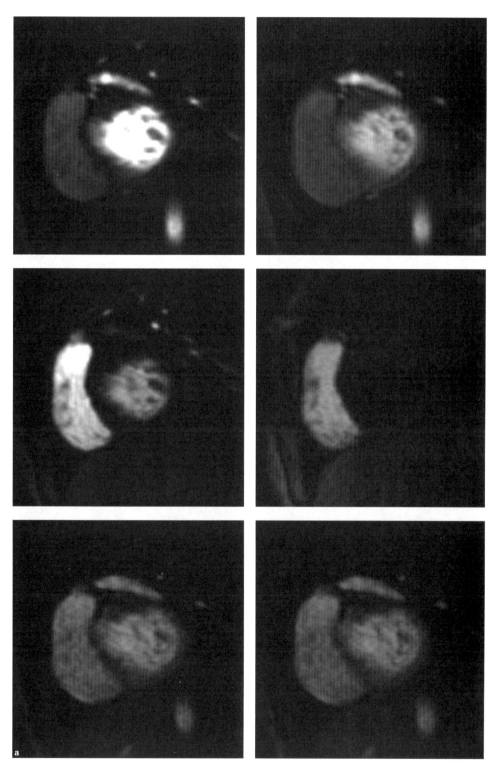

图 5-74 MRI 心肌灌注图像

a. 短轴位示心肌灌注图像

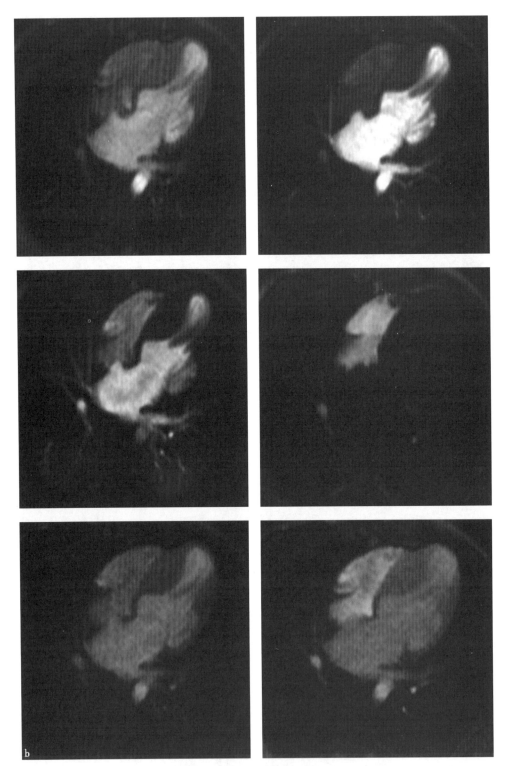

**图 5-74　MRI 心肌灌注图像**
b. 四腔心示心肌灌注图像

**2. 成像参数**　灌注成像层厚 8～10mm，扫描视野根据受检者的体型，一般为 300～400mm。
【技术要点】

1. 训练受检者吸气 - 呼气后闭气，灌注成像扫描时间较长，可以告知受检者在最重要的前十几秒屏住气，在无法闭住气的情况下呼吸幅度尽量小一些。嘱受检者在检查过程中保持不动。

**2.** 常见伪影的处理

（1）卷褶伪影的对策：注药灌注前预扫描 2～3 时相，观察是否发生卷褶，如果发生卷褶：①增大视野（FOV）；②相位过采样。

（2）黑环伪影的对策：①提高空间分辨率；②降低造影剂浓度。

**3.** 根据受检者的收缩舒张功能情况调整采集时相，60～120 时相，保证造影剂在心肌的灌注。

【图像后处理】

在同一观察视野将心肌灌注图像排列呈现，在可能的情况下也可以将心肌功能图像显示出来，调节图像窗宽窗位，确保造影剂进入之前左室与右室呈黑色而造影剂进入后呈亮灰色而不是纯白，所有图采取同样的亮度、对比度，动态滚动灌注图像观察对比剂首次进入心肌的过程。视觉观察是通过区域对比的方法来分析灌注图像，其中可以通过心内膜或心外膜、同一区域或不同区域之间心肌灌注的程度进行心肌病变的诊断。

**1.** 判断为灌注缺损的指标有以下几点。

（1）对比剂首次出现在左室心肌。

（2）在连续 R-R 间期持续超过增强心肌的峰值。

（3）大小超过一个像素值。

（4）通常是在心肌最突出的位置。

（5）往往表现为横跨所在区域内外膜：心内膜密集度高，越往心外膜密度越低。

（6）随着时间的变化，缺损位置越靠近心内膜下。

（7）存在于压力作用下而不是静止状态下。

（8）位置符合冠脉分支分布的区域。

**2.** 用 AHA 模型来判断灌注缺损的位置和程度。

（1）估量缺损涉及的冠脉分支。

（2）评价缺损的肌壁。

（3）在功能图像上指示出与灌注缺损相对应的瘢痕的位置。

**（二）MRI 心肌延迟强化成像**

**1. 适应证**　心肌血供及心肌活性的评估。

**2. 检查技术**

【线圈及体位】

**1. 线圈**　包裹式心脏表面线圈、体部相控阵线圈或柔性线圈。

**2. 体位**　受检者仰卧位，头先进或足先进。心电门控或心电向量门控电极粘贴于胸前导联相应位置，脉搏门控感应器夹于手指或脚趾。呼吸门控感应器，将其绑于或用腹带加压于受检者腹部或胸部随呼吸动作起伏最明显的部位。线圈覆盖于胸前，长轴与人体及检查床长轴一致，并适度绑紧。定位线对线圈中心及两侧锁骨中线第五肋间水平连线。训练受检者吸气 - 呼气后闭气。嘱受检者在检查过程中保持不动。

【成像方位】

通常为短轴位，范围从心底到心尖，加扫长轴位（二、三、四腔心位）。

【成像序列及参数】

**1. 成像序列**　延迟增强成像利用受损的细胞吸收造影剂；存活心肌中，造影剂停留在细胞外。受损细胞的造影剂冲洗释出过程慢很多，在注入造影剂一定时间后应用一次翻转脉冲，并选择翻转时间，这样可使正常心肌显示为黑色，使正常心肌（黑色）与受损心肌（白色）之间的对比度最大化。执行延迟扫描之前，需要等待造影剂从（非受损）心肌中清除出来。此过程通常需要 10～15 分钟。特殊疾病，如心肌淀粉样变，等待时间一般为 5 分钟。

延迟强化基础序列包括毁损梯度回波和真实稳态自由进动序列，k 空间填充方式包括节段性 k 空间填充和单次激发 k 空间填充。根据受检者的具体情况选择适当的组合。在该组合的基础上，可以采用相位敏感反转恢复，纠正反转时间误差导致的图像伪影（图 5-75）。

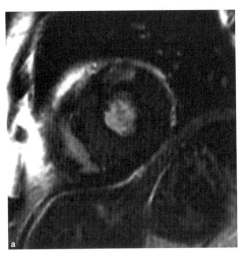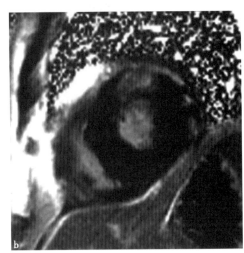

图 5-75　心脏延迟强化 MRI 成像
a. 常规延迟强化图；b. 相位敏感校正图像

**2. 成像参数**　扫描层厚、间距及视野等与功能成像对应，扫描层厚 6～8mm，间距 2～4mm 或 0 间距。扫描视野根据受检者的体型，一般为 300～400mm。采用心电门控或外周门控，呼吸的控制包括屏气和自由呼吸。范围从心底即二尖瓣口至心尖包全左右室。采用心电门控或外周门控进行前瞻性心电门控，需实时调整采集时相。呼吸的控制包括屏气和自由呼吸。

【技术要点】

1. 训练受检者吸气 - 呼气后闭气。嘱受检者在检查过程中保持不动。

2. 对心律失常、屏气较差的受检者可以采用单次激发的延迟强化序列来减少伪影及提高图像质量；或者采用运动校正的延迟强化序列（MOCO LGE）。

3. 反转时间（time of inversion, TI）的选择很重要。延迟强化前，采用 TI 测试的序列找出适当的 TI。如果没有 TI 测试序列，可以采用实验的方法，1.5T 一般 200～300 毫秒；3.0T 250～350 毫秒，如果不合适，每次调整 20～40 毫秒。

4. 一般受检者延迟扫描的时间在注入造影剂后 10～15 分钟，心肌淀粉样变的患者延迟扫描的时间需要在 5 分钟内。

5. 基于毁损梯度回波的延迟强化序列具有更好的 $T_1$ 对比，且假阳性较基于真实稳态自由进动的延迟强化序列，而基于真实稳态自由进动的延迟强化序列具有更高的信噪比。

【图像后处理】

定量分析曾用过的方法有平面几何法，"N"-SD 技术，半峰全宽技术（FWHM）。

平面几何法需手动绘制心内膜和心外膜，手动绘制每一个平面的延迟强化面积再计算所有面积总和。

"N"-SD 技术需手动绘制心内膜和心外膜，选择一个点作为参照点。会受到线圈灵敏度的影响。在正常心肌和延迟增强心肌之间选择一个阈值，而正常心肌和疤痕组织的相对性噪比会因为对比剂的类型，剂量，注射后的时间，磁场强度，序列和其他变量而改变，这种方法没有临界值所以适用于所有情况。通常手动追踪被认定为标准方法，但是（半）自动确定阈值可以提高标准化的可重复性，以半自动阈值作为起点，推荐 n+5SD 为心肌梗死，n+3SD 为心肌炎。自动确认心肌内的延迟强化需要手动修改伪影区域、无复流区域的血池轮廓。

# 四、心血管 MRA 成像技术

## （一）心脏大血管 MRA 成像技术

**1. 适应证**　心脏大血管的的各种病变，如夹层、动脉瘤、狭窄等。

**2. 检查技术**

【线圈及体位】

**1. 线圈**　包裹式心脏表面线圈、体部相控阵线圈或柔性线圈。

**2. 体位**　受检者仰卧，头先进或足先进。线圈覆盖于胸前，长轴与人体及检查床长轴一致，并适度绑紧。定位线对第五肋间水平连线。

【成像方位】

常规胸部轴位，冠状位及矢状位扫描。非造影增强血管成像采用斜冠状位或斜矢状位；造影增强血管成像采用冠状位。

【成像序列及参数】

常规胸部轴位 T$_2$WI 及 T$_1$WI，采用 TSE（FSE）或 HASTE 序列，闭气、呼吸触发或导航回波进行图像采集。层厚 5～7mm。冠状位及矢状位 T2WI 扫描。

血管成像可以采用非造影增强及造影增强血管成像技术。

非造影增强血管成像包括亮血技术和黑血技术。亮血技术常采用真实稳态自由进动序列，对于升主动脉及其附近的大血管病变，建议加扫心电门控的电影序列。黑血技术采用快速自旋回波，采用双反转黑血技术。层厚 3～5mm。方位依据病变血管的走形决定。

造影增强血管成像采用超短 TR，超短 TE（如 TR/TE=5/2ms）的三维梯度回波序列，如 3D-超快速梯度回波序列，如 3D-FLASH，3D-FISP 等，静脉注射对比剂 Gd-DTPA 后，血液 T$_1$ 值明显缩短，而血管周围背景组织的质子由于短 TR 而明显饱和，加上脂肪抑制技术，二者形成鲜明的对比。它克服了血液的饱和效应及相位效应引起的信号丢失，不受血流方向的影响。超短 TR 采用屏气技术，去除运动伪影，三维成像提高了空间分辨力。胸部大血管 MRA 应在常规 MRI 形态学成像的基础上施行，一般取冠状面成像。可进行多次（多期）扫描（图 5-76）。

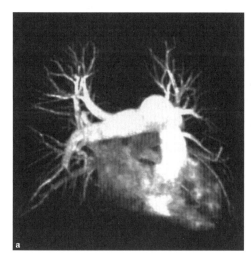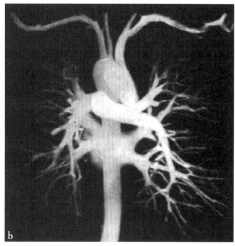

图 5-76　CE-MRA 不同期相采集肺动脉和主动脉造影增强成像
a. 肺动脉 CE-MRA；b. 主动脉 CE-MRA

【技术要点】

**1.** 根据血管走形及范围适当调整成像方位及层厚。

**2.** 造影增强冠脉成像一般采用透视触发来确定成像时间，血管成像序列 K 空间填充采用 K

空间优先填充。

【图像后处理】

根据兴趣区血管的不同情况采用 MIP、MPR 及 SSD 等后处理方案。

### (二)冠状动脉 MRA 成像技术

**1. 适应证** 临床怀疑冠状动脉起源异常,或不适宜行 CT 冠状动脉成像者。

**2. 检查技术**

【线圈及体位】

**1. 线圈** 包裹式心脏表面线圈、体部相控阵线圈或柔性线圈。

**2. 体位** 受检者仰卧,头先进或足先进。线圈覆盖于胸前,长轴与人体及检查床长轴一致,并适度绑紧。定位线对第五肋间水平连线。

【成像方位】

非造影增强冠脉可以采用完整心脏方法和目标血管法,完整心脏方法三维轴位采集整个心脏。目标血管法即根据兴趣区血管的走形采用斜冠状位或斜矢状位。

造影增强血管成像采用轴位。

【成像序列及参数】

根据是否使用造影剂可以采用非造影增强及造影增强血管成像技术;根据血管内血液的信号强度,分为亮血冠脉成像和冠脉血管壁成像。

**1. 非造影增强冠脉亮血成像** 一般采用真实稳态自由进动序列,利用该序列反映的是组织 $T_2/T_1$ 比值的特性,显示血管内血液和周围组织的良好对比。采用该方法的冠脉成像,可以采用完整心脏方法和目标血管法。完整心脏方法即对整个心脏三维扫描后进行冠脉的重建,受检者自由呼吸,采用呼吸门控与心电门控。目标血管法即二维分别扫描左右冠状动脉,采用闭气结合心电门控采集。亮血技术能够很好显示冠脉的起源、走形及是否存在狭窄(图 5-77)。

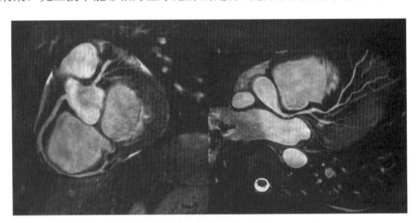

图 5-77 非造影增强冠脉亮血成像

**2. 非造影增强冠脉黑血成像** 采用黑血 TSE,主要显示冠脉管壁情况,是否有冠脉斑块,斑块的大小、形态位置以及冠脉斑块的易损性评估。

**3. 造影增强磁共振冠脉成像** 采用的是自由呼吸导航 3D 扰相梯度回波技术(navigator-gated free breathing(3D)gradient echo pulse sequence),可获得较高的信噪比和空间分辨率。采用呼吸导航和心电门控相结合,在造影剂注入后进行图像的三维采集。

**4. 成像参数** 三维冠脉成像,包括非造影增强和造影增强冠脉成像,首先在自由呼吸状态下扫描四腔心,时相 50,以寻找受检者右冠相对静止的心动间期,调节相关参数使图像采集位于该间期。造影增强冠脉成像造影剂总量:0.3ml/kg,注入速度一般为 0.3～0.6ml/s,加注生理盐水 20～30ml,速度 0.3～0.6ml/s。

【技术要点】

**1.** 三维冠脉成像，包括非造影增强和造影增强冠脉成像，首先在自由呼吸状态下扫描四腔心，时相50，以寻找受检者右冠相对静止的心动间期，调节相关参数使图像采集位于该间期。

**2.** 三维冠脉成像前与受检者充分交流，训练其规整及稍快的呼吸，以加快采集速度。

**3.** 目标血管法成像采用三点可更好地对血管完整的显示。

【图像后处理】

冠脉后处理包括最大密度投影（MIP）、多平面重建（MPR）、容积再现（VR）与表面遮盖显示（SSD）等，其中最常用的是处理方法是 MIP 和 MPR。

## 五、心血管系统 MR 血流定量分析技术

### （一）适应证

瓣膜狭窄或关闭不全导致的射流或反流，以及大血管的流速异常。

### （二）检查技术

【线圈及体位】

**1. 线圈** 包裹式心脏表面线圈、体部相控阵线圈或柔性线圈。

**2. 体位** 受检者仰卧，头先进或足先进。线圈覆盖于胸前，长轴与人体及检查床长轴一致，并适度绑紧。定位线对第五肋间水平连线。训练受检者吸气或呼气后闭气。

【成像方位】

血流定量分析方位包括在兴趣血管内和穿过兴趣血管两个方位，即平行于血管长轴与垂直于血管长轴。在对瓣膜病变导致的血流异常进行分析时，首先做该瓣膜的正中矢状位和冠状位，用 PC 法在瓣膜以上及以下 5mm 处同时垂直于该瓣膜冠状位和矢状位分别划线定位扫描（图 5-78）。

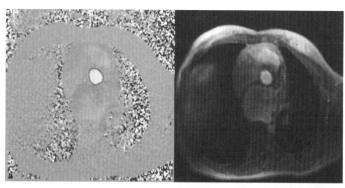

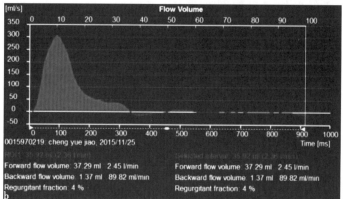

图 5-78　血流定量分析定位像

a. PC 法相位图和幅度图设定靶血管兴趣区；b. 血流量化评价图表

【成像序列及描参数】

血流速度测定采用相位对比成像技术。

常用扫描层厚 5~6mm。流速编码大小一般设定为大于兴趣区血管流速的 10% 的流速。

【技术要点】

**1.** 血流速度测量的成像方位很重要。在血管内流速测量的成像层面要平行于该兴趣区血管的长径且位于血管中心。通过血管的流速测量的定位一定要在该兴趣区血管（或瓣膜）的矢状和冠状位两个方向定位，使成像层面尽量同时垂直于这两个方向。

**2.** 最重要的参数就是流速编码大小的确定。可以采用流速大小的测试序列对该兴趣区流速较为准确的测定；也可以根据经验进行设定。

【图像后处理】

选择相应的序列及分析软件，在需分析血管的相应部位画上兴趣区。则相应的血流参数将显示出来。

# 第七节　腹部 MRI 成像技术

## 一、肝胆脾 MRI 成像技术

### （一）适应证

肝脏占位性病变，如肝癌、肝血管瘤等；肝内弥散性病变，如肝硬化、脂肪肝等；胰胆管病变；脾脏病变。

### （二）检查技术

【线圈及体位】

**1. 线圈**　腹部相控阵线圈/心脏专用相控阵线圈。

**2. 体位**　仰卧位，足先进，身体左右居中，双臂上举于头两侧，手不交叉。

【成像方位】

以横轴位为主，辅以冠状位，必要时可增加矢状位扫描。

【成像序列及参数】

**1. MR 平扫序列**

（1）横轴位呼吸触发快速自旋回波（FSE）$T_2WI$ 脂肪抑制序列、屏气快速梯度回波水-脂同反相位（双回波）$T_1WI$ 序列；低场 MR 设备由于性能受限可采用自旋回波 $T_1WI$ 序列。

（2）冠状位呼吸触发快速自旋回波 $T_2WI$ 脂肪抑制序列、屏气平衡式自由稳态进动（FIESTA）序列。

**2. 附加序列**

（1）占位性病变时，增加横轴位呼吸触发弥散加权序列（b=600~800mm$^2$/s）。

（2）对呼吸不规则受检者，增加横轴位屏气单激发快速自旋回波或快速自旋回波 $T_2WI$ 序列。

（3）胆道扩张或有胆囊、胆道结石时，增加水成像序列。

**3. MR 增强序列**　横轴位快速梯度回波三维容积屏气 $T_1$ 加权序列（3D-Vibe/3D-LAVA/3D-THRIVE）。

**4. 扫描参数**

（1）几何参数：2D 序列层厚 6~7mm，层间隔 1~2mm，FOV 350~400mm，矩阵≥320×224。三维容积扫描层厚 2~5mm，层间隔 0mm，FOV 350~400mm，矩阵≥320×224。具体视其他参数及机型适当调整。

（2）成像参数：呼吸触发快速自旋回波 $T_2WI$ 压脂序列：TR=2000~6000ms（1~2 resp-intervals，resp-intervals 为呼吸波间隔）；TE=80～120 毫秒；ETL=8～32；快速梯度回波水 - 脂同反相位（双回波）T1WI 序列：TR=100～300 毫秒，TE1=2.1 毫秒（反相位），TE2=4.2 毫秒（同相位），TE1 及 TE2 值取决于 MR 主磁场强度，激励次数 =1；平衡式自由稳态进动（FIESTA）序列：TR=3.5 毫秒，TE 选"minimum"，激励角 45°，压脂，屏气扫描；自旋回波 $T_1WI$ 序列：TR=400～600 毫秒，TE 选"min full"，激励次数 =2～4；快速梯度回波三维容积屏气 $T_1$ 加权序列（动态增强）：TR=4.0ms，TE=1.4ms，激励角 =90°，激励次数 =1；弥散加权序列：b 值选取 600～800mm²/s，该序列受腹部磁敏感伪影影响较大，需添加局部匀场，频率编码方向为左右方向，相位编码 FOV 应为 1，在均匀呼吸状态下采集图像。具体视其他参数及机型适当调整。

【技术要点】

**1. 受检者准备及呼吸训练**

（1）检查前需禁食禁水 4 小时。

（2）训练受检者平静规律呼吸（呼吸节律 14～24 次 / 分）以及呼气末屏气。

**2. 定位**

（1）线圈摆放时前后两片应对齐，于腹部呼吸最明显处加呼吸门控，呼吸门控感应器上下放置软垫，防止线圈直接压迫影响呼吸触发效率。

（2）定位中心对胸骨剑突，在三平面定位图像上观察确保肝脏位于线圈中心，扫描范围覆盖肝胆脾所在区域（图 5-79）。

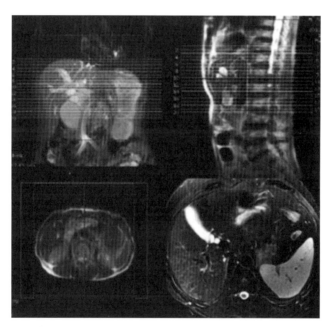

图 5-79　肝胆脾横轴位及冠状位定位像

**3. 序列特点**

（1）双回波 $T_1WI$ 序列：也称为化学位移成像，一次扫描可以获得同 / 反相位两套图像，可初步判断组织或病灶内是否含脂及其大概比例，临床常用于诊断肝脏脂肪浸润、肾脏及肾上腺等含脂病变的诊断与鉴别（图 5-80）。与同相位图像相比，反相位图像有以下特点：①水脂混合组织信号明显衰减，其衰减程度超过频率选择法脂肪抑制技术；②纯脂肪组织信号无明显衰减；③勾边效应：周围富含脂肪组织的脏器边缘在反相位图像上会出现一条黑线，可把脏器的轮廓勾画出来。

（2）FSE $T_2WI$ 脂肪抑制序列：是目前应用最广泛的肝脏成像序列，通常采用呼吸触发技术减少呼吸运动伪影。由于正常肝脏生理性含脂，采用脂肪抑制技术后可以去除脂肪的高信号，对病灶检出更为敏感。

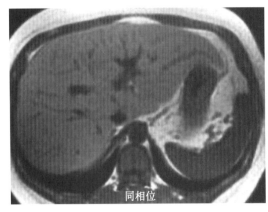
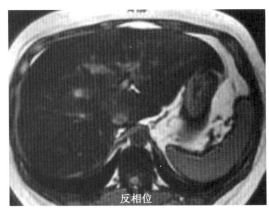

同相位　　　　　　　　　　　　反相位

**图 5-80　化学位移成像诊断脂肪肝**

反相位图像较同相位图像肝脏信号明显衰减呈低信号,提示肝细胞脂肪浸润,脂肪肝

（3）FIESTA 序列：优点：①血液、胆汁、胰液等水样成分会呈现为较高信号,通常会与软组织的中等偏低信号形成很好的对比（图 5-81）；②图像信噪比较高。缺点在于：①软组织对比很差,不利于肝脏实性病变的检出；②容易产生磁敏感伪影。该序列在肝脏主要用于肝内外脉管结构的显示,不能取代 FSE $T_2WI$ 脂肪抑制序列（图 5-82）。

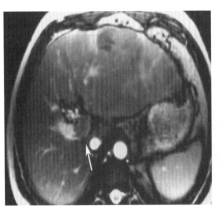
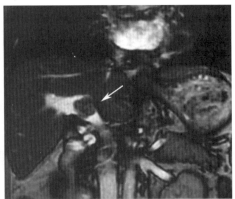

**图 5-81　平衡式自由稳态进动（FIESTA）序列显示癌栓**

肝左叶肝癌,能清晰显示门静脉内的癌栓

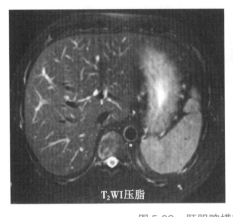
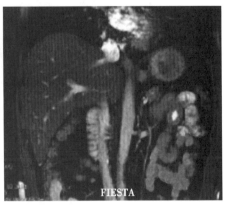

$T_2WI$压脂　　　　　　　　　　　FIESTA

**图 5-82　肝胆脾横轴位及冠状位 MRI**

$T_2WI$ 采用脂肪抑制技术去除脂肪的高信号后,对病灶检出更为敏感；FIESTA 序列无需注射对比剂即可观察血管和胆道结构,但对肝内病变显示较差

（4）快速梯度回波三维容积屏气 $T_1$ 加权序列：需行横轴位动态增强扫描,至少采集三期（动脉期、门脉期及平衡期）动态增强影像,扫描时间根据受检者屏气情况决定,增加带宽、减少相

位编码、增加层厚及减少层数均可缩短扫描时间。动脉期、门脉期扫描结束后,立刻行冠状位扫描,然后再行平衡期扫描。行冠状位三维容积屏气 $T_1$ 加权序列的目的是有利于重建观察门脉高压侧支循环及门脉内栓子情况。高场 MRI 具备快速成像功能的,在设备性能允许时,应提高时间分辨率,获取动脉早期、动脉晚期、门脉期、平衡期及延迟期动态影像。肝癌和肝脏血管瘤可以通过动态增强扫描进行鉴别,肝癌常表现为快进快出(图 5-83),肝海绵状血管瘤周边逐渐强化填充,延迟期图像仍表现为高信号(图 5-84)。

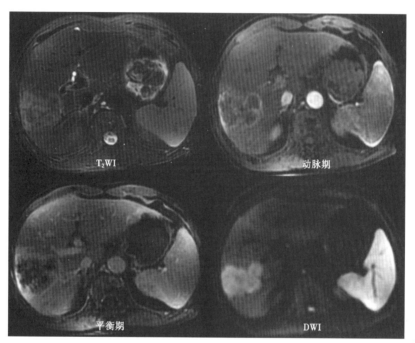

**图 5-83 巨块型肝癌 MRI 表现**

脂肪抑制 $T_2WI$ 示肝右叶稍高信号占位,LAVA 动脉期病灶明显不均匀强化,平衡期呈混杂低信号,DWI($b=800mm^2/s$)序列上病灶呈高信号

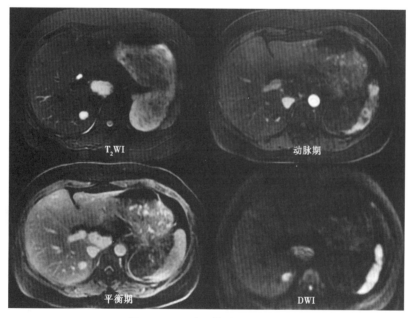

**图 5-84 肝脏血管瘤 MRI 表现**

脂肪抑制 $T_2WI$ 示肝右叶及尾状叶两个高信号占位,LAVA 动脉期病灶向心强化,平衡期病灶完全填充,DWI($b=800mm^2/s$)序列病灶呈高信号

**4. 对比剂注射及扫描时相**　采用高压注射器或手推静脉团注钆对比剂,剂量 0.2ml/kg 体重(0.1mmol/kg 体重),注射速率 2～3ml/s,续以等量生理盐水。增强扫描关键在于扫描时相的掌握,在正常循环状态下,肝脏动脉期为注射对比剂后 23～25 秒,因此扫描的原则要把 K 空间中心数据(决定图像的对比度)置于注射对比剂后 23～25 秒。门脉期扫描时间为注射对比剂后 50～70 秒,平衡期为 3～5 分钟。

**5. 辅助优化技术**　呼吸触发技术(婴幼儿呼吸频率过快及幅度小时可不选)、并行采集技术、预饱和技术、血液流动补偿技术、呼吸补偿技术、局部匀场技术等为辅助优化图像质量可选项。横轴位层面上下放置饱和带,相位编码方向一般横轴位取前-后方向,冠状位取左-右方向。

**6. 质量控制**

(1)扫描范围覆盖肝胆脾区域。

(2)呼吸触发快速自旋回波 $T_2WI$ 压脂序列、双回波 $T_1WI$ 序列及快速梯度回波三维容积屏气 $T_1$ 加权序列扫描为必选项。

(3)肝实质、肝内外血管、肝内外胆管、胆囊、门脉血管及肝门等解剖结构应清晰显示。

(4)无严重的呼吸运动伪影、血管搏动伪影及并行采集技术伪影影像诊断。

【图像后处理】

**1. 2D 序列**　一般不需后处理。

**2. 增强 3D-$T_1$W 序列**(3D-Vibe/3D-LAVA/3D-THRIVE)

(1)MPR 重建:选中每一期图像,用 REFORMAT 厚层重建拍片。

(2)MIP 重建:根据需要对动脉期、门脉期原始图像分别进行 MIP 重建,层厚≥20mm,获取 MRA 像,观察血管与周围组织或病灶的关系。

(3)曲面重建获取靶血管或靶胆管像:显示靶血管或靶胆管与病变的毗邻关系或受侵情况。

## 二、胰腺、胃肠和腹膜后 MRI 成像技术

### (一)适应证

胰腺及胃肠道肿瘤;腹膜后病变,如腹膜后原发或继发性肿瘤,腹膜后淋巴结病变等;碘造影剂过敏不适宜做 CT 增强扫描者。

### (二)胰腺 MRI 成像技术

【线圈及体位】

**1. 线圈**　腹部相控阵线圈/心脏专用相控阵线圈。

**2. 体位**　同肝胆脾 MRI。

【成像方位】

以横轴位为主,观察胰腺钩突及显示全长时加扫斜冠位(图 5-85)。

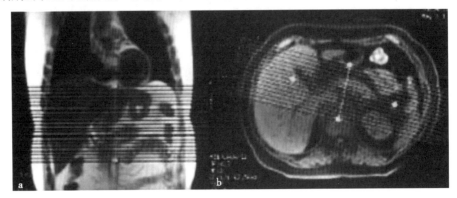

图 5-85　胰腺轴位及斜冠状位定位

a. 胰腺轴位定位;b. 胰腺冠状位定位示定位线斜平行于胰体走行,斜冠面定位有利于观察胰腺钩突,显示胰腺全长

【成像序列及参数】

**1. MR 平扫序列** ①横轴位呼吸触发快速自旋回波 $T_2WI$ 序列（不压脂），屏气快速梯度回波水 - 脂同反相位（双回波）$T_1WI$ 序列；低场 MR 设备由于性能受限可采用自旋回波 $T_1WI$ 序列。②冠状位采用呼吸触发快速自旋回波脂肪抑制 $T_2WI$ 序列及屏气脂肪抑制 $T_1WI$ 序列。

**2. 附加序列** ①怀疑占位性病变时，需增加 DWI 序列及横轴位呼吸触发快速自旋回波 $T_2WI$ 脂肪抑制序列；②对呼吸不规律受检者，增加横轴位单激发快速自旋回波屏气 $T_2WI$ 序列；③怀疑胰腺导管扩张时，增加 MR 胰胆管成像（MRCP）序列。

**3. MR 增强序列** 同肝胆脾 MRI

**4. 扫描参数** 同肝胆脾 MRI

【技术要点】

**1. 受检者准备及呼吸训练** 同肝胆脾 MRI。

**2.** 定位中心对胸骨剑突与脐连线中点，在三平面定位图像上观察确保胰腺位于线圈中心。

**3. 序列特点** ①采用不压脂呼吸触发快速自旋回波 $T_2WI$ 序列，是由于脂肪呈高信号，此时可以更好地衬托胰腺的低信号或肿瘤突破包膜向外侵犯；在胰腺占位或炎症时，可考虑采用压脂 $T_2WI$ 序列，以突出肿瘤或炎性水肿的高信号。②由于胰腺富含蛋白和糖原，两者均能缩短组织 $T_1$ 值，因此在三维容积屏气 $T_1$ 加权序列上呈现为较高信号，略高于正常肝实质，多数病变与高信号胰腺组织有良好的对比（图 5-86）。③双回波 $T_1WI$ 序列有利于观察胰腺肿瘤是否突破包膜。

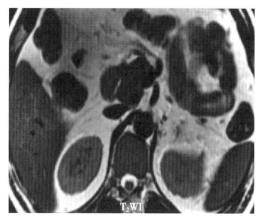 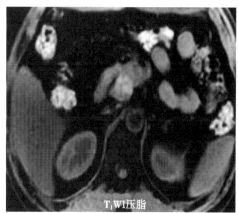

图 5-86　胰腺肿瘤平扫表现
示横轴位不压脂 $T_2WI$ 胰头圆形占位病变，$T_1WI$ 压脂肿块呈高信号

**4. 对比剂注射及扫描时相** 同肝胆脾 MRI。

**5. 辅助优化技术** 同肝胆脾 MRI。

**6. 质量控制** ①扫描范围覆盖胰腺走行区域（胃底到肾下极），以横轴位为主，冠状位、斜冠状位为辅；②呼吸触发快速自旋回波 $T_2WI$ 序列、双回波 $T_1WI$ 序列及快速梯度回波三维容积屏气 $T_1$ 加权序列扫描为必选项；③胰腺 DWI 图像易受胃肠道空气及食物影响，常会有磁敏感伪影，因此胃肠道准备非常重要；④在设备性能支持的条件下，应尽量减小层厚、层间隔、提高分辨率进行扫描；⑤胰头、胰体、胰尾、胰腺导管、十二指肠壶腹部等结构清晰显示；⑥无严重的呼吸运动伪影、血管搏动伪影及并行采集技术伪影影响诊断。

【图像后处理】

**1.** 2D 序列一般不需后处理。

**2.** 3D 容积 $T_1W$ 序列（3D-Vibe/3D-LAVA/3D-THRIVE）可作 MPR 重建获取适宜层厚的 MPR 图像。也可根据需要对各期原始图像分别进行 MIP 重建，获取 MRA 像，观察血管与周围组织或病灶的关系。

### （三）胃肠 MRI 成像技术

【线圈及体位】

**1. 线圈**　腹部相控阵线圈 / 心脏专用相控阵线圈。

**2. 体位**　同肝胆脾 MRI。

【成像方位】　冠状位、矢状位及横轴位

【成像序列及参数】

**1. MR 平扫序列**

（1）冠状位：平衡式自由稳态进动序列、单次激发快速自旋回波 $T_2WI$ 序列（SSFSE）及呼吸触发快速自旋回波重 $T_2W$ 水成像序列。

（2）矢状位：平衡式自由稳态进动序列、单次激发快速自旋回波 $T_2WI$ 序列。

（3）横轴位：常规 $T_2WI$ 采用呼吸触发快速自旋回波序列（不压脂），若受检者呼吸不均匀时可采用单激发 $T_2WI$ 序列及平衡式自由稳态进动序列（图 5-87）。考虑肝脏病变时可补充压脂呼吸触发快速自旋回波 $T_2WI$ 序列。$T_1WI$ 采用屏气快速梯度回波水 - 脂同反相位（双回波）序列及三维容积快速梯度回波序列（如 3D-Vibe/3D-LAVA/3D-THRIVE）。

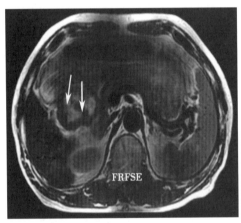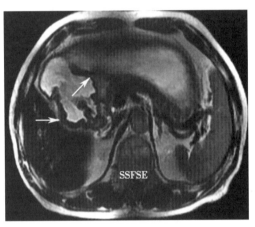

图 5-87　呼吸触发 FSE 序列与屏气 SSFSE 序列对胃癌的显示

示受检者呼吸不均匀导致 FRFSE 序列图像伪影较重，SSFSE 序列图像显示清晰，胃窦癌肿信号高低不均，可清楚显示胃壁分层结构

**2. 附加序列**　①疑似占位性病变，可局部加扫 DWI 序列（b 值选取 $600\sim800mm^2/s$）（图 5-88）；②观察胃肠道功能性病变时采用电影 -$T_2WI$ 序列（如 FIESTA-Cine），压脂。

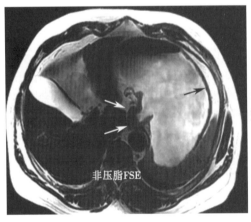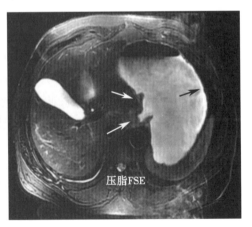

图 5-88　呼吸触发 FSE 序列与 DWI 序列对胃癌的显示

呼吸触发 FSE 序列显示贲门胃壁增厚，DWI（b=800mm²/s）序列显示癌肿弥散受限呈高信号表现，与正常胃壁对比清晰

**3.** MR 增强序列快速梯度回波三维容积屏气 $T_1$ 加权序列（3D-Vibe/3D-LAVA/3D-THRIVE）。

**4. 扫描参数**

（1）几何参数：2D 序列层厚 =4～6mm，层间隔 = 层厚 ×20%，FOV 380～400mm，矩阵 ≥320×256。三维容积扫描层厚 2～4mm，层间隔 0mm，FOV 380～450mm，矩阵≥448×256，具体视其他参数及 MR 机型而适当调整。

（2）成像参数：单激发快速自旋回波 $T_2W$ 序列，TR≥2000ms，TE=80～300ms；其余序列同肝胆脾 MRI。

【技术要点】

**1. 受检者准备及呼吸训练**　检查前需禁食 8～12 小时；扫描前 5～10 分钟肌注山莨菪碱 20mg（严重心脏病、青光眼、前列腺肥大、肠梗阻患者禁用），以减轻胃肠道蠕动。适度的胃充盈有利于病变的检出，胃 MR 检查前需根据受检者实际情况饮水 800～1000ml，饮水时嘱患者小口饮水，并让家属轻拍后背以尽量减少空气摄入；观察肠道病变时检查前 1 小时饮水 1000ml，摆位前再饮水 1000ml 以充盈胃；呼吸训练同肝胆脾 MRI。

**2.** 观察胃定位中心对剑突，观察胃肠道定位中心对准脐，在三平面定位图像上观察确保胃肠道充盈良好及位于线圈中心。

**3. 序列特点**

（1）冠状位主要用于观察小肠全景图像，平衡式自由稳态进动序列运动伪影少，小肠浆膜面和腹腔脂肪之间可见连续线状无信号带，通常可判断浆膜面的完整性，肠道内高信号液体可与肠壁产生清晰对比。不足之处在于经常受磁敏感伪影干扰。

（2）单次激发快速自旋回波 $T_2WI$ 序列成像速度快，磁敏感及运动伪影少，显示肠黏膜较平衡式自由稳态进动序列清晰。缺点是由于 K 空间滤过效应的影响，对肠系膜血管和小淋巴结显示模糊，通常两序列要结合应用。

（3）呼吸触发 FSE $T_2WI$ 用于胃成像时一般不采用压脂技术，低信号胃壁在胃腔高信号水和胃周高信号脂肪的衬托下常可清晰显示（图 5-89）。

（4）屏气快速梯度回波水 - 脂同反相位序列主要用于观察解剖结构，在 $T_1WI$ 反相位成像时，胃浆膜面和腹腔脂肪界面交界区由于化学位移伪影可产生一条宽度恒定的低信号带，对其连续性的观察有助于判断胃癌浆膜外浸润和 T 分期（图 5-90）。

（5）胃 MRI 以横轴位动态增强扫描为主，全腹部胃肠道以冠状位动态增强扫描为主。至少采集三期（动脉期、静脉期及延迟期）动态增强影像，辅以冠状位及矢状位扫描。高场 MRI 具备快速成像功能的，动态序列需行多期扫描，一定程度上可以反映癌肿的病理学特征，同时根据需要对动脉期原始图像进行 MIP 重建，层厚≥20mm，获取 MRA 像，观察肿瘤血管与周围组织或病灶的关系。（图 5-91）低场 MRI 及不具备快速成像及三维成像功能的设备，可行普通增强扫描，但因周期采集时间较长，腹部呼吸运动及胃肠道蠕动伪影明显，图像质量较差。

**4. 对比剂注射及扫描时相**　同肝胆脾 MRI。

**5. 辅助优化技术**　同肝胆脾 MRI。

**6. 质量控制**　①检查前胃肠道清洁准备、适度水充盈、注射低张药物减少胃肠蠕动及耐心细致的呼吸训练是获得高质量胃肠道 MRI 图像的前提，胃肠道应适度充盈，可清晰显示胃肠道黏膜皱襞、轮廓；②根据检查要求扫描范围覆盖胃或全腹胃肠道，胃检查范围贲门至胃窦，胃肠道检查范围上至胃底，下至盆底，分三段 / 三次扫完全腹；③序列以不压脂 $T_2WI$ 序列、快速梯度回波水 - 脂同反相位（双回波）$T_1WI$ 序列及动态增强序列为重点，重视冠状位成像的质量。呼吸触发快速自旋回波序列 $T_2W$ 序列常会产生较为严重的呼吸运动伪影，应以单次激发 $T_2W$ 序列作为重要的补充序列；④无明显呼吸运动伪影及胃肠道蠕动伪影，无明显并行采集技术伪影影响诊断。

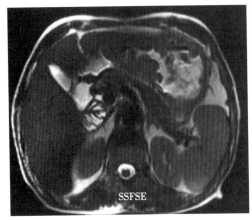
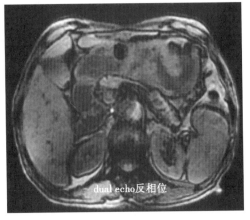

**图 5-89　快速梯度回波水 - 脂反相位对胃癌的显示**

示 SSFSE 序列胃体大小弯前后壁巨大不规则肿物，似与胰腺关系密切；SPGR-dual echo 反相位序列，显示完整连续的胃浆膜面与网膜脂肪交界低信号化学位移带，与胰腺分界清晰，提示病变没有突破浆膜

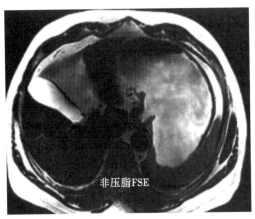
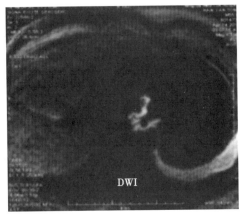

**图 5-90　压脂与非压脂 FSE 序列对胃癌的显示**

示非压脂 FSE 序列，贲门低信号癌肿及胃壁在高信号水和脂肪衬托下显示清晰；压脂 FSE 序列，癌肿的浆膜面及胃壁显示不清晰

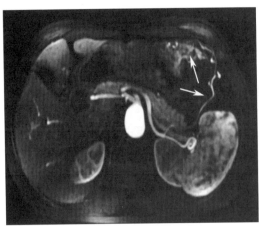
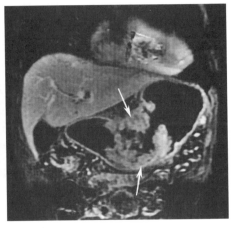

**图 5-91　3D-LAVA 序列对胃癌的显示**

示胃体癌，LAVA 动态增强序列可显示癌肿的不均匀强化，大弯侧病灶由增粗的胃网膜左动脉供血；冠状位 LAVA 序列显示位于胃体大小弯的不规则肿物，表面可见巨大溃疡

【图像后处理】

**1.** 2D 扫描不需后处理。

**2.** 重 T₂WI 水成像序列可作靶区域任意层厚 MPR 重建图像、MIP 重建胃肠道造影像。

**3.** 扫描后的 3D 容积 -T₁WI 序列，选中每一期图像，用 REFORMAT 厚层重建拍片；动脉期图像，层厚设置成 20 毫米以上时，采用 MIP 重建，辅助显示胃供血动脉血管与癌肿的关系。

### （四）腹膜后 MRI 成像技术

【线圈及体位】

**1. 线圈**　腹部相控阵线圈 / 心脏专用相控阵线圈。

**2. 体位**　同肝胆脾 MRI。

【成像方位】　横轴位、冠状位及矢状位

【成像序列及参数】

**1. MR 平扫序列**

（1）横轴位呼吸触发快速自旋回波 T₂WI 脂肪抑制序列、屏气快速梯度回波水 - 脂同反相位（双回波）T₁WI 序列，低场 MR 设备性能受限可用自旋回波 T₁WI 序列。

（2）冠状位呼吸触发快速自旋回波 T₂WI 脂肪抑制序列。

**2. 附加序列**

（1）T₁WI 有高信号病灶时，增加 T₁WI 脂肪抑制序列。

（2）发现有占位性病变时，需增加 DWI 序列（b 值选取 600～800mm²/s）。

（3）由于腹膜后病变常累及输尿管和血管，可在常规扫描基础上增加 MRU 和（或）CE-MRA 以了解病变与这些结构的关系。

（4）对呼吸不规则受检者，可增加横轴位单激发快速自旋回波屏气采集 T₂WI 序列。

**3. MR 增强序列**　快速梯度回波三维容积屏气 T₁ 加权序列（3D-Vibe/3D-LAVA/3D-THRIVE）。

**4. 扫描参数**　同肝胆脾 MRI。

【技术要点】

**1. 受检者准备及呼吸训练**　同肝胆脾 MRI。

**2.** 定位中心对准脐，扫描范围上至胸 12 水平下至主动脉分叉。

**3. 序列特点**　①腹膜后病变往往体积较大，因此扫描范围常较大。MR 具有较高的软组织分辨率，可清晰显示腹膜后解剖结构，为了解病变与相邻脏器及血管的关系，常需做局部高分辨率及多方位扫描（图 5-92）。②横轴位动态增强扫描需扫描三期，即动脉期、静脉期及延迟期（3～5 分钟），辅以冠状位扫描；低场 MRI 不具备快速成像及三维成像功能的，可行普通增强扫描。

**4. 对比剂注射及扫描时相**　同肝胆脾 MRI。

**5. 辅助优化技术**　同肝胆脾 MRI。

**6. 质量控制**　①检查前需禁食禁水 4 小时；②扫描范围应覆盖靶兴趣区或整个腹膜后区域；③应扫描 T₂WI 脂肪抑制序列及 T₁WI 序列，必要时加扫 DWI 序列；④显示腹膜后脏器组织的解剖结构、显示腹主动脉、下腔静脉血管结构；⑤无明显呼吸运动伪影、血管搏动伪影及并行采集技术伪影影像诊断。

【图像后处理】

**1.** 2D 序列不需后处理。

**2.** 增强 3D-T1WI 序列（3D-Vibe/3D-LAVA/3D-THRIVE）可作 MPR/MIP 处理。

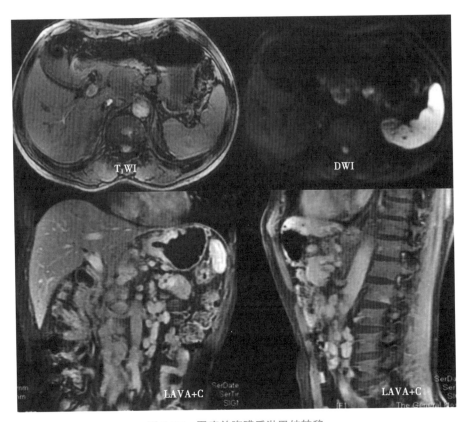

图 5-92　胃癌并腹膜后淋巴结转移

T₁WI 及 DWI 示胰腺后方占位,胰腺向前推移;冠状及矢状位 LAVA 增强显示胃体癌,腹主动脉周围腹膜后广泛淋巴结转移、融合

# 三、MR 胰胆管造影(MRCP)成像技术

## (一)适应证

胆道系统病变,如肿瘤、结石、炎症等;明确肝脏、胰腺等占位性病变与胆道的关系;上消化道手术改建者;不适宜行 ERCP 检查或 ERCP 检查失败者。

## (二)检查技术

【线圈及体位】

**1. 线圈**　腹部相控阵线圈 / 心脏专用相控阵线圈,婴幼儿可用头颈联合线圈 / 小矩形软线圈。

**2. 体位**　同肝胆脾 MRI

【成像方位】　以横轴位为主,辅以冠状位。

【成像序列及参数】

**1. MR 平扫序列**

(1)横轴位呼吸触发快速自旋回波 T₂WI 脂肪抑制序列,扫描范围覆盖整个胆道系统所在区域,并包括胰头及十二指肠。

(2)冠状位屏气平衡式自由稳态进动 FIESTA 压脂序列、单激发快速自旋回波屏气采集 T₂WI 序列,扫描范围覆盖整个胆道系统所在区域。

**2. 水成像序列**

(1)3D- 重 T₂W-MRCP:呼吸触发三维薄层快速自旋回波 - 重 T₂WI 序列,与横轴位胰腺的走行大致平行的斜冠状位扫描,覆盖胆囊、胆总管、肝内胆管及胰管。

（2）2D-单激发厚块MRCP：单次激发快速自旋回波-重T₂WI序列，以胆总管末端为中心呈放射状定位，覆盖胆囊、胆总管、肝内胆管及胰管（图5-93）。

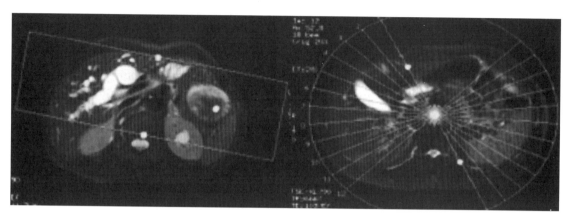

图5-93　3D-MRCP及2D-MRCP定位方法

示3D-MRCP平行于胰管定位，扫描范围包括胆囊、胆总管、肝内胆管及胰管等；2D-MRCP定位线以胆总管末端为中心呈放射状，覆盖胆囊、胆总管、肝内胆管及胰管

**3. 扫描参数**

（1）几何参数：①呼吸触发快速自旋回波T₂WI脂肪抑制序列：层厚3～5mm，层间隔0mm，FOV 350～400mm，矩阵≥320×224；具体视其他参数及MR机型而适当调整；② 3D-重T₂WI-MRCP序列：层厚1～2mm，层间隔0，FOV 300～350mm，矩阵≥384×224，平行于胰管定位，扫描范围包括胆囊、胆总管、肝内胆管和胰管等；③ 2D-单激发厚块MRCP序列：块厚50～60mm，FOV 300～350mm，矩阵≥384×224。定位中心点位于胆总管末端，间隔10～15度角放射状定位，扫描8～12幅图像，具体视其他参数及MR机型而适当调整。

（2）成像参数：①呼吸触发快速自旋回波T₂WI序列：TR=2000～6000毫秒（1～2个呼吸间期），TE=80～120毫秒，ETL=8～32，激励次数=2～4；平衡式自由稳态进动（FIESTA）序列，TR=3.5毫秒，TE选"minimum"，激励角45°，压脂，屏气扫描；具体视其他参数及MR机型而适当调整。② 3D-重T₂WI-MRCP序列：TR=2000～6000毫秒（1～2个呼吸间期），TE=200～600毫秒，加脂肪抑制，激励次数=2～4。③ 2D-单激发厚块MRCP序列：TR≥6000，TE≥500ms，ETL=24～32，加脂肪抑制，激励次数=1。

【技术要点】

**1. 受检者准备及呼吸训练**

（1）检查前需禁食禁水6小时以上，必要时可口服胃肠道阴性对比剂（枸橼酸铁胺）以突出胰胆管信号，良好的胃肠道准备可获得高质量的胰胆管图像。

（2）呼吸训练同肝胆脾MRI。

**2. 定位**　同肝胆脾MRI。

**3. 序列特点**

（1）2D单激发厚块MRCP有利于观察胰胆管全貌，但细微结构难以显示，小病灶常被高信号液体掩盖，因此必要时可减薄层厚（5～8mm）行2D连续薄层MRCP扫描（图5-94）。

（2）重视3D-呼吸触发重T₂WI-MRCP序列，并做MIP重建多方位、多角度旋转图像，并结合3D序列原始图像观察病变细节。

（3）FIESTA序列中，血液及胆汁等液体成分T₂值较长，其T₂/T₁的比值较大，因此在图像上呈现明显高信号，液体与软组织之间常可形成良好的对比，有助于胆道梗阻及胆囊病变的显示。

**4. 辅助优化技术**　同肝胆脾MRI。

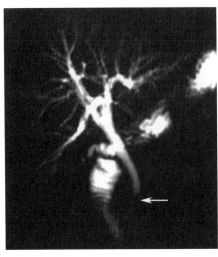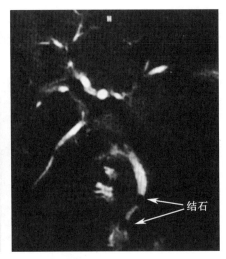

结石

**图 5-94　2D 厚块 MRCP 与连续薄层 MRCP 显示胆总管结石**

2D- 单激发厚块 MRCP 显示胆总管下段充盈缺损结石影，2D 连续 MRCP 薄层图像显示胆总管下段两枚结石

**5. 质量控制**

（1）扫描范围完整覆盖胰胆管系统或大部分覆盖，或覆盖靶兴趣区胰胆管。

（2）呼吸触发技术、预饱和技术、血液流动补偿技术、呼吸补偿技术、层内插技术等为辅助优化图像质量的可选项。

（3）胆道系统及胰腺解剖结够清晰显示，显示二级以上肝内胆管、肝外胆管、胆总管、胰管、胰头、十二指肠等细微结构。

（4）无明显呼吸运动伪影，无明显并行采集技术伪影影响诊断。

【图像后处理】

**1.** 平扫及 2D 单激发厚块 MRCP 序列不需后处理。

**2.** 3D- 重 $T_2$WI-MRCP 序列图像后处理：MIP 重建，剪切与胆道重叠的组织，如胃肠、椎管及肾盂等，并绕头足轴多角度旋转，充分暴露显示胰胆管；MPR 重建，任意厚度、任意方位重建靶区域。

# 四、肾脏及肾上腺 MRI 成像技术

## （一）适应证

肾实质、肾上腺占位性病变；肾脏血管性病变，如肾癌侵犯周围血管、血管内癌栓形成；碘造影剂过敏不适宜做 CT 增强扫描者。

## （二）肾脏 MRI 成像技术

【线圈及体位】

**1. 线圈**　腹部相控阵线圈 / 心脏专用相控阵线圈。

**2. 体位**　同肝胆脾 MRI。

【成像方位】　横轴位、冠状位及矢状位

【成像序列及参数】

**1. MR 平扫序列**

（1）横轴位呼吸触发快速自旋回波 $T_2$WI 脂肪抑制序列、屏气快速梯度回波水 - 脂同反相位（双回波）$T_1$WI 序列，低场 MR 设备性能受限可用自旋回波 $T_1$WI 序列，扫描范围覆盖双侧肾脏上下极（图 5-95）。

（2）冠状位呼吸触发快速自旋回波 $T_2$WI 序列（压脂）和单激发快速自旋回波屏气 $T_2$WI 序列，扫描范围覆盖双侧肾脏及肾盂前后范围（图 5-96）。

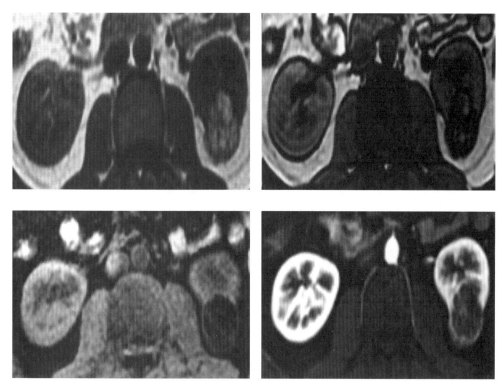

图 5-95　肾脏轴位定位
示冠状位定位像上范围覆盖双侧肾脏上下极，矢状位定位像上调整前后位置

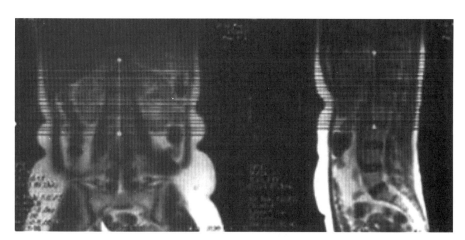

图 5-96　肾脏冠状位定位
示轴位 $T_2W$ 像上定位冠状位，包括双侧肾脏及肾盂前后范围；矢状位定位像上平

**2. 附加序列**　怀疑占位性病变时，增加 DWI 序列（b 值选取 600～800mm²/s）。

**3. MR 增强序列**　快速梯度回波三维容积屏气 T1 加权序列（3D-Vibe/3D-LAVA/3D-THRIVE）。横轴位动态增强三期（动脉期、静脉期及延迟期）扫描，辅以冠状位扫描。高场 MRI 具备快速成像功能的，动态序列可行多期扫描，获取高时间分辨率增强影像（图 5-97）。低场 MRI 不具备快速成像及三维成像功能的，可行普通增强扫描。

**4. 扫描参数**

（1）几何参数：2D 序列层厚 4～5mm，层间隔 0.4～1mm，FOV 350～400mm，矩阵 ≧ 320×192。3D 序列扫描层厚 2～4mm，层间隔 0mm，FOV 350～400mm，矩阵 ≧ 320×192。具体视其他参数及机型适当调整。

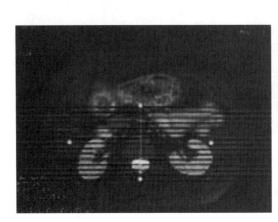
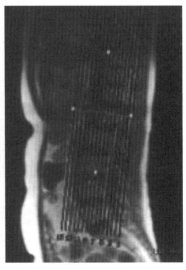

图 5-97　肾癌 MRI 表现

示左侧肾占位，LAVA 动态增强增强扫描病灶明显不均匀强化，DWI（b=800mm²/s）序列上病灶呈混杂高信号

（2）成像参数：单激发快速自旋回波 T₂WI 序列，TR ≧ 2000ms，TE=80～300ms；其余序列同肝胆脾 MRI。

【技术要点】

**1. 受检者准备及呼吸训练**　同肝胆脾 MRI。

**2.** 定位中心剑突与脐连线中点，在三平面定位图像上观察确保肾脏位于线圈中心。

**3. 序列特点**　肾脏占位病变怀疑有脂肪成分时，需加扫脂肪抑制 T1WI 序列；在鉴别脂肪组织、出血或含蛋白较多的囊肿时，结合快速梯度回波水 - 脂反相位 T₁WI 图像，有利于鉴别诊断（图 5-98）。

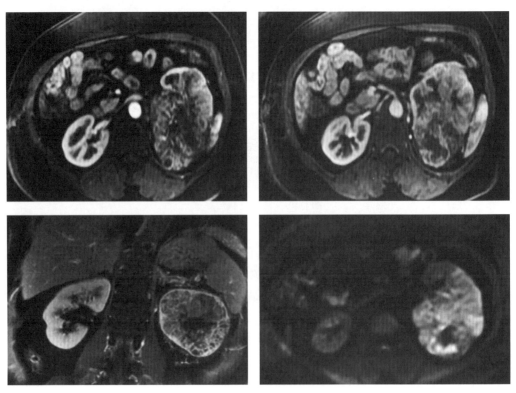

图 5-98　肾脏错构瘤

示左肾占位，反相位图像信号明显减低，提示富含脂肪成分；增强扫描肾实质迅速强化，与病灶对比明显

**4. 对比剂及扫描时间** 同肝胆脾 MRI。

**5. 辅助优化技术** 同肝胆脾 MRI。

**6. 质量控制** ①扫描范围覆盖两侧肾上极至肾下极和肾脏前后缘；②在设备性能支持的情况下尽量薄层、高空间分辨率扫描；③显示肾脏解剖结构(肾皮质、髓质、肾盂、肾盏结构能清晰显示)，显示肾脏与周围组织器官的关系；④无明显呼吸运动伪影、血管搏动伪影及并行采集技术伪影影像诊断。

【图像后处理】

**1.** 2D 序列一般不需后处理。

**2.** 扫描后的 3D 容积图像，选中每一期图像，用 REFORMAT 厚层重建拍片；动脉期图像，层厚设置成 20 毫米以上时，采用 MIP 重建，辅助显示肾脏动脉血管与周围组织的关系。

### (三)肾上腺 MRI 成像技术

【线圈及体位】

**1. 线圈** 腹部相控阵线圈 / 心脏专用相控阵线圈。

**2. 体位** 同肝胆脾 MRI。

【成像方位】 横轴位及冠状位。

【成像序列及参数】

**1. MR 平扫序列**

(1)横轴位薄层呼吸触发快速自旋回波 $T_2WI$ 序列(不压脂)、屏气快速梯度回波水 - 脂同反相位(双回波)$T_1WI$ 序列。

(2)冠状位单激发快速自旋回波屏气采集 $T_2WI$ 序列、屏气冠状位 $T_1WI$ 脂肪抑制序列。

**2. 附加序列** 怀疑占位性病变时，增加 $T_2WI$ 脂肪抑制序列及 DWI 序列(b 值选取 600～800mm$^2$/s)。

**3. MR 增强序列** 同肾脏增强 MRI

**4. 扫描参数**

(1)几何参数：2D 序列层厚 3～4mm，层间隔 0.3～1mm，FOV 320～380mm，矩阵 ≧ 320×192。3D 容积扫描层厚 2～4mm，层间隔 0mm，FOV 320～380mm，矩阵 ≧ 320×192，激励次数为 1，翻转角 20°。

(2)成像参数：呼吸触发快速自旋回波 $T_2WI$ 序列：TR=2000～6000 毫秒(1～2 个呼吸间期)；TE=80～120 毫秒；ETL=8～32。单激发快速自旋回波 $T_2W$ 序列：TR=2000 毫秒以上，TE=80 毫秒。屏气快速梯度回波水 - 脂同反相位(双回波)$T_1WI$ 序列：TR=100～300 毫秒，TE1=2.1 毫秒，TE2=4.2 毫秒。自旋回波 $T_1WI$ 序列：TR=400～600 毫秒，TE= Minimun full。3D 容积屏气采集快速梯度回波 $T_1W$ 序列(动态增强)：TR=4.0 毫秒，TE=1.4 毫秒，激励角 =90°，激励次数 =1。具体视其他参数及机型适当调整。

【技术要点】

**1. 受检者准备及呼吸训练** 同肝胆脾 MRI。

**2.** 定位中心对剑突与脐连线中点，在三平面定位图像上观察确保肾上腺位于线圈中心。横轴位扫描范围从胃底上缘至肾门水平，冠状位扫描范围从胰头至肾脏。(图 5-99)

**3. 序列特点** ①肾上腺体积较小且位于肾周脂肪囊内，因此 $T_2WI$ 不加脂肪抑制技术有利于显示肾上腺解剖(图 5-100)，怀疑占位病变时可加扫脂肪抑制 $T_2WI$ 序列；②快速梯度回波水 - 脂反相位 $T_1WI$ 图像上，含有脂肪的病变信号会有明显下降，因此对于鉴别肾上腺腺瘤、髓样脂肪瘤等含有脂肪组织的病变非常有帮助，而肾上腺恶性病变如转移瘤或原发性肾上腺皮质癌不含或含有极少量脂肪，因此反相位图像上信号无异常改变；(图 5-101)③肾上腺在脂肪抑制 $T_1$ 图像上呈稍高信号，压脂后与周围组织对比更好(图 5-102)。

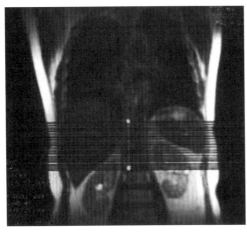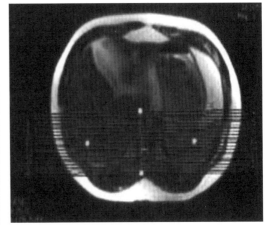

图 5-99　肾上腺轴位及冠状位定位

示在冠状位定位像定轴位,范围包括胃底上缘至肾门水平;在轴位像上定冠状位,前后范围包括胰头至肾脏

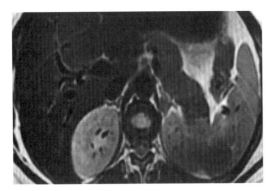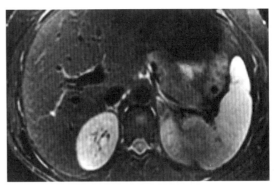

图 5-100　压脂与非压脂 FSE 序列对肾上腺的显示

示左侧肾上腺腺瘤,非压脂 $T_2WI$ 高信号脂肪可以更好地衬托肾上腺的解剖形态,压脂 $T_2WI$ 肾上腺占位显示不清晰

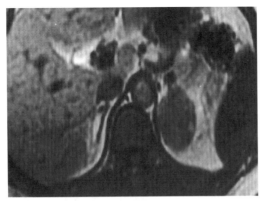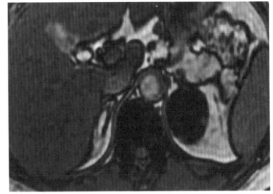

图 5-101　梯度回波水 - 脂同反相位对肾上腺占位的显示

示左侧肾上腺占位,反相位图像信号明显减低,提示富含脂肪成分

**4. 对比剂及扫描时间**　同肝胆胰 MRI。

**5. 辅助优化技术**　同肝胆胰 MRI。

**6. 质量控制**　①扫描范围包括肾上腺和肾上极,怀疑异位嗜铬细胞瘤或肾上腺的恶性肿瘤,扫描范围需加大,以便发现肾上腺以外的病变;②在设备性能支持的情况下,尽量进行薄层、高分辨率扫描,需要多个激励次数(NEX)提高信噪比;③由于周围脂肪的衬托可使肾上腺显示更加清晰,因此 T₂WI 不加脂肪抑制,如怀疑占位性病变时,需加脂肪抑制,注意显示肾上腺解剖结构及其与周围组织的关系;④动态增强序列各期成像时间准确,动脉期影像不应有静脉血管显影;⑤无明显呼吸运动伪影、血管搏动伪影及并行采集技术伪影影像诊断。

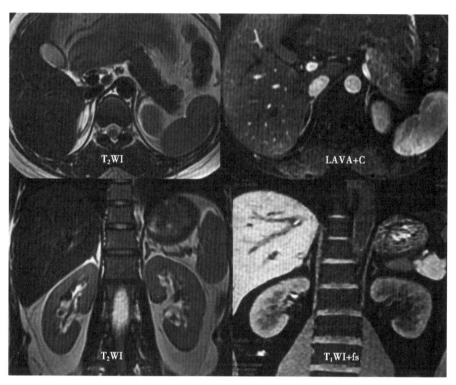

图 5-102　不压脂 T2WI 与压脂 T1WI 对肾上腺的显示

示不压脂 T₂WI 有利于显示肾上腺解剖,而脂肪抑制 T₁WI 上肾上腺呈稍高信号,压脂后与周围组织对比更好

【图像后处理】　同肾脏 MRI

# 五、腹部 MRA 成像技术

## (一)适应证

主要应用于腹主动脉、腹腔动脉、肾动脉及门脉系统等血管性病变的检查。

## (二)检查技术

【线圈及体位】

**1. 线圈**　腹部相控阵线圈 / 心脏专用相控阵线圈。

**2. 体位**　同肝胆脾 MRI。

【成像方位】　横轴位、矢状位及冠状位。

【成像序列及参数】

**1. MR 平扫序列**

(1)轴位定位:单激发快速自旋回波屏气采集 T₂WI 序列,扫描范围覆盖腹主动脉区域。

(2)矢状位定位:单激发快速自旋回波屏气采集 T₂WI 序列,扫描范围覆盖腹主动脉区域。

(3)轴位:呼吸触发快速自旋回波 T₂WI 序列,压脂,快速梯度回波屏气采集水 - 脂双相位 T₁WI 序列,低场 MR 设备性能受限可用自旋回波 T₁WI 序列,扫描范围覆盖肝胆脾所在区域。

**2. MR 附加序列**　对呼吸不规则受检者,可增加横轴位单激发快速自旋回波屏气 T₂WI 序列。

**3. 非对比剂增强 MRA**

目前一般在高场高性能 MRI 设备上应用 IFTR 序列实现。

（1）主动脉 IFIR-MRA：冠状位扫描。扫描块厚约 40～50mm，包含腹主动脉后缘及前缘分支血管。饱和带两个：一个放在腹主动脉所在范围全部饱和，另一个放在腹主动脉的上方饱和腹主动脉上方的血流。呼吸触发。

（2）脏器（如肝脏、肾脏等）动脉 IFIR-MRA：轴位呼吸触发扫描。扫描块厚约 40～60mm，包含腹主动脉后缘、前缘分支血管及相应脏器的动脉血管。饱和带两个：一个放在脏器（如肝脏、肾脏等）所在范围全部饱和，另一个放在脏器的上方饱和脏器（如肝脏、肾脏等）的血流（图 5-103、图 5-104）。

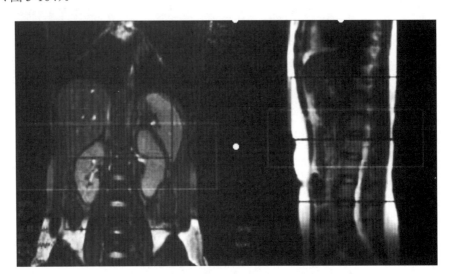

图 5-103　IFIR 非对比剂增强 MRA 定位方法

在三平面冠状面肾脏最大层面定三维扫描块，以肾动脉为中心覆盖双侧肾脏

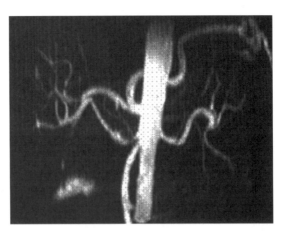

图 5-104　IFIR 非对比剂增强肾动脉图像

示显示良好的肝动脉、脾动脉、双侧肾动脉及肠系膜上动脉近段，右肾动脉起始部可见狭窄

（3）脏器（如肝脏、肾脏等）静脉 IFIR-MRA：轴位扫描。扫描块厚约 40～60mm，包含脏器的静脉。饱和带一个：放在脏器的上方饱和脏器（如肝脏、肾脏等）的流入血流。呼吸触发。

**4. 对比剂增强 MRA**

（1）横轴位 TOF 定位序列扫描：在三平面矢状面定位，大范围覆盖，冠状面定位像调整定位线左右位置，不使用上下饱和带，部分相位编码 FOV，可以缩短扫描时间。使用较大翻转角和接收带宽，最短 TR 时间，可以增加血管亮度。此序列扫描完成之后自动旋转重建 20 幅血管三维 MIP 图像，血管增强序列需要用重建的矢状面三维图像来定位。

（2）3D-CE-MRA 序列：冠状位扫描，在自动重建的 2D-TOF-Loc 序列图像中，利用自动重建的纯矢状面图像，来定位增强血管冠状面。定位线略向后倾斜平行于胸腹部大血管，前面扫描范围包括门静脉，后面包括肾动脉（图5-105）。采用3D-CE-MRA超快速三维梯度回波序列，获得动脉期、门脉期及静脉期的血管像。要求注药前扫蒙片，根据病情在注药后扫描2~3个周期，获得动脉期、门脉期及静脉期的血管像。各期图像作减影MIP重建，并绕头-足轴作左右向旋转显示。适合于大血管病变的检查及肾动脉造影检查（图5-106）。

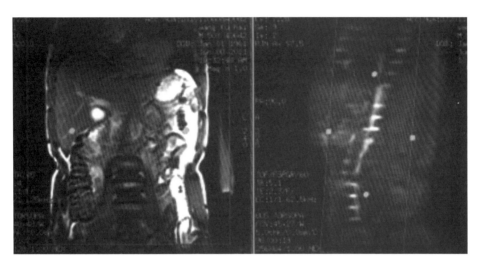

图5-105　冠状面三维血管增强定位方法
示利用自动重建的2D-TOF-Loc序列纯矢状位图像来定位增强的冠状位，定位线略向后倾斜平行于胸腹部大血管，前面包括门静脉，后面包括肾动脉

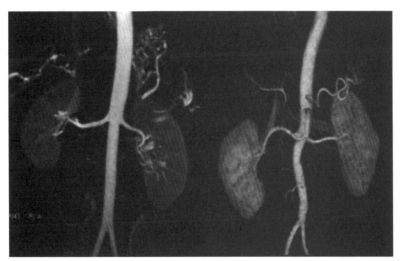

图5-106　腹部3D-CE-MRA序列血管成像
示MIP及VR重建的腹部血管图像，腹主动脉、肝总动脉、脾动脉及双侧肾动脉显示

（3）扫描时机的选择：①时间计算法：a.经验估计法，一般成人从肘静脉注射对比剂到达腹主动脉的平均时间为15秒，可结合受检者的实际情况估计启动扫描时间；b.团注测试法，可试注射少量对比剂（一般为2ml对比剂，同时辅以20ml生理盐水同速度注射）记录其到达靶血管的时间从而确定其启动扫描时间；②透视触发法：该技术必须配合K空间优先采集技术。在注射对比剂同时开启监视序列对靶血管进行监测，当观察到对比剂到达靶血管时立即嘱受检者屏气并同时启动扫描序列；③自动触发法：在靶血管位置设置感兴趣区及触发阈值，注射对比剂后启动监测序列，当兴趣区内的信号强度达到触发阈值时，系统自动启动扫描序列。

（4）K 空间填充方式：一般需要将造影剂的峰值持续时间放在决定图像对比度的 K 空间中心区域，才能保证图像具有非常好的动脉显影效果。①K 空间顺序式填充：操作较为烦琐，只适用于多段血管成像（因为顺序式 K 空间填充延迟时间最短）。扫描前必须进行团注测试计算延迟时间，常用公式：T 延迟时间 =T 峰值时间－1/2T 扫描时间 +3/8T 注射时间；② K 空间中心填充：扫描最先采集 K 空间的中心区域，随后一正一负向两端填充。整个图像的对比度由中心 1/3 决定，即前 1/3 扫描时间决定图像的对比度，可以与透视触发或自动触发等自动探测造影剂的技术合用，无需计算延迟时间。

（5）三维容积 -T$_1$W 序列：动态增强扫：

3D-Vibe-T$_1$W/3D-LAVA-T$_1$W/3D-THRIVE-T$_1$W 序列，注药后冠状位或横断位三期动态增强扫描。图像作 MIP 重建，并多角度旋转显示。适合于观察大血管外病变及同时观察病变增强与血管灌注关系、肾动脉造影。

**5. 扫描参数**

（1）几何参数：2D 序列层厚 6～7mm，层间隔 1～2mm，FOV 350～400mm，矩阵 ≧ 320×192。3D 血管成像序列层厚 1～2mm，层间隔 0mm，FOV 350～400mm，矩阵 ≧ 256×256。具体视其他参数及机型适当调整。

（2）成像参数：呼吸触发 T$_2$WI 序列：TR=2000～600 毫秒（1～2 个呼吸间期），TE=80～120 毫秒，ETL=8～32；快速梯度回波屏气采集 T$_1$WI 序列：TR=100～200 毫秒，TE=2.1 毫秒，激励次数 =1，翻转角 20°；自旋回波 T$_1$WI 序列：TR=400～600 毫秒，TE=Minimun full，激励次数 =2～4；3D-CE-MRA 序列：TR=3.2 毫秒，TE=minimun，扫描块厚约 40～50mm，层厚 1～2mm，层间隔 0，FOV 400～450mm，控制单期扫描时间在 20 秒内。具体视其他参数及机型适当调整；IFIR 序列：TR=4.5 毫秒，1～2 个呼吸波间期；TE=2.2 毫秒，TI=1200～1400 毫秒。

【技术要点】

**1. 受检者准备及呼吸训练**

（1）检查前需禁食禁水 4 小时，良好的胃肠道准备使背景更干净，有利于增强血管成像，血管对比度更好。

（2）仰卧位，脚先进，身体左右居中，双臂上举于头两侧，手不交叉，行对比剂增强血管造影时尽量选择右上肢静脉穿刺注射。

（3）行非对比剂增强 MRA 检查时要求受检者平静规律呼吸，行对比剂增强 MRA 检查时，由于造影剂通过靶血管速度很快，因此训练受检者要集中注意力，时刻准备立即屏气。

**2. 定位** 定位中心对胸骨或根据扫描靶血管中心决定。

**3. 序列特点**

（1）主要观察腹部大血管病变时，首选对比剂增强 3D-CE-MRA 序列。

（2）着重观察血管外病变组织增强与血流灌注的关系时，首选对比剂增强三维容积 -T$_1$WI 序列（3D-Vibe-T$_1$WI/3D-LAVA-T$_1$WI/3D-THRIVE-T$_1$WI 序列）。

（3）IFIR 序列主要用于腹主动脉局部及其分支血管（如腹腔动脉、肝动脉、肾动脉）病变的筛查。

**4. 对比剂及扫描时间** 双筒高压注射器或手推静脉团注钆对比剂，剂量 0.2～0.4ml/kg 体重（0.1～0.2mmol/kg 体重），最佳注射速率 3ml/s。注药后续以等量生理盐水。

**5. 辅助优化技术** 同肝胆脾 MRI。

**6. 质量控制**

（1）扫描范围覆盖腹主动脉后缘、前缘分支血管及靶脏器血管所在整个腹腔。

（2）显示信息：3D-CE MRA 应清晰显示腹部大血管及其分支血管，包括腹主动脉、腹腔动脉、肝动脉、肾动脉、门脉系统，以及腹部静脉系统血管，血管外背景组织信号抑制应良好。三

维容积 $T_1WI$ 序列增强扫描,应清晰显示靶区域组织(如肝脏)增强灌注与相应血管血流的情况,无背景组织信号抑制。IFIR 序列应显示靶区域局部血管影像,背景组织信号应有抑制。

(3)无明显呼吸运动伪影,无明显并行采集技术伪影影像诊断。

【图像后处理】

**1. 2D 序列**一般不需后处理。

**2. 3D 血管成像**(包括 IFIR 序列)　采用 MIP 技术重建出血管矢、冠、轴三个方位的血管图像,并绕头 - 足轴作左 - 右向旋转显示。

# 六、MR 尿路造影(MRU)成像技术

## (一)适应证

凡是静脉肾盂造影(IVP)或逆行肾盂造影的适应证均是 MRU 的适应证。尤其是肾功能损害的受检者,MRU 效果明显优于 IVP。

## (二)检查技术

【线圈及体位】

**1. 线圈**　腹部相控阵线圈 / 心脏专用相控阵线圈。

**2. 体位**　同肝胆脾 MRI。

【成像方位】　以冠状位为主,辅以横轴位。

【成像序列及参数】

**1. MR 平扫序列**

(1)冠状位:单激发快速自旋回波屏气采集 $T_2WI$ 序列,扫描范围覆盖双肾、输尿管及膀胱所在区域。

(2)横轴位:呼吸触发快速自旋回波 $T_2WI$ 脂肪抑制序列、屏气快速梯度回波水 - 脂同反相位(双回波)$T_1WI$ 序列,低场 MR 设备性能受限可用自旋回波 $T_1WI$ 序列。扫描范围依病情而定,如有梗阻,应包括梗阻部位以下,疑先天性畸形或异位输尿管开口,应包括整个膀胱及尿道。

**2. 水成像序列**

(1)屏气 2D- 单激发厚层块 MRU:冠状位扫描显示双侧尿路,斜冠状位及矢状位显示单侧尿路影像(图 5-107)。

(2)3D- 呼吸触发重 $T_2W$-MRU:冠状位扫描,范围覆盖肾盂、肾盏、输尿管及膀胱。(图 5-108)

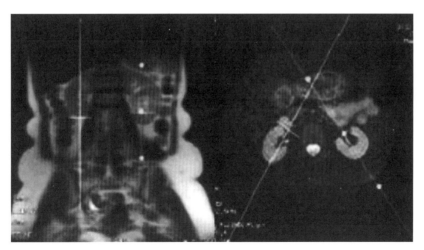

图 5-107　屏气 2D- 单激发厚层块 MRU 定位
示定位中心点位于双侧中心,平行于双侧肾盂扫描斜冠状位

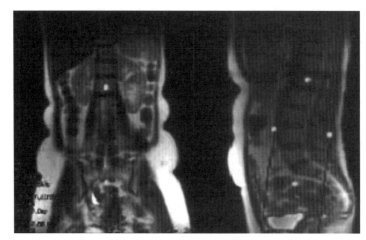

图 5-108　3D- 呼吸触发重 T2W-MRU 定位

示定位中心点位于双侧中心，前后范围包括双侧肾脏、肾盂及输尿管，矢状面调整上下位置，上缘包括肾盂，下缘包括膀胱

**3. 附加序列**

（1）$T_1WI$ 像有高信号病灶时，增加 $T_1WI$ 脂肪抑制序列。

（2）怀疑占位性病变时，增加 DWI 序列（b 值选取 $600\sim800mm^2/s$）。

（3）对呼吸不规则受检者，增加横轴位单激发快速自旋回波屏气 $T_2WI$ 序列。

**4. MR 增强序列**　一般无需作增强扫描。

**5. 扫描参数**

（1）几何参数：2D 序列层厚 $3\sim6mm$，层间隔 $0\sim1mm$，FOV $380\sim420mm$，矩阵≥448×256；2D- 单激发厚层块 MRU 块厚 $40\sim60mm$，FOV $380\sim420mm$，矩阵≥448×*224；3D- 重 $T_2W$-MRU 层厚 $1\sim3mm$，层间隔 0，FOV $380\sim420mm$，矩阵≥448×256，具体视其他参数及机型适当调整。

（2）成像参数：呼吸触发 $T_2WI$ 序列：TR=$2000\sim6000ms$（$1\sim2$ 呼吸间期），TE=$300\sim600$ 毫秒，ETL=$8\sim32$；屏气快速梯度回波水 - 脂同反相位（双回波）$T_1WI$ 序列：TE1=2.1 毫秒，TE2=4.2 毫秒；自旋回波 $T_1WI$ 序列：TR=$400\sim600$ 毫秒，TE= Minimun full，激励次数 =$2\sim4$；2D- 单激发厚层块 MRU：TE≥600ms，脂肪抑制；3D- 重 $T_2W$-MRU：TR≥6000ms（由呼吸门控 / 呼吸导航控制，约 $1\sim2$ 个呼吸间期），TE≥600ms，脂肪抑制。

【技术要点】

**1. 受检者准备及呼吸训练。**

（1）检查前需禁食禁水 6 小时以上，必要时可口服阴性对比剂（枸橼酸铁胺）或于检查前 15 分钟口服红茶（内含锰）使胃肠道内液体呈低信号，防止胃肠内液体影响病变显示和观察。扫描前尽量不要排尿，确保膀胱内中度有尿。

（2）其余准备及呼吸训练同肝胆脾 MRI。

**2. 定位**　定位中心对剑突与脐连线中点，线圈下缘要包括膀胱。在三平面定位图像上观察扫描范围上缘要包括肾脏，下缘要包括膀胱。

**3. 序列特点**　2D 序列有利于观察泌尿系全貌，但细微结构难以显示，小病灶易被高信号液体掩盖，需结合 3D 序列原始图像观察细节。

**4. 辅助优化技术**　同肝胆脾 MRI。

**5. 质量控制**

（1）扫描范围覆盖双肾、输尿管及膀胱或靶区域，输尿管梗阻时，应包含梗阻下段。

（2）显示双侧肾盂、肾盏、输尿管、膀胱及上部尿道影像。

（3）呼吸触发技术、预饱和技术、血液流动补偿技术、呼吸补偿技术、层内插技术等为辅助优化图像质量的可选项。

（4）MRU 序列重建 MIP 图像，多角度旋转图像显示。

（5）无明显的呼吸运动伪影、血管搏动伪影及并行采集技术伪影影像诊断。

【图像后处理】

**1. 2D 扫描不需后处理。**

**2. 3D 序列**　可作 MPR 重建，获取任意方向图像替代 2D 扫描序列。3D- 重 $T_2W$ 水成像序列图像作 MIP 重建，剪切与尿路重叠的背景组织影像，并绕头 - 足轴旋转多角度，充分暴露显示肾盂、肾盏、输尿管及膀胱造影像（图 5-109）。

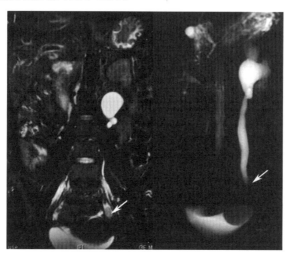

图 5-109　输尿管下段癌 3D-T2W-MRU

冠状位压脂 $T_2WI$ 示左侧输尿管下段软组织肿块影，3D-T2W-MRU 重建显示输尿管下端梗阻、其可见充盈缺损，上段肾盂、输尿管扩张积水

# 第八节　盆腔 MRI 成像技术

## 一、膀胱 MRI 成像技术

### （一）适应证

膀胱及膀胱周围占位性病变。

### （二）检查技术

【线圈及体位】

**1. 线圈**　体部矩形相控阵线圈或心脏专用相控阵线圈。

**2. 体位**　仰卧，足先进 / 头先进。定位中心对耻骨联合上缘上 2cm。

【成像方位】

常用成像方位包括：矢状位，斜横轴位，斜冠状位。

**1. 矢状位**　扫描范围覆盖膀胱与前列腺走行区域。

**2. 斜横轴位**　扫描基线在矢状位像上与前列腺上下长轴线垂直。扫描范围覆盖膀胱与前列腺。

**3. 斜冠状位**　扫描基线在矢状位像上与前列腺上下长轴线平行。扫描范围覆盖膀胱与前列腺所在区域。

【成像序列及参数】

**1. 常用序列**

（1）快速自旋回波 $T_2WI$ 序列不压脂：a. 矢状位，b. 斜横轴位，c. 斜冠状位。

（2）快速自旋回波 $T_2WI$ 序列压脂：a.斜横轴位，b.斜冠状位。

（3）快速自旋回波 $T_1WI$ 序列：a.斜横轴位，b.斜冠状位，c.矢状位。

（4）快速梯度回波三维容积 $T_1W$ 序列：斜横轴位。

（5）弥散加权序列：斜横轴位。

**2.** 疑占位性病变时，可加扫波谱分析（MRS）。

**3. 成像参数**

（1）几何参数：2D 序列层厚 3～4mm，层间隔 0.5mm，FOV 160～200mm，矩阵≥256×224，层面内分辨率 0.3～0.5mm。3D 容积扫描序列层厚 2～3mm，层间隔 0mm，FOV 240～300mm，矩阵≥320×256。具体视其他参数及机型适当调整。

（2）序列参数：①快速自旋回波 $T_2WI$ 序列：TR=2000～6000ms，TE=80～120 毫秒，ETL=8～32；②快速自旋回波 $T_1WI$ 序列：TR=300～600 毫秒，TE=full，激励次数 =2～4；③快速梯度回波三维容积 $T_1W$ 序列（3D-Vibe / 3D-LAVA / 3D-THRIVE；动态增强）：TR=4.0 毫秒，TE=1.4 毫秒，具体视其他参数及机型适当调整；④ 弥散加权序列：TR=2000～6000 毫秒，TE=80～120 毫秒，b 值 0，1000。

【技术要点】

**1.** 动态增强扫描，至少采集三期（动脉期、静脉期、延迟期）动态增强影像，延迟期要求达 3～5 分钟。

**2.** 预饱和技术、并行采集技术、血液流动补偿技术等为辅助可选项来提高图像质量或加快采集速度。

**3.** 相位编码方向一般为轴位及矢状位均取前 - 后向，冠状位取左 - 右向。应采用相位过采样。

**4.** 膀胱适度充盈（图 5-110）。

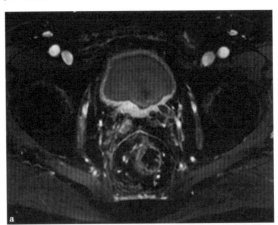

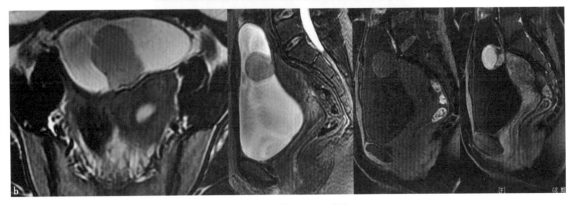

图 5-110 膀胱 MRI 成像

a. 斜横轴位定位显示膀胱病变；b. 膀胱占位，平扫和动态增强前后对照

【图像后处理】

**1．**2D 序列一般不作后处理。

**2．**快速梯度回波三维容积 T$_1$W 序列（3D-Vibe / 3D-LAVA / 3D-THRIVE）可作 MPR 处理。

**3．**MRS 需做相应后处理。

# 二、前列腺 MRI 成像技术

## （一）适应证

前列腺占位、增生等病变。

## （二）检查技术

【线圈及体位】

**1．线圈** 体部矩形相控阵线圈 / 心脏专用相控阵线圈。

**2．体位** 仰卧，足先进 / 头先进。定位中心对耻骨联合上缘上 2cm。

【成像方位】

前列腺成像方位包括：矢状位，斜横轴位，斜冠状位。

**1．矢状位** 扫描基线平行于前列腺矢状面，范围覆盖前列腺走行区域。

**2．斜横轴位** 扫描基线在矢状位像和冠状像上与前列腺上下长轴线垂直，扫描范围覆盖前列腺（图 5-111）。

**3．斜冠状位** 扫描基线在矢状位像上与前列腺上下长轴线平行，扫描范围覆盖膀胱与前列腺所在区域。

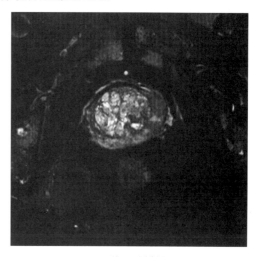

图 5-111　前列腺横轴位成像

【成像序列及参数】

**1．成像序列**

（1）快速自旋回波 T$_2$WI 序列不压脂：a. 矢状位，b. 斜横轴位，c. 斜冠状位。

（2）快速自旋回波 T$_2$WI 序列压脂：a. 斜横轴位，b. 斜冠状位，c. 矢状位。

（3）快速自旋回波 T$_1$WI 序列：a. 斜横轴位，b. 斜冠状位，c. 矢状位。

（4）快速梯度回波三维容积 T$_1$W 序列（3D-Vibe / 3D-LAVA / 3D-THRIVE；动态增强）：斜横轴位。

（5）弥散加权序列：斜横轴位。

（6）疑占位性病变时，加扫波谱分析（MRS）。

**2．成像参数**

（1）几何参数：2D 序列层厚 2～3mm，层间隔 0.2～0.4mm，FOV 160～200mm，矩阵≥256×224。3D 容积扫描序列层厚 2～3mm，层间隔 0mm，FOV 240～300mm，矩阵≥320×256。具体视其他参数及机型适当调整。

（2）序列参数：①快速自旋回波 T$_2$WI 序列：TR=2000～6000 毫秒，TE=80～120 毫秒，ETL=8～32；②快速自旋回波 T$_1$WI 序列：TR=300～600 毫秒，TE=full，激励次数 =2～4；③快速梯度回波三维容积 T$_1$W 序列（3D-Vibe / 3D-LAVA / 3D-THRIVE；动态增强）：TR=4.0 毫秒，TE=1.4 毫秒。具体视其他参数及机型适当调整；④弥散加权序列：TR=2000～6000 毫秒，TE=80～120 毫秒，b 值 0，1000。

【技术要点】

**1．**动态增强扫描，至少采集三期（动脉期、静脉期、延迟期）动态增强影像，延迟期要求达 3～5 分钟。动态序列可行多期动态灌注增强扫描，周期时间控制在每期 10 秒以内，25 期以上，整个动态扫描时长达 5 分钟左右。多期动态扫描可获取组织血流灌注信息进行定量分析处理。

2. 采用预饱和技术、并行采集技术、血液流动补偿技术等为辅助技术提高图像质量，缩短采集时间。相位编码方向一般为轴位及矢状位均取前 - 后向，冠状位取左 - 右向，相位编码方向应用过采样。

3. 前列腺扫描层厚较薄，1.5T 及以下场强机器如信噪比较差，应采用增加激励次数等措施提高信噪比。

4. 前列腺 $T_2$ 加权成像对诊断价值很大，须保证足够的空间分辨率和信噪比（图 5-112）。

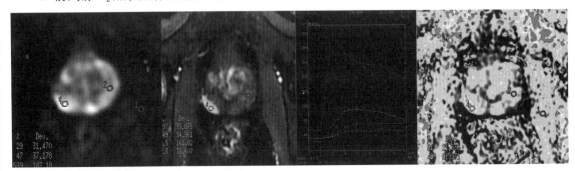

图 5-112　前列腺癌，弥散与动态增强的比较

前列腺右侧外周带局限性弥散受限，在 DWI 图像上表现为高信号，动态增强序列中，相应区域呈明显快进快出强化特点

【图像后处理】

1. 2D 序列一般不作后处理。

2. 快速梯度回波三维容积 $T_1W$ 序列（3D-Vibe / 3D-LAVA / 3D-THRIVE）可作 MPR 处理。

3. MRS 重建。

# 三、子宫附件 MRI 成像技术

## （一）适应证

子宫及附件占位性病变。

## （二）检查技术

【线圈及体位】

1. **线圈**　体部矩形相控阵线圈 / 心脏专用相控阵线圈。

2. **体位**　仰卧，足先进 / 头先进。定位中心对耻骨联合中点上缘上 2cm。

【成像方位】

子宫及附件常用成像方位包括斜横轴位，冠状位，矢状位。

1. **斜横轴位**　扫描基线垂直于子宫长轴，扫描范围覆盖子宫及附件区域。

2. **冠状位**　扫描基线扫描基线在矢状位像上与子宫上下长轴线平行，扫描范围覆盖子宫及附件所在区域。

3. **矢状位**　扫描基线扫描基线与子宫矢状位面平行，扫描范围覆盖子宫及两侧附件区域。

【成像序列及参数】

1. **成像序列**

（1）快速自旋回波 $T_2WI$ 序列不压脂：a. 横轴位，b. 冠状位

（2）快速自旋回波 $T_2WI$ 序列压脂：a. 斜横轴位，b. 斜冠状位

（3）质子密度双回波采集 $T_2WI/PD$ 序列：矢状位

（4）快速自旋回波 $T_1WI$ 序列：a. 斜横轴位，b. 斜冠状位，c. 矢状位

（5）快速梯度回波三维容积 $T_1W$ 序列：a. 斜横轴位，b. 矢状位

（6）弥散加权序列：斜横轴位

**2. 成像参数**

（1）几何参数：2D 序列层厚 3～5mm，层间隔 0.5～1mm，FOV 160～200mm，矩阵≥256×224。3D 容积扫描序列层厚 2～4mm，层间隔 0mm，FOV 200～400mm，矩阵≥320×256，具体视其他参数及机型适当调整。

（2）序列参数：①自旋回波 $T_2WI$ 序列：TR=2000～6000 毫秒，TE=80～120 毫秒，ETL=8～32；②自旋回波 $T_1WI$ 序列：TR=400～600 毫秒，TE=minimum，激励次数 =2～4；③ $T_2W/PDW$ 双回波序列：TR=3000～6000 毫秒，TE=minimum/102 毫秒；④ 3D 容积快速梯度回波 $T_1W$ 序列（动态增强）：TR=4.0 毫秒，TE=1.4 毫秒。具体视机型而异；⑤弥散加权序列：TR=2000～6000 毫秒，TE=80～120 毫秒，b 值 0，1000。

**3.** 动态增强三期（动脉期、静脉期、延迟期）扫描，延迟期达 3～5 分钟。动态扫描完成后，补充冠状位、横轴位 / 矢状位扫描。高场 MRI 功能支持的，动态序列可行多期动态灌注增强扫描，周期时间控制在每期 10 秒以内，25 期以上，整个动态扫描时长达 5 分钟左右。多期动态扫描可获取组织血流灌注信息作灌注定量分析。低场 MRI 不具备快速成像及三维成像功能的，可行普通增强扫描（图 5-113）。

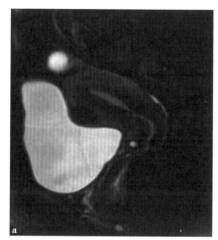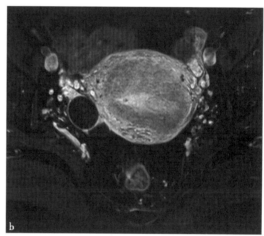

图 5-113　子宫 $T_2W$ 平扫和增强图像
a. $T_2W$ 矢状面平扫显示子宫长轴；b. 子宫横轴面增强图像

双筒高压注射器静脉团注钆对比剂，剂量 0.2ml/kg 体重（0.1mmol/kg 体重），注射速率 2～3ml/s，续以等量生理盐水。

【技术要点】

**1.** 可采用并行采集技术、血液流动补偿技术、防相位卷褶技术 / 过采样技术等来加快采集速度，提高图像质量。

**2.** 对育龄期妇女行子宫成像时，可以询问其处于月经周期的阶段，以供诊断的需要。

【图像后处理】

**1.** 2D 序列一般不作后处理。

**2.** 快速梯度回波三维容积 $T_1W$ 序列（3D-Vibe / 3D-LAVA / 3D-THRIVE）可作 MPR 处理。

## 四、直肠 MRI 成像技术

### （一）适应证

直肠占位性病变

### （二）检查技术

【线圈及体位】

体部矩形相控阵线圈 / 心脏专用相控阵线圈。仰卧，足先进 / 头先进。定位中心对耻骨联合中点。

【成像方位】

常用成像方位包括：矢状位，斜横轴位，斜冠状位。

**1. 矢状位** 扫描层面在冠状位像上与直肠长轴平行，范围覆盖完整直肠两侧。

**2. 斜横轴位** 扫描层面垂直直肠长轴，范围覆盖直肠段（图5-114）。

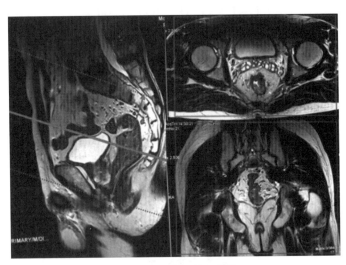

图 5-114 直肠成像定位

**3. 斜冠状位** 扫描层面在矢状位像上与直肠长轴平行。

【成像序列及参数】

**1. 成像序列**

（1）快速自旋回波 $T_2WI$，小 FOV 高分辨率直肠扫描序列：a. 斜横轴位，b. 斜冠状位，c. 矢状位。

（2）快速自旋回波 $T_1WI$，小 FOV 高分辨率直肠扫描序列：a. 斜横轴位，b. 斜冠状位，c. 矢状位。

（3）弥散加权序列：斜横轴位。

**2. 成像参数**

（1）几何参数：2D 序列层厚 3～5mm，层间隔 0.5～1mm，FOV 160～200mm，矩阵≥256×224。3D 容积扫描序列层厚 2～4mm，层间隔 0mm，FOV 200～400mm，矩阵≥320×256，具体视其他参数及机型适当调整。

（2）序列参数

①自旋回波 $T_2WI$ 序列：TR=2000～6000 毫秒，TE=80～120 毫秒，ETL=8～32，激励次数=2～4；②自旋回波 $T_1WI$ 序列：TR=400～600 毫秒，TE=minimum，激励次数 =2～4；③ 3D 容积快速梯度回波 $T_1W$ 序列（动态增强）：TR=4.0 毫秒，TE=1.4 毫秒，具体视机型而异；④弥散加权序列：TR=2000～6000 毫秒，TE=80～120 毫秒，b 值 0，1000。

（3）大范围盆腔扫描序列：层厚 5～7mm，层间隔 1～2mm，FOV320～380mm，矩阵≥320×224。

（4）小 FOV 高分辨率直肠扫描序列：层厚 3mm，层间隔 0.3mm，FOV160mm，矩阵≥256×224。具体视 MR 机型而适当调整。

**3. 增强扫描** 快速梯度回波三维容积 $T_1$ 加权序列（3D-Vibe / 3D-LAVA / 3D-THRIVE）三期（动脉期、静脉期、延迟期）动态增强扫描，延迟期达 3～5 分钟。设备性能支持的，动态序列可行多期动态灌注增强扫描，周期时间控制在每期 10 秒以内，25 期以上，整个动态扫描时长达 5 分钟左右。动态扫描完成后，补充直肠矢状位、冠状位扫描及平行大范围横轴位扫描。不具备快速成像及三维成像功能的低场 MRI 设备，可行普通增强扫描。

双筒高压注射器静脉团注钆对比剂，剂量 0.2ml/kg 体重（0.1mmol/kg 体重），注射速率 2～3ml/s，续以等量生理盐水。

【技术要点】

**1.** 小 FOV 高分辨率直肠扫描所有序列不加脂肪抑制，$T_2$ 及弥散加权序列包全盆腔。采用并行采集技术、防相位卷褶技术、血液流动补偿技术等来优化图像质量、缩短成像时间。

**2.** 充分的肠道准备能够提高直肠成像的质量。检查前用 1~2 小时开塞露排空粪便，检查前半小时左右肌内注射 654-2 抑制肠道蠕动。

**3.** 直肠小视野高分辨成像一般不进行脂肪抑制，以更好显示直肠对周围局部的侵犯范围。

**4.** 高清弥散能够更好的显示肠道淋巴结。

【图像后处理】

**1.** 2D 序列一般不需后处理。

**2.** 3D 容积采集快速梯度回波 $T_1$ 加权序列（3D-Vibe／3D-LAVA／3D-THRIVE）可作 MPR、MIP 重建。

## 五、盆底肌肉 MRI 成像技术

### （一）适应证

盆底肌肉撕裂，盆底器官脱垂，排便功能障碍，肛瘘等。

### （二）检查技术

【线圈及体位】

**1. 线圈** 体部矩形相控阵线圈／心脏专用相控阵线圈。

**2. 体位** 仰卧，足先进／头先进，双腿平行。定位中心对耻骨联合中点。

【成像方位】

常用成像方位包括：矢状位，斜横轴位，斜冠状位。

**1. 矢状位** 扫描层面在冠状位像上与直肠长轴平行，范围覆盖完整直肠两侧。

**2. 斜横轴位** 扫描层面垂直直肠长轴，范围覆盖直肠段。

**3. 斜冠状位** 扫描层面在矢状位像上与直肠长轴平行。

【成像序列及参数】

**1. 成像序列**

**（1）平扫** 多次激励快速自旋回波 $T_2W$，多次激励快速自旋回波 $T_1W$ 轴位对于盆底器官脱垂，排便功能障碍可以加扫动态成像。使用单次激励快速自旋回波在矢状面耻骨正中长轴面来获得。图像采集静息期，盆底肌肉最大收缩期，和最大拉紧期（使用吸气用力挣）。技师在每个分开的序列开始之前给出指令。患者接到指令需要进行吸气用力挣至少 10 秒。重复这个过程来获得最理想的相关的收缩和拉紧的结果。

**（2）增强扫描** 快速梯度回波三维容积 $T_1$ 加权序列（3D-Vibe／3D-LAVA／3D-THRIVE），高分辨快速小角度翻转毁损梯度回波序列（图 5-115）。

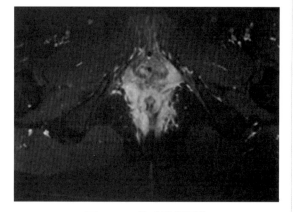

图 5-115 肛瘘增强图像

**2. 成像参数**

（1）几何参数：①静态扫描：层厚 3~4mm，层间隔 0.3~0.4mm，FOV200~300mm，分辨率≤1×1mm²。具体视 MR 机型而适当调整；②动态扫描：层厚 3mm，视野 300×300mm²，20 个动态，层面内分辨率≤1.6×1.6mm²。

（2）序列参数：快速自旋回波 $T_2WI$ 序列：TR=3000~6000 毫秒；TE80 毫秒；ETL=8~32；激励次数 =2~4。$T_1WI$ 序列：TR=400~600 毫秒，TE=minimum，激励次数 =2~4。3D 容积采集快

速梯度回波 $T_1W$ 序列（动态增强）：TR=4.0 毫秒，TE=1.4 毫秒。动态扫描：TR 2000～3000 毫秒，TE 75 毫秒使用 2 秒的时态分辨率。具体视机型而异。

【技术要点】

**1.** 双腿微微弯曲，检查前 1 小时排空膀胱。

**2.** 盆底肌肉成像视野（FOV）一般较小，需防相位卷褶技术。同时层厚较薄，需注意图像的信噪比。

【图像后处理】

**1.** 2D 序列一般不需后处理。

**2.** 3D 容积采集快速梯度回波 $T_1$ 加权序列（3D-Vibe/3D-LAVA/3D-THRIVE）可作 MPR、MIP 重建。

# 第九节　脊柱与脊髓 MRI 成像技术

## 一、脊柱与脊髓 MRI 成像技术

### （一）适应证

脊柱与脊髓 MRI 成像技术适应于椎管内肿瘤、椎骨肿瘤、椎管炎性、脊髓退行性变和椎管狭窄症、脊椎和脊髓外伤、脊椎和脊髓的先天性疾病，以及脊髓及椎管内病变手术后复查。

### （二）检查技术

【线圈及体位】

**1. 线圈**　脊柱相控阵线圈。

**2. 体位**　脊柱相控阵线圈置于检查床上，长轴与床长轴一致。受检者仰卧于线圈上，头先进。被检段脊柱中心设为定位中心。

【成像方法】

首先采用 3plan 快速定位成像序列同时扫出横、矢、冠状三平面定位像，然后在三平面定位像上设置不同方位的成像。

**1. 颈椎**

（1）矢状面成像：在冠状面图像上设置矢状面成像，扫描基线平行于颈椎（髓）正中矢状面，在横断面图像上调整扫描基线，使得成像层面与颈髓正中矢状面平行，在矢状面图像上调整扫描视野，成像范围要覆盖 $C_1$～$C_7$ 椎体及附件，上至颅底下至第二胸椎水平（图5-116）。

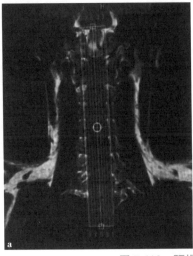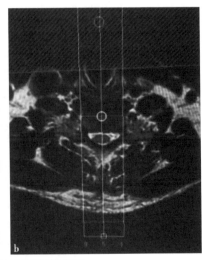

图 5-116　颈椎矢状面扫描定位

a. 在冠状面扫描基线平行于颈髓；b. 在横断面扫描基线平行于颈髓正中矢状面

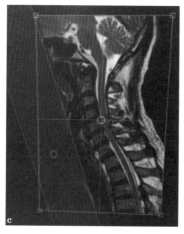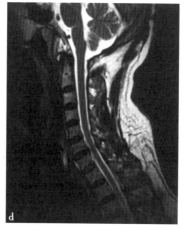

图 5-116　颈椎矢状面扫描定位（续）

c. 矢状面定位图；d. 矢状面效果图

（2）横断面成像：在矢状面图像上设置横断面成像，椎间盘病变：扫描基线平行于椎间盘，每个椎间盘设置 3 层，范围覆盖 $C_1 \sim T_1$ 之间有病变的椎间盘（图 5-117）。椎体及颈髓病变：扫描基线平行于椎体或垂直于颈髓，在冠状面图像上扫描基线平行于椎体或垂直于颈髓。成像范围要覆盖病变区域。

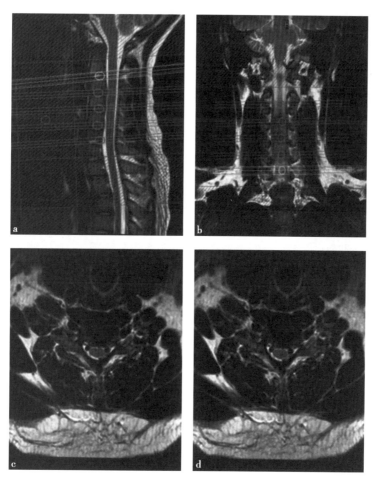

图 5-117　颈椎横断面扫描定位

a. 在矢状面扫描基线平行于椎间盘；b. 在冠状面扫描基线垂直于颈髓；

c、d. 不同层面横断面效果图

（3）冠状面成像：在矢状面图像上设置冠状面成像，扫描基线平行于病变区域颈髓或椎体，在横断面扫描基线垂直于病变区域颈髓正中矢状面，在冠状位图像上调整视野，成像范围要覆盖 $C_1 \sim C_7$ 椎体及附件，上至颅底下至第二胸椎水平（图 5-118）。

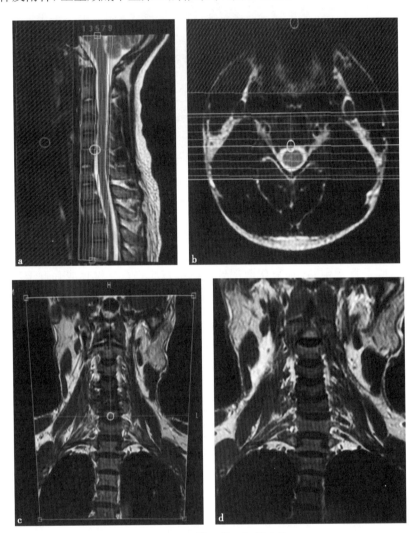

**图 5-118　颈椎冠状面扫描定位**

a: 在矢状面扫描基线平行于颈髓或椎体；b: 在横断面扫描基线垂直于颈髓正中
矢状面；c: 冠状面定位图；d: 冠状面效果图

**2. 胸椎**

（1）矢状面成像：在冠状面图像上设置矢状面成像，扫描基线平行于胸椎（髓）正中矢状面，在横断面图像上调整扫描基线，使的成像层面与胸髓正中矢状面平行，在矢状面图像上调整扫描视野，成像范围要覆盖胸椎体及椎体两侧附件，FOV 上至第 7 颈椎下至第 1 腰椎水平（图 5-119）。

（2）横断面成像：在矢状面图像上设置横断面成像，椎间盘病变：扫描基线平行于椎间盘，每个椎间盘设置 3 层，范围覆盖 $T_1$-$T_{12}$ 之间有病变的椎间盘；椎体及胸髓病变：扫描基线平行于椎体或垂直于胸髓，在冠状面图像上扫描基线平行于椎体或垂直于胸髓。成像范围要覆盖病变区域（图 5-120）。

（3）冠状面成像：在矢状面图像上设置冠状面成像，扫描基线平行于病变区域胸髓或椎体，在横断面扫描基线垂直于病变区域胸髓正中矢状面，在冠状位图像上调整视野。成像范围要覆盖胸椎体及椎体两侧附件，FOV 上至第 7 颈椎下至第 1 腰椎水平（图 5-121）。

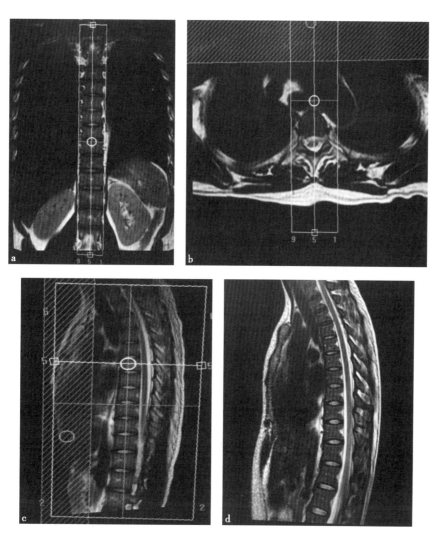

**图 5-119  胸椎矢状面扫描定位**
a. 在冠状面扫描基线平行于胸髓；b. 在横断面扫描基线平行于胸髓正中矢状面；c. 矢状面定位图；d. 矢状面效果图

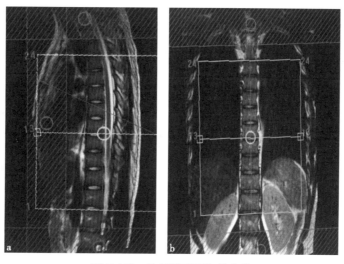

**图 5-120  胸椎横断面扫描定位**
a. 在矢状面扫描基线平行于椎体，b. 在冠状面扫描基线垂直于胸髓

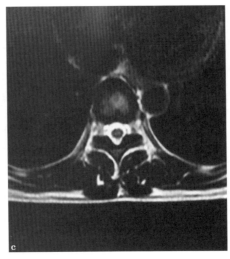

**图 5-120　胸椎横断面扫描定位（续）**

c. 横断面效果图

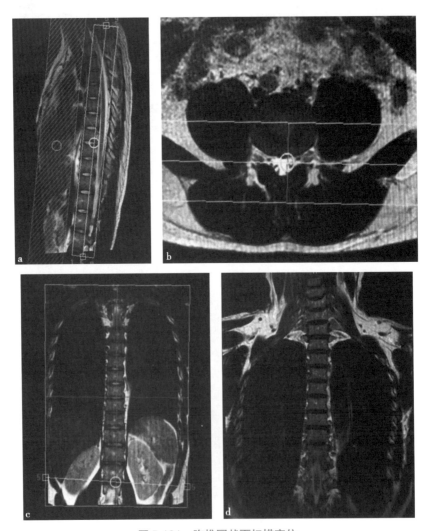

**图 5-121　胸椎冠状面扫描定位**

a. 在矢状面扫描基线平行于病变区域胸髓或椎体；b. 在横断面扫描基线垂直
于胸髓正中矢状面；c. 冠状面定位图；d. 冠状面效果图

### 3. 腰椎

（1）矢状面成像：在冠状面图像上设置矢状面成像，扫描基线平行于腰椎（髓）正中矢状面，在横断面图像上调整扫描基线，使的成像层面与腰髓正中矢状面平行，在矢状面图像上调整扫描视野，成像范围要覆盖腰椎椎体及两侧横突，FOV 上包含第 11 胸椎下包含第 3 骶椎水平（图 5-122）。

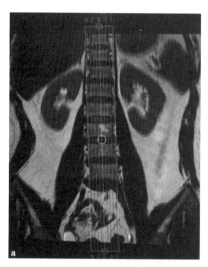
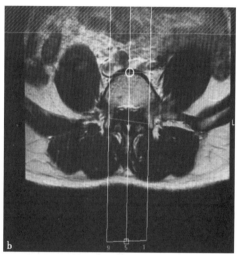
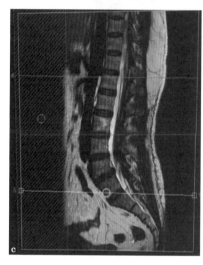
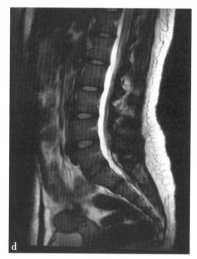

图 5-122　腰椎矢状面扫描定位

a. 在冠状面扫描基线平行于腰椎；b. 在横断面扫描基线平行于腰髓正中矢状面；c. 矢状面定位图；d. 矢状面效果图

（2）横断面成像：在矢状面图像上设置横断面成像，椎间盘病变：扫描基线平行于椎间盘，每个椎间盘设置 3 层，范围覆盖 $L_1 \sim S_1$ 之间有病变的椎间盘（图 5-123）。椎体及腰髓病变：扫描基线平行于腰椎体或垂直于腰髓，在冠状面图像上扫描基线平行于椎体或垂直于腰髓。范围要覆盖病变区域。

（3）冠状面成像：在矢状面图像上设置冠状面成像，扫描基线平行于病变区域腰髓或椎体，在横断面扫描基线垂直于病变区域腰髓正中矢状面，在冠状位图像上调整视野。成像范围要覆盖腰椎体及椎体两侧附件，FOV 上至第 11 胸椎下至第 3 骶椎水平（图 5-124）。

【成像序列及参数】

**1. 序列**　平扫常规行矢状面快速 TSE-$T_2$WI、$T_1$WI 成像和（或）$T_2$WI- 抑脂或 $T_1$WI- 抑脂序列，横断面 $T_2$WI/$T_1$WI，冠状面 $T_2$WI/$T_1$WI 序列成像。3D- 水激励序列通常取冠状面成像。

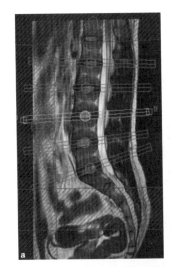
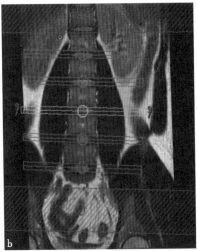
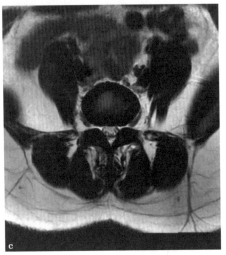

**图 5-123 腰椎横断面扫描定位**

a. 在矢状面扫描基线平行于椎间盘；b. 在冠状面扫描基线垂直于胸髓；c. 横断面效果图

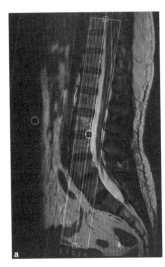
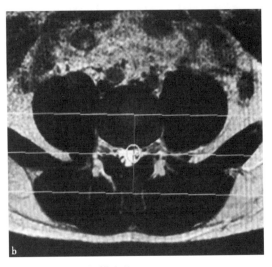

**图 5-124 腰椎冠状面扫描定位**

a. 在矢状面扫描基线平行于病变区域腰髓或椎体；b. 在横断面扫描基线垂直
于胸髓正中矢状面

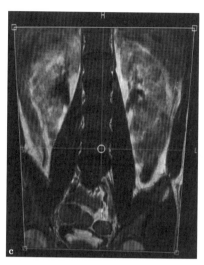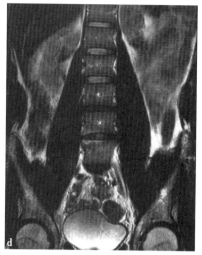

图 5-124　腰椎冠状面扫描定位（续）

c. 冠状面定位图；d. 冠状面效果图

**2. 增强扫描**　静脉注射 MR 钆对比剂，剂量 0.2ml/kg 体重（0.1mmol/kg 体重）或遵药品使用说明书。常规增强冠状面及横断面 $T_1WI$ 成像和 $T_1WI$- 抑脂序列矢状面成像。

**3. 扫描参数**　层厚 3～5mm，层间距为层厚的 10%～20%。矢状面、冠状面成像 FOV：250～380mm（视扫描脊柱范围而定）竖矩形，矩阵（256～320）×（400～512）。横断面成像 FOV：200mm，横矩形，矩阵（256～320）×（256～320）。

【技术要点】

1. 脊柱畸形加扫冠状位 $T_2WI$ 成像。

2. 观察骨折或肿瘤以及 $T_2WI$ 图像有高信号病灶时，加扫 $T_2WI$- 脂肪抑制序列。

3. $T_1WI$ 图像有高信号病灶时，加扫 $T_1W$- 脂肪抑制序列。

4. 矢状面、横断面成像时，在成像范围脊柱前方设置预饱和带，以消除伪影。例如颈椎前方的预饱和带可消除吞咽动作引起的运动伪影（图 5-116c），胸椎前方的预饱和带可消除主动脉及心脏搏动产生的伪影（图 5-119c），腰椎前方预饱和带可消除腹主动脉及腹部呼吸运动腹主动脉及腹部呼吸运动引起的（图 5-122c）。

5. 脑脊液搏动伪影一般在胸椎较明显，可使用搏动同步采集技术。

6. 在横断面扫描时，由于脑脊液流动方式复杂，易产生脊髓周围流动伪影，采用层面选择方向流动去相位技术，能明显改善此类伪影，或在扫描范围上、下方设置预饱和带，也可消除脑脊液流动伪影（图 5-117b，图 5-120b，图 5-123b）。

7. 脊髓血管极细小，脊髓的血管畸形常无法进行常规 MRA 成像，可以使用长回波时间（TE>200 毫秒）的高分辨（512×512）快速 TSE-$T_2WI$ 序列，使畸形血管呈流空表现及"黑血"影像。也可采用流动去相位序列，产生"黑血"效应。

【图像后处理】　一般扫描图像不需要处理。高级成像软件可实现全脊柱 MRI 成像。其主要技术要点为分别进行分段脊柱同层采集后，利用高级软件将各段脊柱采集数据进行无缝拼接而成（图 5-125）。

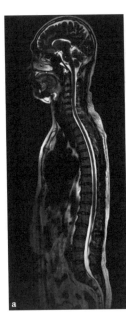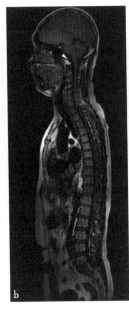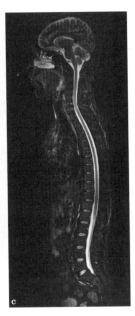

图 5-125　全脊柱图像

a. T₂W 全脊柱图像；b. T₁W 全脊柱图像；c. T₂W+FS 全脊柱图像

# 二、MR 脊髓造影（MRM）成像技术

## （一）适应证

MRM 成像适应于椎间盘疝、椎管狭窄、蛛网膜及神经根囊肿、神经纤维瘤、神经源性肿瘤和椎管内占位性病变的影像学辅助显示与诊断。

## （二）检查技术

【线圈及体位】

**1. 线圈**　脊柱相控阵线圈。

**2. 体位**　脊柱相控阵线圈置于检查床上，长轴与床长轴一致。受检者仰卧于线圈上，头先进。被检段脊柱中心设为定位中心。

【成像方法】

先行脊柱 MRI 常规检查，根据平扫图像，定位进行 MRM 检查。

**1. 单次激发 -2D 快速自旋回波 T₂WI 采集**序列以椎管长轴为纵轴，作绕椎管的圆周辐射扫描（图 5-126）。

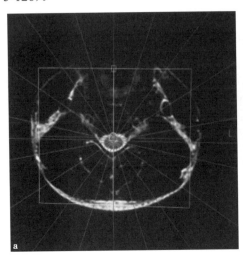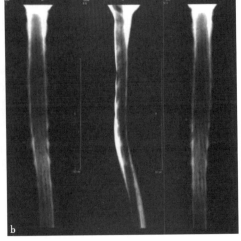

图 5-126　2D 快速自旋回波 T₂WI 序列放射状扫描定位及图像

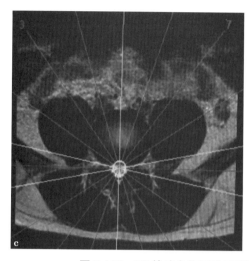
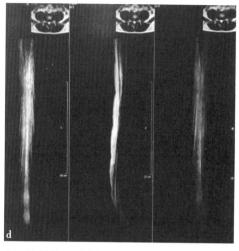

图 5-126　2D 快速自旋回波 T₂WI 序列放射状扫描定位及图像（续）

a, c. 2D 放射状扫描定位; b, d. 放射状扫描成像图像

**2. 多激发多层薄层 3D 快速自旋回波重 T₂WI 序列**: 作平行于椎管的冠状面或矢状面 3D 块成像（图 5-127）。

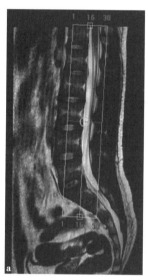
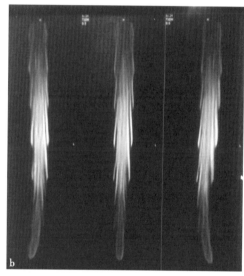

图 5-127　3D 快速自旋回波 T₂WI 序列冠状面扫描定位及图像

a. 3D 扫描定位; b. 3D 扫描成像图像

【成像序列及参数】

**1. 序列**　序列同一般水成像。即单次激发 2D 快速自旋回波 T₂WI 采集序列, 及多激发多层薄层 3D 快速自旋回波重 T₂WI 序列。

**2. 扫描参数**　2D 快速自旋回波 T₂WI 序列: TR/TE=8000/1000 毫秒, 绕椎管圆周辐射扫描, 2D 厚块 40～50mm, FOV: 200～250mm（视扫描脊柱范围而定）竖矩形, 矩阵: 400～512×512; 3D 快速自旋回波重 T₂WI 序列: TR/TE=8000/1000 毫秒, 层厚 / 层间距 =3/-1.5mm, 冠状面成像 FOV: 250～280mm（视扫描脊柱范围而定）竖矩形, 矩阵: 256～320×512。横断面成像 FOV: 200mm, 横矩形, 矩阵（256～320）×（256～320）

【技术要点】

与一般水成像基本相同。

【图像后处理】

方法同 MRCP/MRU。多激发或单激发 - 多层薄层序列原始图像需作 MIP 处理并旋转, 获得三维椎管造影像。单激发 2D 块序列扫描无需后处理即得相应角度扫描的三维椎管造影像。

# 第十节 四肢骨关节及软组织 MRI 成像技术

MRI 具有较高的软组织分辨力，以及多参数成像的特点，在骨、关节软骨、骨髓及肿瘤病变、韧带损伤及关节周围软组织病变检查中具有重要价值，特别是在骨关节病变的早期阶段，MRI 比 X 线具有更高的敏感性和特异性，具有独到的优势。

薄层、高分辨率，必要时行小视野成像是肌骨关节及软组织 MRI 成像的关键。成像时参数的制定和调整必须考虑到 MR 扫描机的场强、使用的表面线圈及其结构，清晰临床病史和所需解决的问题，选择合适的视野、成像方位、扫描序列及参数以达到最优化的信噪比，肌骨关节及软组织 MRI 成像通常采用 $T_2WI$ 加脂肪抑制序列以凸显病灶，常规情况下，在关节系统采用 PDW 加脂肪抑制序列，而长骨采用幅度抑脂的 STIR 序列。最后还应考虑到是否需要静脉或关节内注入对比剂，是否需要特殊的序列、方位或体位来明确解剖和病理以达到疾病的诊断。

## 一、肩关节 MRI 成像技术

### (一)适应证

外伤导致的各种急性或慢性的关节内结构或功能紊乱及关节周围软组织的损伤；对骨髓病变、早期骨软骨缺血性坏死、感染性病变及肿瘤性病变均有较高的诊断价值。

### (二)检查技术

【线圈及体位】

**1. 线圈** 首选专用肩关节表面线圈，也可采用包绕式软表面线圈等，以能实现肩关节高分辨、高信噪比的扫描为选择原则。

**2. 体位** 被检者取头先进仰卧位，被测者肩部平放，尽量置于床中心，上臂垫高与肩平，或是身体偏斜卧于检查床，即健侧垫高使受检侧尽量靠近检查床中心又能保证被检者的舒适为原则，上肢自然伸直，掌心对着躯体，亦可采用外旋位，掌心向上，避免内旋位，即掌心向下，以免造成冈上肌和冈下肌的重叠，被检侧手臂加沙袋或绑带固定。

【成像方位】

**1. 横轴面** $T_2WI\text{-}fs$、$T_1WI$。扫描基线在冠状面上垂直于关节盂，范围上包肩锁关节，下达关节盂下缘（图 5-128）。

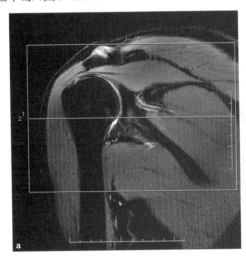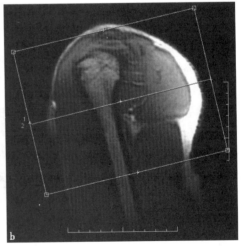

图 5-128 肩关节横轴面 MRI 扫描定位图

a. 斜冠状面上垂直于关节盂；b. 斜矢状面上垂直于肱骨长轴

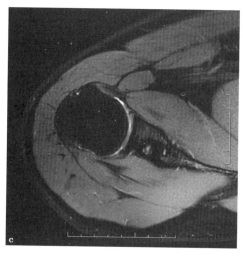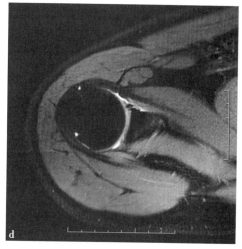

图 5-128 肩关节横轴面 MRI 扫描定位图（续）

c, d. 不同层面肩关节 T$_2$W 横轴面图像

**2. 斜冠状面** T$_2$WI-fs、T$_1$WI。扫描基线在横轴面上垂直于关节盂或平行于冈上肌腱，范围前后缘包含肩关节（图 5-129）。

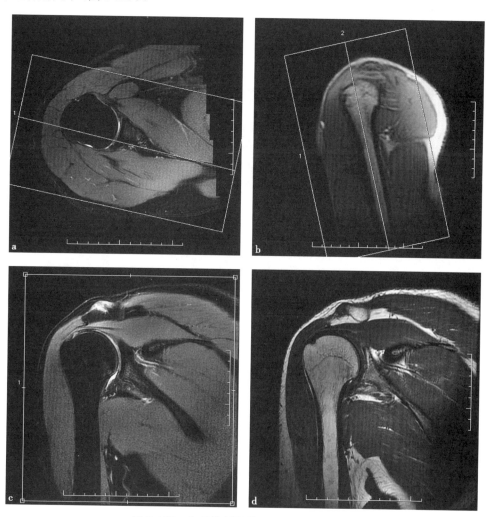

图 5-129 肩关节斜冠状面 MRI 扫描定位图

a. 横轴面上垂直于关节盂并平行于冈上肌腱或沿肩胛骨走形；b. 斜矢状面上平行于肱骨长轴；c, d. 分别为同一层面 T$_2$W 和 T$_1$W 肩关节斜冠状面图像

**3. 斜矢状面 T₂WI-fs、T₁WI**　扫描基线在横轴面上平行于关节盂或垂直于冈上肌腱，范围内侧包括关节盂，外侧要超过肱骨头外软组织（图 5-130）。

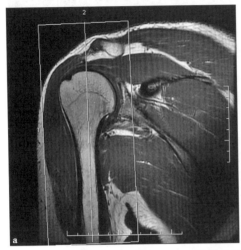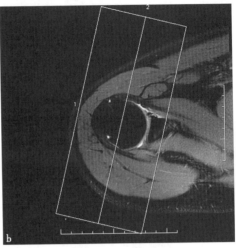

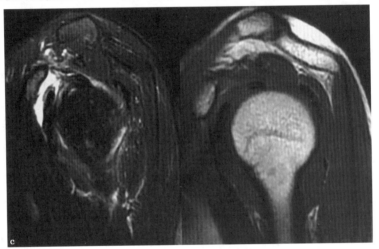

图 5-130　肩关节斜矢状面 MRI 扫描定位图

a. 斜冠状面上平行于肱骨长轴；b. 横轴面上平行于关节盂；c. 斜矢状面图像示粘连性关节囊炎，肩关节附着的肌腱韧带信号高低混杂，粘连撕裂

【成像序列及参数】

**1. 几何参数**　2D 序列层厚 3～4mm，层间隔≈ 10% X 层厚，FOV 160～180mm，矩阵约等于或大于 256×192。激励次数≥1。3D 梯度回波序列层厚 0.5～2mm，层间隔 0，FOV 160mm，矩阵 288×224。具体视其他参数及 MR 机型而适当调整。

**2. 成像参数**　T₂WI 序列：TR2000～6000 毫秒，TE80～130 毫秒；T₁WI 序列：TR300～700 毫秒，TE10～30 毫秒；PDWI 序列：TR2000～6000 毫秒，TE10～30 毫秒；3D 梯度回波序列：TR7.3 毫秒，TE2.6～12 毫秒，具体视其他参数及 MR 机型而适当调整。

**3. 辅助优化技术**　流动补偿、相位编码过采样，在胸腔部加预饱和带等为辅助可选项。

**4.** 如需行增强扫描，采用 T₁WI+fs 序列，视病变采用最佳显示方位，即斜矢状面或横轴面及斜冠状面，层位置、层厚及层间隔均与平扫一致。对比剂采用 MR 钆对比剂，静脉注射，剂量 0.2ml/kg 体重（0.1mmol/kg 体重）或遵药品使用说明书。

【技术要点】

清晰显示肩关节的解剖结构，即关节唇、肱骨头、肩锁关节、冈上肌腱、冈下肌腱及肱二头肌长头肌腱等软组织。

**1.** PDWI 可以替代 T$_2$WI，横断面上有利于关节盂唇病变及肩胛上下肌腱的诊断，斜冠状面有利于观察岗上肌腱和上方盂唇，斜矢状面有利于观察肩袖的 4 个部分。

**2.** 加扫 T$_2^*$WI，可增加显示盂唇病变肩袖病变诊断敏感性，但特异性较差。

**3.** 3D 梯度回波序列可以更好显示盂唇病变，对于细节观察可以加扫。

**4.** 斜冠状面是必须的，防止"魔角效应"影响观察冈上肌腱撕裂（约占肩袖撕裂的 90%）。魔角效应（magic angle effect）是一种在肌肉骨骼系统成像时的常见伪影，即简单、紧密排列的没有运动质子的结构（如韧带和肌腱，这类由致密而各向异性排列的胶原纤维所组成的结构），与主磁场成 55°（54.70）角时，在低 TE 出现信号升高。常见于卷曲或与成像平面成角的肌腱，如肩袖末梢肌腱、踝关节肌腱、髌骨肌腱。因此不能仅靠 T$_1$ 和 PD 像的异常信号来诊断为肌腱病变，应该观察长 TE 像上的信号，或者注意是否同时存在肌腱增厚的改变。发现 T$_1$WI 信号衰减，可以通过观察肌腱厚度、T$_2$ 是否为中等信号、滑膜及积液征象等来进行最后定性。

**5.** 对于肩关节盂唇及肩袖损伤诊断困难时，必要时行肩关节 MRI 造影。

【图像后处理】

**1. 2D 序列**　一般无需处理。

**2. 3D 序列**　3D 梯度回波序列为原始图像，作 MPR 重建获取所需方位或重点观察兴趣区细微结构。

# 二、肘关节 MRI 成像技术

## （一）适应证

肘关节的创伤性疾病为 MRI 的主要适应证；亦用于退行性骨关节病、感染性、肿瘤性病变等疾病的诊断与鉴别诊断。

## （二）检查技术

【线圈及体位】

**1. 线圈**　一般选用软表面线圈包绕整个肘关节实施扫描，亦可采用其他可替代使用数组线圈。

**2. 体位**　仰卧位为首选体位，被检测自然伸直置于躯体旁，掌心向上，手掌可适当垫高，并固定，身体可偏斜卧于检查床上使被检侧尽量靠近检查床中心。当肘关节不能伸直时可采用俯卧位，肘关节 90° 曲向头侧进行扫描。

【成像方位】

**1. 横轴面**　T$_2$WI-fs，T$_1$WI。扫描基线在矢状面或冠状面上垂直于尺、桡骨长轴，范围上自肱骨干骺端，下达桡骨结节（图 5-131）。

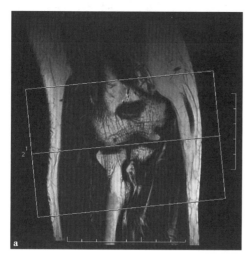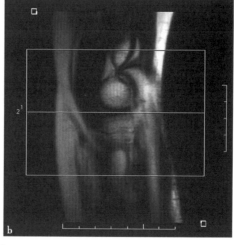

**图 5-131　肘关节横轴面 MRI 扫描定位图**
a. 冠状面上垂直于尺、桡骨长轴；b，c. 矢状面上垂直于尺、桡骨长轴

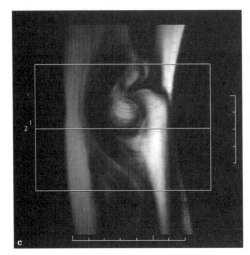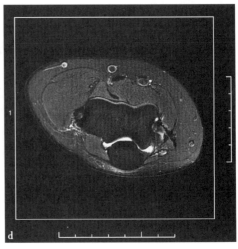

**图 5-131 肘关节横轴面 MRI 扫描定位图（续）**

d. 肘关节横轴面图像

**2. 斜冠状面** $T_2WI$-fs、$T_1WI$。扫描基线在横轴面上平行于尺、桡骨长轴，或平行于肱骨内、外上髁的连线，范围前缘达肱肌中份，后缘含肱三头肌腱（图 5-132）。

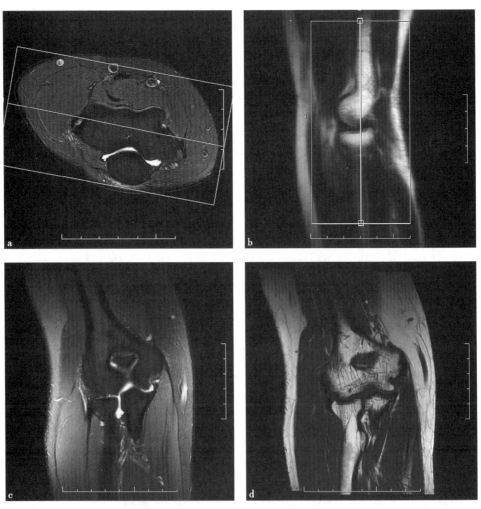

**图 5-132 肘关节斜冠状面 MRI 扫描定位图**

a. 横轴面上平行于肱骨内、外上髁的连线；b. 矢状面上平行于肱、尺骨长轴；c，d. 分别显示 $T_2W$ 和 $T_1W$ 肘关节斜冠状面图像

**3. 斜矢状面**　T$_2$WI-fs、T$_1$WI。扫描基线在横轴面上垂直于尺、桡骨长轴，或垂直于肱骨内、外上髁的连线，范围内侧包括桡侧副韧带，外侧要超过肱骨内上髁（图5-133）。

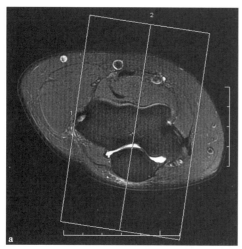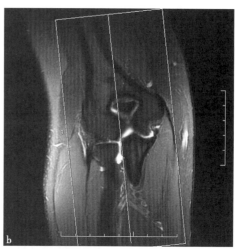

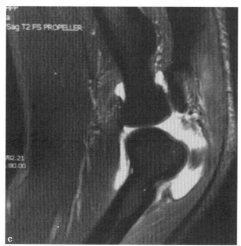

**图 5-133　肘关节斜矢状面 MRI 扫描定位图**

a. 横轴面上垂直于肱骨内、外上髁的连线；b. 冠状面上平行于肱、尺骨长轴；c. 肘关节斜矢状面图像

【成像序列及参数】

**1. 几何参数**　层厚 3～4mm，层间隔≈10% X 层厚，FOV 120～160mm，矩阵约等于或大于 256×192。激励次数≥1。具体视其他参数及 MR 机型而适当调整。

**2. 成像参数**　2D：T$_2$WI 序列：TR2000～6000ms，TE80～130 毫秒；T$_1$WI序列：TR300～700 毫秒，TE10～30 毫秒；PDWI 序列：TR2000～6000 毫秒，TE10～30 毫秒；3D 梯度回波序列：TR 7.3 毫秒，TE 2.6～2 毫秒，具体视其他参数及 MR 机型而适当调整。

**3. 辅助优化技术**　流动补偿、相位编码过采样、在长轴上下加预饱和带等为辅助可选项。

**4.** 如需行增强扫描，采用 T$_1$WI+fs 序列，视病变采用最佳显示方位，即斜矢状面或横轴面及斜冠状面，层位置、层厚及层间隔均与平扫一致。对比剂采用 MR 钆对比剂，静脉注射，剂量 0.2ml/kg 体重（0.1mmol/kg 体重）或遵药品使用说明书。

【技术要点】

显示肘关节的解剖结构，包含肱骨远端的内外上髁、尺骨小头、尺骨鹰嘴、尺侧副韧带、桡侧副韧带、桡骨环装韧带等附属韧带及肌肉等软组织显示清晰。

**1.** 可以加扫 PDWI，以更好显示关节软骨。

**2.** 在斜矢状面、斜冠状面可加扫 T$_2^*$WI，显示韧带病变。

**3.** 对于关节内游离体的显示、局限性软骨缺损、侧副韧带的部分断裂等病变可行肘关节 MRI 造影检查，但临床较少应用。

【图像后处理】

3D 梯度回波序列为原始图像，作 MPR 重建获取所需方位或重点观察兴趣区细微结构。

## 三、腕关节 MRI 成像技术

### （一）适应证

腕关节相对较小且结构复杂，临床上除了对腕关节的创伤性病变进行检查外，很大部分是早期类风湿关节炎的排查。

### （二）检查技术

【线圈及体位】

**1. 线圈**　选用腕关节专用表面线圈，或其他可替代表面线圈，以能实现腕关节高分辨、高信噪比的扫描为选择原则。

**2. 体位**　可取俯卧位，被检侧上肢上举伸过头侧，掌心向下，固定腕关节于检查床中央，线圈中心置于腕关节中心并设置为扫描中心。

【成像方位】

**1. 横轴面**　T$_2$WI-fs，T$_1$WI。扫描基线在矢状面或冠状面上垂直于尺、桡骨长轴，范围腕关节（上至桡骨茎突，下达掌骨近端）（图 5-134）。

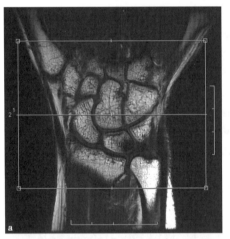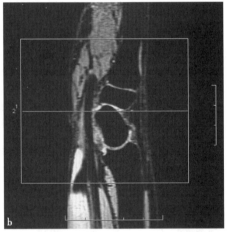
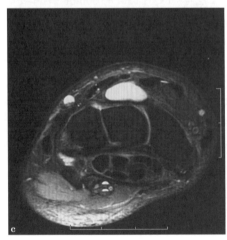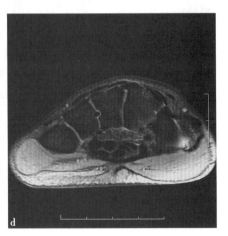

图 5-134　腕关节横轴面 MRI 扫描定位图

a. 冠状面上垂直于尺、桡骨长轴；b. 矢状面上垂直于尺、桡骨长轴；c，d. 不同层面腕关节横轴面 T$_2$W 图像

**2. 冠状面**　T₂WI-fs、T₁WI。扫描基线在横轴面上平行于尺、桡骨茎突的连线，范围腕关节（含腕管）（图 5-135）。

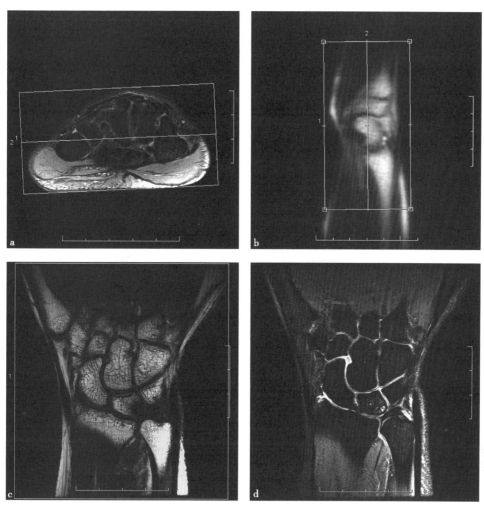

图 5-135　腕关节冠状面 MRI 扫描定位图

a. 横轴面上平行于尺、桡骨茎突的连线；b. 矢状面上平行于尺、桡骨长轴；c、d. 分别显示同一层面腕关节冠状面 T₁W 和 T₂W 图像

**3. 矢状面**　T₂WI-fs、T₁WI。扫描基线在横轴面上垂直于尺、桡骨茎突的连线，范围腕关节（内外含尺、桡骨茎突）。矢状面通常可通过 3D 图像多平面重建获得。

【成像序列及参数】

**1. 几何参数**　2D 序列层厚 3mm，层间隔 0.3mm，FOV 80～120mm，矩阵约等于或大于 256×192。激励次数≥1。3D 序列层厚 0.5～2mm，层间隔 0，FOV 100mm，矩阵 288×224。具体视其他参数及 MR 机型而适当调整。

**2. 成像参数**　T₂WI 序列：TR2000～6000 毫秒，TE80～130 毫秒；T₁WI 序列：TR300～700 毫秒，TE10～30 毫秒；PDWI 序列：TR2000～6000 毫秒，TE10～30 毫秒。具体视其他参数及 MR 机型而适当调整。

**3. 辅助优化技术**　流动补偿、相位编码过采样、在长轴上下加预饱和带等为辅助可选项。

**4.** 如需行增强扫描，采用 T₁WI+fs 序列，视病变采用最佳显示方位，即斜矢状面或横轴面及斜冠状面，层位置、层厚及层间隔均与平扫一致。对比剂采用 MR 钆对比剂，静脉注射，剂量 0.2ml/kg 体重（0.1mmol/kg 体重）或遵药品使用说明书。

【技术要点】

显示腕关节的解剖结构,包含组成腕关节的 8 块腕骨,尺、桡骨茎突,掌骨近端及其附属韧带、肌肉等软组织,腕管结构显示清晰 / 手及其附属组织。

**1.** 腕关节 MRI 成像以冠状面和横轴面为主。

**2.** 可加扫 $T_2^*WI$, PDWI,重点观察三角纤维软骨复合体。

**3.** 由于无间隔薄层扫面,3D 梯度回波序列在腕关节有突出的优点,有利于观察盂唇和关节软骨病变,特别偏 $T_2^*$ 权重的 3D 序列对三角纤维软骨盘病变的定性可能有较大帮助,但韧带的对比不如自旋回波序列。

**4.** 诊断三角纤维软骨复合体(trianglar fibrocartilage complex,TFCC)撕裂困难时,可进一步腕关节 MRI 造影,但效价比不明确。

**5.** 评价类风湿关节炎或单侧下尺桡关节半脱位的患者,可俯卧位,双手头上位,用足够大的线圈,行双侧同层面对比检查。

【图像后处理】

3D 梯度回波序列为原始图像,作 MPR 重建获取多方位面像或重点观察兴趣区。

# 四、手及手指 MRI 成像技术

## (一) 适应证

手及手指和之间关节相对较小且结构复杂,为达到足够的空间分辨力最好中高场的设备进行。临床上很大部分运用 MRI 评价急性创伤后的软组织损伤;可触及的包块,如腱鞘囊肿、腱鞘巨细胞瘤、血管球瘤、异物所致肉芽肿及其他软组织肿块;可疑感染以及早期关节炎造成的骨细微变化,比如骨髓水肿及细小侵蚀以及系统性疾病,如类风湿性关节炎等。

## (二) 检查技术

【线圈及体位】

**1. 线圈**　双手或单手 MRI 检查,选用柔制表面线圈覆盖双手或其他可替代表面线圈。取俯卧位,双上肢或患侧上肢上举伸过头侧,掌心向下,固定双手于检查床中央,线圈中心置于中指掌指关节连线中心并设置为扫描中心。

手指或指间关节 MRI 检查采用尽量小的指环线圈或腕关节专用线圈,固定手指于线圈中心并置于检查床中心,以能实现手指或指间关节高分辨、高信噪比和小视野的扫描为选择原则。

**2. 体位**　取俯卧位,患侧上肢上举伸过头侧,掌心向下。

【成像方位】

**1.** 主要采用冠状面成像,辅以矢状面和横轴面(图 5-136)。

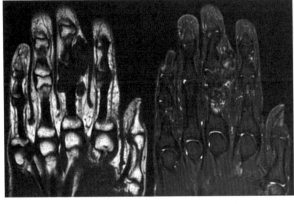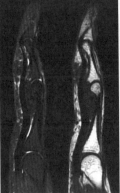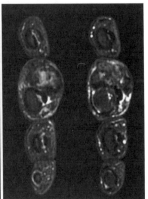

图 5-136　冠状面、矢状面及横轴面示中指占位病灶

**2.** 冠状面和矢状面的扫描基线分别垂直和通过手指长轴和短轴（图 5-137）。

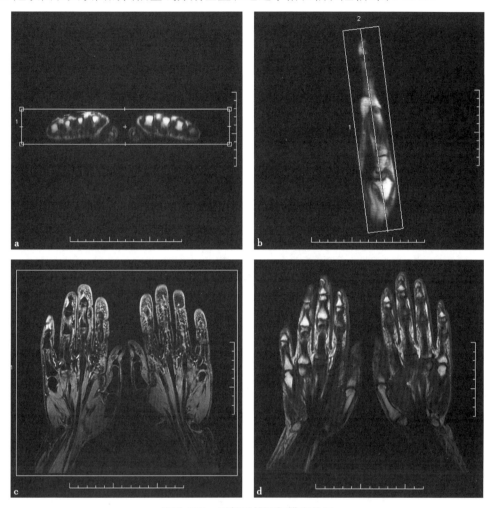

图 5-137　手部冠状面扫描定位图

a, b. 分别在横轴面和矢状面平行手的短轴和长轴；c, d. 手部冠状面 $T_2W$ 和 $T_1W$ 图像

【成像序列及参数】

**1. 几何参数**　2D 序列层厚 3mm，层间隔 0.3mm，FOV50～120mm，矩阵约等于或大于 256×192。激励次数≥1。3D 序列层厚 0.5～2mm，层间隔 0，FOV100mm，矩阵 288×224。具体视其他参数及 MR 机型而适当调整。

**2. 成像参数**　$T_2WI$ 序列：TR2000～6000 毫秒，TE80～130 毫秒；$T_1WI$ 序列：TR300～700 毫秒，TE10～30 毫秒；PDWI 序列：TR2000～6000 毫秒，TE10～30 毫秒。具体视其他参数及 MR 机型而适当调整。

**3. 辅助优化技术**　流动补偿、相位编码过采样、在长轴上下加预饱和带等为辅助可选项。

**4.** 如需行增强扫描，采用 $T_1WI$+fs 序列，视病变采用最佳显示方位，即斜冠状面或斜矢状面及横轴，层位置、层厚及层间隔均与平扫一致。对比剂采用 MR 钆对比剂，静脉注射，剂量 0.2ml/kg 体重（0.1mmol/kg 体重）或遵药品使用说明书。

【技术要点】

**1.** 尽量使用尽可能小的表面线圈，最大限度接近成像中心。

**2.** 小视野 FOV 成像，最大程度清晰显示手指和指间关节细节。

**3.** 当怀疑某根特定手指损伤时，MRI 检查应将邻近的手指包括在内，作为正常解剖结构的对照。

**4.** 指间和掌指关节及附属韧带和软组织，即屈肌腱和滑车系统、桡或尺侧副韧带清晰显示。

【图像后处理】

3D梯度回波序列为原始图像，作MPR重建获取多方位面像或重点观察兴趣区。

## 五、髋关节及骨盆MRI成像技术

### （一）适应证

髋关节及骨盆的MR检查在临床上开展比较普遍，MRI对早期股骨头缺血坏死有极高的敏感性和特异性；对髋关节和骨盆的骨髓性病变、周围软组织病变都有着较高的诊断价值；同时对创伤性病变，如应力性骨折、隐匿性骨折、撕脱性骨折及软组织损伤都有很高的间接诊断价值。

### （二）检查技术

【线圈及体位】

**1. 线圈**　采用体部矩形相控阵线圈。

**2. 体位**　被检者仰卧位，头先进，双手自然放于身体两侧，人体长轴与床面长轴一致，尽量保持两侧髋关节对称。髋关节成像线圈中心及定位中心对准髂前上棘与耻骨连线中点下2.5cm水平；骨盆成像尽量保持两侧髂骨翼对称，线圈中心及定位中心对准髂前上棘连线下5mm。

【成像方位】

**1. 横轴面**　$T_2WI$-fs，$T_1WI$。髋关节扫描基线平行于两侧股骨头中心连线，范围上含髋臼，下达股骨大转子（图5-138）；骨盆扫描范围上至髂嵴上缘，下达耻骨联合下缘。

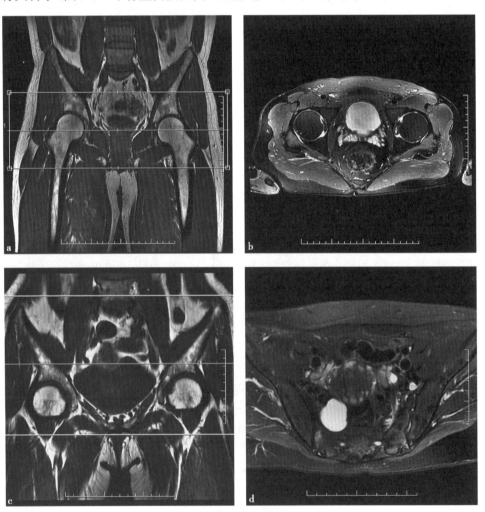

图5-138　髋关节及骨盆横轴面MRI扫描定位图

a.冠状面上平行于两侧股骨头中心连线；b.髋关节横轴面成像；c.骨盆横轴面定位图；d.骨盆横轴面成像

**2. 冠状面**　T₂WI-fs。髋关节扫描基线在横轴面平行于两侧股骨头中心连线，范围前至股骨头前缘，后到股骨大转子后缘（图 5-139）；骨盆扫描基线在横轴面上平行于髂前上棘连线或两侧股骨头中心连线，范围含髂骨翼前后缘，或病灶感兴趣区骨盆成像后达骶尾骨后缘。

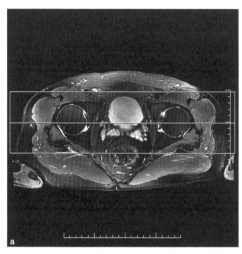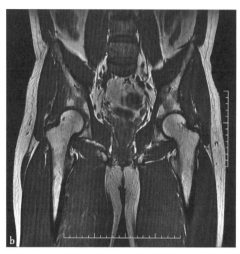

图 5-139　髋关节冠状面 MRI 扫描定位图
a. 横轴面上平行于两侧股骨头中心连线；b. 髋关节冠状面图像

【成像序列及参数】

**1. 几何参数**　层厚 4～5mm，层间隔≈20% X 层厚，FOV 300～340mm，矩阵约等于或大于256×192。激励次数≥1。具体视其他参数及 MR 机型而适当调整。

**2. 成像参数**　T₂WI 序列：TR 2000～6000 毫秒，TE 80～130 毫秒；T₁WI 序列：TR300～700毫秒，TE10～30 毫秒；PDWI 序列：TR2000～6000 毫秒，TE10～30 毫秒。具体视其他参数及MR 机型而适当调整。

**3. 辅助优化技术**　流动补偿、相位编码过采样等。

**4.** 如需行增强扫描，采用 T₁WI+fs 序列，视病变采用最佳显示方位，即斜矢状面或横轴面及斜冠状面，层位置、层厚及层间隔均与平扫一致。对比剂采用 MR 钆对比剂，静脉注射，剂量0.2ml/kg 体重（0.1mmol/kg 体重）或遵药品使用说明书。

【技术要点】

**1.** 矢状面 T₂WI-fs，T₁WI 常用于股骨头缺血坏死范围的定量测量上。

**2.** 加扫 PDWI、T₂*WI、3D 梯度回波序列看髋臼唇及髋关节软骨病变。

**3.** 斜矢状面（平行于股骨颈）可观察髋臼唇的垂直断面；斜冠状面（垂直于前后唇联机）可较好分析上下髋臼唇。

**4.** 针对髋关节唇及关节软骨病变需要进一步诊断时，可行单侧髋关节 MRI 造影。

【图像后处理】

**1. 2D 序列**　一般无需处理。

**2. 3D 序列**　3D 梯度回波序列为原始图像，作 MPR 重建获取矢状面及冠状面像。

## 六、骶髂关节 MRI 成像技术

### （一）适应证

MRI 对骶髂关节的非特异性关节炎、早期急性骨髓感染、骨髓肿瘤或侵犯骨髓的转移瘤、骨关节的恶性肉瘤和良性骨关节肿瘤均有较高的诊断价值。

## （二）检查技术

【线圈及体位】

**1. 线圈** 采用体部矩形相控阵线圈。

**2. 体位** 取仰卧位，头先进，双手自然放于身体两侧，人体长轴与床面长轴一致，尽量保持两侧髂前上棘对称。线圈中心及定位中心对准两侧髂前上棘连线中点。

【成像方位】

**1. 斜横轴面** $T_2WI$-fs，$T_1WI$。扫描基线在冠状面平行于两侧髂前上棘连线，矢状面垂直于骶骨长轴，范围含骶髂关节上下缘（图5-140）。

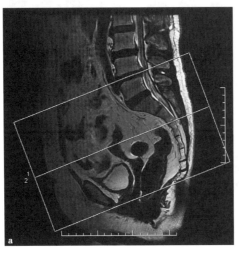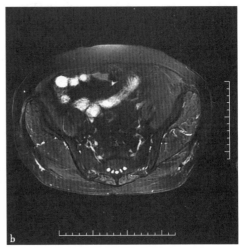

图5-140 骶髂关节斜横轴面MRI定位图

a. 矢状面上垂直于骶骨长轴；b. 骶髂关节斜横轴面图像

**2. 斜冠状面** $T_2WI$-fs，$T_1WI$。扫描基线在横轴面平行于两侧髂前上棘连线，矢状面平行于骶骨长轴，范围含骶髂关节前后缘（图5-141）。

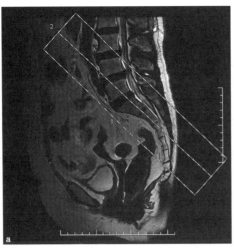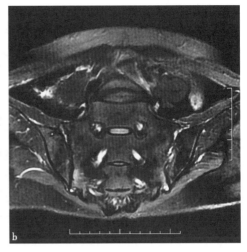

图5-141 骶髂关节斜冠状面MRI扫描定位图

a. 矢状面上平行于骶骨长轴；b. 骶髂关节斜冠状面图像

【成像序列及参数】

**1. 几何参数** 层厚4～5mm，层间隔≈20% X 层厚，FOV260～300mm，矩阵约等于或大于256×192。激励次数≥1。具体视其他参数及MR机型而适当调整。

**2. 成像参数** $T_2WI$序列：TR2000～6000毫秒，TE80～130毫秒；$T_1WI$序列：TR300～700毫秒，TE10～30毫秒；PDWI序列：TR2000～6000毫秒，TE10～30毫秒。具体视其他参数及

MR 机型而适当调整。

**3. 辅助优化技术** 流动补偿、相位编码过采样等。

**4.** 如需行增强扫描，采用 T₁WI+fs 序列，视病变采用最佳显示方位，即斜矢状面或横轴面及斜冠状面，层位置、层厚及层间隔均与平扫一致。对比剂采用 MR 钆对比剂，静脉注射，剂量 0.2ml/kg 体重（0.1mmol/kg 体重）或遵药品使用说明书。

【技术要点】

**1.** 可加扫 PDWI、$T_2^*$WI 观察骶髂关节面的病变。

**2.** 扫描方位以斜冠状面为主，并辅以斜横轴面。

**3.** 3D 梯度回波序列（3D-T₁-水激励序列）可以进一步分析骶髂关节面的细节改变。

**4.** 骶髂关节髂骨面和骶骨面显示清晰。

【图像后处理】

**1. 2D 序列** 一般无需处理。

**2. 3D 序列** 3D 梯度回波序列为原始图像，作 MPR 重建获取矢状面及冠状面像。

## 七、膝关节 MRI 成像技术

### （一）适应证

外伤导致的各种急性或慢性关节内结构或功能紊乱及关节周围软组织的损伤；对退行性骨关节病、骨髓病变、感染性病变及肿瘤性病变均有较高的诊断价值。MRI 已经成为发现和描述膝关节软组织病变的重要方法。

### （二）检查技术

【线圈及体位】

**1. 线圈** 采用多通道膝关节专用线圈，或包绕式柔性线圈，或体部矩形相控阵线圈，或心脏矩形相控阵线圈。

**2. 体位** 取仰卧位，脚先进，双手自然放于身体两侧，人体长轴与床面长轴一致，脚尖向前。被测者屈曲膝关节 10～15 度，以使前交叉韧带处于拉直状态。线圈中心及定位中心对准于髌骨下缘。可用沙袋固定被测膝关节。

【成像方位】

**1. 横轴面 PDWI-fs。** 扫描基线在冠状面或矢状面上平行于股骨与胫骨的关节面，范围上包髌骨，下达胫骨粗隆（图 5-142）。

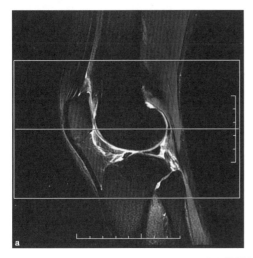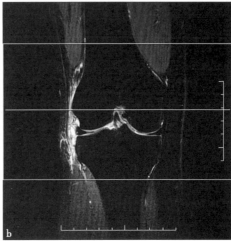

图 5-142 膝关节横轴面 MRI 扫描定位图

a. 矢状面上平行于股骨与胫骨的关节面；b. 冠状面上平行于股骨与胫骨的关节面

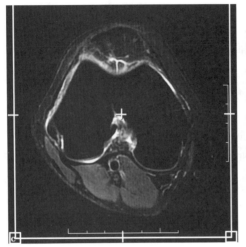
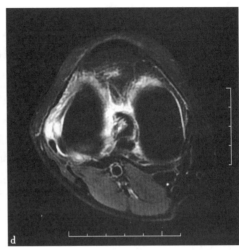

图 5-142 膝关节横轴面 MRI 扫描定位图（续）

c，d. 不同层面显示膝关节横轴面 $T_2W$ 图像

**2.** 冠状面 $T_2WI$-fs、$T_1WI$。扫描基线在横轴面上平行于股骨内、外侧髁后缘的连线或髁间窝底水平线，矢状面上平行于股骨与胫骨的长轴，范围前至髌骨前缘，后达股骨内、外侧髁连线后方（图 5-143）。

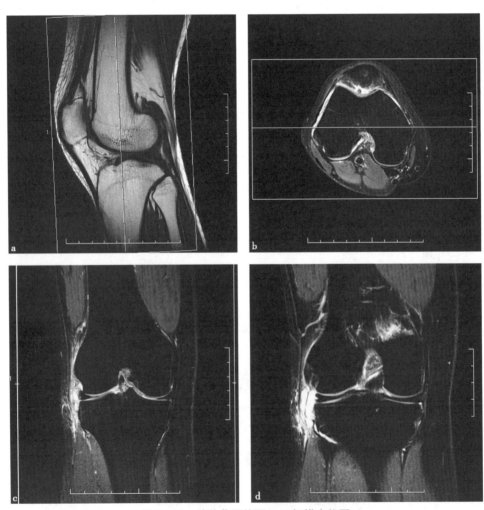

图 5-143 膝关节冠状面 MRI 扫描定位图

a. 矢状面上平行于股骨与胫骨的长轴；b. 在横轴面上平行于股骨内、外侧髁后缘的连线；c，d. 不同层面显示膝关节冠状面 $T_2W$ 图像

**3.** 斜矢状面 T₂WI-fs、PDWI。扫描基线在横轴面上向前内倾斜约 15° 与股骨外髁外缘平行，冠状面上平行于股骨与胫骨的长轴，范围含内、外侧髁（图 5-144）。

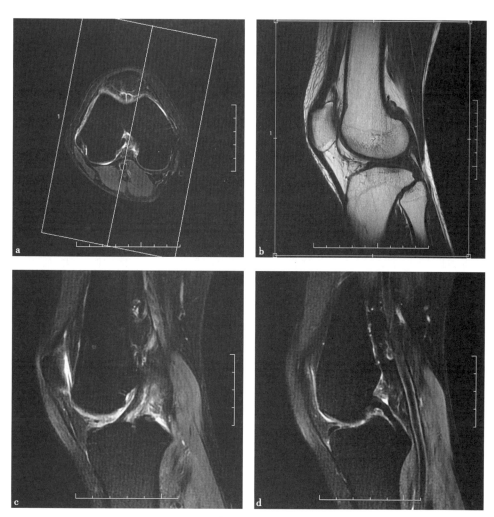

图 5-144　膝关节斜矢状面 MRI 扫描定位图

a. 横轴面上向前内倾斜约 15° 与股骨外髁外缘平行；b. 冠状面上平行于股骨与胫骨的长轴；c，d. 膝关节斜矢状面不同层面分别显示前交叉韧带和后交叉韧带

【成像序列及】

**1.** 几何参数 2D 序列层厚 4～5mm，层间隔≈10% X 层厚，FOV 160～180mm，矩阵约等于或大于 256×192。激励次数≥1。3D 序列层厚 1～2mm，层间隔 0，FOV 160～180mm，矩阵 288×256。具体视其他参数及 MR 机型而适当调整。

**2.** 成像参数 T₂WI 序列：TR2000～6000 毫秒，TE80～130 毫秒；T₁WI 序列：TR300～700 毫秒，TE10～30 毫秒；PDWI 序列：TR2000～6000 毫秒，TE10～30 毫秒；3D 梯度回波序列：TR13.4 毫秒，TE2.6～12 毫秒，具体视其他参数及 MR 机型而适当调整。

**3. 辅助优化技术**　流动补偿、相位编码过采样等为辅助可选项。

**4.** 如需行增强扫描，采用 T₁WI+fs 序列，视病变采用最佳显示方位，即斜矢状面或横轴面及斜冠状面，层位置、层厚及层间隔均与平扫一致。对比剂采用 MR 钆对比剂，静脉注射，剂量 0.2ml/kg 体重（0.1mmol/kg 体重）或遵药品使用说明书。

【技术要点】

**1.** 显示膝关节的解剖结构,股骨下端,胫骨上端,腓骨头,髌骨,前、后交叉韧带,内、外侧副韧带,半月板等软组织显示清晰。

**2.** 扫描方位以斜矢、冠状面为主,并辅以横轴面。

**3.** 扫描 $T_2WI$ 序列需压脂,可选择矢状位 PDWI 观察半月板及关节软骨。

**4.** 矢状面 3D 梯度回波序列在诊断关节软骨病变中优势较大,特别是其任意方位的重建能力。

**5.** 对于怀疑残半月板再次撕裂、关节软骨病变、或显示关节内游离体必要时可行膝关节 MRI 造影。

【图像后处理】

**1. 2D 序列** 一般无需处理。

**2. 3D 序列** 3D 梯度回波序列为原始图像,作 MPR 重建获取横轴面及冠状面像。

# 八、踝关节 MRI 成像技术

## (一)适应证

外伤导致的韧带、肌腱以及关节软骨的损伤;退行性骨关节病、感染性病变、肿瘤性病变及骨髓病变等。

## (二)检查技术

【线圈及体位】

**1. 线圈** 取采用多通道踝关节专用线圈,或包绕式柔性线圈。

**2. 体位** 仰卧位,脚先进,双手自然放于身体两侧,人体长轴与床面长轴一致。被测者踝关节自然放松,脚尖向前,足跖屈约 20 度(减少魔角效应,显示腓骨长短肌腱及跟腓韧带更清晰)。线圈中心及定位中心对准于内、外侧踝连线。

【成像方位】

**1. 横轴面** $T_2WI$-fs,$T_1WI$。扫描基线在矢状面上平行于距骨顶或胫骨关节面,冠状面上平行于内、外踝连线或胫骨关节面,范围上包胫腓关节,下达跟骨中份(图 5-145)。

**2. 冠状面** $T_2WI$-fs、$T_1WI$。扫描基线在横轴面上平行于内、外踝的连线,矢状位上平行于胫骨长轴,范围前至距骨前缘,后达跟骨中份(图 5-146)。

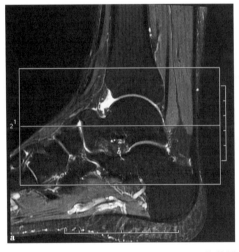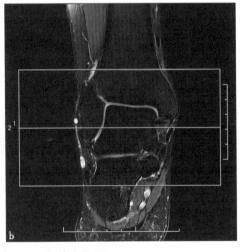

图 5-145 踝关节横轴面 MRI 扫描定位图

a. 矢状面上平行于胫骨关节面;b. 冠状面上平行于内、外踝连线或胫骨关节面

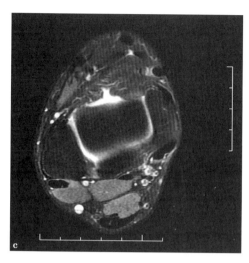
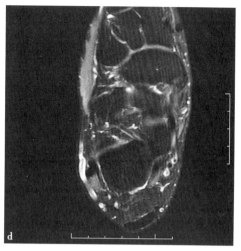

图 5-145　踝关节横轴面 MRI 扫描定位图（续）

c，d：不同层面分别显示踝关节横轴面 $T_2W$ 图像

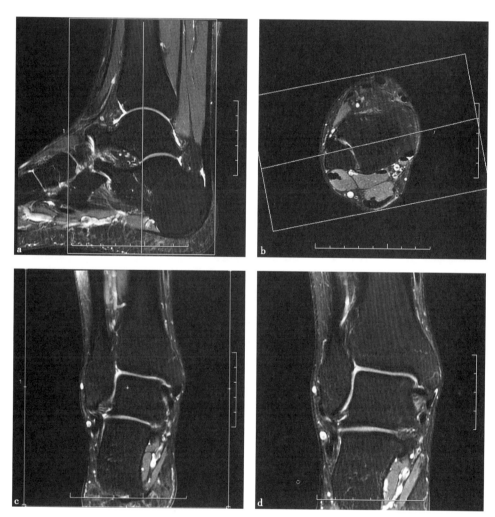

图 5-146　踝关节冠状面 MRI 扫描定位图

a. 矢状位上平行于胫骨长轴；b. 横轴面上平行于内、外踝的连线；c，d：不同层面显示踝关节冠状面 $T_2W$ 图像

**3. 矢状面**　$T_2WI$-fs、$T_1WI$。扫描基线在横轴面上垂直于胫骨内、外踝连线，矢状面上平行于胫骨长轴，范围左右含胫骨内、外踝（图 5-147）。

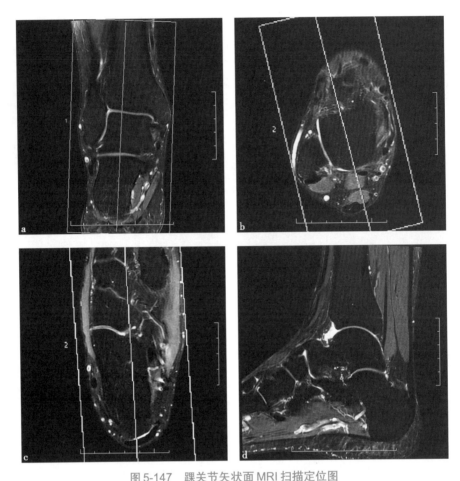

**图 5-147 踝关节矢状面 MRI 扫描定位图**

a. 冠状面上平行于胫骨长轴；b. 横轴面上垂直于胫骨内、外踝连线；c. 横轴面上同时通过跟骨和第三跖骨的连线；d. 踝关节矢状面图像

【成像序列及参数】

**1. 几何参数** 2D 序列层厚 4～5mm，层间隔≈ 10% X 层厚，FOV 160～180mm，矩阵约等于或大于 256×192。激励次数≥1。3D 序列层厚 1～2mm，层间隔 0，FOV 160～180mm，矩阵 288×256。具体视其他参数及 MR 机型而适当调整。

**2. 成像参数** $T_2WI$ 序列 TR2000～6000 毫秒，TE80～130 毫秒；$T_1WI$ 序列：TR300～700 毫秒，TE10～30 毫秒；PDWI 序列：TR2000～6000 毫秒，TE10～30 毫秒；3D 梯度回波序列：TR13.4 毫秒，TE 2.6～12 毫秒，具体视其他参数及 MR 机型而适当调整。

**3. 辅助优化技术** 流动补偿、相位编码过采样等为辅助可选项。

**4.** 如需行增强扫描，采用 $T_1WI$+fs 序列，视病变采用最佳显示方位，即斜矢状面或横轴面及斜冠状面，层位置、层厚及层间隔均与平扫一致。对比剂采用 MR 钆对比剂，静脉注射，剂量 0.2ml/kg 体重（0.1mmol/kg 体重）或遵药品使用说明书。

【技术要点】

**1.** 显示踝关节的解剖结构，胫、腓骨下端，跟骨，距骨，跟腓韧带、胫腓前后韧带等韧带及跟腱等软组织。

**2.** 扫描方位以矢状面为主，并辅以冠状面、横轴面。

**3.** 观察韧带或关节软骨的病变，PDWI 可以替代 $T_2WI$，也可加扫 $T_2^*WI$。

**4.** 3D 梯度回波序列可进行多方位重建，利于显示踝关节周围复杂的韧带和肌肉结构，但关节周围软组织的对比分辨力相对较差，应用较少。

【图像后处理】

**1. 2D 序列** 一般无需处理。

**2. 3D 序列** 3D 梯度回波序列为原始图像,作 MPR 重建获取横轴面及冠状面像。

# 九、足 MRI 成像技术

## (一)适应证

外伤导致的韧带、肌腱以及关节软骨的损伤;退行性骨关节病、痛风、感染性病变、肿瘤性病变及骨髓病变等。

## (二)检查技术

【线圈及体位】

**1. 线圈** 采用足踝专用线圈,或包绕式柔性线圈,或头线圈,或体部矩形相控阵线圈。

**2. 体位** 取仰卧位,脚先进,双手自然放于身体两侧,人体长轴与床面长轴一致。被测者足自然放松,脚尖向前。线圈中心及定位中心对准于足中心,或病灶感兴趣区。

【成像方位】

**1. 横轴面** $T_2WI$-fs,$T_1WI$。扫描基线在冠状面或矢状位上垂直于足长轴,或垂直于第 3 跖骨长轴,范围为病灶感兴趣区。

**2. 冠状面** $T_2WI$-fs、$T_1WI$。扫描基线在横轴面上平行于第 2~5 跖骨的连线,矢状面上平行于足长轴或第 3 跖骨长轴,范围为病灶感兴趣区(图 5-148,图 5-149)。

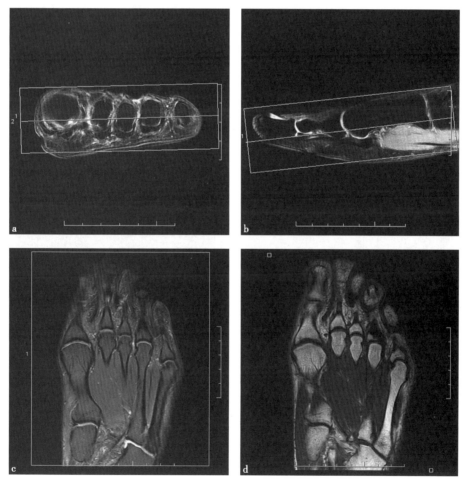

**图 5-148 前足冠状面 MRI 扫描定位图**

a. 横轴面上平行于第 2~5 跖骨的连线;b. 矢状面上平行于足长轴;c,d. 分别显示前足冠状面 $T_2W$ 和 $T_1W$ 图像

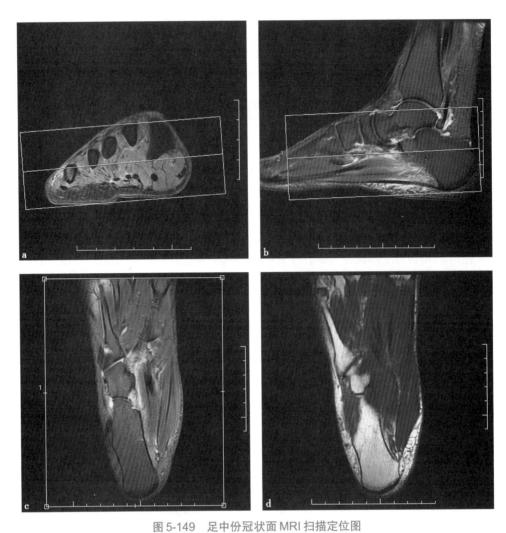

图 5-149　足中份冠状面 MRI 扫描定位图

a. 横轴面上平行于第 2～5 跖骨的连线；b. 矢状面上平行于足长轴；c，d. 分别显示足中冠状面 $T_2W$ 和 $T_1W$ 图像

**3.** 矢状面 $T_2WI-fs$、$T_1WI$。扫描基线在冠状面平行于足长轴，或平行于第 3 跖骨长轴，横轴面上垂直于第 2～5 跖骨的连线，范围为病灶感兴趣区（图 5-150）。

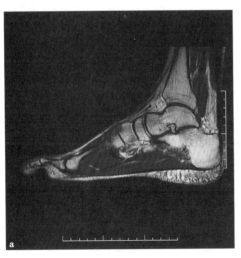
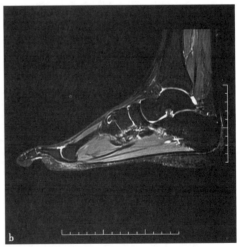

图 5-150　足矢状面 MRI 成像

a. $T_1W$ 全足矢状面 MRI 效果图；b. 对应 $T_2W$ 全足矢状面 MRI 效果图

【成像序列及参数】

**1. 几何参数** 层厚 3～4mm，层间隔≈ 10% X 层厚，FOV 160～220mm，矩阵约等于或大于 256×192。激励次数≥1。

**2. 成像参数** $T_2WI$ 序列：TR2000～6000 毫秒，TE80～130 毫秒；$T_1WI$ 序列：TR300～700 毫秒，TE10～30 毫秒；PDWI 序列：TR2000～6000 毫秒，TE10～30 毫秒，具体视其他参数及 MR 机型而适当调整。

**3. 辅助优化技术** 流动补偿、相位编码过采样等为辅助可选项。

**4.** 如需行增强扫描，采用 $T_1WI$+fs 序列，视病变采用最佳显示方位，即斜矢状面或横轴面及斜冠状面，层位置、层厚及层间隔均与平扫一致。对比剂采用 MR 钆对比剂，静脉注射，剂量 0.2ml/kg 体重（0.1mmol/kg 体重）或遵药品使用说明书。

【技术要点】

**1.** 磁共振的功能是多方面的，可以用于回答特定的问题，因此踝关节、足中份和前足三部分应行独立的磁共振检查，除非是全足异常，例如广泛感染或反射性交感神经营养不良等。

**2.** 采用薄层、高分辨率、小视野扫描，使组成各足组成骨及相应软组织显示清晰，或病灶感兴趣区清晰显示。

**3.** 可加扫 $T_2^*WI$，PDWI，重点观韧带及关节软骨的病变。

**4.** 由于无间隔薄层扫面，3D 梯度回波序列有利于观察各足组成骨的细微病变。

【图像后处理】

**1. 2D 序列** 一般无需处理。

**2. 3D 序列** 3D 梯度回波序列为原始图像，作 MPR 重建获取横轴面及冠状面像。

# 十、上下肢长骨 MRI 成像技术

## （一）适应证

长骨肌肉及软组织感染性、肿瘤性及骨髓病变；肌肉损伤，如急性肌腱损伤、肌肉出血、骨化性肌炎、肌肉疝形成、肌肉坏死、横纹肌溶解。

## （二）检查技术

【线圈及体位】

**1. 体位** 如上肢采用包绕式柔性线圈，或体部矩形相控阵线圈；如下肢可采用全下肢专用多通道线圈或包绕式柔性线圈，或体部矩形相控阵线圈。

**2. 线圈** 取仰卧位，头先进，双手自然放于身体两侧，人体长轴与床面长轴一致。被测者上肢平放，尽量置于床中心（身体可适当偏斜卧于检查床），如上肢掌心向前，线圈中心及定位中心对准上臂 / 前臂长轴中点，或病灶感兴趣区中心。如下肢平放，一般双下肢同时扫描，线圈中心及定位中心对准大腿 / 小腿长轴中点，或病灶感兴趣区中心。

【成像方位】

**1. 横轴面** $T_2WI$-fs，$T_1WI$。上肢扫描基线在冠状面及矢状面上垂直于肱骨 / 尺骨长轴，范围包含病灶感兴趣区。下肢扫描基线在矢状面上平行于股骨 / 胫腓骨长轴，横轴面上平行于两侧股骨 / 胫腓骨连线，范围包含股骨 / 胫腓骨前后软组织或病灶感兴趣区。

**2. 冠状面** $T_2WI$-fs、$T_1WI$。上肢扫描基线在矢状面上平行于肱骨 / 尺骨长轴，范围包含肱骨 / 尺桡骨及前后软组织或病灶感兴趣区，应包括一个临近关节。下肢扫描基线在矢状面上平行于股骨 / 胫腓骨长轴，横轴面上平行于两侧股骨 / 胫腓骨连线，范围包含股骨 / 胫腓骨前后软组织或病灶感兴趣区，应包括一个临近关节。

**3. 矢状面** $T_2WI$-fs、$T_1WI$。上肢扫描基线在横轴面或冠状面上平行于肱骨 / 尺骨长轴，范围包含肱骨 / 尺桡骨及左右软组织或病灶感兴趣区。下肢扫描基线在冠状面上平行于股骨 / 胫腓骨长轴，横轴面上垂直于两侧股骨/胫腓骨连线，范围包含股骨/胫腓骨左右软组织或病灶感兴趣区（图5-151～5-153）。

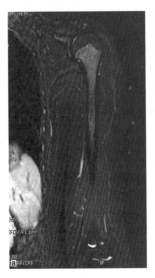
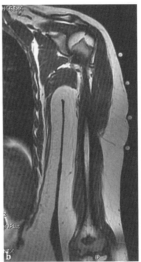
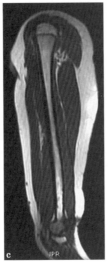
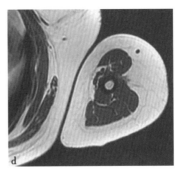

图 5-151　上臂 MRI 成像

a. 冠状面 $T_2W$ 图像；b. 冠状面 $T_1W$ 图像；c. 矢状面 $T_1W$ 图像；d. 横轴面 $T_1W$ 图像

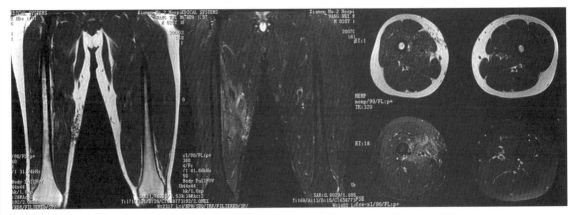

图 5-152　下肢股骨成像

下肢股骨冠状面及横轴面 $T_1W$ 和 $T_2W$ 分别显示软组织内异常信号

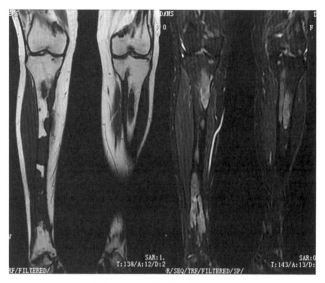

图 5-153　胫腓骨成像 MRI

胫腓骨冠状面 $T_1W$ 和 $T_2W$ 分别显示胫骨骨髓内异常信号

【成像序列及参数】

**1. 几何参数**　层厚 3～4mm，层间隔≈ 20% X 层厚，FOV 200～240mm，矩阵约等于或大于 256×192。激励次数≥1。具体视其他参数及 MR 机型而适当调整。

**2. 成像参数**　T2WI 序列 TR2000～6000 毫秒，TE80～130 毫秒；$T_1WI$ 序列：TR300～700 毫秒，TE10～30 毫秒。具体视其他参数及 MR 机型而适当调整。

**3. 辅助优化技术**　流动补偿、相位编码过采样，在长轴上下加预饱和带等为辅助可选项。

**4.** 如需行增强扫描，采用 $T_1WI$+fs 序列，视病变采用最佳显示方位，即斜矢状面或横轴面及斜冠状面，层位置、层厚及层间隔均与平扫一致。对比剂采用 MR 钆对比剂，静脉注射，剂量 0.2ml/kg 体重（0.1mmol/kg 体重）或遵药品使用说明书。

【技术要点】

**1.** 长骨 MRI 成像 T2WI 采用幅度抑脂的 STIR 序列，临近关节如有损伤，PDWI 可以替代 T2WI，也可加扫 $T_2^*WI$ 等序列。

**2.** 显示相应长骨及附属软组织，或尽量包全病灶感兴趣区，矢状面或冠状面需包括邻近关节。

【图像后处理】

一般无需处理。

# 第十一节　外周神经与外周血管成像技术

## 一、臂丛神经 MRI 成像技术

### (一)适应证

臂丛神经（brachial plexus）是较为复杂的外周神经丛，其功能主要支配上肢及肩部，走行表浅、行程长，是人体中最易受伤的结构，也是神经肿瘤及炎症易累及的部分。臂丛神经 MRI 扫描适用于臂丛神经外伤、肿瘤、局部压迫、炎症、免疫性疾病等病变的定位与定性诊断。

### (二)检查技术

【线圈及体位】

**1. 线圈**　选择头颈联合线圈，或者脊柱颈椎线圈。

**2. 体位** 受检者取头先进仰卧位，双手自然置于身体两侧，保持肩部紧贴线圈，必要时可垫高肩部以减少颈椎曲度，并在局部加以敷带固定。嘱患者平静呼吸，避免吞咽动作并配合保持静止。定位中心对准 $C_6$ 颈椎水平。

【成像方位】

**1. 常规序列** 颈部矢状位、横轴位、冠状位 $T_1WI$ 与 $T_2WI$ 脂肪抑制序列为常规成像序列。对于显示臂丛节前神经以横轴位为佳，但显示节后臂丛神经的最佳方位是斜冠状位 $T_2WI$ 脂肪抑制序列。斜冠状位在 $T_2WI$ 矢状位正中图像与横断位图像上进行定位，扫描上下覆盖范围至少为 $C_4$ 椎体上缘至 $T_2$ 椎体下缘，前后范围为椎体前缘至椎管后缘，左右两侧包括腋窝（图 5-154）。当颈、胸椎排列连线为直线或类似直线时，扫描基线大致与各椎体后缘平行。当它们的排列连线为曲线时，扫描线与 $C_5 \sim C_6$ 椎体后缘平行。

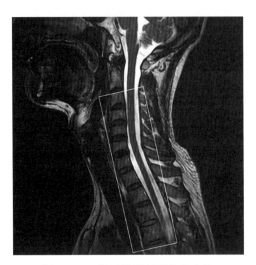

图 5-154 臂丛神经斜冠状位定位

**2.** 斜冠状位扫描可以采用化学脂肪抑制的 FSE $T_2WI$，但由于颈部解剖结构的原因常常导致脂肪抑制效果不佳，此时常以反转法抑脂 $T_2WI$（STIR）取代。

【成像序列及参数】

**1. 基本参数** FOV 300mm×300mm，覆盖腋窝，TR/TE：2000 毫秒 /30～50 毫秒，TI：150～160 毫秒（1.5T），矩阵：320×256，层厚 / 层间隔：1～2mm/0mm。

**2. 特殊序列** 由于臂丛神经呈等低 $T_1$ 和等低 $T_2$ 的信号，常规序列上对比度不强。为了更佳地显示臂丛神经，临床上逐渐出现了一些特殊的专用序列。

（1）三维短恢复时间反转恢复（3D-STIR）序列平扫及 3D-SPACE-STIR 序列增强扫描：相对于常规的 STIR 具有更高的图像信噪比，其增强扫描的目的在于利用对比剂的作用来减小淋巴及静脉信号强度，改善背景抑制效果。

（2）背景信号抑制扩散加权成像（diffusion weighted imaging with background body signal suppression，DWIBS）：在 DWIBS 图像上，神经纤维呈现明显的高信号，背景被充分抑制，因此图像具有很好的对比度，但由于弥散成像的原因，空间分辨率较差。

（3）三维稳态采集快速成像（three-dimensional fast imaging employing steady-state acquisition，3D FIESTA）或真稳态进动快速成像（true fast imaging with steady-state precession，True FISP）或平衡式快速场回波（balance fast field echo，B-FFE）：三者均为 3D 采集的稳态梯度回波，图像信噪比高，但容易受到磁场均匀性的影响。

（4）三维容积采集水脂分离技术（iterative decomposition of water and fat with echo symmetric and least-squares estimation，IDEAL）：相对化学法具有更佳的脂肪抑制效果，且为 3D 采集。

【技术要点】

臂丛神经穿出椎间孔后走形于斜角肌之间，本身呈等低 $T_1$ 和等低 $T_2$ 的信号，全程显示较为困难，斜冠状位 STIR 是一个普遍应用的序列，其他特殊序列可根据所应用的机型进行选择。由于扫描时间相对较长，需要兼顾患者的耐受性和图像质量。

【图像后处理】

常规图像不需后处理，斜冠状位薄层或者三维的图像需要进行后处理。将采集的原始图像沿臂丛神经走行方向进行多平面（MPR）、最大强度投影（MIP）处理，重建出斜轴位、斜矢状位、斜冠状位等多层面图像，从而从不同方位和角度观察臂丛神经的位置、形态、大小以及与邻近结构的关系（图 5-155）。

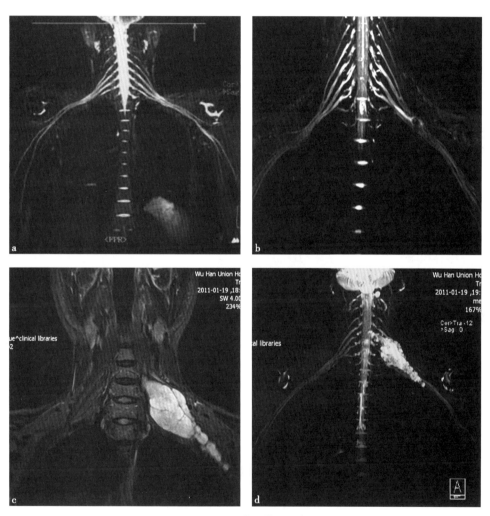

图 5-155　臂丛神经成像

a. 增强 STIR-SPACE 序列臂丛神经成像；b. 臂丛神经成像显示神经纤维瘤；c. STIR 序列臂丛神经成像显示神经鞘瘤；d. 同一病例 STIR-SPACE 增强臂丛神经成像清晰显示臂丛神经与肿瘤的关系

## 二、腰骶丛神经 MRI 成像技术

### （一）适应证

腰骶丛神经 MRI 成像技术在临床的应用主要包括观察神经根的解剖走行、形态、信号变化，适用于腰椎间盘突出、神经根鞘膜囊肿、神经根变异、肿瘤累及和局部外伤等腰骶丛神经根病变的检查。

（二）检查技术

**1. 线圈** 可选择多通道脊柱相控阵线圈或 TIM 线圈等。

**2. 体位** 受检者取头先进仰卧位，双手自然置于身体两侧，为减少腰椎曲度可在双膝下方加三角垫并使双膝屈曲，扫描定位中心位于 $L_3$ 椎体。

【成像方位】

常规序列扫描包括腰骶椎矢状位 $T_1WI$、$T_2WI$、横轴位 $T_2WI$，显示腰骶丛神经则以斜冠状位为最佳。在常规正中矢状位 $T_2WI$ 与横断位 $T_2WI$ 图像上进行斜冠状位定位，扫描上下中心位于 $L_3$ 椎体，上下范围包括 $T_{12}$ 至 $S_3$、$S_4$ 椎体，前后范围包括椎体前缘至棘突的前 1/3，并覆盖椎间孔周围区域（图 5-156）。为抑制可能的呼吸动作对图像的影响，通常在椎体前附加空间预饱和。

【成像序列及参数】

**1. 基本序列** 腰骶丛神经斜冠状位扫描类似臂丛神经扫描，常规采用 FSE 序列，适当延长 TE 值以提高 $T_2$ 对比度，TR/TE：2000 毫秒 /108 毫秒，FOV：320mm×320mm，矩阵 320×256；层厚 / 层间隔：2～3mm/0mm，化学法频率选择脂肪抑制。脂肪抑制不佳时可采用反转抑脂法 STIR $T_2WI$：FOV：300mm×300mm，TR/TE：2000 毫秒 /30～50 毫秒，TI：165 毫秒（1.5T），矩阵：320×256，层厚 / 层间隔：1～2mm/0mm。

**2. 特殊序列** 同样类似臂丛神经 MRI。

（1）三维短恢复时间反转恢复（3D-STIR）序列平扫及 3D-SPACE-STIR 序列增强扫描。

（2）背景信号抑制扩散加权成像序列（DWIBS）。

（3）三维稳态采集快速成像（3D FIESTA）或真稳态进动快速成像（True FISP）或平衡式快速场回波（balance fast field echo，B-FFE）序列。

（4）三维容积采集水脂分离技术（IDEAL $T_2WI$）。

【技术要点】

基本同臂丛神经扫描。

【图像后处理】

将采集到的原始图像数据分别行最大密度投影（MIP）、多平面重建（MPR）和曲面重建（CPR），以任意层厚、多角度、多方位观察腰骶神经解剖形态及走形特点，使脊神经根及神经节得以充分显示（图 5-157）。

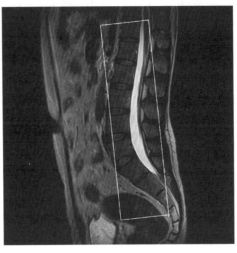

图 5-156 腰骶丛神经定位

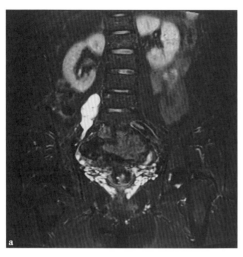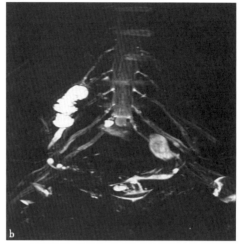

图 5-157　腰骶丛神经成像

a. STIR 序列平扫示神经鞘瘤；b. 同一病例增强 STIR-SPACE 序列清晰显示腰骶丛神经及神经鞘瘤

# 三、全身血管 MRA 成像技术

## （一）适应证

适用于糖尿病患者、动脉硬化症以及大动脉炎等可能累及全身动脉的疾病，以了解全身的动脉状况，包括血管的狭窄、梗阻等病变。

## （二）检查技术

【线圈及体位】

要进行全身血管 MRA 成像，所使用的 MR 机型必须具备扫描床自动步进移动功能。检查前需进行屏气训练，常规采用呼吸末屏气的方式。

受检者取头先进、仰卧位平躺于扫描床。为保证人体大血管尽可能处于同一水平面，受检者适宜采取头部放平，腿部抬高 5cm～10cm 的平卧体位，或者使用下肢专用模具架。全身一体化表面线圈是成像的最佳线圈选择，体线圈或者体线圈加表面线圈的组合同样可以获得较理想的图像。利用体线圈和表面线圈组合时，表面线圈放置于小腿部。因为小腿部血管细小，表面线圈的高信噪比有益于细小血管的显示。

【成像方位、成像序列和参数】

采用短 TR 短 TE 的 3D 扰相梯度回波序列，对全身血管分颈胸段、腹盆段、大腿段和小腿段依次进行冠状位成像。具体方法如下：

**1.** 为了保证各段主要血管冠状位成像的前后覆盖范围，在各段三平面定位像的基础上，可以首先利用 2D TOF 或者 2D PC 技术分别进行上述四分段的初略血管成像，然后进行 MIP 矢状位重建。三平面定位像的作用在于确定冠状位扫描的上下范围，并保证段与段的衔接处有足够的视野重叠（一般上下重叠在 5cm 左右），而矢状位血管 MIP 图像可以精确定位前后扫描范围。在此，2D TOF 或者 2D PC 图像起到辅助定位的作用，因此图像质量并不要求很高，在能够确认血管走形轮廓的前提下，应尽量减少扫描时间。同样的定位方法也应用于下述的双下肢 MRA。

**2.** 首先利用 3D 扰相梯度回波序列依次进行颈胸段、腹盆段、大腿段和小腿段冠状位平扫，段与段之间扫描床自动移位。各段扫描获得的原始图像数据将作为后续减影后处理的蒙片。在进行颈胸段、腹盆段扫描时，需要提醒受检者呼气末屏气配合。

**3.** 对比剂用量为 0.2mmol/kg，利用高压注射器从肘静脉分两个时相注入人体：前一时相总量为 0.1mmol/kg 的对比剂以注射速率为 2.0ml/s 的速度注入，后一时相注入的余下的对比剂则改变速率为 0.5ml/s。对比剂注射完毕后再以 0.5ml/s 的速率注入等量的生理盐水，以减少外周静脉血管中对比剂残留对成像的影响。

**4.** 可以采用对比剂智慧跟踪方式或者透视触发的方式启动 3D 扰相梯度回波序列冠状位血管成像。后一方式通常更为直观，普遍被临床采用；而对比剂跟踪的方式需要综合考虑跟踪区域的定位和阈值的设定，两者如果匹配不当，将导致成像过早或过迟而影响血管图像质量，分别表现为动脉充盈不足和静脉污染。

**5.** 启动血管成像后，系统自动依次完成自上而下的分段扫描和移床动作。在第一、二段扫描时需要告知受检者屏气配合，后两段的扫描则可以保持自然平静呼吸状态。如果需要进一步进行静脉成像，则可在完成第一轮自上而下的扫描后，接着进行自下而上的反向移床和逐段扫描，依次完成小腿段、大腿段、腹盆段和颈胸段的静脉成像。

**6.** 成像参数 FOV：400mm～480mm，层厚：1.5mm～2.0mm。颈胸段和腹盆段由于受到呼吸影响，因此扫描时间应控制在 15～18 秒左右以保证受检者能够完全屏气，为此在这两段扫描时通常采用通常在 2 左右的并行加速因子。小腿段由于血管细小，要求相对更高的空间分辨率来呈现血管，但随之而来的问题是图像信噪比的降低。好在小腿扫描时无需屏气，因此可以通过降低并行采集加速因子，延长扫描时间来提高图像的信噪比，其扫描时间通常可以延长至 30 秒以上。

【技术要点】

为了使各段血管在完成冠状位扫描后获得的图像能够很好地拼接，患者的体位放置是一个虽然基础但很重要的步骤，总体原则是最大可能地将全身主要大血管置于基本相同的水平面。由于胸腹部是屏气扫描，因此需要根据患者的屏气时间来调节扫描参数，以保证胸腹部扫描时不受呼吸运动的影响。扫描的触发时间控制是影响图像质量另一个重要因素，常规以透视图像中颈动脉显影为扫描启动时间点。

【图像后处理】

每一段造影的原始图像先进行和平扫图像（蒙片）的减影处理，以去除背景信号，然后对减影后的图像进行 MIP 多视角的旋转重建。为了更好地显示血管，对于血管外某些多余信号应该进行切割处理。利用专用软件对各段相同旋转视角的 MIP 图像进行拼接处理，获得上自基底动脉环、下至足部的全身动脉血管像（图 5-158）。当对局部血管有疑问时，可以进行局部靶血管的 MPR 重建，以获得更为具体的信息。需要注意的是，由于颈胸段和腹盆段是屏气后扫描的，存在两次屏气可能不相一致的情况。当这种情况发生时，减影后处理反而导致减影后

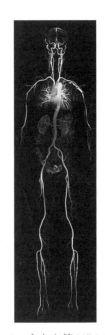

图 5-158　全身血管 MRA 重建像

图像的背景抑制效果更差，甚至减影错误。此时应当改变策略采用原始造影图像进行 MIP 或 MPR 重建获得血管像。

## 四、下肢血管 MRA 成像技术

### （一）适应证

各种原因引起的下肢动脉血管狭窄、血管腔闭塞、血管畸形、血栓性脉管炎及动脉瘤等血管性病变。

### （二）检查技术

【线圈及体位】

行全下肢血管 MRA 检查，受检者取脚先进，仰卧位平躺于检查床。为使大腿、小腿的正中

冠状面处于同一水平面,最佳的方式是使用专用模具架固定双下肢。当缺乏固定模具架时,可以利用软垫抬高腿部 5cm～10cm。双足略分开,双手举于头顶。最佳的线圈选择是双下肢相控阵矩阵线圈,而体线圈或者体线圈和腹部相控阵线圈的组合是最为常见临床应用,其中的腹部相控阵线圈置于小腿而不是腹部。双下肢 MRA 的扫描范围包括双侧髂动脉起始部及足背动脉。

【成像方位、成像序列和参数】

可以有 TOF、PC 和 3D CE-MRA 进行下肢血管成像,但随着 3D CE-MRA 技术的日臻成熟,首选 3D CE-MRA 序列冠状位成像。TOF 成像利用的是血流的流入增强效应,但由于其采用的是横轴位成像,成像时间长、图像信噪比低以及空间分辨率受限等原因,目前临床已较少采用。PC 法的成像范围远大于 TOF,但同样存在图像信噪比低的缺陷,而且通常需要配合心电同步,扫描时间长而较少采用。

3D CE-MRA 是目前下肢血管成像最常用的方法。全下肢的血管成像要求磁共振的检查床具有精密的自动步进功能。跟随对比剂在动脉中的流动,扫描床自动步进,分段改变采集视野获得各段冠状位的图像。从大血管近心端直至四肢血管远心端通常需要三段以上的扫描视野,最后将分段采集的图像联合拼接成整体完整的全下肢血管像。和全身血管 MRA 一样,为了保证各段主要血管冠状位成像的前后覆盖范围,在各段三平面定位像的基础上,可以首先利用 2D TOF 技术分别进行各分段的血管定位图像,然后进行 MIP 矢状位重建,在矢状位血管 MIP 图像上精确定位前后扫描范围。

在 3D CE-MRA 下肢血管的检查中,对比剂后扫描的扫描时间选择影响到整个检查的成败,选用透视触发技术能较好地掌握扫描时机。当观察到对比剂已经进入目标血管时,立即从 2D 透视序列切换到 3D CE-MRA 序列。考虑到下肢血管闭塞程度的不同,根据大血管动脉的血流速度快慢,可以适当延迟扫描时间。整个双下肢血管成像的扫描范围包括双侧髂动脉起始部及足背动脉(图 5-159)。

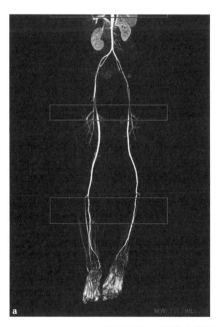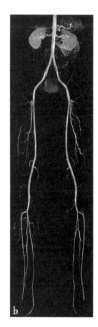

图 5-159　下肢血管 MRA

a. 下肢血管 CE-MRA 成像一次注射对比剂分三段采集,通过拼接软件显示完整下肢血管;b. 下肢血管 CE-MRA

对比剂的注射方式对成像质量优劣同样起到很大的影响。总量 0.2mmol/kg 以高压注射器从肘静脉分两个时相注入:第一时相用量 0.1mmol/kg,注射速率 2.0ml/s;第二时相则改变速率为 0.5ml/s 注入余量对比剂。对比剂注射完毕后再以 0.5ml/s 的速率注入等量的生理盐水。

CE-MRA 的成像参数主要有 TR、TE、激发角度、容积厚度和层数、矩阵、FOV 等。TE 选择最小值,TR 和激发角度将决定 $T_1$ 的权重,在 1.5T 扫描机上,TR:5 毫秒,则激发角度一般为 30°～50°,如果 TR 延长则激发角度也应适当加大。容积厚度和 FOV 决定采集的范围,在保证覆盖目标血管的前提下,容积厚度越小越好,以提高空间分辨率。FOV 则以分段覆盖下肢血管为标准,各段之间保持 5cm 以上的重叠。

双下肢的 MRA 成像序列和参数选择与上述全身血管 MRA 类似。

【技术要点】

与全身血管 MRA 类似,腹部血管采用屏气扫描,因此需要保证患者屏气时间和扫描时间的匹配。此外扫描触发时间以透视图像上腹主动脉显影为标准。

【图像后处理】

利用 3D CE-MRA 序列采集到的原始图像,需要进行后处理重建,常用的主要有最大信号投影(MIP)和多平面重建(MPR),还有容积再现(VP)、表面遮蔽显示(SSD)及利用仿真技术的图像重建。在 CE-MRA 中,还可以采用数字减影技术,将对比剂注射前和注射过程中获得的两组图像进行对应像素信号强度的减法重建,减影后的图像有较好的背景信号抑制作用,改善了对血管的显示。

# 第十二节 MR 图像质量控制

## 一、MR 成像参数间相互影响

脉冲序列是由一系列成像参数构成的,了解这些参数的作用及其彼此间的相互关系是重要的。只有合理的调整脉冲序列的成像参数,才能够采集到所需的图像,并尽可能地缩短扫描时间,满足临床诊断的需要。

### (一)扫描相关参数

**1. 图像权重**　CT 图像仅仅依靠 CT 值来反映不同组织间差别,核磁图像能够反映组织间更多的信号差别,包括不同的组织可能存在的质子含量(质子密度)、$T_1$ 值及 $T_2$ 值等方面的差别。还有一些特殊的成像序列,是针对某一类疾病有特定成像效果的,应该在可疑的情况下使用。比如 DWI 序列对脑缺血病变的早期诊断有很大价值。SWI 对微量出血有很好的检出效果等。但是我们在扫描时不可能包括全部的权重图像,而应该选取有针对性的序列。一般情况下,扫描序列中应该包括 $T_1WI$ 及 $T_2WI$,如故病变部位周围有脂肪或水,应该加扫脂肪抑制序列或水抑制序列。对于一些特殊序列,如 DWI、SWI 及血管成像序列等,可以在有适应证的情况下使用。

**2. 扫描方位**　MRI 可以采用任意方位的扫描,扫描方位的选择对于充分显示病灶及其特征非常重要。横断位扫描是大部分脏器最常用的扫描方位,但是 MRI 检查一般要求 2 个以上的扫描方位,才能显示 MRI 任意断面成像的优势。由于扫描序列较多,不可能在每个方位都全部进行扫描,因此应该根据不同的解剖部位及病变特征选择有效而简洁的扫描方位组合。不同的解剖结构及病变采用的扫描方位不同,这里仅介绍选择 MRI 扫描方位的基本原则。

长短轴原则,扫描时应该沿着器官或病变的长轴及短轴进行扫描(图 5-160),这样能够得到最大截面,便于观察器官或病变的大小。

垂直切线位原则,如果病变在脏器边缘或与相邻脏器关系密切,扫描时应该垂直病变和脏器的交接面,这样便于观察病变和脏器的关系及病变浸润情况。

最优方位原则,核磁图像由于不同权重图像较多,扫描方位多,所以不可能在每个扫描方位上扫描所有权重的图像，因此只能在显示病变较好的方位上着重扫描，或者在不同方位上扫描不同权重的图像，相互补充。

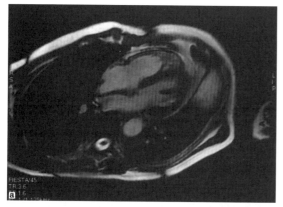 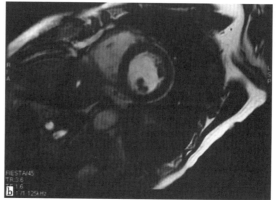

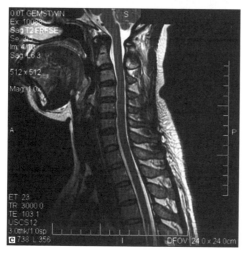 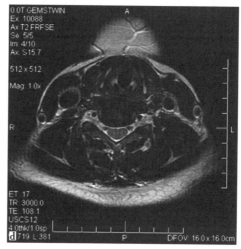

图 5-160　长短轴扫描示意图

a,b. 为心脏扫描时扫描心脏的长轴位和短轴位；c,d. 为颈椎扫描时扫描颈髓长轴位和短轴位

**3. 视野**（field of view，FOV）　FOV 指成像区域的大小，应该根据不同的患者体型、不同的检查部位而确定。在 FOV 设置时，需要注意一下原则：①由于人体结构前后略扁，所以一般将 FOV 设为矩形，同时出于节省时间的考虑，应该把短轴方向设为相位编码方向；②当对小的脏器进行靶扫描时，应该选择较小的 FOV，这时，应该选择施加防止卷褶伪影技术；③在设置 FOV 时，需要注意空间分辨力和信噪比的改变，在矩阵不变的情况下，FOV 越大，图像的信噪比越高，但空间分辨力越低。在临床检查时，应该根据图像的信噪比、空间分辨力要求，结合图像的采集矩阵来合理设置 FOV。

**4. 矩阵**　这里指的是采集矩阵，也就是频率编码和相位编码方向上需要采集的点阵。在一般序列中，相位编码的点阵总是小于或等于频率编码方向的点阵。矩阵影响图像的空间分辨力、信噪比及采集时间，在设置时应该根据检查需要进行平衡。需要注意一下几点：①在 FOV 不变的情况下，矩阵越大空间分辨力越高；②矩阵越大，图像的信噪比越低；③相位编码方向矩阵越大，扫描时间越长；④在其他参数不变的情况下，频率编码方向的矩阵增大，一般不会增加采集时间但是由于每个回波的采样点增多，可造成短 TR 序列的最短 TR 时间延长，或一个 TR 时间内允许采集的图像层数减少。

**5. 相位编码方向**　相位编码方向的选择是 MRI 非常重要的技术，影响到图像采集时间及伪影的产生。二维 MRI 扫描时选择相位编码的基本原则如下：①从减少扫描时间考虑，我们的扫描 FOV 一般为矩形,为缩短扫描时间,我们一般选择 FOV 的短轴方向做为相位编码方向,可以在保证分辨力的情况下缩短扫描时间;②考虑减少伪影的影响,因为除化学伪影外,多数伪影特别是运动伪影多出现在相位编码方向上,所以选择相位编码方向时应该尽量避免伪影重叠在欲观察区域。如胸腰椎横断面扫描时,为避免主动脉波动伪影重叠在脊髓上,影响观察,应该选择左右方向为相位编码方向。

**6. 层厚和层间距** 层厚主要影响图像的分辨力及信噪比,选择时要考虑多种因素,包括解剖结构、扫描序列、信噪比及分辨力要求等。层厚越厚,产生的信号越多,信噪比越高。但层面内空间分辨力越低。而且部分容积效应会增大。一般临床应用中,垂体和眼眶扫描层厚一般在 3mm,常规头部扫描层厚一般在 5mm 左右,体部成像的层厚要更厚。三维扫描,层厚可以很薄,可达 1mm 甚至更薄,这是因为三维成像 RF 脉冲同时激发整个容积,产生的信号较多,信噪比较高。

层面间距是指层面之间的间隔。理想的成像是无间隔连续扫描,但是这对 RF 脉冲的形状(或包络)有一定的要求,而实际产生的 RF 脉冲并不像理想的那样精确。在对目标层面激励时,由于射频脉冲的非理想性,将引起相邻层面内的质子受到额外的激励,形成层面交叉干扰。这种额外激励使得层面所经历的有效 TR 比设置的 TR 要短(因为先受到前面层面脉冲的激发,比设置的时间早),磁化向量恢复不足,会导致信号强度降低。TR 的缩短对信号的影响还与脉冲序列有关,这种作用对 $T_2$ 加权像的影响要大于 $T_1$ 加权像。因此,在 $T_2$ 加权像上层面间距一般选用层厚的 20%~50% 可去除层面间的交叉干扰;$T_1$ 加权像上层面间距一般选用层厚的 10%~30% 可去除层面间的交叉干扰。

**(二)序列相关参数**

在一般的脉冲序列中,决定图像对比的参数主要有 TR、TE、射频脉冲的偏转角度,而在一些特殊的序列中,影响对比度的参数还有磁化准备脉冲的使用与否及其参数、组织饱和脉冲等。相关参数调整在不同的序列中对图像的影响有很大差别。

SE 类序列是临床常用的序列之一,可以得到 $T_1$WI、$T_2$WI 及 PDWI。其主要可调整的参数有 TR、TE、ETL、ES 等。

单纯 SE 序列由于采集时间长,目前,SE 序列极少用于 $T_2$WI 及 PDWI,而主要用于 $T_1$WI。为尽量去除 $T_2$ 弛豫对图像对比的"污染",SE $T_1$WI 一般选择最短的 TE。如果射频脉冲角度固定在 90° 不能调整,则只能通过 TR 来改变图像对比,一般 TR 在 300~800 毫秒进行调整,一般在此范围内,TR 越长图像的信噪比越高。在一些设备上,SE 序列的射频脉冲角度可以修改,则可以通过 TR 与激发角度的配合进行调整,以获得较好的 $T_1$ 对比;一般情况下当 TR 大于 600 毫秒时,可以通过增加偏转角到 100°~120° 来增加 $T_1$ 对比;而当 TR 小于 300 毫秒时,可以把偏转角缩小到 60°~80°。但是由于大于或小于 90° 的脉冲所产生的横向磁化向量都不及 90° 脉冲,因此非 90° 脉冲获得的图像的信噪比均有所下降。

FSE 序列是目前常用的 MRI 脉冲序列,除了 TR、TE 外,FSE 序列与图像对比相关的可调整参数还有射频脉冲角度、ETL、ES 等。

FSE $T_1$WI 多用于对 $T_1$ 对比要求较低的部位,其主要调整参数为 TR 和 TE,TE 尽量选择最短 TE,TR 可以适当延长,但是原则上不超过 800 毫秒。

FSE $T_2$WI 及 PDWI 需要调整的参数较多,TR 时间一般较长,至少大于 2000 毫秒,根据所用的 ETL、ES 及采集层数的不同,一般为 2500~6000 毫秒。PDWI 的 TE 应该小于 30 毫秒。而 $T_2$WI 的 TE 时间根据不同的检查部位及检查目的而不同。由于连续的 180° 聚焦脉冲,组织的 $T_2$ 值会有所延长,因此对一般脏器而言,$T_2$WI 的有效 TE 值应该比该脏器的 $T_2$ 值偏高 30% 左右。

FSE 射频脉冲角度一般为 90° 脉冲,典型的聚焦脉冲角度为 180° 脉冲,后者可以在 120°~180° 调整,聚焦脉冲降低后可以大大降低射频脉冲能量,从而降低 SAR 值,虽然图像信噪比会有所下降，但在120°～170°之间调整，对图像质量影响不大。

ETL及ES对图像的影响较大，在ES不变的情况下，ETL增加，会使有效TE增加，增加图像$T_2$权重。另外，ETL越长，脂肪的信号会进一步增高，有时需要施加脂肪抑制技术。ES的缩短可以缩小回波之间的幅度差别，可以间接的提高图像的信噪比和对比度，而且可以允许适当延长ETL从而缩短图像的采集时间；但是同时会增加磁化转移效效应、增加脂肪组织信号并增加SAR值。实际工作中，ES往往不能直接调节，需要通过改变其他参数来调整，比如增加采样带宽或降低频率编码方向的采集点阵，但是这样会降低图像的信噪比和频率编码方向的空间分辨力。

GRE类序列是如今临床最常用的序列。使用不同的扫描定时参数和翻转角，可分别获得$T_1WI$、$T_2^*WI$和PDWI。其参数复杂多样，临床经常调整的包括TR、TE、偏转角、采集带宽、射频模式等。

扰相GRE序列最常用于$T_1WI$，而TE的设置对于扰相GRE $T_1WI$序列非常重要。为了减少$T_2^*$弛豫对图像对比的污染，原则上应该选择尽量短得TE。在TE较短的情况下，扰相GRE $T_1WI$序列的$T_1$对比取决于TR和偏转角的合理设置。

稳态（static state）GRE序列又称为重聚焦GRE（refocused GRE）序列，属于广义的快速GRE序列，也是目前GRE类序列的重要组成部分。稳态GRE序列的最主要特征是使用短于组织$T_2$的TR，TR越短越好，而最佳TE为TR的一半或略短于TR得一半。偏转角一般设置为40°～80°；较大的偏转角可以得到较高的信号强度，但是可能会延长TR，因此原则上在不改变TR的前提下，尽量采用较大的偏转角。

## 二、MR图像质量控制措施

MRI原理复杂，成像技术包括物理、化学、数学等知识，很多因素都会影响MRI的质量，如何做好MRI的质控是一件很复杂的工作，作为MRI技师不可能掌握全面的MRI质控措施，但是应该了解一些常规的质控指标及其影响因素。下面从四个方面介绍与图像质量有关的主要成像参数：①信噪比；②对比噪声比；③空间分辨力；④扫描时间。

### （一）信噪比

信噪比（signal to noise ratio，SNR）是MRI最基本的品质参数。SNR是指图像的信号强度与背景噪声比值。其计算公式为：

$$SNR=SI_{组织}/SD_{背景} \tag{5-5}$$

式中$SI_{组织}$为组织内感兴趣区信号强度的平均值；$SD_{背景}$为背景信号的标准差。MRI信号强度是指图像中感兴趣区内各像素信号强度的平均值，而像素信号强度是净磁向量在横向平面进动时在接收线圈内感应出的电流，这些信号是成像的基础。噪声是指相同感兴趣区各像素信号强度的标准差，主要来源于磁体内患者的体质结构、检查部位和设备系统固有的电子学噪声，这些是对成像的一种干扰。

对每一例患者进行MR扫描时都存在噪声，并在频率和发生时间上具有随机性。显然，高的SNR是获得优质图像的基本条件之一。在成像操作中除应保证系统本身的状态良好外，为了增加SNR，主要应设法增加接收的信号量，因为噪声是不可避免、始终存在的。增加信号量将使SNR增高，反之将使SNR降低。影响信号量的主要因素包括：扫描硬件；检查序列；被检查区内质子密度；体素的大小；NEX；接收带宽等。

**1. 扫描硬件的影响**　SNR与主磁场强度呈正比，一般情况下，主磁场越高，SNR越高。表面线圈采集的图像SNR高于体线圈采集的图像；多通道表秒相控阵线圈采集的图像信噪比更高。

**2. 检查序列及参数的影响**　SE类序列的SNR一般高于GRE类序列；多数序列中TR延

长，SNR 升高；TE 延长，SNR 降低。因为 TR 决定着纵向磁化恢复的量，因而也决定着下一次激励时能有多少纵向磁化翻转为横向磁化并产生信号。长 TR 时全部纵向磁化得到恢复，因而在下一次激励时将有更多的横向磁化，产生的信号量多；短 TR 则相反，仅有部分纵向磁化得到恢复，并在下一次激励时翻转为横向磁化，产生的信号量少。因而长 TR 增加 SNR，短 TR 降低 SNR。TE 决定着采集信号前横向磁化的衰减量。长 TE 时，已有相当多的横向磁化被衰减，产生的信号量少，SNR 下降；而短 TE 时则相反，SNR 增高。翻转角度同样影响着将有多少纵向磁化能翻转为横向磁化，并在接收线圈内感应出信号。翻转角度为 90° 时，纵向磁化完全翻转为横向磁化，产生的信号量最大，SNR 最高；反之，角度越小，产生的信号量越少，SNR 越低。

**3. 质子密度影响**　被检查区内质子的密度影响信号量。质子密度低的区域如致密骨、肺，仅能产生低信号，因而 SNR 低，MR 图像对显示这些结构有局限性；质子密度高的区域如脑、软组织，能产生高信号，故 SNR 高，MRI 检查具有优越性。

**4. 体素大小的影响**　图像中具体像素的亮度代表一定容积的组织或称体素的信号强度，体素容积 = 像素面积 × 层厚。图像的 SNR 与体素容积成正比，因为容积较大的体素所含质子数量比容积较小的体素多，因而 SNR 高。任何可改变体素容积大小的参数，也都将影响 SNR 的增减。FOV、层厚与体素容积成正比，因而与 SNR 也成正比；像素面积与体素容积成正比，因而也与 SNR 成正比；矩阵大小与体素容积成反比，因而与 SNR 成反比。

**5. NEX 数**　NEX 又称平均次数（number of signal averages，NSA），指数据采集的重复次数。在采集的数据中，既有信号成分也有噪声成分。信号是被扫描物体的固有特征所决定的，具体信号总是发生在同一空间位置上；而噪声在发生时间上具有随机性，因而发生的位置可能不同。通过增加数据采集次数（即增加 NEX），可降低噪声对图像的影响，增加 SNR。但增加 NEX 不一定是增加 SNR 的最好方法，因为 SNR 的变化仅与 NEX 的平方根成正比。例如，当 NEX 从 1 次增加到 4 次时，才能使 SNR 增加 1 倍（即原来的 2 倍），而扫描时间则需延长至原来的 4 倍。

**6. 接收带宽**　接受带宽是指读出梯度采样的频率范围或单位时间内频率编码方向上的采样次数。减少接收带宽，将使采样速度减慢，但接收到的噪声量相对减少，SNR 增高。例如将接收带宽减少到原来的一半时，SNR 大约增加 40%，但同时需延长采样时间（延长 1 倍），并增加化学位移伪影。一般情况下，系统的接收带宽是固定的，例如 ±16kHz，仅在少数情况下需作调整。

### （二）CNR

为获取较好质量的图像，仅 SNR 高还不够，还需要获得满意的影像对比度，两种组织信号差别越大，则图像对比越好。在临床上对比度常用对比噪声比（contrast to noise ratio，CNR）表示。CNR 是指图像中相邻组织、结构间信号强度差值的绝对值与背景噪声的比值。其计算公式为：

$$CNR = |SI_{病灶} - SI_{组织}| / SD_{背景} \tag{5-6}$$

式中 $SI_{病灶}$ 为病灶的信号强度，$SI_{组织}$ 为病灶周围正常组织的信号强度，$SD_{背景}$ 为背景噪声。显然，CNR 决定着成像区内不同组织、结构以及病变的可辨认性，是影响图像质量的重要因素之一。良好的 CNR 依赖于不同组织、结构及病变之间在 MR 信号特征上的差异，例如在 $T_1$、$T_2$、$T_2^*$ 和质子密度等的差异。这些差异需要通过适当的脉冲序列和图像信号的加权才能显示在图像上。因此，选用合适的脉冲序列和决定图像信号加权的成像参数（主要包括 TE、TR、TI 和翻转角度）对 CNR 有直接影响。除此之外，CNR 也受 NEX、体素容积、接收带宽以及线圈类型的影响，这些因素对 CNR 的影响与对 SNR 的影响相同。

在 MRI 中，图像的对比分辨力是指图像中可辨认的信号强度差别的最小极限，又称为低对比分辨力（low contrast resolution），在设备条件一定时，主要取决于图像的 SNR 和 CNR。

### （三）空间分辨力

图像的空间分辨力是指图像中可辨出相邻空间关系的最小物体的几何尺寸，即对细微结构的分辨力。在设备性能和其他成像参数一定的情况下，图像的空间分辨力取决于体素的大小。当体素容积小时，能分辨出的细节多，空间分辨力高；当体素容积大时，能分辨出的细节少，空间分辨力低。

体素的大小取决于成像层面厚度、FOV 和像素矩阵的大小。成像层面越薄则空间分辨力越高；成像层面越厚则部分容积影响越显著，空间分辨力就越低。当 FOV 一定时，像素矩阵越大，则空间分辨力越高；像素矩阵越小，则空间分辨力越低。当像素矩阵一定时，FOV 越小空间分辨力越高；FOV 越大则空间分辨力越低。

必须指出，当选用薄层面、大矩阵、小 FOV 而其他成像参数不变时，在空间分辨力提高的同时，将总是伴随着 SNR 的下降。此外，为了获取薄层面、大矩阵和小 FOV 则需要增加空间编码梯度的斜度，使梯度上升时间相对延长，从而使 TE、层面选择和数据编码时间延长，TR 期间内可激励的层数减少。

### （四）扫描时间

扫描时间是指完成数据采集的时间。每种序列影响扫描时间的参数不同，以 SE 序列为例，扫描时间 =TR× 相位编码次数 ×NEX。因此扫描时间与 TR、相位编码次数、NEX 成正比。由于核磁扫描时间一般较长，扫描时间越长则发生运动伪影的机会越多，在 2D 连续采集（sequential acquisition）方式时仅影响正在采集的层面，而在 3D 容积采集时，将影响所有层面。所以在评价图像质量时一定要结合扫描时间，在尽可能短的情况下得到能够满足诊断要求的图像即为好图像。

理想的图像质量应当具有尽可能高的 SNR 和 CNR、尽可能高的空间分辨力以及尽可能短的扫描时间。然而一种因素的改善总是不可避免地伴随另一种、甚至一种以上因素的损失。因此需要根据具体检查部位、检查目的权衡选择成像参数。表 5-1 列出图像质量与成像参数之间的关系。

表 5-1 图像质量与成像参数

| | 选择参数 | 不利影响 |
|---|---|---|
| 最佳 SNR | NEX ↑ | 扫描时间 ↑ |
| | 矩阵 ↓ | 空间分辨力 ↓ |
| | 层厚 ↑ | 空间分辨力 ↓ |
| | 接收带宽 ↓ | 最短 TE ↑，化学位移伪影 ↑ |
| | FOV ↑ | 空间分辨力 ↓ |
| | TR ↑ | $T_1$ 加权 ↓ |
| | TE ↓ | $T_2$ 加权 ↓ |
| 最佳空间分辨力 | 层厚 ↓ | SNR ↓，扫描范围 ↓ |
| （方形 FOV） | 矩阵 ↑ | SNR ↓，扫描时间 ↑ |
| | FOV ↓ | SNR ↓，扫描范围 ↓，包裹伪影 ↑ |
| 最短扫描时间 | TR ↓ | SNR ↓，成像层数 ↓ |
| | 相位编码次数 ↓ | 空间分辨力 ↓ |
| | NEX ↓ | SNR ↓ |
| | 容积采集层数 ↓ | SNR ↓ |

在实际工作中，由于各种型号的 MRI 设备性能存在差异，因此具体成像参数的选择没有统一的标准，应该参照机器给出的参考序列，结合实际需求调节参数。为了保证良好的图像质量，在选择成像参数时应当注意以下基本原则：①应根据检查目的和检查部位选择合适的脉冲序列、图像信号的加权参数和扫描方位。合适的成像序列和图像信号的加权参数是检出病变基础，尤其是一些特别有针对性的序列比如 DWI、SWI、MRS 及灌注成像、血管成像等。②尽量采

用短的扫描时间。不应为追求过高的 SNR 或空间分辨力而使扫描时间延长。因为患者在磁体内很难长时间保持不动,咳嗽、打喷嚏、微小的移动均可使图像质量显著下降,尤其是针对急症患者,更应该注意缩短扫描时间。对于一些临床已经高度怀疑,仅是验证性的进行 MRI 检查的情况,可以选择有针对性的序列,而非常规序列的扫描。③在设置成像参数时,应注意 SNR 是影响图像质量的最重要因素。不应为追求过高的空间分辨力而牺牲 SNR,有时层厚减少 1mm并不能明显提高空间分辨力,却可能造成 SNR 的严重下降;而当 SNR 很低时,图像的对比分辨力也将很低,再高的空间分辨力也将失效。④应当注意人体不同解剖部位信号强弱的差异。信号较强的部位,如头部,使用较大的矩阵、很少的 NEX 即可以获得满意 SNR 和 CNR;而信号较弱的部位,如肺,则应当使用较小的矩阵并增加 NEX 的次数。

(于　群　李文美　朱　凯　汪启东　钟镜联　孙家瑜　李峰坦)

# 第六章

# 核医学影像检查技术

核医学是利用核素及其标记物进行临床诊断、疾病治疗以及生物医学研究的一门学科。传统的医学观念从器官和系统认识疾病，核医学是从生理和生化水平认识疾病。了解和掌握核医学影像检查技术可以为临床提供脏器和病变的血流、功能、代谢和受体密度的信息，甚至是分子影像（molecular imaging, MI）的信息，核医学影像图像的质量控制是为临床提供正确信息的有力保障。

## 第一节　放射性核素显像

放射性核素显像（radionuclide imaging, RI）是利用放射性核素及其标记物进行脏器和病变的显像。这种显像不同于单纯的形态结构的成像，属于放射性核素示踪方法（radionuclide trace methods）的范畴。放射性核素显像利用放射性核素或其标记化合物作为示踪剂，引入人体后能够选择性地分布在特定的器官或病变组织内，在体外描记放射性示踪剂在体内的分布规律，从而显示人体系统、脏器或病变组织的形态、功能、代谢的变化，实现对疾病进行定位、定性、定量的诊断目的。它以核素示踪剂技术为基础，以放射性浓度为重建变量，以组织吸收功能的差异为诊断依据，是一种独特的分子功能成像。

放射性核素显像作为诊断核医学影像技术之一，它的发展取决于三个方面：放射性显像剂、显像技术和影像分析技术的发展。用于人体脏器、靶器官显像的放射性核素或其标记化合物称为显像剂（imaging agent），目前人体内大部分脏器均可以用放射性显像剂标记检查；显像技术的仪器从最初的扫描仪发展到 γ 照相机、SPECT、SPECT/CT、PET/CT、PET/MRI 等，将功能代谢显像与解剖结构显像有机地结合起来；影像分析技术从目测判断到计算机自动完成，提高了诊断结果的可靠性和准确性。这三种技术的综合发展，促进了放射性核素显像技术的发展。

放射性核素显像建立在人体脏器组织和细胞对显像剂特异性结合或分子代谢的基础之上。不同脏器功能变化的显像需要不同的显像剂，各种显像剂在特定的脏器、组织中通过不同的理化机制选择性聚集、代谢。

### 一、放射性核素显像类型和特点

放射性核素显像的方法多种多样，很难用一种简单的方式分类，同一种方法从不同角度可归为不同的类型。

#### （一）根据影像获取的状态分为静态显像和动态显像

**1. 静态显像**（static imaging）　显像剂在脏器内或病变处的浓度处于相对稳定状态时进行的显像。这种显像采集足够的放射性计数用以成像，获得的影像清晰，适合详细观察脏器和病变的位置、形态、大小和放射性分布（图 6-1）。

**2. 动态显像**（dynamic imaging）　显像剂进入人体后，以一定的显像速度动态采集脏器的多帧连续影像。显像剂随血液流进、流出脏器的过程，导致脏器内的放射性随时间的变化而变化，利用计算机技术提取感兴趣区（region of interest, ROI）的放射性计数，生成时间 - 放射性曲线，计算各种定量参数，从而分析脏器和组织的功能情况（图 6-2/ 文末彩图）。

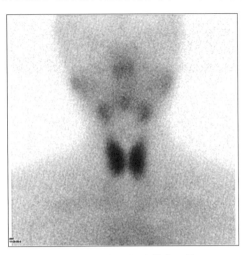

图 6-1　正常甲状腺静态显像

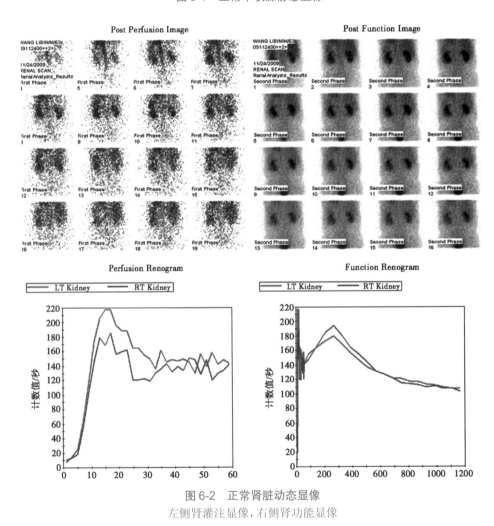

图 6-2　正常肾脏动态显像

左侧肾灌注显像，右侧肾功能显像

3. 多相显像（multiphase imaging）　静态显像与动态显像联合显像。

**（二）根据影像获得的部位分为局部显像和全身显像**

**1. 局部显像**（regional imaging）　仅限于身体局部或某一脏器的显像。临床上最常使用。信息量大，影像清晰，分辨率高（图 6-1）。

**2. 全身显像**（whole body imaging） 放射性探测器沿体表匀速运动，从头至脚依次采集全身各部位的放射性，合成为一整幅的影像。常用于全身骨骼显像、全身骨髓显像及查找肿瘤或炎性病灶等（图6-3/文末彩图）。

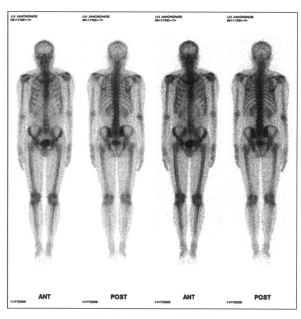

图6-3 正常全身骨骼显像

**（三）根据影像获得的层面分为平面显像和断层显像**

**1. 平面显像**（planar imaging） 将放射性探测器置于体表的一定位置采集脏器或组织放射性影像的方法，所得的影像叫平面影像（图6-1）。平面影像是脏器或组织在某一方位的放射性叠加所构成。不易发现小病灶或深在的病灶。

**2. 断层显像**（tomographic imaging） 利用旋转的或环形的探测器在体表连续或间断采集多体位平面影像数据，经计算机重建为各种断层影像的方法（图6-4/文末彩图6-4）。有助于发现小病灶及深在病灶并进行较为精确的定量分析。

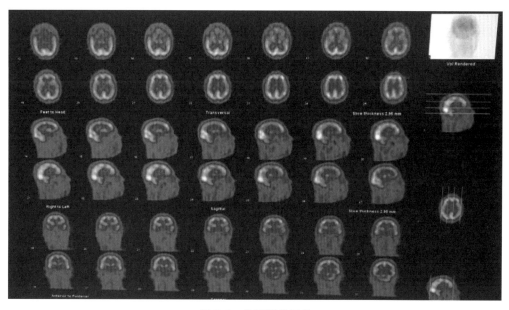

图6-4 头颅灌注显像

**（四）根据影像获得的时间分为早期显像和延迟显像**

**1. 早期显像**（early imaging）　显像剂注入人体内 2 小时以内进行的显像。常规显像一般采用此类显像。用于观察脏器的血液灌注及早期功能情况。

**2. 延迟显像**（delay imaging）　显像剂注入人体内 2 小时以后，或在常规显像之后延迟所进行的再次显像。通过延迟，降低本底，改善影像质量，提高阳性率。

**（五）根据显像剂对病变组织的亲和力分为阳性显像和阴性显像**

**1. 阳性显像**（positive imaging）　显像剂主要被病变组织摄取，而正常组织不摄取或摄取很少，在静态影像上病灶组织的放射性比正常组织高而呈浓聚改变，如心肌梗死灶显像、亲肿瘤显像等（图 6-5）。其敏感性高于阴性显像。

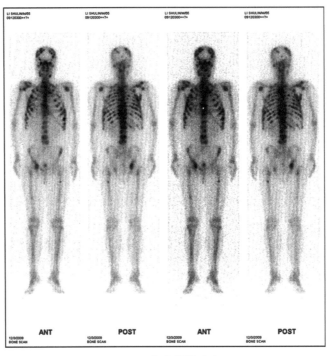

图 6-5　多发骨转移瘤

**2. 阴性显像**（negative imaging）　显像剂主要由有功能的正常组织摄取，而病变组织基本上不摄取，在静态影像上表现为正常组织器官的形态中病灶组织的放射性分布稀疏或缺损。如心肌灌注显像、甲状腺显像等（图 6-6）。

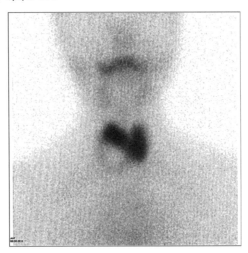

图 6-6　甲状腺右叶冷结节

**（六）根据显像时机体的状态分为静息显像和负荷显像**

**1. 静息显像**（rest imaging）　显像剂注入人体或影像采集时，受检者在无生理刺激或药物干预下安静状态时进行的显像。

**2. 负荷显像**（stress imaging）　受检者在药物或生理性活动的干预下所进行的显像。有利于发现静息状态下不易观察到的病变，提高显像的灵敏度。如心脏运动负荷试验等。

**（七）根据显像剂发出的射线的种类分为单光子显像和正电子显像**

**1. 单光子显像**（single photon imaging）　使用探测单光子的显像仪器（如 γ 照相机、SPECT）对显像剂中放射性核素发射的单光子进行的显像。是临床上最常用的显像方法。

**2. 正电子显像**（positron imaging）　使用探测正电子的显像仪器（如 PET、符合线路 SPECT）对显像剂中放射性核素发射的正电子进行的显像。正电子显像仪器探测的并非为正电子，而是探测正电子湮灭辐射时发出的一对能量相同、方向相反的光子。正电子显像主要应用于组织代谢、受体和神经递质显像。

# 二、放射性核素显像仪器

放射性核素显像仪器包括 γ 照相机、SPECT、SPECT/CT、双探头符合线路 SPECT、PET、PET/CT、PET/MRI 等显像仪器，是临床核医学最重要的组成部分。

**（一）γ 照相机**

γ 照相机是一种对脏器中放射性核素的分布进行一次成像和连续动态成像的仪器。采用大型晶体，实现了一次成像，可以静态显像，也可以快速连续的动态显像。

**（二）SPECT、SPECT/CT、双探头符合探测**

**1.** SPECT 是在一台高性能 γ 照相机的基础上增加了探头旋转装置和图像重建的计算机软件系统的核医学影像检查仪器。

**2.** SPECT 的探头围绕受检者环形旋转，从多角度、多方位采集一系列平面影像，利用专用计算机软件处理，获得符合临床要求的各种断层图像。清除了不同体层放射性的重叠干扰，可单独观察某一体层的放射性分布，有利于发现小病灶，还可以定量分析。SPECT 也可以平面显像、动态显像、断层显像和全身显像等，是当今临床核医学的主流显像仪器。

**3.** SPECT 的数据采集除 γ 照相机的数据采集外还有断层采集和门控断层采集，SPECT 在图像重建之前必须进行衰减校正。

**4.** SPECT/CT 是将 SPECT 和 CT 两种设备安装在同一机架上，两种显像技术的定位坐标相互校准，检查时受检者体位不变，通过图像融合技术，实现功能、代谢、生化影像和解剖结构影像的实时融合。

**5.** 双探头符合线路 SPECT 是在双探头 SPECT 基础上通过改进实现对正电子核素探测的影像设备。在保证探测器灵敏度和分辨率的前提下，兼顾常规低能核素显像和正电子核素显像。可完成 SPECT 所有显像及 PET 的部分显像工作。

**6. SPECT、SPECT/CT 显像的技术具体操作**

（1）SPECT 检查前医生要了解检查目的，详细了解患者的资料，患者一般无需特殊准备。

（2）$^{99m}$Tc 标记的放射性药物是临床上 SPECT 检查中应用较多的显像剂。根据不同的检查目的选择不同的 $^{99m}$Tc 标记药物。常用静脉注射，选择非病灶侧所在的上肢静脉，当需要判断双侧腋下淋巴结情况时也可选择足背静脉注射。

（3）按照不同的检查目的给予不同的 $^{99m}$Tc 标记药物及相应剂量。一般注药后 10～20 分钟采集早期相图像，2～3 小时采集延迟相图像。采用低能通用型或低能高分辨准直器。不同检查脏器可采用不同体位。

（4）图像的采集和处理　根据临床需要选择不同类型的核素显像（如静态与动态显像、平面与断层显像、早期与延迟显像等），SPECT/CT 还可以采集 CT 断层图像与 SPCET 核素显像进行图像融合，获得既能反映组织器官功能信息，又能清晰显示解剖结构的融合影像，提高诊断符合率。

### （三）PET、PET/CT、PET/MRI

**1.** PET 显像是将发射正电子的核素引入体内，由 PET 的成对符合探测器采集因正电子湮灭辐射转换成能量相同、方向相反的两个 γ 光子，经计算机重建成断层图像，从而显示正电子核素在体内的分布。PET 显像不使用准直器，采用符合电子准直（electronic collimation）。PET 的闪烁晶体因接受正电子湮灭辐射产生的高能量 γ 光子（511keV），要求时间分辨好、阻止能力强、光产额高。为提高影像质量和消除图像伪影，必须对采集的数据进行校正。

**2.** PET/CT 由 PET 和 CT 两部分组合在同一机架内，CT 位于 PET 的前方，后配 PET/CT 融合对位工作站。PET/CT 具有 PET 和 CT 各自的全部功能，PET 显示病变部位的病理生理特征，更易发现病灶，CT 可精确定位病灶，显示病灶结构变化，PET/CT 特有的融合技术将 PET 图像和 CT 图像融合，提高诊断的准确性。PET/CT 以 CT 图像进行衰减校正，缩短了全身显像时间，PET 图像质量也优于传统的 PET 图像。

**3. PET/CT 显像的技术具体操作**

（1）PET/CT 检查必须提前预约。医生应了解检查目的，详细采集受检者的资料，包括有无糖尿病、妊娠或哺乳情况、年龄、性别、体重等，了解受检者的既往史以及近期的相关检查结果，告诉受检者检查前及检查时的注意事项，包括检查前控制血糖（一般建议血糖控制在 8.33mmol/L 以下）、检查前空腹 4～6 小时及检查前 24 小时禁止剧烈运动、检查时无躁动、平静均匀呼吸及检查时间等情况。

（2）β-2-[$^{18}$F]氟 -2- 脱氧 -D- 葡萄糖（$^{18}$F-fluorodeoxyglucose，$^{18}$F-FDG）是 PET/CT 显像检查中应用最多的显像剂。$^{18}$F-FDG 需要注射到静脉内进行体内代谢。注射时一般选择非手术侧或非病灶所在侧的上肢静脉注射药物，注射剂量成人一般为 0.1～0.2mCi/kg，儿童 0.14mCi/kg。注射后受检者在安静舒适的候诊环境中等候，等候期间受检者放松，减少运动。头部显像者注药后应该封闭视听，安静休息 30 分钟后上机扫描，全身显像者注药 10 分钟后饮水 500～600ml，促进药物代谢，安静休息 50～60 分钟后上机检查。上机检查前排空膀胱，再次饮水约 500～600ml。

（3）受检者上机后仰卧位，颅脑显像时双上肢自然下垂于身体两侧，其他部位显像时双上肢上举抱头，图像采集过程中受检者保持体位绝对制动状态，平静均匀呼吸。

（4）CT 数据采集：通过采集定位片确定扫描范围，确保 PET 图像与 CT 图像在轴位上匹配。然后进行 CT 扫描，一般扫描条件：120kV，50～80mA/s，层厚 5mm。根据需要还可以局部 CT 扫描。

（5）PET 数据采集：CT 数据采集完成后，受检者被送入机架后端的 PET 扫描野，进行 PET 发射扫描，从腿部到头部采集全身图像，一般采集 5～7 个床位，2.5～3 分钟 / 床位。

（6）数据处理及图像重建：在 PET 完成第一个床位的数据采集前，CT 的图像重建就已经完成。随着 PET 数据的不断采集，由 CT 数据进行的衰减校正同步进行，完成 PET 数据采集后不久校正后的 PET 图像与 PET/CT 融合图像就自动生成。

（7）扫描完成后，由医生对图像初步浏览，确定显像图像达到了检查目的的要求后通知受检者离开。检查后告诉受检者多饮水，促进显像剂的排出，同时提醒受检者检查后数小时内体内仍然具有少量放射性，注意放射防护。哺乳期女性检查后应该与婴儿隔离，给药 24 小时后方可继续哺乳。

**4.** PET/MRI 是 PET 的分子成像功能与 MRI 良好的软组织对比功能结合起来的一种技术。最新的 PET/MRI Hybrid 采用二极管代替光电倍增管，解决了磁场干扰问题，在 MR 环内套入一个 PET,实现了 PET 和 MRI 信号的同时采集,这种模式还处于临床试验阶段。临床上应用较多的是 PET/MRI 一体机,在 PET 与 MR 相距一定距离范围内(一般 4~10 米)通过摆渡床实现 PET 与 MR 精准体积配准,同时采集 PET 及 MRI 信号,通过一次扫描获得融合 PET 和 MRI 信息的全身成像。PET/MRI 具备 MRI 高空间分辨率和高组织分辨率及 PET 的高探测灵敏度和高示踪特异性。MRI 的多种成像技术(磁共振血管成像、弥散加权成像、MRS、灌注成像、脑功能成像等)与 PET 结合,可以得到更多的组合方式,更加有效观察病变的发展变化。PET/MRI 在未来分子影像学研究上会发挥更大的作用。

# 第二节　核医学显像方法

## 一、脑血流灌注显像

### (一)原理

静脉注入能通过血 - 脑屏障进入脑细胞的显像剂,其进入脑细胞的量与局部脑血流量成正比,经断层显像,可以得到分层显示局部脑血流灌注的图像,并对血流量进行定量测定。

### (二)显像剂

SPECT 常用的显像剂有锝($^{99m}$Tc)标记双半胱乙酯($^{99m}$Tc-ECD),剂量 740~1110MBq(20~30mCi)静脉注射。PET 常用显像剂为氮[$^{13}$N]-NH$_3$•H$_2$O,剂量 740~925MBq(20~25mCi)静脉注射。

### (三)图像采集

检查前 30~60 分钟口服过氯酸钾 400mg 封闭甲状腺、脉络丛和鼻黏膜;注射前五分钟受检者处于安静环境中,戴眼罩和耳塞封闭试听。图像采集时间为显像剂静脉注入后 15 分钟左右。

### (四)正常影像

大脑皮质放射性分布高于白质和脑室部位,即周边放射性浓影。丘脑、基底核、脑干等灰质核团的放射性分布与皮质相近,呈"岛状"团块浓影。小脑皮质放射性分布亦高于髓质。左右两侧基本对称。影像上所见的放射性分布高低,反映不同局部脑血流灌注、脑神经细胞功能和代谢的活跃程度(图 6-4)。

### (五)注意事项

1. 数据采集时应防止采集时头部位置发生移动对图像质量产生影响。

2. 若使用过氯酸钾封闭不够时,鼻黏膜内放射性浓聚会影响图像清晰度。

## 二、甲状腺静态显像

### (一)原理

甲状腺静态显像是利用甲状腺组织能特异性地摄取和浓聚放射性碘或高锝酸盐($^{99m}$TcO$_4^-$)后,通过显像了解甲状腺的位置、形态、大小及功能状态。

### (二)显像剂

$^{99m}$TcO4$^-$ 常规静脉注射剂量 74~185MBq(2~5mCi);$^{131}$I 碘化钠溶液常规口服剂量 1.85~3.7MBq(50~100μCi);寻找甲状腺癌转移灶口服剂量 74~148MBq(2~4mCi)。

### (三)图像采集

1. **甲状腺 $^{99m}$TcO4$^-$ 显像**　静脉注射显像剂后 20~30 分钟。常规采用前位平面采集,必要时增加斜位。首选针孔准直器,亦可采用低能通用或高分辨平行孔准直器。

2. **$^{131}$I 显像**　空腹口服 $^{131}$I,24 小时后行颈部显像,采用高能通用准直器;如果行甲状腺癌转移灶显像,需在空腹口服 $^{131}$I,24~72 小时后进行前位和后位全身显像,采用高能通用准直器。

### （四）正常影像

正常甲状腺形态呈蝴蝶形，分左右两叶，居气管两侧，两叶的下 1/3 由峡部相连，有时峡部缺如。双叶内放射性分布均匀，边缘基本整齐光滑。双叶发育可不一致，少数被检者可见甲状腺锥体叶变异（图 6-1）。

### （五）注意事项

$^{131}I$ 显像检查前需停用含碘食物及影响甲状腺功能的药物 1 周以上。

## 三、心肌灌注显像

### （一）原理

正常心肌细胞有选择性摄取放射性核素显像剂的功能，其摄取量与心肌血流量成正比，与心肌细胞的功能或活性密切相关。当冠状动脉血流动力学发生改变或心肌细胞受损、坏死时，该区域放射性分布明显减少，据此可判断心肌缺血的部位、程度和范围。

### （二）显像剂

目前临床常用的心肌灌注显像剂主要包括单光子显像剂 $^{201}T_1$ 和 $^{99m}Tc$-MIBI 及正电子灌注显像剂 $^{82}Rb$、$^{13}N$-$NH_3$ 等。

### （三）负荷试验

心肌具有很强的代偿功能，冠状动脉狭窄部位的心肌在静息状态下心肌灌注显像无明显异常。但在运动或药物负荷下，病变的冠状动脉血流量不能增加或增加量低于正常，从而显示心肌缺血病变。负荷试验分为运动负荷和药物负荷。次极量运动负荷和双嘧达莫、腺苷、多巴酚丁胺药物负荷是目前临床上较为常用的方法。上述负荷试验后，$^{201}T_1$ 显像剂静脉注入 74～111MBq（2～3mCi），10 分钟和 3～4 小时后进行早期和延迟或再分布显像。$^{99m}Tc$-MIBI 注入 740～925MBq（20～25mCi）后 1～2 小时内进行显像，1～2 天后进行静息显像。

### （四）图像采集

**1. 心肌断层显像**　静脉注入 $^{201}T_1Cl$ 后 10 分钟或 $^{99m}Tc$-MIBI 后 1 小时应用低能通用或高分辨准直器进行断层采集。探头贴近胸壁从右前斜位 45º 至左后斜位 45º 旋转 180º，每旋转 3°～6°采集 1 帧，30～40s/ 帧，共采集 30～60 帧。应用专用心脏断层软件进行断层重建，可获得左心室心肌短轴、水平长轴和垂直长轴断层图像。

**2. 门控心肌灌注显像**　$^{99m}Tc$-MIBI 图像较 $^{201}T_1$ 为好。采集方法同上。用 ECG 作为门控信号，平面像每个心动周期采集 8～16 帧，RR 窗宽为 15%，矩阵 128×128，断层像每个心动周期采集 8～12 帧，RR 窗值为 20%，矩阵为 64×64，由于每帧包含 8～12 分图，故采集时间要明显延长，以保证重建图像有足够的计数，减少统计误差对图像的影响。

### （五）正常影像

静息状态下，一般仅左心室显影，右心室及心房心肌较薄，血流量相对较低，故显影不清，负荷试验后可轻度显影。心尖部有时略稀疏，室间隔膜部放射性分布呈稀疏、缺损区，其余各心肌壁分布均匀（图 6-7）。

### （六）注意事项

**1.** 检查前患者须停服有关药物，如抗心律失常或减慢心率以及硝酸酯类药物等，并取得患者合作。

**2.** $^{201}T_1$ 心肌灌注显像检查时患者空腹，在注射 $^{201}T_1$ 后让患者坐起，可减少腹腔内脏及肺中因 $^{201}T_1$ 浓聚增加对心肌影像的干扰。

**3.** 用 $^{99m}Tc$-MIBI 作显像剂，注射后 30 分钟进食脂肪餐，以排除胆囊内放射性干扰。

**4.** 心率变化太大或心律失常频繁者不宜做门控心肌灌注显像。

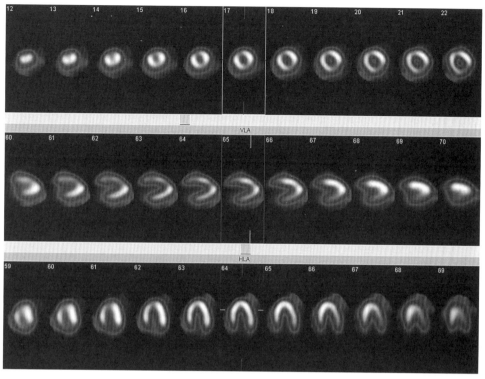

图 6-7 正常心肌灌注显像

# 四、胃肠道出血显像

## （一）原理

由于胃肠壁含血量少,静脉注入显像剂,基本不显影。胃肠道出血时,显像剂自血管破裂处进入胃肠道,形成局部的放射性浓聚,从而对出血位置做出大致判断。

## （二）显像剂

常用显像剂有两类:$^{99m}Tc$ 标记红细胞($^{99m}Tc$-RBC)和 $^{99m}Tc$-硫胶体或植酸钠。

## （三）图像采集

**1. 被检者准备** 检查前停用止血药,特别是少量出血患者;显像前 1 小时口服过氯酸钾封闭胃黏膜。

**2. 显像方法**

（1）$^{99m}Tc$-RBC 显像:静脉注入 $^{99m}Tc$-RBC 555～740MBq（15～20mCi）后,立即 5 分钟 / 帧进行动态采集至 30～60 分钟。如未能显示出血灶需做延迟扫描。

（2）$^{99m}Tc$ 胶体显像:静脉注入 $^{99m}Tc$-硫胶体或植酸钠 185～370MBq（5～10mCi）后,立即开始 2 分钟 / 帧动态采集 20～40 分钟。

**3. 正常影像** 正常时胃肠壁基本不显影。

**4. 注意事项**

（1）怀疑出血部位与大血管或脏器重叠时可增加侧位显像。

（2）$^{99m}Tc$ 标记红细胞法由于显像剂在血液循环中存留时间长,适宜用于间歇性出血;$^{99m}Tc$ 胶体显像由于显像剂在血液循环中存留时间短,适宜用于急性活动性出血。

# 五、异位胃黏膜显像

## （一）原理

胃黏膜具有快速摄取 $^{99m}TcO_4^-$ 的特性,在静脉注射显像剂后异位胃黏膜可形成放射性浓聚灶而被探测。

### （二）显像剂

$^{99m}TcO4^-$静脉注射，剂量 370～555MBq（10～15mCi）；小儿 7.4～11.1MBq（200～300μCi）/kg，不少于 10mCi。

### （三）图像采集

患者禁食 4～6 小时，注射显像剂后每隔 15 分钟显像一次，历时 2 小时；食管显像可于病灶显示后，饮水 200～300ml，重复显像。

### （四）正常影像

早期可见胃显影。

### （五）注意事项

**1.** 腹部病灶性质难定时，可用侧位显像。

**2.** 检查前禁止使用刺激胃液分泌、促进胃肠蠕动的药物。

# 六、肺灌注显像

### （一）原理

静脉注射大于肺毛细血管直径的显像剂后，利用放射性颗粒在肺毛细血管内一过性嵌顿，其在肺内的分布与肺动脉血流分布成正比，因而肺灌注显像代表着肺动脉血流分布。当肺血管出现狭窄或栓塞时，该血管辖区的肺血流减少或无血流，放射性颗粒不能随血流进入该区域，则在相应区域出现分布稀疏或缺损。

### （二）显像剂

$^{99m}Tc$ 标记的大颗粒聚合人血清白蛋白（macroaggregated albumin，MAA），常用剂量 74～185MBq（2～5mCi）。

### （三）图像采集

**1. 平面显像** 一般平面显像常规取 8 个体位，即前后位（ANT）、后位（POST）、左侧位（LL）、右侧位（RL）、左后斜位（LPO）30° 和右后斜位（RPO）30°，以及左前斜位（LAO）30° 和右前斜位（RAO）30°。将双肺同时包括在探头视野内，选用低能通用型准直器，建议每个体位采集计数为 500k，采集矩阵为 256×256。能峰 140keV，窗宽 20%。

**2. 断层显像** 探头配以低能高分辨率或低能通用型准直器，旋转 360°，每 6° 采集 1 帧，每帧采集 20～30 秒，共采集 60 帧，能峰 140keV，窗宽 20%，采集矩阵 128×128。采集过程中为避免呼吸运动对图像的影响，还可以采取呼吸门控采集。原始数据经滤波后行反向投影等断层图像处理得到三维断层图像。

### （四）正常影像

正常图像两肺轮廓完整，放射性分布比较均匀，肺外带及肺尖放射性分布略稀疏。左右两肺影之间为纵隔和心脏形成的放射性分布空白区（图 6-8）。

### （五）注意事项

**1.** 检查前给予被检者吸氧 10 分钟，以避免因肺血管痉挛所造成的局部肺放射性分布减低。

**2.** $^{99m}Tc$-MAA 为悬浮液，抽取药时和注射前须振荡摇匀。注射速度要缓慢，特别是在肺血管床破坏严重的患者，如在慢性肺心病时，慎用"弹丸"注射，以免引起急性肺动脉压增高造成意外。

**3.** 由于 MAA 入血后受重力的影响，易向肺的低下部位沉降，故注射时应采用平卧位。只有在检查是否有肺动脉高压时，才使用坐位注射。

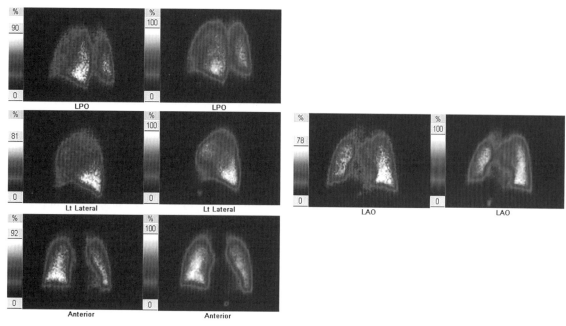

图 6-8　正常肺灌注显像

# 七、骨显像

## （一）原理

静脉注入 $^{99m}$Tc 标记的膦酸盐与骨骼中的羟基磷灰石晶体发生化学吸附浓聚于骨组织。骨骼显像剂在骨骼中浓聚的多少主要与骨的血流量、骨代谢和成骨细胞活跃程度有密切关系，从而对骨骼疾病提供定位、定量及定性的诊断依据。

## （二）显像剂

SPECT 常用的显像剂为 $^{99m}$Tc 标记的亚甲基二膦酸盐（$^{99m}$Tc-MDP）。PET 骨显像剂目前常用 $^{18}$F-Na（氟化钠）。

## （三）图像采集

**1. 骨动态显像**（三时相显像）　静脉"弹丸"式注射 $^{99m}$Tc-MDP 成人剂量 555～740MBq（15～20mCi）后立即开始图像采集。探头配以低能通用型准直器，能峰 140keV，窗宽 20%，矩阵 128×128。首先 1～2 秒 / 帧，连续采集 20 帧获得血流灌注像，即"血流相"；"血池相"在注射后 1～5 分钟采集，（1～2 分钟 / 帧）共 1～2 帧；2～4 小时后采集静态影像为"延迟相"。

**2. 骨静态显像**

（1）全身骨显像：静脉注射 $^{99m}$Tc-MDP 成人剂量 740～1110MBq（20～30mCi）后 3～6 小时进行显像。探头配以低能高分辨准直器，能峰 140keV，窗宽 20%，矩阵 256×1024，扫描速度为 10～20cm/min，采集获得全身骨骼前后位像和后前位像。

（2）局部骨显像：显像方法与全身骨相同，但矩阵一般为 128×128，每帧采集 500～1000K，根据病变部位不同选用不同体位。

**3. 骨断层显像和融合显像**　探头配以低能高分辨率或低能通用型准直器，旋转 360°，每 6° 采集 1 帧，每帧采集 20～25 秒，共采集 60 帧，能峰 140keV，窗宽 20%，采集矩阵 128×128。采集后通过 SPECT/CT 或 PET/CT 的同机 CT 定位图像对局部病变进行融合显像。

## （四）正常影像

全身各部位的骨骼由于松质骨含量不同，血供和代谢旺盛程度不同，使得骨吸收显像剂的程度存在差异。"血流相"可见大血管走向，软组织轮廓逐渐显示；"血池相"软组织显影更加清晰。放射性分布基本均匀对称；"延迟相"骨骼影显像基本清晰，软组织影消退（图6-3）。

### （五）注意事项

**1.** 显像前嘱被检者排空小便，以减少膀胱内放射性对骨盆影像的影响。

**2.** 去除身体上的金属物品；近期使用钡剂者，需将钡剂排除后再检查。

**3.** 注射显像剂后2小时内被检者需饮用足够的水。

# 八、肾动态显像

### （一）原理

肾动态显像包括肾血流灌注显像和肾实质功能动态显像两部分。其原理是静脉注射经肾小球滤过或肾小管上皮细胞摄取、分泌而不被再吸收的显像剂后进行连续动态采集，可获得显像剂经腹主动脉、肾动脉灌注，迅速浓聚于肾实质，随尿液逐渐流经肾盏、肾盂、输尿管并进入膀胱的全过程系列影像。应用感兴趣区技术对双肾系列影像进行处理，得到显像剂通过肾的时间 - 放射性活度曲线（time-activity curve，TAC）即肾图。通过分析可提供双肾血供、功能和尿路通畅等方面的信息。

### （二）显像剂

临床常用的肾动态显像剂及剂量见表6-1。

表6-1　常用肾动态显像剂及剂量

| 显像剂类型 | 肾动态显像剂 | | 剂量（MBq） | |
| --- | --- | --- | --- | --- |
| | 英文缩写 | 中、英文全称 | 成人 | 儿童 |
| 肾小球滤过型 | $^{99m}$Tc-DTPA | $^{99m}$Tc- 二乙三胺五乙酸<br>$^{99m}$Tc-diethylenetriaminepentaacetic | 185～740 | 74～370 或 7.4MBq/kg |
| 肾小管分泌型 | $^{99m}$TcMAG$_3$ | $^{99m}$Tc- 巯基乙酰基三甘氨酸<br>$^{99m}$Tc-mercaptoacetyltriglycine | 296～370 | 37～185 或 3.7MBq/kg |
| | $^{99m}$Tc-EC | $^{99m}$Tc- 双半胱氨酸<br>$^{99m}$Tc-ethulenedicysteine | 296～370 | 37～185 或 3.7MBq/kg |
| | $^{131}$I-OIH | $^{131}$I- 邻碘马尿酸钠<br>$^{131}$I-orthoiodohippurate | 11.1 | |
| | $^{123}$I-OIH | $^{121}$I- 邻碘马尿酸钠<br>$^{121}$I- orthoiodohippurate | 37 | |

### （三）图像采集

检查前30～60分钟饮水300～500ml，显像前排空膀胱。被检者取坐位或仰卧位，采集后位影像，采用低能通用型准直器（$^{99m}$Tc 标记物为显像剂）或高能准直器（$^{131}$I 为显像剂），视野范围包括双肾和膀胱。肾移植患者取仰卧位，探头前置以移植肾为中心采集图像。肘静脉"弹丸"式注射显像剂，同时启动采集程序，以 1～2 秒 / 帧速度采集 60 秒，为肾血流灌注相；随后以 30～60 秒 / 帧速度采集 20～30 分钟，为肾功能动态相。

### （四）正常影像

**1. 血流灌注相**　注射显像剂后 9～15 秒腹主动脉上段显影，约 2 秒后双肾显影，4～6 秒后肾影轮廓显示清晰，左右肾影出现时间差<1～2 秒。双肾影大小一致，放射性分布均匀。双肾TAC 峰时差<1～2 秒，峰值差<25%。

**2. 功能动态相**　静脉注射示踪剂后 1 分钟双肾显影，并逐渐增强。2～4 分钟肾实质影像最清晰，呈蚕豆形，核素分布均匀对称，此期为皮质功能相。此后为清除相，随着放射性尿液离开肾实质，肾盏、肾盂处放射性聚集逐渐增高，肾皮质影像开始减弱，随后膀胱逐渐显影。20～25

分钟双肾影基本消退，大部分显像剂清除入膀胱（图6-2）。

**（五）注意事项**

**1.** 应保证探头对准肾脏中央部位。

**2.** 描记曲线期间，应保持体位不变。

# 九、$^{18}$F-FDG 肿瘤代谢显像

## （一）原理

$^{18}$F-FDG（2-Fluorine-18-Fluoro-2-deoxy-D-glucose，2- 氟 -18- 氟 -2- 脱氧 -D- 葡萄糖）是一种广泛应用于临床的葡萄糖代谢显像剂。其结构类似于葡萄糖，在细胞内的浓聚量与葡萄糖的代谢水平呈正相关。绝大多数肿瘤细胞具有葡萄糖高代谢的特点，因而经 PET/CT 显像可显示肿瘤的部位、形态、大小、数量及肿瘤内放射性分布。

## （二）显像剂

显像剂为 $^{18}$F-FDG。成人一般剂量为 2.96～7.77MBq/kg，儿童酌情减量。

## （三）图像采集

**1.** 被检者的准备　$^{18}$F-FDG PET 显像属于代谢显像，其结果受多种生理、病理因素影响。检查前准备目的是尽量减少各种因素干扰，以便更真实的反映病理改变。

（1）基础状态：检查当天避免剧烈运动；药物注射后应当保持安静且置于光线暗淡的房间，坐位或卧位保持肌肉松弛；测量身高、体重，用于定量或半定量估算肿瘤的代谢率。

（2）血糖控制：检查前禁食 4～6 小时，含有葡萄糖的静脉输液也需要暂停 4～6 小时。

（3）其他准备：图像采集前应排空膀胱，限制对肾集合系统和膀胱的辐射剂量；清除患者身上的金属物体，以免产生伪影。

**2. 采集方法**　$^{18}$F-FDG 注射 60～90 分钟后进行全身发射扫描和透射扫描，采集顺序及相应参数参考有关设备的推荐方法。

## （四）正常影像

正常情况下，脑是积聚 FDG 最多的器官；软腭、咽后壁及扁桃体、唾液腺可见规整的对称性生理性浓聚；双肺放射性分布低而均匀，纵隔呈轻度摄取；肝、脾和骨髓会摄取少量的 FDG。胃及肠道可见不同程度的显像剂摄取分布，呈连续性，与消化道走形一致；心肌的 FDG 摄取量与葡萄糖水平关系密切。$^{18}$F-FDG 主要通过泌尿系统排泄，因此，双肾、输尿管及膀胱可见放射性浓聚；全身其他部位轮廓及层次较清晰。

## （五）注意事项

**1.** 放射性药物注射时应选择病灶对侧肘静脉进行注射。

**2.** 透射显像与发射显像间患者位置应保持完全一致。

# 第三节　核医学影像图像的质量控制

根据国际原子能机构（international atomic energy agency，IAEA）标准，核医学影像图像的质量控制指为了达到检查结果最大限度地接近于真实而无任何差错或伪影所做的一切努力，主要包括以下三个因素：放射性药物质量控制，核医学显像设备的质量控制，工作人员技术水平和临床训练。

## 一、放射性药物的质量控制

在临床应用中为了保证放射性药物的安全性、有效性和稳定性，必须依照国家制订的标准对放射性药物进行质量控制。按照放射性药物的管理，由放射性药厂生产供应成品或半成品，

药厂负责对药品生产过程及最终成品的质量控制；医院的放射性核药房现场制备放射性药物，在使用前负责对自己制备的药品进行质量检验。放射性药物的质量检验一般分为物理、化学和生物学检验三个方面。物理检验包括：药物性状（色泽、澄清度、粒子等）的观察、放射性核素的鉴别、放射性核纯度、放射性活度等；化学检验包括：溶液或注射液的 pH 值测定、放射化学纯度、化学纯度等；生物学检验包括：无菌、热原（细菌内毒素）、生物分布以及生物活性等。

### （一）物理鉴定

**1. 性状**　放射性药物多数为注射剂或口服溶液，一般应为无色澄清液体。性状检验方法是在有防护的条件下，用肉眼在规定了一定照度的澄清度仪上观察供试品的色泽和澄清度，方法简易。少数放射性药物有颜色，个别的放射性药物是含有颗粒的悬浮剂，它们应具有大小合适的颗粒度，例如 $^{99m}$Tc- 聚合白蛋白的粒子大小应该在 $10\sim100\mu m$。一般不允许有 $\geq150\mu m$ 的粒子，可能会引发肺部小动脉的栓塞。

**2. 放射性核素的鉴别**　放射性核素标准的鉴别，指的是对已知物的鉴别，因此只要明确供试品中放射性核素与标签或使用说明书标明的核素一致，即认为符合规定。

**3. 放射性核纯度**　放射性核纯度指某一放射性核素的放射性活度占样品放射性总活度的百分比。放射性药物中混有放射性核杂质，不仅给受检者增加不应有的辐射危害，同时也会影响显像的质量，各种放射性药物的质量标准中都明确规定了放射性核纯度的指标。如高 $^{99m}$Tc 酸钠的放射性核杂质 $^{99}$Mo 不得超过 0.1%。应该注意的是，放射性核素是在不断变化的，因此在给出放射性核纯度测定结果时，必须注明测定的时间；如果某一种放射性核素的衰变产物（子体）仍具有放射性，在计算放射性核纯度时，子体不作为杂质计算。如 $^{89}$ 锶 [$^{89}$Sr] 中的 $^{89m}$ 钇 [$^{89m}$Y]、$^{99m}$ 锝 [$^{99m}$Tc] 中的 $^{99}$ 锝 [$^{99}$Tc]。放射性核纯度的测定方法可根据杂质核素的性质，选用 NaI（TI）或 Ce（Li）半导体多道能谱分析仪或测定放射性核素的半衰期的方法来检测。

**4. 放射性活度**　放射性活度指放射性核素的原子核每秒发生的衰变数。是放射性示踪剂的一个重要指标，使用前必须准确测定其活度。特别是治疗用放射性药物的活度测定更应准确，用药剂量不足会降低诊断质量或治疗疗效，用药过量则会使患者接受额外辐射剂量或治疗过度。一般治疗用放射性药物的放射性活度测定值，应控制在标示值的 ±5% 为好。放射性活度的测定方法可分为绝对测量法和相对测量法，由于放射性药物对活度测定的不确定度要求不是很高，一般采用相对测量法，如可用活度计（井型电离室）测量。

### （二）化学鉴定

**1. pH 值**　放射性药物绝大部分是注射液，其 pH 值测定是常规检验项目之一。特定的 pH 值对保证放射性药物的稳定性是重要的。放射性药物的 pH 值允许在 3～9 之间，但最理想的药物是 pH 值为 7.4 的等渗溶液。

**2. 放射化学纯度**　放射化学纯度是指某一种放射性核素的某一化学形式的放射性占该放射性核素总放射性的百分比。放射化学纯度可用液相色谱、平板色谱或柱色谱法测定。须指出的是，放射化学纯度的计算应在放射性核纯度的基础上进行。一般控制在 5%～10%，即放射化学纯度不低于 90%～95%。

**3. 化学纯度**　化学纯度指放射性药物中指定某些非放射性的化学成分的含量，与放射性无关。这些化学杂质一般是生产过程带入的。化学纯度的测定方法一般是用滴定法、分光光度法、原子吸收法等。

### （三）生物学检验

**1. 无菌检查**　无菌检查是保证药品注射液安全的重要检查项目之一。放射性药物大多数是注射液，通过对所有制备材料和溶液高压灭菌或选择孔径为 $0.22\mu m$ 微孔滤膜器过滤完成。

**2. 热原检查**　为了避免热原污染放射性药物，所有玻璃器皿和装备应在 200℃干热 2 小时，溶液使用双蒸水制备。

**3. 生物分布** 生物分布试验在放射性新药研究中，作为阐明药代动力学的一部分是必须报送的资料。

**4. 生物活性** 有些放射性药物具有特定的生物活性，当这些活性物质被标记了放射性核素后，其生物活性不应改变。

**5. 其他** 毒性、药代动力学、一般药理、药效学以及医学内辐射吸收剂量（MIRD）等试验，只是在新药研究时，按照新药研究要求进行实验，在常规药品检验时均不要求。

**（四）正电子放射性药物的质量控制**

正电子放射性药物的质量控制指超短半衰期正电子放射性药物的质量控制。由于半衰期短，必须在放射性药物制成后及时对受检者给药，给药前不可能进行彻底的质量检验，因此正电子放射性药物的理化性质及生物学检验取决于切实可行的生产工艺流程、快速的质量控制流程和一些溯源性试验。

## 二、核医学显像设备的质量控制

放射性核素显像仪器包括γ照相机、SPECT、SPECT/CT、PET、PET/CT、PET/MRI等，熟练掌握显像仪器的性能，识别和消除显像仪器的各种影响因素是提高核医学图像质量的必要保证。放射性核素显像仪器的质量控制是核医学部门工作的一部分，由本部门的工作人员实施，部分工作需要和仪器维修人员共同完成。质量控制依据有关标准和规范进行操作。

**（一）γ照相机的质量控制**

**1.** 测试前保证γ照相机的电气和机械性能处于正常状态。

**2. 空间分辨率** 描述γ照相机准确显示物体图像的能力，即清晰反映物体内放射性核素分布的能力，也就是γ照相机探头可分辨两个分离点源或线源的最小距离的能力。空间分辨率的测定有三种方法：四象限铅栅测定法、线伸展函数测定法、线性模型测定法。

**3. 均匀性** 探头全视野内对一个均匀分布的放射源的响应。包括固有均匀性（intrinsic uniformity）和系统均匀性（system uniformity）。固有均匀性是指γ照相机探头不带准直器时的均匀性，系统均匀性则是指包括准直器的γ照相机探头的均匀性。系统均匀性与准直器的关系很大，应对不同的准直器分别进行测量。γ照相机均匀性的评价分为定性法和定量法，定性法是用肉眼观察图像中放射性的分布是否均匀，用感兴趣区技术测量单位时间内的放射性计数，评价均匀性在±10%的范围。定量法评价均匀性更为精确，常用方法有积分均匀性（integral uniformity）和微分均匀性（differential uniformity）两种。

**4. 固有能量分辨率** 固有能量分辨率描述系统本身分辨不同能量光子的能力。卸掉准直器，将点源置于探头下方，使点源照射探头全视野，用多道分析器测量能谱曲线，能谱曲线峰值为分母，半高宽（full width at half maximum，FWHM）为分子的相对百分比即为照相机的能量分辨率。一般显像仪器都带有固有能量分辨率测试软件。

**5. 空间线性** 空间线性描述线性物体图像的直线性程度，反映γ照相机成像的空间位置畸变，应用圆形线性模型测定。空间线性不好，图像失真。

**6. 系统灵敏度** 系统灵敏度指γ照相机系统对射入探头的γ光子的探测效率，一般用单位放射性的计数率表示。灵敏度明显下降反映γ照相机有问题，灵敏度增高是污染等因素所致。

**7. 最大计数率** 最大计数率反映γ照相机在单位时间内能计量的最大计数率。γ照相机的计数率随照射剂量的增加而增大，系统饱和后，即使照射剂量增加，计数率也不再增加反而下降。

**8. 全身扫描分辨率** 全身扫描性能不仅依赖于γ照相机的固有性能和系统性能，还依赖于扫描机的机械性能和精度。

**（二）SPECT的质量控制**

γ照相机的所有质量控制项目都是SPECT的质量控制的重要内容，同时增加了断层成像的质量控制。γ照相机性能下降会显著影响断层的性能。

**1. 旋转中心漂移** 旋转中心是 SPECT 质量控制的一个重要指标，反映的是 SPECT 系统的机械转动中心、γ照相机探头电子坐标与计算机储存中心的重合程度。旋转中心漂移由 $^{99m}$Tc 或 $^{57}$Co 制成的点源测试，一种是观察点源位置与角度关系的正弦曲线，正弦曲线不连续，中线偏移表示旋转中心有漂移，另一种是测量点源在两个 180 度位置上的距离差，若旋转中心无漂移，则对应两点的距离相等，漂移越大，两者相差越大。旋转中心漂移会降低断层分辨率，严重时使点源图像出现环形伪影。

**2. 断层均匀性** SPECT 断层均匀性一般较γ照相机差，主要由于构成断层图像的原始信息量低、探头旋转造成的均匀性变化以及重建过程对非均匀性加以放大等因素所致，因此保证断层图像的均匀性不仅要调节好γ照相机探头本身的均匀性，还要加大计数，加准直器和散射媒介。校正后的均匀性应好于 1%。

**3. 空间分辨率** SPECT 的空间分辨率指断层面内的空间分辨率。可用线伸展函数半高宽（FWHM）表示。

**4. 断层厚度** SPECT 断层厚度指轴向空间分辨率，用测量线伸展函数半高宽（FWHM）的方法测量。

**5. 断层灵敏度和总灵敏度** SPECT 断层灵敏度和总灵敏度指 SPECT 的计数效率。断层灵敏度为断层内总计数被放射性浓度去除。总灵敏度为所有断层计数被放射性浓度去除。SPECT 的灵敏度受模型本身几何特征、衰减及散射、准直器的类型等多种因素影响。

**6. 对比度 SPECT** 对比度指计数与本底计数的差的相对百分比。对比度与散射线、单道分析器窗宽等因素有关。

### （三）PET（PET/CT）的质量控制

PET（PET/CT）的质量控制包括三个方面的内容：PET 的性能测试、CT 的性能测试及 PET 和 CT 图像融合精度的测试。

**1. PET 性能的测试** 首先具备测试模型和放射源。测试模型是一个由纯聚甲基丙烯酸甲酯构成的正圆柱体，可注入水和放置内插件（包括线源插件、水和空气插件、实心圆柱体插件）；放射源包括直径不大于 2mm 的可灌注点源及长度至少等于 PET 的轴向视野、直径小于 2mm 的可灌注线源。PET 主要性能指标包括空间分辨率、散射测定、均匀性、灵敏度、计数丢失和随机符合校正精度测试、衰减校正精度测定、PET 总体性能测试。测试所用核素为可发出正电子的核素，常用 $^{18}$F-FDG。每日常规质量控制必须做的是仪器的本底计数率及均匀性。

（1）空间分辨率：指探测器在 X、Y、Z 三个方向能分辨最小物体的能力。它是用放射源图像在 X、Y、Z 三个方向的空间分布函数曲线的半高宽（FWHM）表示。空间分辨率的好坏直接影响设备对病变的检出能力。

（2）均匀性测定：指对视野中任何位置的均匀放射源具有相同的探测能力。由于计数的统计涨落以及探头的非均匀性响应，在均匀放射源的图像上会有计数偏差，偏差越小，均匀性越好。

（3）散射测定：正电子湮灭产生的γ射线引起的散射会导致假的位置符合事件，用散射分数（scatter fraction，SF）表示，散射分数指散射符合计数在总符合计数中所占的百分比。散射分数越小，系统剔出散射符合的能力越强。

（4）灵敏度测定：在忽略计数率丢失的前提下，对一定活度的正电子核素放射源所探测到的符合事件率。是衡量探测器在相同条件下获得的计数多少的能力。灵敏度高的 PET 探测器获得相同质量的图像所需要的时间较短或所需要的显像剂活度较小。

（5）计数丢失和随机符合测试：主要用来评价 PET 系统对高活度源的测量精度和重复性。

（6）衰减校正：通过数学算法的转换，应用 CT 数据进行衰减校正，提高校准精度。

**2. CT 性能的测试** 主要性能指标包括激光定位的精度、诊断床进位精度、CT 值及噪声、空间分辨率、密度分辨率和 CT 值线性测试。

**3. PET 和 CT 图像融合精度的测试** 利用同机融合技术使 CT 与 PET 重建图像的体积精准配准。

（夏 军 郝 葳）

**推荐阅读**

1. 余建明. 实用医学影像技术学. 北京：人民卫生出版社，2015

2. 余建明. 医学影像技术学. 第3版. 北京：科学出版社，2014

3. 燕树林. 乳腺X线摄影与质量控制. 北京：人民军医出版社，2008

4. 杨正汉. 磁共振成像技术指南. 北京：人民军医出版社，2010

5. 中华医学会放射学分会/中国医师协会放射医师分会. 对比剂使用指南. 中华放射学杂志，2008

6. GE磁共振应用学院教材委员会. MR操作手册. 2014

7. 汪登斌. 乳腺MRI检查最佳序列选择及扫描参数优化. 磁共振成像：2011：177-181

8. 李坤成. 乳腺影像诊断学. 北京：人民卫生出版社，2003

9. 余建明. 医学影像技术手册. 北京：人民卫生出版社，2014

10. 燕树林. 医学影像技术学术语详解. 北京：人民军医出版社，2010

11. 余建明. X线造影检查技术学. 北京：人民卫生出版社，2011

12. 余建明. X线摄影技术学. 北京：人民卫生出版社，2011

13. 余建明，牛延涛. CR、DR成像技术学. 北京：中国医药科技出版社，2009

14. 石明国. 放射师临床工作指南. 北京：人民卫生出版社，2013

15. 余建明. 放射医学技术. 北京：人民卫生出版社，2016

16. 张云亭. 医学影像检查技术学. 北京：人民卫生出版社，2010

17. 余建明. 全国医用设备使用人员上岗考试指南. 北京：中国军事医学科学出版社，2009

18. 王振常. 医学影像学. 北京：人民卫生出版社，2012

19. 黄小华. 医学影像技术实验教程. 北京：科学出版社，2013

20. 孙存杰. 医学影像检查技术. 上海：第二军医大出版社，2013

21. 赵斌. 医学影像技术学. 北京：人民军医出版社，2006

22. 李真林. 多层螺旋CT成像技术. 北京：人民卫生出版社，2014

23. 刘广月. 临床影像技术学. 江苏：江苏科技出版社，2009

24. 隗志峰. 医用影像检查技术实训. 北京：化学工业出版社，2013

25. 吴恩惠. 医学影像学. 北京：人民卫生出版社，2012

26. 白人驹，张雪林. 医学影像诊断学. 第3版. 北京：人民卫生出版社，2009

27. 王骏. 医学影像技术学. 北京：人民军医出版社，2011

# 中英文名词对照索引

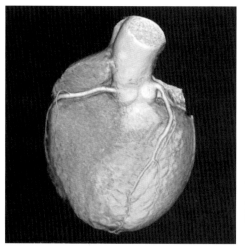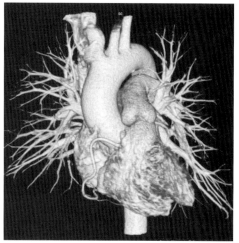

图 1-3　冠状动脉、肺动脉、胸主动脉 CTA 成像

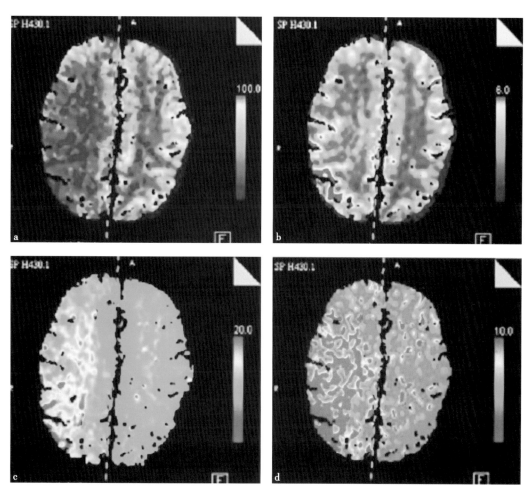

图 3-10　CT 脑灌注成像参数图
a. CBF 图；b. CBV 图；c. TTP 图；d. MTT 图

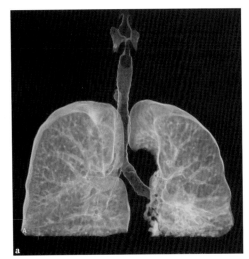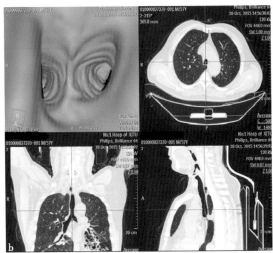

图 3-59　气管支气管三维重组图

a. 透明膜重建 - 气管右后憩室；b. 气道仿真内镜

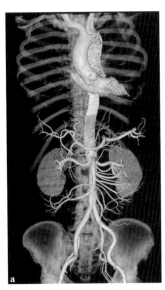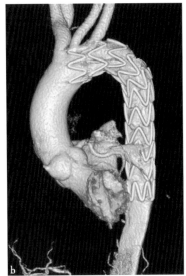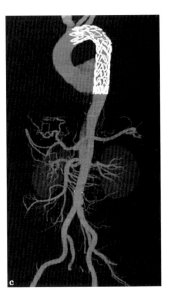

图 3-60　胸主动脉 CTA 图

a. 主动脉夹层腔内隔绝术后弓降部与降主动脉金属支架影；b. 主动脉夹层腔内隔绝术后弓降部与降主
动脉金属支架影；c. 主动脉夹层腔内隔绝术后弓降部与降主动脉金属支架影

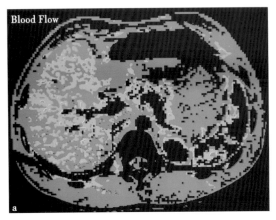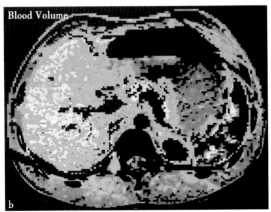

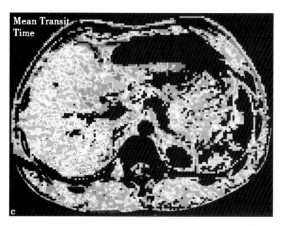
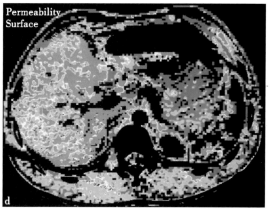

图 3-92　肝脏 CT 血流灌注成像技术

a. BF；b. BV；c. MTT；d. PS

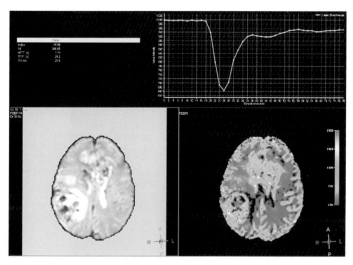

图 5-13　PWI 用于急性脑梗死的评价

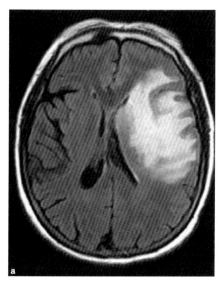
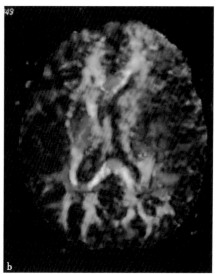

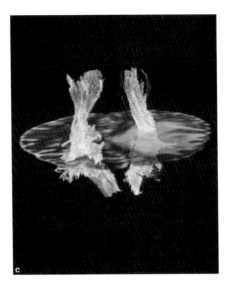

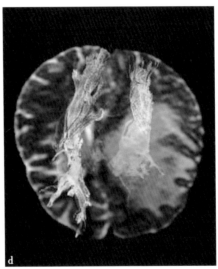

图 5-40　DTI 神经纤维束追踪图

a. 示 FLAIR-T2W 序列像，左侧大脑半球占位病变；b. 示 DTI 序列彩色弥散张量图；

c、d. 示 DTI 序列后处理神经纤维束追踪，病灶区域神经纤维束走行移位元、部分中断

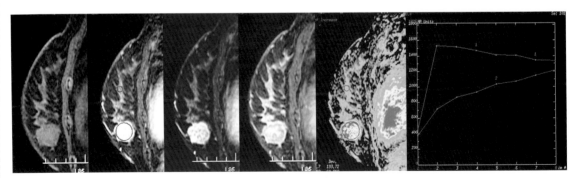

图 5-68　乳腺动态增强时间 - 信号强度曲线

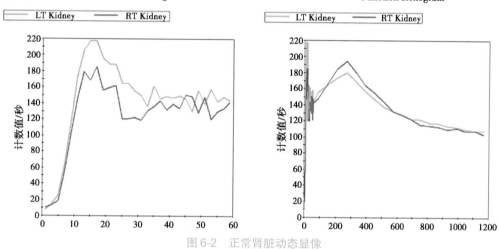

图 6-2　正常肾脏动态显像
左侧肾灌注显像，右侧肾功能显像

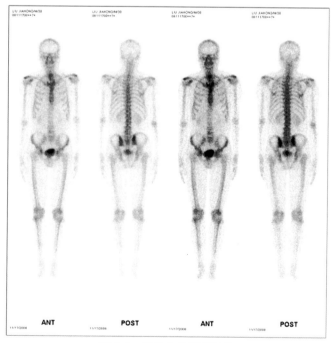

图 6-3　正常全身骨骼显像

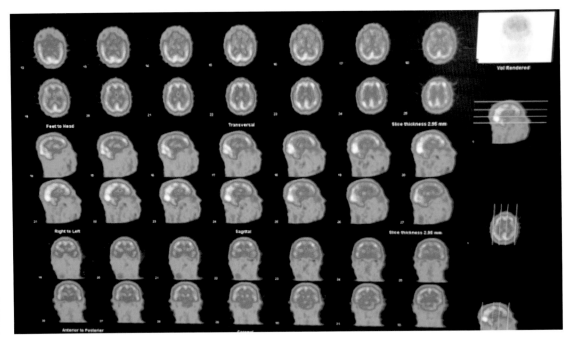

图 6-4　头颅灌注显像